AF474885

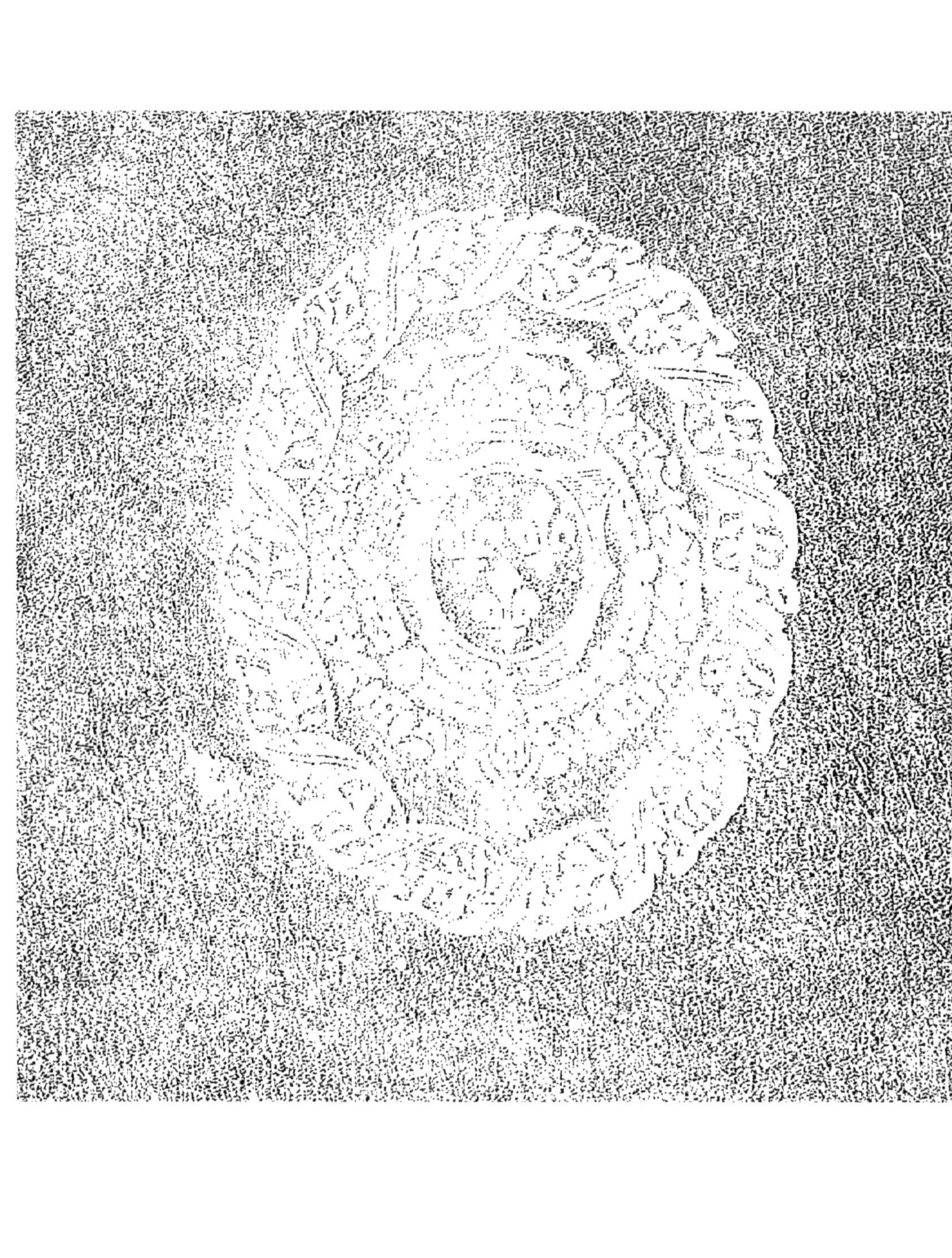

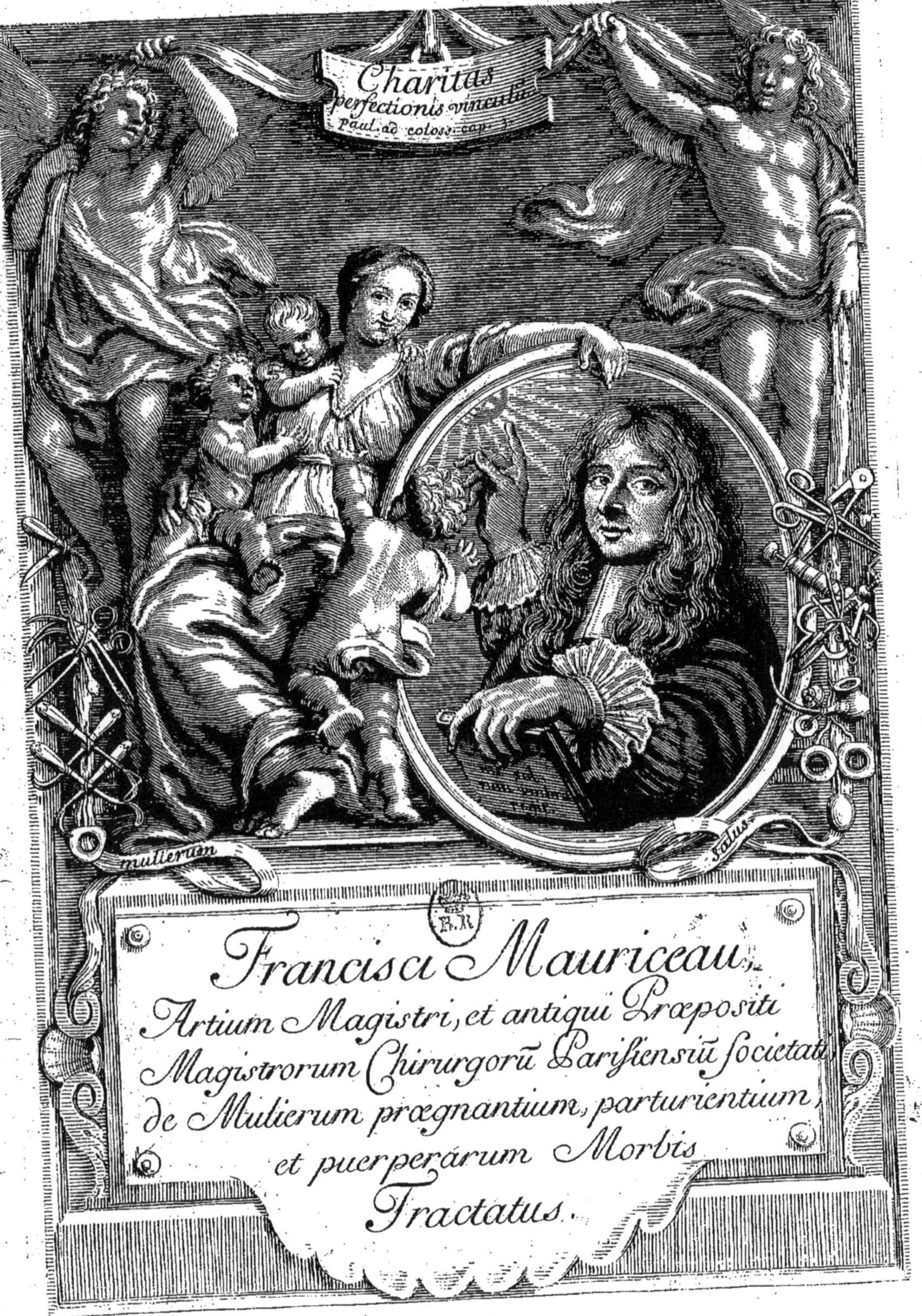
Charitas
perfectionis vinculũ
Paul. ad coloss. cap. 3
mulierum
salus
Francisci Mauriceau,
Artium Magistri, et antiqui Prœpositi
Magistrorum Chirurgorũ Parisiensiũ societati
de Mulierum prœgnantium, parturientium,
et puerperarum Morbis
Tractatus.

TRAITE'
DES
MALADIES
DES
FEMMES GROSSES,

Et de celles qui sont accouchées;

Enseignant la bonne & veritable methode pour bien aider les Femmes en leurs accouchemens naturels, & les moyens de remedier à tous ceux qui sont contre nature, & aux indispositions des enfans nouveau-nés; avec une description tres-exacte de toutes les parties de la Femme qui servent à la generation: Le tout accompagné de plusieurs Figures convenables au sujet.

Ouvrage tres-utile aux Chirurgiens, & necessaire à toutes les Sages-femmes, pour apprendre à bien pratiquer l'Art des accouchemens.

Composé par FRANÇOIS MAURICEAU, Maistre és Arts, & ancien Prevost & Garde de la Compagnie des Maistres Chirurgiens Jurez de la Ville de Paris.

TROISIE'ME EDITION.

Corrigée par l'Auteur, & augmentée de plusieurs Figures, & de toutes les plus particulieres observations touchant la pratique des accouchemens.

A PARIS,
Chez L'AUTEUR, au milieu de la ruë des Petits-Champs, à l'Enseigne du bon Medecin.

M. DC. LXXXI.

Avec Privilege du Roy, & Approbation de Monsieur le premier Medecin de Sa Majesté.

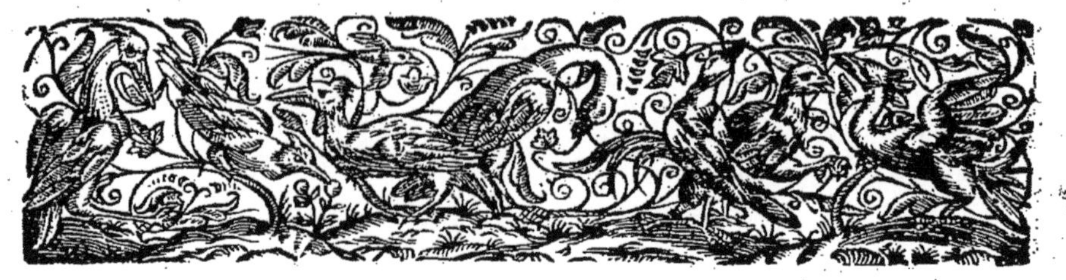

A MESSIRE ANTOINE DAQUIN CONSEILLER DU ROY EN SES CONSEILS, & premier Medecin de Sa Majesté.

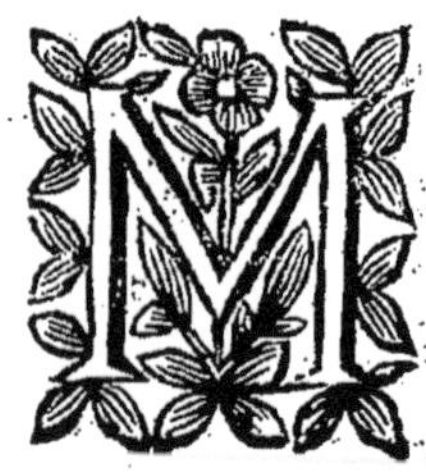

ONSIEUR,

Comme l'Envie fait ordinairement tous ses efforts pour ternir la reputation des Auteurs vivans, & que je prevoyois bien que j'aurois pû estre du nombre de ces infortunez, dont les Ouvrages ne sont estimez qu'aprés leur mort, j'ay esté contraint de rechercher l'appuy d'une personne de credit & d'auto-

rité, pour garantir le mien durant ma vie des traits de cette redoutable ennemie de la vertu, qui sont toûjours d'autant plus envenimez que le sujet qu'elle envisage, a de merite, ainsi que Galien mesme, tout incomparable qu'il estoit, dit l'avoir
Lib. de præcogn. c. 4. & 5. *bien éprouvé en sa propre personne.* Veluti enim in dies gloria, sic pari quoque passu augebatur invidia. *C'est,* Monsieur, *ce qui m'avoit obligé cy-devant de vous supplier avec tout le respect que je vous dois, de me permettre de faire paroître au public la seconde Edition de ce Livre sous vostre Nom, qui seul luy a servi d'une suffisante approbation, & d'une protection assurée contre tous les jaloux de la reputation de son Auteur, lequel s'estant mis par ce moyen à couvert de l'envie qu'ils luy portoient, a bien osé leur dire ces paroles de Ciceron.* Invidia virtute parta, gloria, non invidia æstimanda. *En voicy,* Monsieur, *une troisiéme que j'ay augmentée & rectifiée le mieux qu'il m'a esté possible, pour la rendre digne de vostre approbation. Mais quoy que cette troisiéme Edition soit beaucoup plus achevée que les deux premieres (* posteriores enim cogitationes sapientiores esse solent *) ce n'est pourtant qu'avec une espece de confusion que je prends la hardiesse de vous la dédier, quand je fais reflexion sur le peu de proportion qu'il y a de mon petit esprit à la science incomparable que vous possedez jusqu'à un si haut point, que c'est de vous qu'on peut dire sans doute,* non plus ultra. *C'est,* Monsieur, *une verité qui est connuë de toute la France, & qui n'a pas eu besoin d'autres preuves que le juste choix que nostre invincible* MONARQVE, *(qui est si connoissant en toutes choses) a fait de vostre personne, pour l'honorer de la Charge de son premier Medecin; sachant bien que vous estiez plus capable qu'aucun autre de vous en acquiter dignement, comme vous faites. On est assez persuadé,* Monsieur, *que les intrigues de la Cour, & les brigues de la faveur n'ont aucunement contribué à vous procurer ce grand avantage dés la*

fleur de vos ans, preferablement à tous les plus celebres Docteurs de vostre noble profession : car tout le monde sait que ce n'a esté que vostre propre merite qui vous a fait monter au lieu où vous estes ; & qu'à l'exemple des grands Capitaines qui n'obtiennent de leur Prince le commandement general d'une Armée, qu'aprés s'estre bien acquitez de tous les autres emplois militaires, & mesme de la fonction d'un simple soldat, vous n'estes parvenu à cette éminente Charge de premier Medecin du plus puissant & du meilleur de tous les Rois, qu'aprés luy avoir donné une infinité de preuves tres-certaines de vostre fidelité incorruptible, & de vostre grande capacité dans la Charge de Medecin ordinaire de la Reine, & dans celle de son premier Medecin, lesquelles vous avez exercées avec une approbation aussi universelle que celle que meritent vostre sage conduite & vos bons conseils, ausquels toute la France sera éternellement redevable du parfait rétablissement de la precieuse santé de MONSEIGNEUR LE DAUPHIN, qui auroit vraysemblablement succombé à la dangereuse maladie dont il fut dernierement attaqué, s'il n'avoit esté assisté dans ce pressant besoin d'un aussi prudent Medecin que vous. Ce sont là, MONSIEUR, les chemins que vostre seule vertu vous a tracez, pour vous faire arriver à ce supréme degré d'honneur & de gloire, qui vous fait triompher de l'Envie ; laquelle bien loin de vous attaquer, n'ose pas mesme paroître devant vous que dans une profonde humilité. C'est pourquoy, MONSIEUR, voyant bien qu'il me seroit impossible de trouver aucune autre personne que vous, qui pût dompter entierement cette monstrueuse furie, que je crains sur toute chose, je vous reïtere la tres-humble supplication que je vous ay déja faite, de me donner une sauve-garde pour mon ouvrage contre tous mes envieux, qui n'oseront jamais m'attaquer si vous m'accordez vostre protection; laquelle outre cela sera capable d'augmenter tellement ce que je puis m'estre acquis de reputation en l'Art des accouchemens, *dont je fais une profeßion particuliere depuis vingt-trois ans, avec un assez heureux succez, que je pourray leur dire dans peu de tems, en marchant sous vos favorables auspices,*

Rumpere livor edax; magnum jam nomen habemus:
Majus erit; tantum, quo pede cœpit, eat.

C'est l'instante priere que vous fait celuy qui s'estimeroit heureux durant toute sa vie, s'il pouvoit trouver quelque occasion de meriter vostre bien-veillance, & la grace que vous demande,

MONSIEVR,

Vostre tres-humble & tres-obeissant Serviteur,
FRANÇOIS MAURICEAU.

AVIS AU LECTEUR.

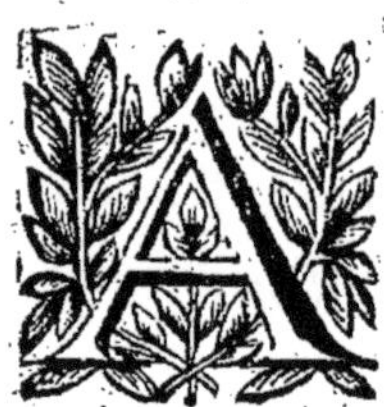

MI LECTEUR, comme vous ſçavez que la troiſiéme Edition d'un Livre & la traduction que les Eſtrangers en font en leur langue vulgaire, ſont des marques ordinaires de l'eſtime qu'on en fait ; je crois qu'il ne me ſera pas difficile de vous perſuader que celuy-cy que je fis imprimer pour la premiere fois en l'année 1668. & pour la ſeconde fois en l'année 1675. a eſté aſſez bien reçu du Public ; puiſque le grand nombre des exéplaires que j'en avois fait tirer, tant en la premiere Edition qu'en la ſeconde, a eſté entierement diſtribué, il y a déja du tems : & que Monſieur Chamberlen, Medecin du Roy d'Angleterre, le plus renommé qu'il y ait en la ville de Londres dans l'Art des accouchemens, l'a jugé digne de la peine qu'il a priſe luy-meſme de le traduire en Anglois, & de le faire imprimer dés l'année 1672. C'eſt ce qui m'a obligé de travailler à vous donner cette troiſiéme Edition qui eſtant beaucoup plus ample, & incomparablement plus achevée que les deux premieres, doit aſſurément vous ſatisfaire, ſi vous la liſez entierement dans le ſeul deſſein de vous inſtruire. C'eſt pourquoi je vous prie que ſi vous deſirez faire quelque profit de ſa lecture, vous l'examiniez ſans aucune envie de critiquer mon Ouvrage, & détaché de toute ſorte de préoccupation qui vous pourroit empêcher de reconnoiſtre la verité des choſes que je pretens vous enſeigner. Ie crois que j'ay lieu d'eſperer que vous m'accorderez ſans peine la priere que je vous fais, puiſqu'elle eſt pour voſtre ſeule utilité. Cependant quoy que mon intention ſoit de vous faire connoiſtre icy tout ce qui concerne la groſſeſſe & l'accouchement des femmes, je ne veux pas vous détourner de la lecture de quantité d'Auteurs qui ont traité de cette matiere avant moy : je vous avertis ſeulement, que la plus grande partie d'eux, n'ayant jamais pratiqué l'Art qu'ils nous ont voulu enſeigner, reſſemblent à ces Geographes, qui nous font la deſcription de pluſieurs terres qu'ils n'ont jamais veuës, pour nous en donner (à ce qu'ils s'imaginent) une parfaite connoiſſance : mais il eſt tres-difficile (pour ne pas dire impoſſible) qu'ils y puiſſent ſi bien reüſſir que ceux qui ont eſté eux-mêmes ſur les lieux pour les viſiter : car il eſt certain, comme Plutarque a fort bien remarqué, que la partie ſpeculative des Arts eſt inutile & infructueuſe, quand elle eſt deſtituée de l'active. Vous pourrez donc pour cette raiſon vous fier au chemin que je vous montre ; puiſque pour vous y conduire, je vous fais un fidel recit de tout ce que j'ay remarqué de plus particulier avec un assez heureux succez, depuis vingt trois ans, dans la pratique des accouchemens; avant quoy je vous donne pour guide, une exacte description & representation de toutes les parties de la femme qui servent à la generation; afin que vous puissiez mieux rechercher la cause des maladies des femmes grosses & accouchées, jusques dans leur source, pour en obtenir ensuite plus facilemēt la guerison: & quoi que selon le dire d'Hypocrate, au Livre *des Articles*, il soit tres-difficile d'écrire parfaitement la curation qu'on fait par la main; mais qu'il la faut imaginer de ce qui est écrit; neantmoins je crois avoir si exactement enseigné par écrit tout ce qui concerne la bonne pratique de ces operations, que vous pourrez avec assez de facilité, mettre en usage les preceptes que je vous donne pour les bien faire. C'est pour ce sujet que je vous communique gratuitement sans aucune reserve, en cette troisiéme Edition, tous les secrets les plus cachez de l'Art. * Au reste ne me blâmez point pour estre d'un sentiment contraire à plusieurs opinions communes; car je vous declare que je me suis seulement attaché à vous faire connoître la verité; de quoy j'espere que vous aurez plus de satisfaction, & que vous me sçaurez plus de gré, que si j'avois toûjours aveuglément suivy la pensée des autres. I'ay aussi tâché de ne me pas étendre en discours superflus, afin de me rendre plus intelligible aux jeunes Chirurgiens, & à toutes les Sages-femmes, à qui ce Livre sera (si je ne me trompe) aussi utile qu'aucun autre, pour apprendre à bien pratiquer l'Art des accouchemens, & principalement à tous ceux qui sont obligez d'entreprendre ces operations à la Campagne, où l'on ne trouve que tres peu de personnes capables de les bien faire. C'est pourquoy je n'ay pas voulu imiter beaucop d'Auteurs, qui remplissent leurs Livres d'un grand nombre de longues receptes, qui servent seulement à grossir un volume, & qui ne font qu'embarasser l'esprit des Lecteurs dans l'incertitude du choix de tant de differens remedes, composez d'un fatras de drogues inutiles qui leur sont le plus souvent inconnuës, m'étant simplement contenté de leur enseigner les meilleurs, dont on se sert ordinairement. De plus, je l'ay orné de quantité de Figures designées au naturel, & tres-correctement gravées, afin de leur faire mieux concevoir les choses. Mais si dans tout cela vous trouvez que quelques-unes de mes opinions ne vous satisfassent pas entierement, souvenez-vous que comme parmy le meilleur bled on void presque toûjours naistre de l'ivroye, ou quelqu'autre mauvais grain; de mesme, qu'il se rencontre peu de Livres, dont la doctrine soit si pure, qu'on n'y puisse

* *Ego vero cupio in te omnia quæ scio transfundere, & in hoc gaudeo aliquid discere, vt doceam.* Senec. ad Lucil. ep. 6.

puisse rien trouver à redire ; & que si j'espere quelque estime de vous pour recompense de tout mon travail, (qui par les peines, les veilles, & la dépense qu'il m'a cousté, me semble assez considerable) ce n'est qu'à proportion de celle que vous pouvez avoir pour plusieurs autres, qui n'ont jamais eu en cette occasion un plus grand desir que moy de rendre service au Public. Ie veux bien neanmoins vous avertir, que je crois en avoir esté suffisamment recompensé par l'honneur que le Roy me fit dernierement à Versailles en me commettant preferablement à tous autres de ma profession, pour assister de mon Art dans le besoin Madame la Dauphine ; & que le considerable present dont il me gratifia ensuite, est une preuve manifeste de l'estime que sa Majesté a euë pour moy en cette occasion.

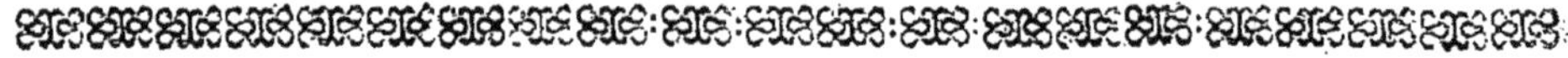

PRIVILEGE DV ROY.

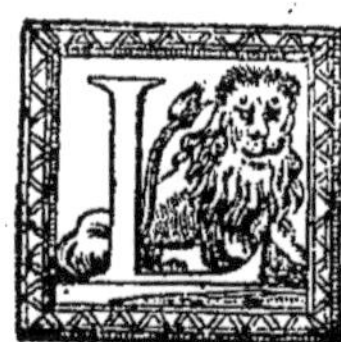

LOUIS PAR LA GRACE DE DIEU ROY DE FRANCE ET DE NAVARRE. A nos Amez & Feaux, les Gens tenans nos Cours de Parlement, Maistres des Requestes ordinaires de nostre Hostel, Baillifs, Senéchaux, Prevosts, leurs Lieutenans, & à tous autres nos Justiciers & Officiers qu'il appartiendra, Salut : Nôtre cher & bien amé FRANÇOIS MAURICEAU, Maître Chirurgien Juré en nôtre Ville de Paris, nous a fait tres-humblement remontrer qu'ayant en l'année mil six cent soixante-huit obtenu nostre permission de faire imprimer un Livre par luy composé touchant *l'Art des accouchemens & maladies des femmes grosses & accouchées, &c.* en consequence de laquelle permission, il auroit fait imprimer ledit Livre, & iceluy donné au Public ; mais comme les derniers soins, & les dernieres pensées sont les plus épurées, & par consequent les meilleures & les plus utiles, l'Exposant ayant repassé pardessus son Ouvrage, il auroit estimé tres-à-propos d'y ajoûter encore beaucoup de choses tres-curieuses accompagnées de plusieurs belles figures tres-utiles & tres-necessaires, que nous luy aurions aussi permis de faire imprimer & donner au Public par nos Lettres du 3. May 1674. pendant l'espace de dix années, & bien que le tems de ladite permission ne soit pas encore expiré, attendu que tous les Exemplaires ont esté debités, & que l'Exposant a encore travaillé avec le dernier soin & toute l'application possible à cét Ouvrage, qu'il a augmenté de beaucoup d'Observations particulieres, & de plusieurs nouvelles Figures tres-utiles qui ont esté examinées par nôtre premier Chirurgien, & souhaiteroit d'en faire imprimer une troisiéme Edition, comme aussi une premiere de la Traduction latine qu'il a faite du mesme Livre sur la coppie de la troisiéme Edition ainsi corrigée & augmentée, si nous avons la bonté de luy en octroyer le Privilege par nos Lettres sur ce necessaires, qu'il nous a tres-humblement fait supplier luy vouloir accorder. A CES CAUSES, desirant favorablement traiter l'Exposant, Nous luy avons permis & permettons par ces presentes de reimprimer ou faire reimprimer ledit Livre avec lesdites augmentations de discours & de nouvelles Figures, ensemble celuy de la Traduction latine qu'il en a faite, en tel ou tels Volumes, marges, & caracteres, autant de fois, & par tels de nos Imprimeurs reservez que bon luy semblera, pendant vingt années consecutives, à commencer du jour que ladite troisiéme Edition sera achevée d'estre reimprimée, & que la Traduction latine sera imprimée pour la premiere fois, iceux Livres vendre & debiter par tout nostre Royaume : faisant deffenses à tous Libraires-Imprimeurs, & autres, d'imprimer, faire imprimer, vendre & distribuer lesdits Livres, sous pretexte d'augmentation, correction, changement de titre, d'impression estrangere sur les anciennes copies, ny autrement, en quelque maniere que ce soit, prejudiciables à l'Exposant, sans son consentement ou de ses Ayans-cause, sur peine de confiscation des Exemplaires contrefaits, mille livres d'amande, dépens, dommages & interests, à la charge de mettre deux Exemplaires de chaque Livre en nôtre Bibliotheque publique, deux en nôtre Cabinet des Livres de nôtre Château du Louvre, & deux en celle de nôtre tres-cher & feal Chevalier, le sieur le Tellier, Chancelier de France, à peine de nullité des presentes, du contenu desquelles vous mandons & enjoignons faire joüir l'Exposant & ses Ayans-cause, pleinement & paisiblement, faisant cesser tous troubles & empêchemens à ce contraires, à la charge par ledit Mauriceau, de faire imprimer ledit Livre sur de bon papier, & en beau caractere, suivant ce qui est porté par le reglement fait pour la Librairie & Imprimerie le premier Juin 1618. registré en nôtre Cour de Parlement le 9. Juin ensuivant, à peine de nullité des Presentes. Voulons qu'en mettant au commencement ou à la fin desdits Livres l'Extrait des Presentes, elles soient tenuës pour deuëment signifiées, & qu'aux copies d'icelles collationnées par l'un de nos Amez & Feaux Conseillers Secretaires, foy soit ajoutée comme à l'Original. MANDONS au premier nôtre Huissier ou Sergent sur ce requis, faire pour l'execution des presentes, tous Exploits & Actes requis

& necessaires, sans demander autre permission, nonobstant clameur de Haro, Chartre Normande, & Lettres à ce contraires. Car tel est nostre plaisir. DONNE' à Versailles le quatriéme jour de Juillet, l'an de grace, 1681. & de nostre Regne le trente-huitiéme. Signé par le Roy en son Conseil, GAMART, & scellé du grand Sceau de cire jaune.

Registré sur le Livre de la Communauté des Libraires & Imprimeurs de Paris le 5. Aoust 1681. suivant l'Arrest du Parlement du 8. Avril 1653. & celuy du Conseil Privé du Roy du vingt-septiéme Février 1665. Signé ANGOT, Syndic.

Achevé d'imprimer pour la premiere fois, le dernier jour d'Octobre 1681.

Les Exemplaires portez par le Privilege ont esté fournis.

Approbation de Monsieur le premier Medecin du Roy.

NOus sous-signé, Conseiller du Roy en ses Conseils, premier Medecin de Sa Majesté; certifions avoir lû & examiné avec soin le Livre intitulé, *Traité des maladies des Femmes grosses, & de celles qui sont accouchées*; Composé par FRANÇOIS MAURICEAU, Maistre Chirurgien Juré à Paris, dans lequel nous n'avons rien trouvé qui ne soit tres-utile & digne d'estre donné au Public. A S. Germain ce premier Novembre 1674. Signé DAQUIN.

In laudem FRANCISCI MAURICEAU, utilissimum de mulierum partu Librum scribentis.

LVCINAM auxiliis inopem jam absistite matres,
Partubus ut præsit, voce vocare DEAM:
Nam vos, ô gravidæ, meliùs liber iste juvabit;
Et proli, & vobis, hoc duce parta salus.
Cedite scriptores, quibus est dare verba voluptas;
Quod benè pro morbis præcipit, ille facit.

FRANC. DVLAVRENS.

TABLE DES LIVRES ET DES CHAPITRES.

TRAITÉ ANATOMIQUE.

LIVRE PREMIER.

LIVRE SECOND.

LIVRE TROISIE'ME.

Fin de la Table des Chapitres.

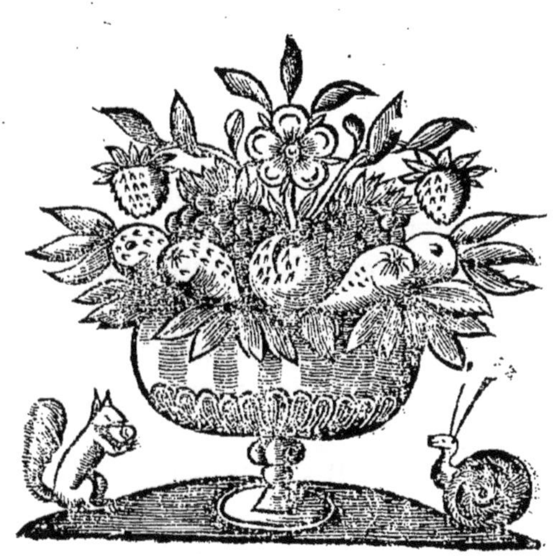

TRAITE'

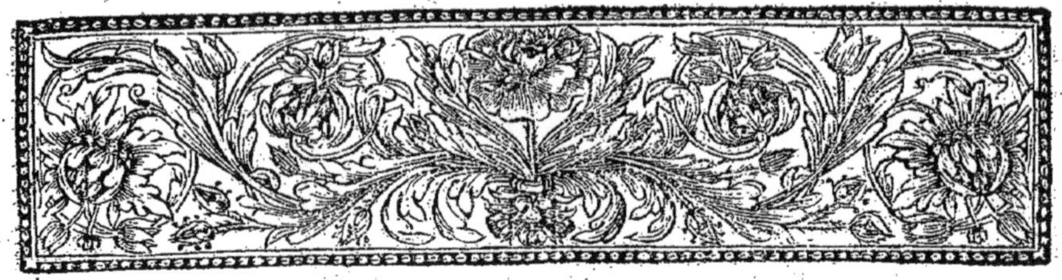

TRAITE' ANATOMIQUE DES PARTIES DE LA FEMME qui servent à la generation.

PUISQU'IL est tres-certain, comme *Hipocrate* a fort bien observé, que la matrice est cause de la plûpart des maladies des femmes, j'ay crû qu'ayant dessein de traiter de celles des femmes grosses & accouchées, & de montrer la veritable methode de les bien aider & secourir en leurs accouchemens, il estoit, pour ce sujet, tres-utile & necessaire que je fisse avant cela une description de la matrice, & de toutes les autres parties de la Femme qui servent à la generation. C'est pourquoy, à l'exemple de *Fernel*, qui deffend la lecture de ses œuvres aux ignorans de l'Anatomie, je diray qu'il est impossible de bien concevoir toutes les choses que je pretens enseigner cy-aprés, si on ne connoist parfaitement ces parties. J'en parleray le plus succintement que je pourray, afin que les Sages-Femmes en puissent plus facilement profiter; ne les voulant pas rebuter par quantité de controverses anatomiques, que j'obmettray à leur consideration, parce qu'elles leur sont entierement inutiles : neanmoins la description que j'en feray, quoy que briéve, sera si exacte, qu'estant jointe aux figures que j'en ay fait representer, elle ne laissera pas de leur en donner une suffisante connoissance, pour se bien comporter dans l'art des accouchemens. On appelle ordinairement celles de la femme, aussi bien que celles de l'homme, *parties honteuses :* mais disons avec *Tertullien*, que nous ne devons pas avoir honte de l'explication necessaire de ces parties naturelles, qui meritent nostre admiration, ny de l'exposition de leurs figures ; & mesme que les personnes les plus chastes & les plus scrupuleuses, les peuvent considerer aussi bien que nous, sans rougir, pourvû que ce soit à dessein d'en faire un bon usage, puisque sans connoître ces parties nous ne pouvons pas remedier aux maladies qui leur arrivent. *Ne itaque pudeat necessariæ interpretationis. Natura veneranda est, non erubescenda. Concubitum libido, non conditio fœdavit &c. Tertul. lib. de Anim. cap. 13.*

Ces parties sont les vaisseaux spermatiques, tant les préparans, que les déferans ou éjaculatoires, les testicules, & la matrice, avec plusieurs autres parties qui en dépendent. Examinons-les chacune en particulier, & parlons premierement des vaisseaux spermatiques, appellez *préparans*.

EXPLICATION DE LA PREMIERE Figure, qui montre l'origine & la distribution des vaisseaux spermatiques.

A. A. A. A. montrent les muscles du ventre, & le peritoine, qui sont renversez en dehors, pour faire voir les parties qui suivent.

A. A. *Le foye.*

B. *La veine umbilicale.*

C. *Le ligament suspensoire du foye.*

D. *La vessie du fiel.*

E. *La veine cave.*

F. *La grosse artere.*

G. G. G. G. *Les veines & les arteres émulgentes.*

H H. *Les reins.*

I. I. *Les veines spermatiques, dont la droite naist du tronc de la veine cave, & la gauche vient de l'émulgente.*

K. K. *Les deux arteres spermatiques, qui prennent origine de la grosse artere, & se vont joindre avec les veines de chaque costé.*

L. L. *Deux branches des vaisseaux spermatiques, qui descendent vers les costez de la matrice ; où estant, chacune se divise en trois rameaux, dont le premier se va rendre au fonds de la matrice, le second se distribuë par tout le ligament large, & le troisiéme*

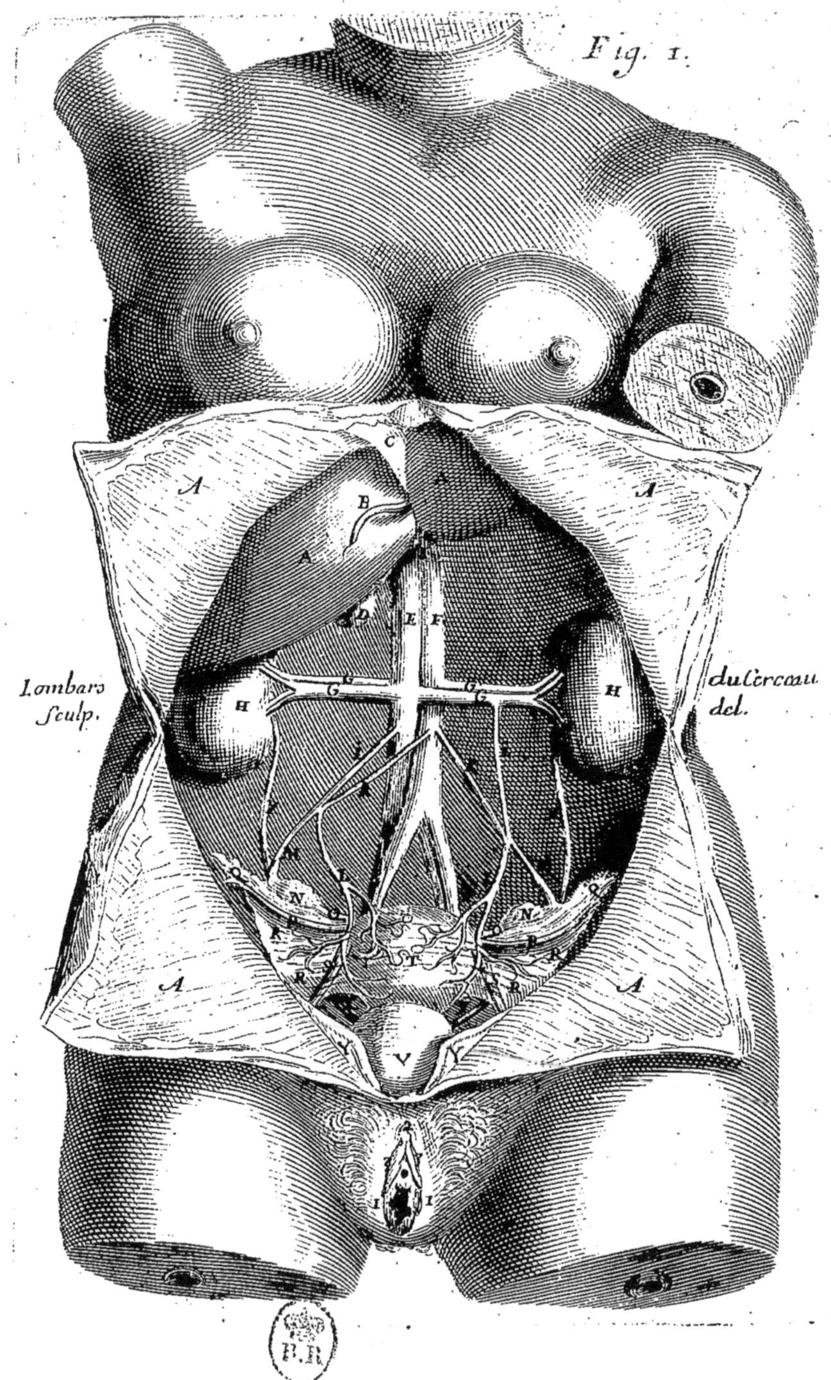
Fig. 1.
Lombars Sculp.
du Cerceau del.

est conduit le long du costé de la matrice, & vient se terminer vers son col, proche de l'orifice interne.

M. M. *Les veines & les arteres spermatiques, qui estant jointes ensemble, vont aux testicules.*

N. N. *Les testicules.*

O. O. *Les vaisseaux éjaculatoires, qui vont des testicules à la matrice.*

P. P. *Les vaisseaux qu'on croit ordinairement estre les veritables éjaculatoires, ausquels* Fallope *a donné le nom de* trompes.

Q. Q. *Le morceau déchiré, qui n'est autre chose qu'une production du ligament large, qui paroist déchiquetée en son extremité.*

R. R. R. R. *Les ligamens larges.*

S. S. *Les ligamens ronds.*

T. *La matrice.*

V. *La vessie.*

X. X. X. X. *Les ureteres, qui viennent s'inserer derriere la vessie.*

Y. Y. *Les os pubis qui sont separez & écartez l'un de l'autre, pour mieux faire voir la situation de la vessie qui est posée sur la matrice.*

---

1. 1. *Les deux grandes lévres de la partie honteuse, qui sont un peu écartées l'une de l'autre.*

2. *Le clitoris.*

3. 3. *Les deux nymphes, entre lesquelles paroist le conduit de l'urine, & plus bas on voit quelques formes de caruncules, qui sont autour de l'entrée du* vagina; *toutes lesquelles parties sont tres-bien representées cy-aprés en la cinquiéme figure.*

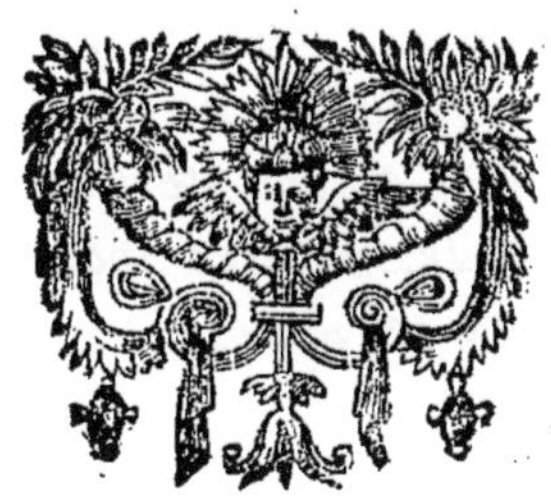

EXPLICATION DE LA SECONDE Figure, qui represente les mesmes parties que la premiere; mais en cette seconde, ces parties sont plus grosses, & entierement separées du corps, afin d'estre mieux considerées : elles sont aussi accompagnées de toute la matrice, & de ses ligamens, afin qu'on y remarque plus exactement la distribution des vaisseaux.

A. A. montrent les muscles du ventre, & le peritoine qui sont renversez en haut.

A. A. *Le foye.*

B. *La veine umbilicale.*

C. *Vne petite portion du ligament suspensoire du foye.*

D. *La vessie du fiel.*

E. *La veine cave.*

F. *La grosse artere.*

G. G. G. G. *Les veines & les arteres émulgentes.*

H. H. *Les reins.*

I. I. *Les veines spermatiques, dont la droite vient du tronc de la veine cave, & la gauche naist de l'émulgente.*

K. K. *Les deux arteres spermatiques, qui toutes deux prennent origine du tronc de la grosse artere, & se vont joindre au milieu de leur progrez, avec les veines de chaque costé.*

L. L. *Deux branches des vaisseaux spermatiques, qui descendent vers les costez de la matrice, où estant, chacun se divise en trois rameaux, dont le premier se va rendre au fond de la matrice, le second se distribuë par tout le ligament large, & le troisiéme est conduit le long des costez de la matrice, jusques vers son col, où il vient se terminer proche de l'orifice interne.*

M. M. *Les veines & les arteres spermatiques, qui estant jointes ensemble, vont aux testicules.*

N. N. *Les testicules.*

O. O. *Les vaisseaux éjaculatoires, qui vont des testicules à la matrice.*

P. P. *Les vaisseaux qu'on croit ordinairement estre les veritables éjaculatoires, qui se vont rendre aux cornes de la matrice : ce sont*

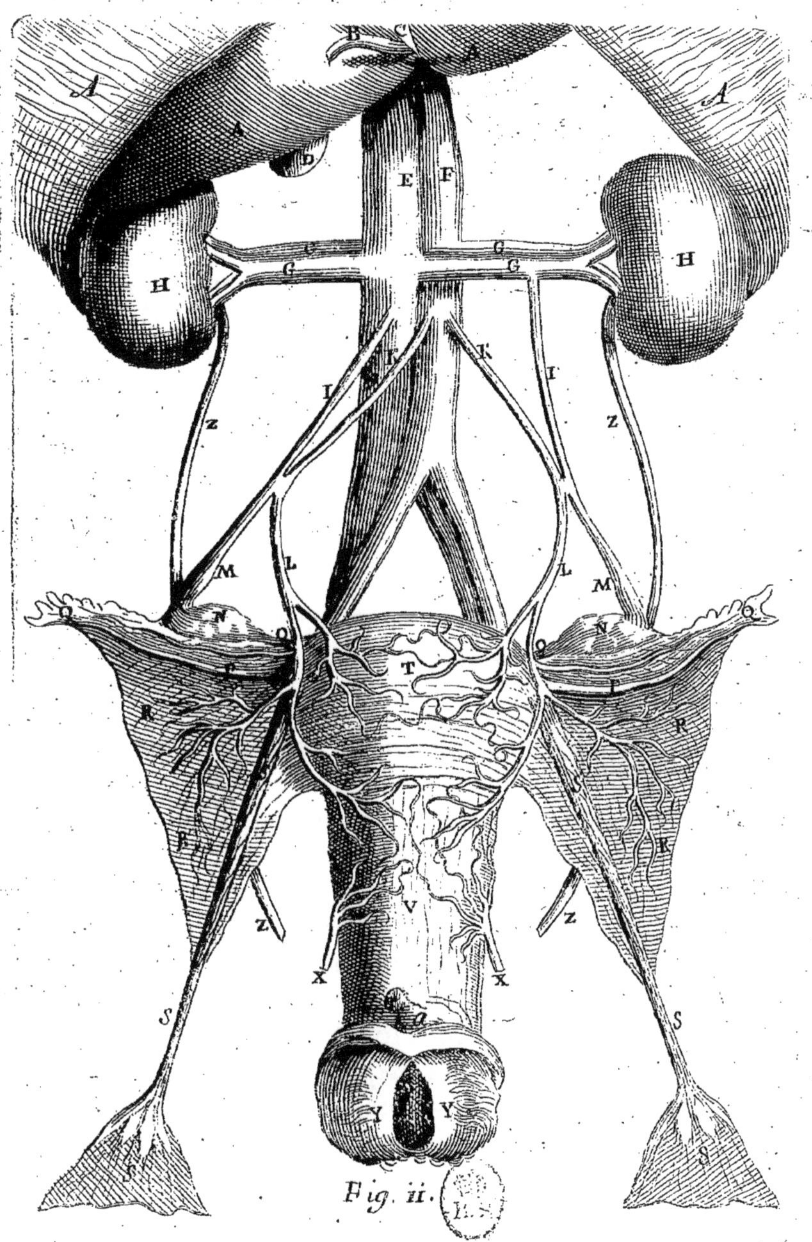

Fig. ii.

vaisseaux ausquels Fallope *a donné le nom de* trompes.

Q. Q. *Le morceau déchiré, qui n'est seulement qu'une production du ligament large, qui paroist ainsi déchiquetée en son extremité.*

R. R. R. R. *Les ligamens larges.*

S. S. S. S. S. S. *Les ligamens ronds, qui se continuent depuis les cornes de la matrice jusques aux aînes, & à la partie superieure des cuisses, où ils viennent s'attacher par une production membraneuse.*

T. *Le propre corps de la matrice.*

V. *Le* vagina, *ou col de la matrice.*

X. X. *Deux ramifications de veines & d'arteres, qui naissant des hypogastriques, vont montant de bas en haut, se terminer à la rencontre des rameaux des spermatiques qui descendent, avec lesquels ils ont communication.*

Y. Y. *Les deux levres de la partie honteuse; qui estant entrouvertes font voir l'entrée du* vagina.

Z. Z. Z. Z. *Les ureteres.*

a, *Le col de la vessie coupée en travers.*

CHAPITRE PREMIER.

Des Vaisseaux spermatiques appellez Préparans.

LEs Vaisseaux spermatiques, qui sont appellez *préparans*, parce qu'ils apportent & preparent aux testicules le sang dont la semence est engendrée, ne sont point differens aux femmes, en nombre, en origine, & en office de ceux des hommes; mais bien en insertion, & en la maniere de leur distribution; car elles ont, comme eux, deux veines & deux arteres, qui naissent des mesmes endroits, & qui font les mesmes fonctions.

Ces Vaisseaux sont deux de chaque costé; sçavoir une veine, & une artere: la veine du costé droit sort du tronc de la veine cave; & celle du costé gauche vient toûjours de l'émulgente: mais les deux arteres naissent de la grosse artere, au dessous des émulgentes. La veine & l'artere estant assez distantes l'une de l'autre dans leur commencement, viennent se joindre vers le milieu de leur progrés, pour se porter ensemble au testicule; mais avant que d'y arriver, elles produisent un rameau assez considerable, qui descend du costé de la matrice ; où estant, il se separe en trois branches ; dont la premiere est conduite vers son fond, pour l'évacuation des menstruës lors que la femme n'est pas grosse, & pour la nourriture de l'enfant pendant qu'il est dans la matrice ; la seconde se distribuë par toutes les membranes du ligament large, donnant aussi quelques petits sions au ligament rond ; & la troisiéme branche se glisse le long du costé de la matrice, & vient se terminer vers son col, pour servir à la décharge des mois quand la femme est grosse, s'il arrive qu'elle en ait besoin, par une trop grande repletion de sang. L'autre portion des vaisseaux spermatiques va toute entiere aux testicules ; & s'approchant d'eux, la veine & l'artere sont tellement jointes, qu'il semble que ce ne soit plus qu'un seul vaisseau, paroissant pour lors si confuses entr'elles, qu'on ne peut presque les separer l'une de l'autre sans les rompre ; ce qui a esté fait (si nous en croyons l'opinion commune) afin que le sang reçût plus facilement dans ce passage labyrintique, quelque disposition à estre converty en semence par le testicule, avant que d'y arriver. Mais si nous examinons de bien prés cette union pretenduë de la veine & de l'artere spermatique, nous trouverons que ce n'est seulement qu'une jonction par proximité, laquelle se fait par le moyen de quelques petites membranes qui les lient ensemble ; & nous reconnoistrons qu'il ne se fait point de mélange, ny aucune confusion du sang qu'elles contiennent. C'est ce qui se peut aisément remarquer par l'ouverture du corps d'une femme nouvellement morte : car pour lors, ces vaisseaux qui ne sont pas dessechez (comme il arrive quelque temps ensuite) sont beaucoup plus évidens : mais ils paroissent encore bien plus distinctement, si on les fait enfler, soufflant dedans avec un petit canal propre à cela ; ce qui se fait aprés avoir introduit une des extremitez du canal dans les veines spermatiques, ou bien dans les hypogastriques, lesquelles ne sont pas plutost pleines d'air, ou de quelque liqueur poussée dans leur capacité, qu'elles font en mesme temps enfler les veines spermatiques, avec lesquelles elles font plusieurs anastomoses, & ont une communication reciproque (semblables à celles que les arteres spermatiques ont pareillement avec les arteres hypogastriques) & font paroistre par ce moyen plusieurs rameaux, & tous ces détours labyrintiques, qui se remarquent aux veines spermatiques, & non pas aux arteres, qui se conduisent jusques au testicule par un simple canal, qui seul y porte le sang destiné à la generation de la semence ; le superflu duquel est ensuite reporté par les

veines

veines spermatiques, pour circuler & retourner au cœur, de la mesme maniere qu'il se fait par toutes les autres veines du corps.

On doit observer que non seulement ces vaisseaux spermatiques, mais aussi tous ceux de la matrice, qui viennent tant de ceux-cy, que des hypogastriques, sont beaucoup plus gros lors que les femmes ont leurs menstruës, ou qu'elles sont sur le point de les avoir; mais principalement durant la grossesse, auquel temps tous ces vaisseaux grossissent à proportion que la grossesse s'avance; en sorte que vers les derniers mois ils sont trois ou quatre fois plus amples qu'à l'ordinaire, à cause de l'abondance du sang dont ils sont remplis.

CHAPITRE II.

Des Testicules.

TOutes les femmes ont aussi bien que les hommes deux testicules, qui ont pareillement le mesme usage, qui est de convertir en semence le sang qui leur est apporté par les vaisseaux préparans (nous entendons les arteres) dont nous venons de parler; mais ils different de ceux des hommes, en situation, en figure, en grosseur, en substance, en temperature, & en composition.

Les Testicules des femmes sont situez au dedans du ventre, vers chaque costé de la matrice, distans de ses cornes de la largeur d'un poulce ou environ: Ils ont eu cette situation interieure, afin que leur chaleur en fût augmentée; & ils y sont tenus sujets par le moyen des ligamens larges de la matrice, aux membranes desquels ils sont fortement attachez du costé qu'ils reçoivent les vaisseaux préparans. Leur figure nous montre qu'ils ne sont pas si ronds que ceux des hommes, ny si gros; car ils sont bien plus petits, & plats en quelque façon, par devant & par derriere, & la superficie des testicules des femmes est plus inégale que celle des testicules des hommes. Leur substance ne patoît pas si molle; mais c'est seulement à cause de la dureté de leur membrane; & comme le temperament des femmes est plus froid & plus humide que celuy des hommes, aussi la chaleur de leurs testicules est plus debile. Leur composition est encore bien differente, car ils n'ont aucun epididyme, & ne sont revétus que d'une seule membrane; & leur corps est composé de plusieurs petites glandes, & de petites vessies jointes les unes aux autres;

lesquelles paroissent pleines d'une semence qui est bien plus aqueuse que celle des hommes. Ces petites vessies, dont la substance des testicules des femmes est presque entierement composée, ont donné lieu à quelques modernes d'avancer depuis peu une opinion tout à-fait extraordinaire ; qui est que les femmes ont des œufs aussi bien que les animaux volatils, & que l'enfant en est engendré, de la mesme maniere que l'est un poulet de l'œuf dont il est formé ; soûtenans avec opiniâtreté, par de pretenduës experiences, & par des autoritez, que ces petites vessies ne sont autre chose que des œufs sans coquille, couverts d'une simple membrane, lesquels se détachant de la propre substance des testicules, quelques jours ensuite du coït (par lequel ils ont esté rendus feconds) viennent à se glisser, & à tomber dans la matrice, par les vaisseaux appellez *deferans ejaculatoires*, dont nous parlerons au chapitre suivant. *Van-Horne*, *Kerkring*, *Graaf*, *Suummerdam*, & quelques autres sont de ce sentiment, qui ne doit pas (si je ne me trompe) estre aucunement suivi par les gens connoissans, pour plusieurs raisons qu'ils sçavent aussi bien que moy, & que je n'allegueray pas en ce lieu, afin de ne point passer les bornes que je me suis proposées : mais je diray seulement en passant, que si on demandoit à ces Messieurs le sujet pour lequel ils ont tâché d'appuyer une opinion si extraordinaire ; je croy que s'ils vouloient avoüer la verité d'aussi bonne foy que fit *Pythagore*, metamorphosé en ce coq, que *Lucien* fait parler dans ses Dialogues, chacun d'eux feroit la mesme réponse que le coq fit à son Maître *Mycille*, qui luy demandoit estant en conference familiere avec luy, la raison pour laquelle il avoit inventé sa *Metempsycose* extravagante : *Ie n'en eus jamais aucune bonne ny valable*, luy dit-il ingenument ; *mais comme je sçavois bien, que si je n'eusse enseigné que ce que les autres hommes avoient accoûtumé d'enseigner, on ne feroit pas grand cas de moy ; & qu'au contraire plus mes propositions seroient étranges & inconnuës, leur nouveauté me rendroit d'autant plus admirable ; ce fut pour ce sujet que je formay le dessein d'inventer quelque chose d'extraordinaire, qui pût étonner tout le monde par sa nouveauté.*

Les testicules sont donc naturellement disposez comme nous avons dit : mais il arrive quelquefois qu'ils se grossissent si extraordinairement par plusieurs indispositions ausquelles les femmes sont sujettes, telles que sont les suppressions des menstruës, les suffocations de matrice, & autres passions hysteriques, qu'on en voit exceder la grosseur du poing, & estre schyrreux, & pleins de plusieurs matieres étranges, semblables à du pus, à du plâtre, & à du suif, avec des especes *d'hydatides* de differente grosseur, lesquelles sont quelquefois pendantes, & d'autres fois jointes & attachées à la substance des testicules. *Schenkius* en rapporte plusieurs exemples, au quatriéme livre de ses Observations ; & *Vesale* parle d'un autre exemple encore bien plus remarquable, qui est d'une femme morte en suite d'une prodigieuse hydropisie de matrice, dont les glandes du testicule droit estoient si grosses, qu'elles ressembloient à neuf ou dix œufs d'oye, qui auroient esté enfermez en une membrane, lesquelles étoient pleines d'une humeur semblable en quelque façon à du blanc d'œuf, mais qui estoit un peu plus épaisse. Ces vices de conformation des testicules sont si communs aux femmes, à cause de l'abondance des humeurs qui regorgent vers ces parties dans le déreglement & la suppression de leurs menstruës, que souvent on trouve par l'ouverture de leurs corps aprés leur mort, quelque disposition extraordinaire de quelqu'un de leurs testicules, & quelquefois même de tout deux, d'où procedoient plusieurs incommoditez qu'elles ressentoient durant leur vie. Or la semence des femmes ayant esté élaborée & perfectionnée dans leurs testicules, & y ayant reçu sa vertu prolifique, elle est portée dans les vaisseaux éjaculatoires de la façon que nous allons décrire.

CHAPITRE III.

Des Vaisseaux déferans, autrement dits éjaculatoires.

CEs Vaisseaux sont deux, qui sont attachez dans toute leur étenduë par une appendice membraneuse au ligament large de la matrice : Ils ne naissent pas des testicules comme font ceux des hommes ; mais ils en sont éloignez de la largeur d'un bon travers de doigt ; ce qui fait qu'ils n'en succent & n'en reçoivent la semence que par de petits conduits presque imperceptibles, qui estant disposez en maniere de veines mesaraïques lactées, se traînent le long de cette distance membraneuse, qui est entre ces vaisseaux déferans, & les testicules. Leur substance est comme nerveuse & mediocrement dure : Ils sont ronds, caves, & assez gros & larges en leur extremité, qui aboutit à la corne de la matrice. *Fallope* veut toutefois qu'ils soient plus larges vers leur extremité qui regarde le testicule, & qu'ils soient gresles, & s'étrecissent à meſure qu'ils approchent de la matrice. C'eſt ainſi que quelques modernes nous les ont décrits, & repreſentez par des figures, comme ont fait depuis peu *Graaf* & *Suummerdam* : mais dans les diſpoſitions naturelles cela ne ſe rencontre pas de la ſorte; parce qu'ils reſſemblent en quelque façon à une trompette droite, avec laquelle on dépeint ordinairement la Renommée; car d'une extremité étroite, ils vont peu à peu en s'élargiſſant, juſques à ce qu'ils s'inſerent au coſté de la matrice; où eſtant, *Dulaurens* nous aſſure avoir remarqué par pluſieurs fois qu'ils ſe ſeparent en deux conduits, dont l'un plus gros & plus court, vient s'ouvrir dans le coſté du fond de la matrice, & l'autre (que quelques-uns contraires à ſon opinion veulent eſtre ſeulement quelque artere) étant plus étroit & plus long, va ſe terminer au commencement de ſon col, prés de ſon orifice interne; Il dit que les femmes déchargent leur ſemence par le premier au fond de la matrice, lorſqu'elles ne ſont pas groſſes; ce qu'elles ne peuvent faire que par le ſecond, quand elles ſont enceintes; dautant qu'aprés la conception, l'orifice interne eſt étroitement fermé; à quoy on peut ajoûter que ce paſſage eſt exactement bouché dans la ſuite par le *placenta* de l'enfant : de là vient que, ſelon ſon ſentiment, les femmes groſſes reçoivent plus de plaiſir dans l'action du coït que les autres; à cauſe que la ſemence fait pour lors un plus long chemin pour eſtre déchargée; mais pluſieurs ne ſont pas de ce ſentiment : c'eſt pourquoy chacun peut (ſi bon luy ſemble) conſulter les femmes ſur ce ſujet, pour en connoître la verité par leur bouche. L'autre extremité de ces Vaiſſeaux déferans n'eſt pas viſiblement cave; & reſſemblant preſque à l'appendice de l'inteſtin *cæcum*, elle n'eſt attachée à aucune partie; mais elle eſt vague & flotante de coſté & d'autre; elle eſt auſſi plus menuë, plus ondoyante & plus tortueuſe que l'autre, afin que par ces petits contours, la brieveté du chemin ſoit recompenſée. On voit en ce lieu quatre ou cinq petites appendices membraneuſes, flotantes pareillement deçà & delà, qui paroiſſent déchiquetées, comme ſi elles avoient eſté rongées de vers, leſquelles ſervent en ſe repliant & ſe joignant l'une à l'autre (à ce que pretendent ces modernes dont nous avons parlé au precedent Chapitre) à faciliter le paſſage, & à conduire les petits œufs des teſticules de la femme dans l'extremité de ces vaiſſeaux éjaculatoires; mais cét uſage n'eſt fondé que ſur une imagination chimerique (au moins à ce que je croy) laiſſant à un chacun la liberté d'en juger comme il luy plaira.

Voilà ce qu'on peut dire de ces vaisseaux déferans, que quelques Auteurs assurent estre destinez à un usage tout particulier, qui est de servir comme d'une espece de cheminée pour l'expiration, & pour le passage de quelques vapeurs de la matrice, qui s'élevent (si je ne me trompe) tant par la fermentation des semences de l'homme & de la femme en la conception, que durant les premiers mois de la grossesse, auquel temps son orifice interne doit estre exactement fermé; mais ils servent seulement (selon l'opinion commune) de reservoirs à la semence de la femme, & de conduits pour la décharger au temps du coït dans la matrice : neantmoins leur origine me fait un peu douter de cét usage; dautant qu'ils ne la prennent point du testicule, auquel ils ne touchent en aucune maniere : c'est ce qui fait que je croy bien plus volontiers, que les femmes déchargent par un autre vaisseau, qui du testicule va directement aboutir au costé de la matrice prés de sa corne, lequel plusieurs soûtiennent estre seulement un ligament, dautant qu'il ne paroît pas manifestement cave, quoy qu'il soit assez gros; mais il n'est pas necessaire qu'il y ait une cavité sensible; car la semence, qui est toute pleine d'esprits tres-subtils, peut fort facilement passer à travers sa substance poreuse. Venons maintenant à la description de la matrice, & de toutes les parties qui en dépendent.

EXPLICATION DE LA TROISIE'ME FIGURE, qui represente la situation naturelle de la matrice.

A. A. A. A. montrent les muscles du ventre, & le peritoine qui sont renversez en dehors.

A. A. *Le foye.*

B. *La veine umbilicale.*

C. *Le ligament suspensoire du foye.*

D. *La vessie du fiel.*

E. *Le pancreas.*

F *Une portion de la ratte.*

G.G. *Les reins.*

H. *Le lieu où le mesentere estoit attaché.*

I. *L'intestin* rectum.

L. L. *Les testicules.*

M. M. *Les vaisseaux éjaculatoires, qui vont des testicules à la matrice.*

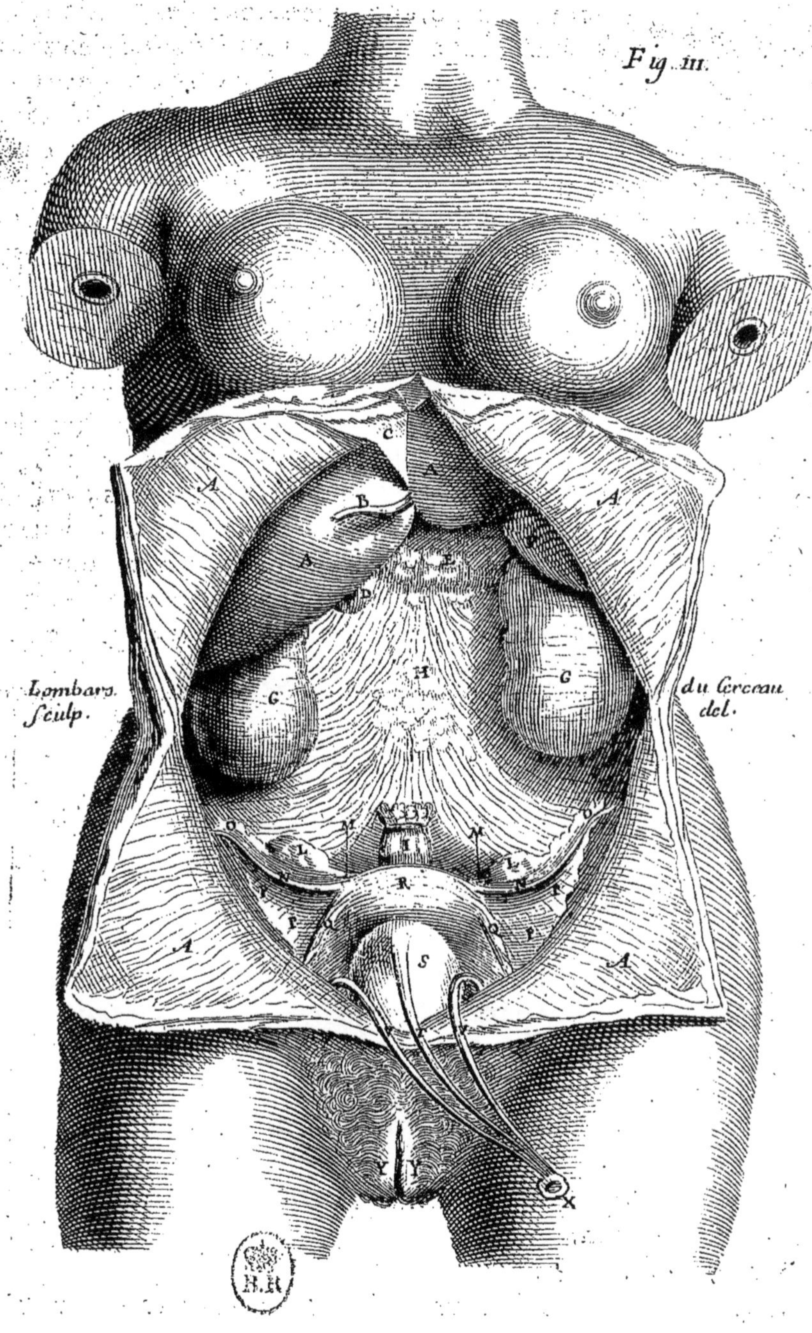
Fig. III.
Lombars sculp.
du Cerceau del.

N.N. *Les vaisseaux qu'on croit ordinairement estre les vrais éjaculatoires.*

O.O. *Une production du ligament large, qui paroist déchiquetée.*

P.P.P.P. *Les ligamens larges.*

Q.Q. *Les ligamens ronds.*

R. *La matrice.*

S. *La vessie.*

T. *L'ouraque.*

V.V. *Les arteres umbilicales.*

X. *L'umbilic, où sont attachées les deux arteres umbilicales & l'ouraque, qui avec la veine umbilicale servent seulement aprés la naissance de suspensoires de la vessie & du foye.*

Y.Y. *Les deux grandes lévres de la partie honteuse, entre lesquelles on voit la grande fente.*

EXPLICATION DE LA QUATRIE'ME FIGURE, qui represente les mesmes parties que la troisiéme; mais en cette quatriéme, la matrice est montrée toute entiere & separée du corps, avec ses quatre ligamens, & la vessie.

A. *montre le corps de la matrice.*

B.B. *Les testicules.*

C.C. *Les vaisseaux éjaculatoires, qui vont des testicules à la matrice.*

D.D. *Les vaisseaux que plusieurs estiment estre les seuls & veritables éjaculatoires, décrits par* Fallope *sous le nom de* trompes.

E.E. *Le morceau déchiré, qui n'est autre chose qu'une production du ligament large, qui paroist déchiquetée en son extremité, comme si elle estoit rongée de vers.*

F.F. F.F.F.F. *Les ligamens larges.*

G.G.G.G. G.G. *Les ligamens ronds, qui se continuent depuis les cornes de la matrice, jusques aux aines & à la partie superieure des cuisses, où ils viennent s'attacher par une production membraneuse.*

H. *Le* Vagina, *ou col de la matrice.*

I.I. *Les deux lévres de la partie honteuse.*

K. *La*

Fig. IIII.

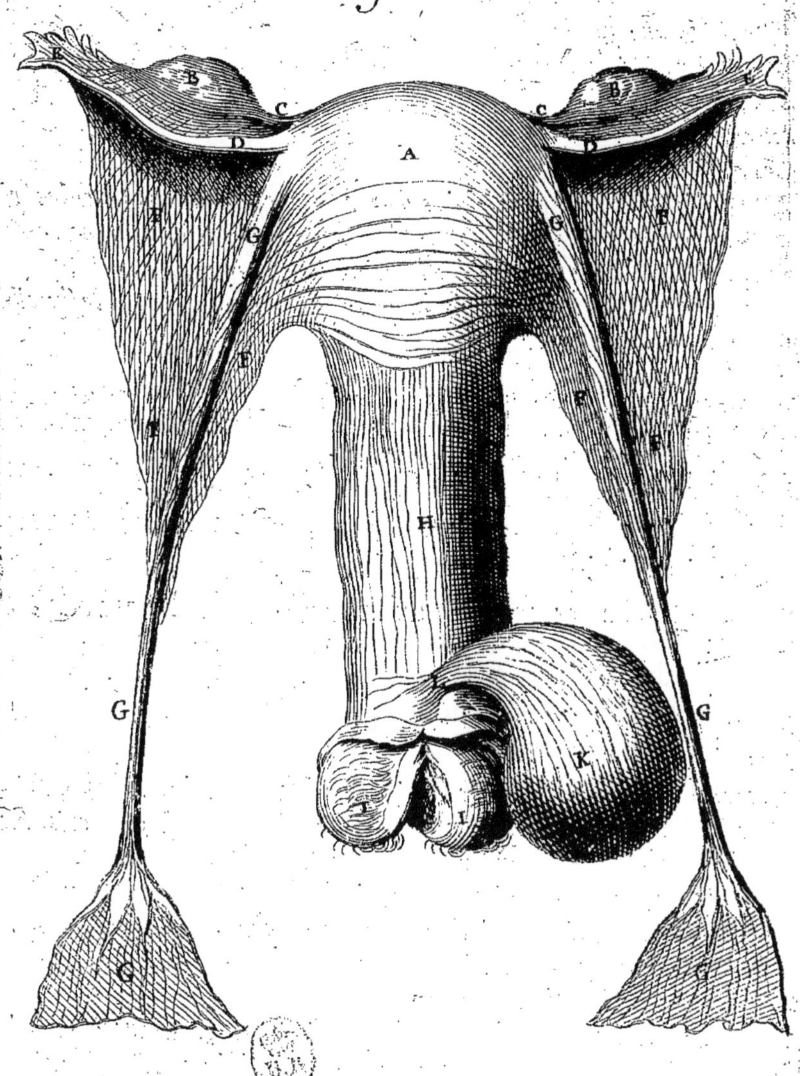

K. *La vessie, qui estant vuide paroit petite & ridée, comme elle est dépeinte en cette figure.*

L. *Le col de la vessie, qui estant fort court aux femmes, vient s'attacher & aboutir au dessus de l'entrée du col de la matrice.*

CHAPITRE IV.

De la Matrice.

LEs vaisseaux spermatiques, & les testicules des femmes, dont nous avons parlé, n'ont esté faits que pour la Matrice, qui est le lieu propre, & comme la terre destinée à recevoir la semence qu'ils luy preparent & perfectionnent, laquelle y estant reçuë avec celle de l'homme, sert à la generation de l'enfant. Nous comparons avec juste raison la matrice à une terre fertile; car comme nous voyons que les semences des plantes ne produisent aucun fruit, & mesme qu'elles ne peuvent germer, si elles ne sont mises en une terre propre à exciter & réveiller leur vertu vegetative, qui est assoupie & comme ensevelie dans la matiere; de mesme les semences de l'homme & de la femme, qui contiennent par puissance en elles la forme & l'idée de toutes les parties de l'enfant qui en doit estre engendré, ne produiroient jamais un si admirable effet, si elles n'étoient versées dans ce champ fertile de la nature, c'est-à-dire, dans la Matrice; laquelle les ayant reçuës toutes deux, les embrasse étroitement, & par sa chaleur, qui a une proprieté particuliere (se servant des esprits, dont ces semences sont remplies, lesquels recevant dans ce mesme instant un mouvement divin, deviennent les veritables ouvriers de la generation) elle en débroüille aussi-tost le chaos; aprés quoy elle en ébauche en mesme temps, & trace toutes les parties du corps de l'enfant, qu'ele perfectionne ensuite, nourrit, & conserve jusques au temps de l'accouchement.

C'est pour ce sujet que l'Auteur de la nature a situé la Matrice dans le ventre de la femme, afin que sa chaleur fût continuellement entretenuë par celle de toutes les parties dont elle est entourée. Elle a esté placée au milieu de *l'hypogastre*, entre la vessie & le *rectum*, qui luy servent comme de coussinets, sur lesquels elle est mollement appuyée, afin qu'elle ne fût point blessée par la dureté des os qui forment la cavité de *l'hypogastre*; ces os, outre celà, luy servent de fermes remparts pour la défendre des injures exterieures. Elle est ainsi située dans la partie inferieure du ventre, pour la commodité du coït, & afin que le *fœtus* pût plus facilement estre mis dehors au temps de l'accouchement. Dans cette situation elle a une entiere liberté de s'étendre durant toute la grossesse ; & elle n'en est aucunement empêchée par le ventre, qui étant tout charnu, preste & obeït autant qu'il est necessaire à la distension de la Matrice.

Elle est d'une figure ronde un peu oblongue, semblable en quelque façon à celle d'une grosse poire ; car d'une baze large qui est son fond, elle vient peu à peu se terminer en pointe à son orifice interne, qui est étroit. Sa rondeur est neanmoins un peu applatie par devant & par derriere ; ce qui a esté fait, afin qu'elle ne vacillât pas si facilement de costé & d'autre, & qu'elle fût plus stable dans sa situation. Quand nous disons que la Matrice est d'une telle figure, cela se doit entendre de sa principale partie, qui est son propre corps seul, sans y comprendre son col, autrement dit le *vagina*. On y remarque aussi aux parties laterales de ce fond deux petites éminences, appellées *les cornes de la Matrice*, à cause qu'elles ressemblent aucunement aux petites cornes qui commencent à pousser aux veaux, auquel lieu les vaisseaux éjaculatoires viennent se terminer.

La longueur, la largeur, & l'épaisseur de la Matrice sont differentes, selon l'âge, & selon la disposition du corps ; car les filles qui n'ont pas atteint l'âge de maturité, l'ont fort petite en toutes ses dimensions ; & les femmes qui ont leurs menstruës en abondance, & celles qui usent ordinairement du coït, l'ont bien plus grosse que celles qui en ont moderément, & que celles qui sont vierges ; celles qui ont eu des enfans l'ont encore plus grosse que les autres, & principalement lorsqu'elles sont nouvellement accouchées ; car en ce temps elle est abreuvée de quantité d'humeurs : mais aux femmes de bonne taille, & qui sont bien formées, sa longueur depuis l'entrée de la Partie honteuse jusques à son fond, est ordinairement de huit pouces ou environ, & non de onze (comme la plupart des Anatomistes l'ont écrit aprés *Galien*) & celle de son propre corps est de trois pouces, & à peu prés de pareille largeur vers son fonds, & d'un petit travers de doigt d'épaisseur, quand la femme n'est pas grosse. Ce fond pour lors ne monte pas plus haut que l'os *sacrum* ; mais quand la femme est enceinte, la Matrice s'étend, & devient d'une grandeur si prodigieuse, qu'elle remplit dans les derniers mois de la grossesse, la plus grande partie du bas ventre.

Presque tous les fameux Anatomistes, & une infinité d'autres Auteurs, nous assûrent que la Matrice (par un miracle de la nature, qui est admirable par dessus tous les autres) devient d'autant plus épaisse qu'elle s'étend & se dilate, depuis le jour de la conception jusques au temps de l'accouchement : Mais je m'étonne que *Dulaurens*, *Riolan*, *&* *Barthol*in, ces precieux flambeaux de l'Anatomie, ayent eux-mesmes eu si peu de lumiere en cette occasion, que de n'avoir pas reconnu une si grande fausseté, qu'ils nous ont debitée à l'exemple de plusieurs autres qui les ont precedé. Tous ceux qui prendront la peine d'examiner la chose, comme j'ay fait, quand l'occasion s'en presentera, remarqueront aisément le contraire; car il est tres-certain, que plus la Matrice se dilate dans la grossesse, plus elle devient mince & déliée : parce que (comme dit fort bien *Galien* en termes exprés, au huitiéme chapitre du livre de la dissection de la matrice) son épaisseur en ce temps est consumée par sa grande extension; ce qui fait qu'elle est tres-foible pour lors : Voicy ses paroles : *Iam verò vulva in principio conceptus, crassa : quum propè tempus pariendi accedit, maior quidem, sed tenuis evadit, crassitudo enim in longitudinem extensa absumitur : in reliquo intercedente tempore pro ratione magnitudinis crassitudinem habet* : & au 14. chap. du 14. livre de l'usage des Parties, il repete encore la mesme chose en ces termes : *tenuissimæ enim omninò Matrices sunt, quo tempore gerunt; nempe, quòd profunditas in longitudinem sit absumpta, eoque imbecillimæ.* La Matrice, dit-il, est epaisse dans le commencement de la conception, mais lors que le temps de l'accouchement approche, elle est à la verité plus grande, mais elle est bien plus mince, & beaucoup plus foible; car son épaisseur est consumée par son extension, & entre ces deux temps cette épaisseur diminuë à proportion qu'elle s'étend, & qu'elle devient plus grande. Avicenne *lib.* 3. *fol.* 21. *tract.* 2. *cap.* 1. dit encore la mesme chose. *Matrix attenuatur cum magnitudine embryonis; & eius dilatatio est secundùm dilatationem corporis embryonis.* Ætius *tetr.* 4. *serm.* 4. *c.* 1. est du mesme sentiment, & compare la distension de la Matrice en la grossesse, à celle de la vessie *Vbi verò fœtus adolevit, ac jam pariendi tempus adest, tenuissimus evadit uterus : attenuatur autem velut vesicæ flatu repletæ solent, crassitudine in longitudinem abeunte.* Vesale, & Charles Estienne, ont aussi esté avec juste raison de cette opinion, puisqu'elle est veritable : car il arrive ainsi que nous le voyons à la vessie de l'urine, qui bien qu'elle nous paroisse avoir l'épaisseur d'un demy travers de doigt lorsqu'elle est tout-à-fait vuide, devient moins épaisse à mesure qu'elle s'étend pour contenir l'urine qui y afflüe, ou l'air qu'on peut souffler dedans ; en telle sorte qu'étant entierement pleine & étenduë, elle est si mince, qu'elle est presque transparante ; puis en suite venant à se vuider, elle devient derechef plus épaisse à proportion en se contractant & se ramassant en soy ; de mesme la Matrice qui est fort épaisse étant vuide, perd peu à peu cette épaisseur à mesure qu'elle s'emplit, & qu'elle s'étend dans la grossesse ; & elle devient si mince dans toute sa circonference, & principalement en sa partie anterieure, que vers les derniers mois, elle l'est presque autant que la vessie étenduë, excepté seulement le lieu où l'arriere-faix luy est attaché, auquel endroit elle est à la verité un peu plus épaisse & plus spongieuse ; mais incontinent aprés l'accouchement elle reprend sa premiere épaisseur, en contractant & ramassant en elle ses membranes, qui étoient grandement étenduës dans la grossesse ; & elle paroît mesme plus épaisse en ce temps qu'en d'autres, dautant que pour lors elle est abreuvée (comme j'ay dit) de quantité d'humiditez, qui s'écoulent peu à peu par les vuidanges, aprés quoy elle demeure dans son épaisseur ordinaire.

Ce sentiment que je viens d'avancer, touchant la disposition de la substance de la Matrice durant la grossesse (comme j'ay déja fait dés l'année 1668. en la premiere impression de ce present Livre) a fait connoître à plusieurs personnes depuis ce temps-là, l'erreur dans laquelle ils étoient, aprés avoir eux-mesmes examiné la chose, & en avoir veu des experiences qu'ils ont trouvées conformes, à ce que je viens de dire, ainsi que m'ont témoigné M. *Rassicod* & M. *Passerat*, & plusieurs autres de mes Confreres ; mais comme quelques autres demeurent encore dans leur opiniâtreté, je veux bien pour les desabuser leur apporter quelques raisons, afin de les convaincre de cette verité, en attendant qu'ils ayent les occasions de la connoître par experience.

Deux choses ont à mon avis trompé tous les Auteurs qui nous ont dit que plus la Matrice se dilatoit dans la grossesse, plus sa substance devenoit épaisse. La premiere est, qu'ils se sont fiez à ce que tous les autres en disoient, sans examiner eux-mesmes la chose. La seconde est, qu'ils se sont fondez sur ce que par l'ouverture des femmes mortes incontinent aprés leur accouchement, ils ont toûjours effectivement vû sa substance épaisse d'un ou de deux travers de doigt ou environ, & que par l'ouverture de quelques autres femmes, qui avoient encore leur enfant enfermé dans la Matrice, ils ont reconnu qu'elle étoit fort épaisse, sans s'informer ny considerer quelle en pouvoit estre la cause. Mais quoique la Matrice soit épaisse de la sorte incontinent aprés l'accouchement, il ne faut pas inferer de là, qu'elle avoit la mesme épaisseur lors que l'enfant & ses eaux, qui estoient contenuës en elle avec le *placenta*, en faisoient une grande distension : car elle n'acquiert cette épaisseur que par la contraction de la vaste étenduë de sa substance, qui vient à s'épaissir aussi-tost, & à proportion qu'elle se réünit en soy-mesme ; ce qui arrive immediatement aprés l'accouchement.

Mais afin de conjecturer plus facilement quelle pouvoit estre son épaisseur avant l'accouchement, nous n'avons qu'à prendre une masse de cire, ou d'autre matiere capable d'extension, qui soit proportionnée en grosseur & en figure à celle dont la matrice nous paroist incontinent aprés l'accouchement (qui est environ égale à la grosseur du poing, ou un peu davantage) & étendre cette matiere en telle sorte, que nous la rendions suffisante pour environner & contenir l'enfant, le *placenta*, & les eaux qui étoient en la matrice ; aprés quoy nous jugerons bien facilement par l'épaisseur de cette matiere ainsi étenduë en une grande circonference, quelle pouvoit estre celle de la Matrice avant l'accouchement.

On ne doit pas aussi conclure que la substance de la Matrice soit tres-épaisse en toutes les femmes durant la grossesse, à cause que l'on l'a quelquefois trouvée de la sorte, en faisant l'ouverture de quelques-unes aprés leur mort, qui avoient encore leur enfant dans le ventre ; parce que *rara non sunt artis* ; pour lors cette disposition n'est pas naturelle ; car ainsi que nous enseigne tres-bien *Aristote* au premier livre de la generation des animaux, *Quæ magna ex parte fiunt, ea maximè secundùm naturam sunt*. Ce qui est naturel arrive le plus souvent, & non pas rarement, comme cette disposition qui ne se rencontre jamais telle que par maladie comme par inflammation & fluxion d'humeurs sur cette partie ; procedant aussi tres-souvent du détachement de quelque partie de l'arriere-faix, ou des douleurs de l'agitation d'un mauvais travail durant plusieurs jours, toutes lesquelles choses font grossir la substance de la Matrice si extraordinairement, que je l'ay quelquefois veu exceder l'épaisſeur de quatre travers de doigt, & principalement vers ſon fond; à cauſe de l'abondance des vaiſſeaux qui ſont en cét endroit : mais pour bien examiner la choſe, il eſt neceſſaire que ce ſoit par l'ouverture d'une femme groſſe à terme, & morte ſans avoir ſouffert aucune alteration en cette partie, & que les eaux de l'enfant ne ſoient point écoulées de la Matrice : car ſi elles étoient évacuées, pour lors on trouveroit ſa ſubſtance un peu plus épaiſſe ; à cauſe qu'elle ſe ſeroit contractée aprés leur évacuation : & comme on trouve rarement des occaſions de femmes mortes de la ſorte, on peut en attendant faire d'autres experiences par l'ouverture du corps des animaux vivans, comme par exemple d'une brebis, ou de tel autre animal qu'on voudra choiſir ; car ſi on ouvre le ventre d'une brebis qui ſoit pleine, & dans le temps qu'elle eſt bien toſt preſte à faire ſon petit, on reconnoîtra d'abord que la Matrice eſt ſi mince, qu'on voit en quelque façon le petit qu'elle contient à travers ſa ſubſtance ; ce qui eſt à peu prés de meſme en la femme, dont la ſuſtance de la Matrice eſt ordinairement ſi mince & ſi foible vers les derniers mois de la groſſeſſe, qu'il s'en eſt vû auſquelles on a trouvé aprés la mort, leur enfant eſtre tombé dans la capacité du ventre, au milieu des inteſtins, & eſtre entierement ſorty de la Matrice, qui s'étoit crevée tout d'un coup, à cauſe de ſa trop grande diſtenſion. Guillemeau *en ſon 2. livre de l'accouchement*; Schenkius *au 4. livre de ſes Obſervat.* & Fabricius Hildanus *en la 64. & 65. Obſervat. de ſa 1. Cent.* rapportent des exemples tres-conſiderables de cette nature : nous en avons vû auſſi nous-meſmes quelques-unes à Paris de la ſorte.

Je prévois bien qu'on me peut objecter qu'il n'eſt pas de meſme de la femme que des autres animaux, auſquels la choſe ſe peut rencontrer comme je le dis ; mais que ceux qui en doutent, ſe donnent la peine de conſulter toutes les femmes groſſes ſur ce ſujet ; leſquelles voyant la maniere dont elles ſentent mouvoir manifeſtement leur enfant dans leur ventre, en mettant la main deſſus durant les derniers mois de leur groſſeſſe, les aſſureront que la Matrice eſt certainement tres-mince en ce temps ; puiſque nonobſtant l'interpoſition de tous les tegumens & des muſcles du ventre, elles ſentent fort prés, & diſtinguent meſme ſouvent les membres de leur enfant, dans les mouvemens differens qu'il fait ; ce qu'elles ne pourroient pas faire, ſi elle avoit pour lors deux ou trois travers de doigt d'épaiſſeur, comme pluſieurs ſe le ſont imaginé contre la verité. Qu'on ſe deſabuſe donc de cette vieille erreur, dont preſque tout le monde est infatué; & qu'on ne croye pas que la Matrice soit épaisse de deux grands travers de doigt, dans les derniers mois de la grossesse ; puisqu'il est tres-veritable qu'elle n'est jamais si mince qu'en ce temps, & principalement en toute sa partie anterieure, où elle l'est extrémement, ainsi que j'ay expliqué pour appuyer le sentiment de *Galien*, qui a bien connu cette verité.

Or la Matrice a esté faite d'une substance membraneuse, afin qu'elle pût plus facilement s'ouvrir, & se fermer incontinent aprés pour la conception, s'étendre & se dilater pour l'accroissement du *fœtus*, & se contracter & reserrer pour le faire sortir & l'arriere-faix, dans le temps de l'accouchement, & pour se retirer & se remettre aprés cela en son premier état ; comme aussi pour expulser les corps étrangers, qui peuvent quelquefois estre contenus en elle.

Sa composition est de plusieurs parties similaires, qui sont ses membranes, ses veines, ses arteres, & ses nerfs. Ses membranes sont deux, qui composent la principale partie de son corps, l'exterieure desquelles est la commune, qui naist du peritoine ; elle est tres-mince & fort polie par dehors, & inégale par dedans, pour mieux adherer à l'autre, qu'on appelle la membrane propre de la Matrice, qui est comme charnuë, & la plus épaisse de toutes celles qui se rencontrent au reste du corps, lors que la femme n'est n'est pas grosse, ainsi que j'ay dit cy-dessus; elle est entretissuë de toute sorte de fibres, afin qu'elle puisse (sans estre en danger de se crever) souffrir l'extension que l'enfant & ses eaux luy causent pendant la grossesse; & afin qu'elle puisse aussi se reserrer plus facilement de tous costez aprés l'accouchement.

Ses veines & ses arteres viennent, partie des vaisseaux spermatiques, & partie des hypogastriques : ces vaisseaux vont tous s'inserer & aboutir dans la propre membrane de la Matrice : les arteres y portent le sang pour sa nourriture, lequel y étant en trop grande abondance, transude au travers de sa substance, & distille en maniere de rosée dans la vacuité de son fond, d'où procedent les menstruës dans le temps que la femme pas n'est grosse, & le sang qui sert de nourriture au *fœtus* durant toute la grossesse. Je dis que les arteres y portent ce sang, dautant que le mouvement circulaire qu'il fait continuellement dans tous les animaux vivans, nous montre qu'elles seules sont capables de le faire ; ce que ne peuvent pas les veines qui servent seulement à reconduire au cœur celuy qui n'a pas esté évacué de la sorte par la Matrice, ny conſumé, tant pour ſa propre nourriture, que pour celle du *fœtus*, quand la femme eſt groſſe. Les rameaux qui naiſſent des ſpermatiques, s'inſerent de chaque coſté au fond de la Matrice, & ſont bien plus petits que ceux qui viennent des hypogaſtriques, leſquels vont arrouſer toute ſa ſubſtance. Il s'y rencontre encore de petits vaiſſeaux, qui naiſſans des uns & des autres, ſe conduiſent juſques à l'orifice interne, par leſquels les femmes groſſes ſe purgent quelquefois de la ſuperfluité de leurs menſtruës, quand il arrive qu'elles ont plus de ſang que leur enfant n'en peut conſumer pour ſa nourriture; ce que la nature ſage & prudente a fait, afin que la Matrice ne fût pas obligée de s'ouvrir pendant la groſſeſſe, pour laiſſer paſſer ces excretions, qui autrement cauſeroient fort ſouvent l'avortement.

Ses nerfs viennent de la ſixiéme paire du cerveau, laquelle en fournit à toutes les parties internes du bas ventre; c'eſt d'où vient qu'elle a une ſi grande ſympathie avec l'eſtomac (qui en reçoit auſſi de tres-conſiderables de cette meſme ſixiéme paire) qu'elle ne peut eſtre affligée d'aucune douleur, qu'il ne s'en reſſente auſſi-toſt; ce qui ſe remarque par les nauſées & par les frequens vomiſſemens qui luy arrivent pour lors. Elle en a encore quelques autres qui naiſſent de la medulle ſpinale, vers les lombes & l'os ſacré; ce qui fait que la Matrice eſt doüée d'un ſentiment tres-exquis, qui incitant la femme au deſir du coït, luy cauſe dans ſon action un treſſaillement voluptueux de tout ſon corps: c'eſt ce qui a fait dire à *Platon* en ſon *Timée*, que la Matrice eſtoit ſi furieuſement avide de ce deſir, qu'elle eſtoit comme un animal ſans raiſon, qui ne ceſſe jamais de tourmenter la femme par toutes ſortes de maladies, juſques à ce que ce champ de la nature ait eſté cultivé par l'homme, & que les ſemences y ayent eſté répanduës pour la generation de l'enfant. *Hipocrate* eſtoit auſſi de ce ſentiment; car au livre intitulé *De genitura*, il dit que les femmes qui uſent du coït ſont beaucoup plus ſaines que celles qui n'en uſent pas, dont il allegue pluſieurs raiſons. *Mulieres ſi cum viris coëant, magis ſanæ ſunt: ſi non, minus.*

Outre toutes ces parties qui entrent en la compoſition de la Matrice, elle a encore quatre ligamens, qui ſervent à la tenir en état dans ſa ſituation, & qui empeſchent qu'elle ne ſoit perpetuellement agitée par le mouvement continuel des inteſtins dont elle eſt entourée: deux de ces ligamens ſont ſuperieurs: & les deux autres ſont inferieurs. Les ſuperieurs ſont appellez *ligamens larges*, à cauſe de leur ſtructure large & membraneuſe: ce n'eſt autre choſe

que

que des productions du peritoine, qui naissant à costé des lombes vers les reins, vont s'inserer aux parties laterales de la Matrice, afin d'empècher que son corps ne s'affaisse sur son col, & qu'il ne s'en fasse une descente, ou une précipitation, comme il arrive lorsque ces ligamens sont trop relâchez; lesquels servent encore à contenir les testicules, & à conduire seurement, tant les vaisseaux spermatiques préparans, que les éjaculatoires, qui se vont rendre à la Matrice. Les deux inferieurs, qu'on appelle *ligamens ronds*, prennent leur origine du costé de la Matrice prés de ses cornes, depuis lequel lieu ils montent jusques aux aînes en passant avec la production du peritoine qui les accompagne, au travers des anneaux, ou trous des muscles obliques & transverses du ventre; où étant ils s'élargissent en forme de patte d'oye, & se divisent en plusieurs petites branches, dont quelques-uns s'inserent aux os pubis, & au clitoris, & les autres vont se perdre & se confondre avec les membranes, qui revêtent la partie superieure & anterieure de la cuisse; c'est de là que procedent quelquefois les stupeurs & les douleurs que les femmes ressentent aux cuisses durant la grossesse. Ces deux ligamens sont longs, ronds, nerveux, & assez gros dans leur commencement proche de la Matrice. *Columbus* & *Riolan* disent mesme avoir remarqué, qu'il sont caves en leur sortie, & par tout le chemin qu'ils font jusques aux os pubis, auquel endroit ils sont un peu plus petits, & s'applatissent pour s'inserer comme nous venons de dire: Ce sont eux qui empêchent la Matrice de monter trop haut. Or quoy qu'elle soit tenuë en état dans sa situation naturelle, par le moyen de ces quatre ligamens, elle a neanmoins la liberté de s'étendre suffisamment dans la grossesse, à cause qu'ils sont tres-lâches, pour lequel sujet ils prestent & obeïssent facilement à sa distension. Outre ces ligamens, qui tiennent la Matrice ainsi bridée en haut & en bas, elle est encore attachée pour plus grande sureté par son col à la vessie, & au *rectum*, entre lesquels elle est située; c'est d'où vient que quand il luy survient quelque inflammation, elle la communique aussi-tost à ces parties voisines.

Son action propre consiste à recevoir & à retenir les semences de l'homme & de la femme, & à les reduire de puissance en acte par sa chaleur, pour la generation de l'enfant: c'est pourquoy elle est absolument necessaire pour la conservation de l'espece. Elle sert encore outre cela par accident, pour recevoir & pour expulser ensuite les impuretez de tout le corps, comme il arrive aux femmes qui vuident quantité de fleurs blanches, & pour purger de temps en temps la superfluité du sang, ainsi qu'il se fait ordinairement tous les mois, par l'évacuation des menstruës, quand la femme n'est pas grosse. Or comme par le nom de *Matrice* en general, nous entendons tout ce qui est compris depuis la partie honteuse jusques à son fond, qui est le lieu où se fait la conception, ce n'est pas assez que nous ayons fait connoître toutes les parties similaires de la Matrice, & que nous l'ayons examinée au dehors ; car il est necessaire pour en donner une parfaite connoissance, de faire la description de ses parties dissimilaires, qui sont quatre; sçavoir son fond, son orifice interne, son col, & son orifice externe, vulgairement dit la *partie honteuse*. C'est ce qu'il faut à present examiner, commençant par cette partie honteuse, à cause que c'est l'entrée qui nous doit conduire au dedans de ces autres parties, afin d'en bien considerer l'admirable structure.

EXPLICATION DE LA CINQUIE'ME FIGURE, qui represente la Partie honteuse.

Cette figure paroîtra peut-estre aux yeux chastes en une posture indecente, mais ils la doivent souffrir, puisqu'elle est aussi necessaire qu'elle est commode, pour faire voir plusieurs particules qui sont cachées sous cette Partie honteuse.

Ne itaque pudeat necessariæ demonstrationis.

A. *montre le pubis, qui est tout garny de poils.*

B. B. *Les deux grandes lévres écartées l'une de l'autre, lesquelles sont pareillement revêtuës de poils en dehors, mais en leur partie interne elles sont sans aucun poil.*

C. *Le clitoris.*

D. *La couverture du clitoris, qui ressemble à une espece de prépuce.*

E. E. *Les deux nymphes.*

F. *Le conduit de l'urine.*

G. *La fourchette.*

H. *La fosse naviculaire.*

I. I. I. I. *Les caruncules myrthiformes, entre lesquelles on voit l'entrée du* vagina.

K. *L'anus.*

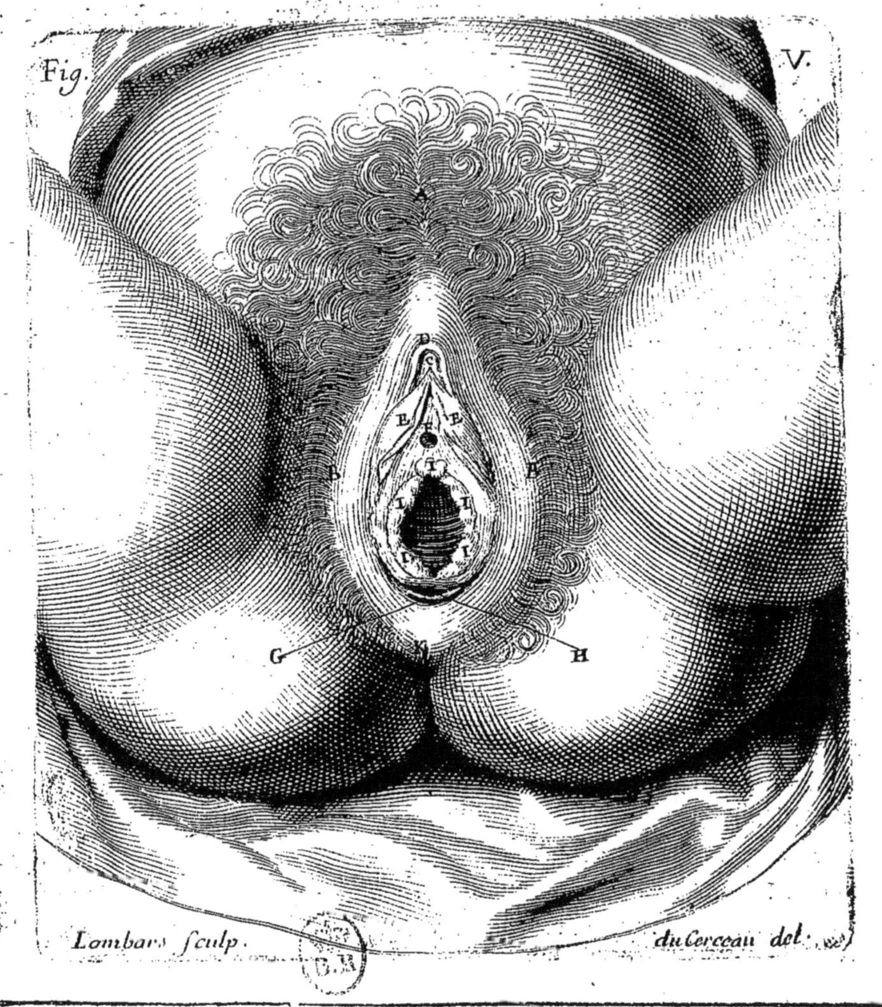

CHAPITRE V.

De l'entrée exterieure de la Matrice appellée ordinairement la Partie honteuſe.

POur bien connoître cette Partie, il faut que nous en conſiderions pluſieurs autres qui s'y rencontrent, dont les unes paroiſſent d'elles-meſmes à l'exterieur, & les autres ſont cachees ſous ces premieres, & ne ſe peuvent voir qu'en écartant les deux grandes levres l'une de l'autre, & en ouvrant un peu l'entrée de la Partie honteuſe. Celles qui ſe montrent d'elles-meſmes ſont le penil, la motte, les deux grandes lévres, & la grande fente qui eſt au milieu. Celles qui ſont cachées deſſous, & qui ſont entre celles-là, ſont le *clitoris*, le conduit de l'urine, les deux nymphes, & les quatre caruncules myrthiformes.

Le penil eſt la partie ſuperieure de la Partie honteuſe, ſitué en la partie anterieure des os *pubis*. Et la motte eſt cette partie charnuë qui paroiſt élevée comme une petite colline au deſſus des grandes lévres; qui pour cela eſt appellée le Mont de *Venus*. Ce penil & la motte ſont tout revétus de poils friſez, qui commencent ordinairement à naiſtre aux femmes, auſſi-bien qu'aux hommes, dés l'âge de quatorze ans.

Les deux grandes lévres ne ſont autre choſe que deux portions de la peau redoublée, qui de chaque coſté s'approchant & ſe joignant l'une contre l'autre, forment la grande fente, Ces lévres ſont pareillement revétuës de poils, & garnies de beaucoup de graiſſe, qui les rend fort épaiſſes & ſpongieuſes : elles ſont aſſez fermes aux jeunes filles & aux vierges; mais elles ſont mollaſſes & pendantes à celles qui uſent tres-ſouvent du coït, & encore plus à celle qui ont eu des enfans; à cauſe de la grande diſtenſion qu'elles reçoivent en l'accouchement. Elles ſervent à garantir des injures externes toutes les autres parties du dedans.

La jonction de ces deux lévres (comme on peut voir cy-devant en la troiſiéme figure) fait ce qu'on appelle la grande fente, parce qu'elle eſt beaucoup plus étenduë que l'entrée du col de la matrice qui reçoit le membre viril, qu'on nomme la *petite fente*, la comparant à celle-cy. Or faiſant un peu éloigner les cuiſſes de la femme l'une de l'autre, en écarttant les deux lévres de la vulve, on voit les autres parties qui en étoient cachées. On remarque en ſa partie la plus élevée, juſtement au deſſus du conduit de l'urine, une petite partie rondelettte, appellée par Fallope, *clitoris*, laquelle eſt couverte d'une petite portion de la peau redoublée, ſemblable à une eſpece de prépuce. *Columbus* nomme ce *clitoris* (dont il s'attribuë la premiere découverte) *amor, vel dulcedo Veneris*, c'eſt-à-dire l'amour, ou la douceur de *Venus*; parce que c'eſt-là (comme il dit fort bien) le principal ſiege du plaiſir & de l'appetit venerien aux femmes; car elles y ſentent une ſi grande volupté, que ſi on leur chatoüille doucement cette petite partie, lorſquelles ont eſté long-temps ſans uſer du coït, elles en ſont aiſément excitées à décharger leur ſemence; ce que les plus luxurieuſes ſe font ſouvent elles-mesmes, ou reciproquement l'une à l'autre, pour se soulager un peu de la rage d'amour. Avicenne *lib.* 3. *fen.* 21. *tract.* 4. Paul Æginet *lib.* 6. *cap.* 70. & plusieurs autres ont parlé de cette partie avant *Columbus*, qui se glorifie mal à propos de l'avoir découverte le premier, & nous ont aussi enseigné les moyens de la retrancher, quand il arrive quelquefois que par sa longueur excessive elle est difforme, & incommode la femme en l'usage du coït. *Hipocrate* mesme, au livre des maladies des femmes, en a parlé avant tous, sous le nom de *Columella*.

Ce clitoris ne paroît presque point aux femmes mortes, parce qu'il est fort petit; mais il est plus gros à celles qui sont vivantes, & il s'enfle & devient dur à mesure qu'elles entrent en appetit du coït, ce qui se fait par le moyen du sang & des esprits, dont il se remplit dans cette action, comme il arrive à la verge de l'homme dans l'érection: c'est pour cela que quelques-uns l'ont appellé *la verge feminine*, voulans qu'il luy ressemble en quelque façon, tant par sa figure, que par sa composition. Il y a des femmes qui ont ce clitoris extrémement long; & jusques-là mesme qu'on dit, qu'il s'en trouve qui en abusent avec d'autres femmes, ainsi que faisoit cette *Bassa Tribade*, dont parle *Martial au* 1. *livre de ses Epig.* à laquelle il dit,

Esse videbaris, fateor, Lucretia nobis:
At tu, prô facinus, Bassa; fututor eras.
Inter se geminos audes committere cunnos;
Mentitúrque virum prodigiosa Venus.

Au dessous du clitoris, on voit paroître le trou du conduit de l'urine, qui est beaucoup plus large aux femmes que celuy des hommes; ce qui fait qu'elles pissent fort gros. On voit aussi en mesme temps aux costez de ce conduit de l'urine, deux petites appendices membraneuses, appellées *les nymphes*, un peu plus larges en haut qu'en bas, & assez longuettes, qui naissent de la partie interne des grandes lévres immediatement au dessous du clitoris, & qui ressemblent en quelque façon à ces crêtes que les poules ont sous la gorge. Elles servent à couvrir le trou de l'urine, pour preserver la vessie de l'air froid; & lorsque la femme pisse, elles se contractent de telle sorte, en s'approchant l'une de l'autre, qu'elles conduisent l'urine, sans qu'elle se répande le long de la Partie honteuse, & souvent mesme sans qu'elle en moüille seulement les lévres, c'est pour ce sujet qu'on appelle ces petites aîles membraneuses *les nymphes*, à cause qu'elles president aux eaux de la femme, c'est-à-dire, à l'urine. Il y en a qui les ont si grandes & allongées qu'elles sont obligées de s'en faire retrancher la partie qui excede hors des grandes lévres. Je fis il y a quelques années cette operation à une Demoiselle qui m'en requit fortement, tant parce qu'estant obligée, à ce qu'elle me dit, d'aller souvent à cheval, l'allongement de ces nymphes, qu'elle avoit tres-grandes, luy causoit par leur froissement une douloureuse cuisson, que parce que cette indecence luy déplaisoit extrémement aussi bien qu'à son mary. Elles sont fort rouges aux vierges, & elles se soûtiennent assez aisément; mais elles sont livides & beaucoup plus mollaces & pendantes en celles qui usent du coït, & aux femmes qui ont eu des enfans.

Aprés avoir consideré toutes ces parties, il faut regarder à la partie inferieure de la grande fente, où on voit paroître (en écartant les grandes lévres) une fosse, appellée *la fosse naviculaire*, qui est formée par la jonction de ces lévres, qui fait comme une espece de fourchette, surquoy s'appuye la verge de l'homme, quand elle est introduite dans le col de la Matrice, lequel commence en ce lieu.

En suite de cela, on voit à l'entrée de ce col quatre petites éminences charnuës disposées en rond, qu'on appelle ordinairement *caruncules myrthiformes*; outre lesquelles on en remarque une autre petite en la partie superieure, justement au dessous du conduit de l'urine. Elles sont rougeâtres & relevées aux vierges, & se joignent l'une à l'autre en leurs parties laterales, par le moyen de quelques petites membranes, qui les tenant ainsi sujettes, les font ressembler en quelque façon à un bouton de rose à demy épanoüy. Une telle disposition de ces caruncules est la plus veritable marque de la virginité (car ce seroit inutilement qu'on la voudroit chercher plus loin, ou s'en informer d'autre maniere) & c'est de là que venant à estre froissées, & ces petites membranes qui les joignent l'une à l'autre étant forcées & rompuës dans le premier coït, il se fait quelquefois effusion de sang (ce qui n'arrive pas aussi toûjours) aprés quoy elles restent separées, sans pouvoir plus jamais reprendre leur premiere figure, qui se perd ensuite, d'autant plus que les femmes usent souvent du coït & s'applatit & s'efface presque tout à-fait en celles qui ont eu des enfans; à cause de la grande distension que ces parties reçoivent en l'accouchement. Elles servent à rendre l'entrée du col de la Matrice plus étroite, pour empêcher que l'air froid ne la puisse incommoder, comme aussi pour augmenter le plaisir mutuel dans l'action du coït; car ces caruncules estant dans ce temps fort grossies, & remplies de sang & d'esprits, serrent agreablement la verge de l'homme, de laquelle la femme est aussi bien mieux chatoüillée par ce moyen. J'ay dit qu'il n'arrivoit pas toûjours, que dans le premier coït il se fit un épanchement de sang, qui procede ordinairement de l'effort que souffrent ces caruncules par l'introduction de la verge; dautant que cela dépend entierement de la disposition & de la proportion des parties de l'homme & de celles de la femme; comme fait aussi la facilité ou la difficulté de cette premiere introduction: car il y a des gens si sots, qu'ils ne croiroient pas avoir eu le pucelage de leur femme sans cette marque, qu'ils estiment estre certaine, fondez peut-estre sur ce passage de l'Ecriture au *Deuter. chap.* 22. qui fait mention d'une coûtume que le pere & la mere de la mariée devoient avoir, qui estoit de montrer aux Anciens de la ville les vêtemens de leur fille, où estoient (à ce qu'ils s'imaginoient) imprimées les marques de sa virginité, pour la justifier contre la fausse accusation que son mary luy pouvoit imposer; pretextant, pour avoir lieu de la repudier, qu'elle n'étoit pas vierge quand il l'avoit épousée; laquelle coûtume s'observe encore presentement parmy quelques Nations, qui le lendemain des nopces montrent à tous les conviez la chemise de la mariée, tachée du sang de son pucelage: mais ceux qui sont de ce sentiment meritent bien d'estre trompez par les femmes, de la maniere qu'on sçait assez qu'elles peuvent faire. C'est à peu prés tout ce qu'on peut dire touchant cette Partie honteuse, & les autres qui s'y rencontrent; mais si on desire en avoir une plus particuliere connoissance, les plus curieux pourront (si bon leur semble) conferer la copie que je leur en donne sur l'original vivant; puisque ce sont des parties qui se peuvent facilement voir sans dissection. Montrons maintenant ce que c'est que le col de la Matrice, appellé ordinairement le *Vagina*.

EXPLICATION DE LA SIXIE'ME & de la Septiéme Figure.

La sixiéme Figure represente le propre corps de la Matrice en sa partie exterieure, & le *vagina*, ou col de la Matrice ouvert en toute sa longueur, jusques à l'orifice interne.

A. *montre le corps de la Matrice.*

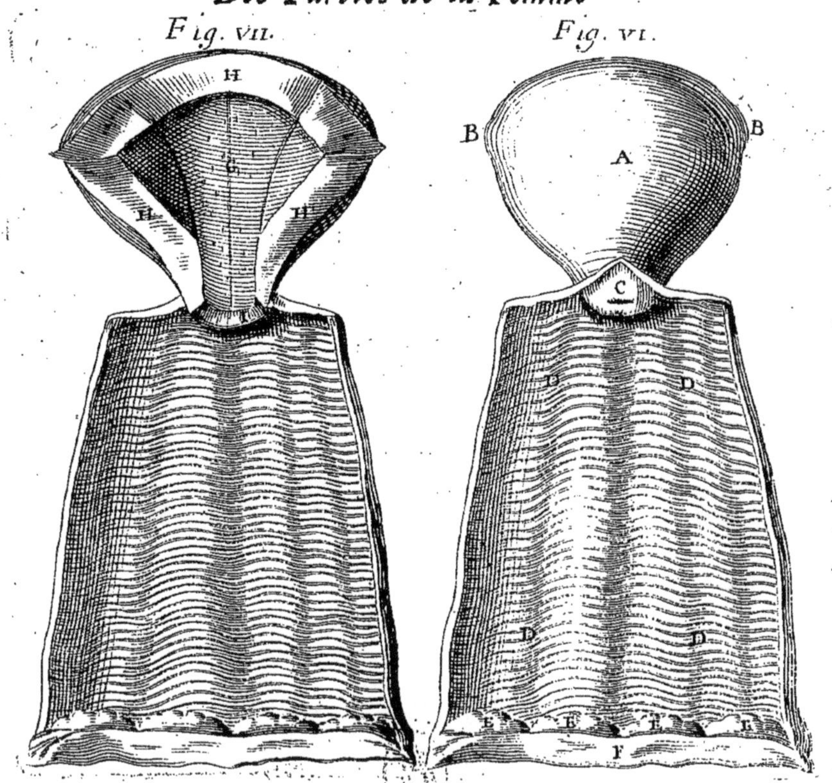

B. B. *Deux petites éminences qui sont à chaque costé du fond de la Matrice, appellées* les cornes*; c'est où les vaisseaux éjaculatoires vont aboutir, & où les ligamens ronds viennent s'attacher.*

C. *L'orifice interne.*

D. D. D. D. *Le* vagina *ouvert en toute sa longueur, pour voir les rides de sa partie interne.*

E. E. E. E. *Les quatre caruncules myrthiformes, qui sont au commencement du* vagina.

F. *Une chair graisseuse, coupée tout proche le* vagina.

La septiéme Figure montre la mesme chose pour ce qui est du *vagina*, mais elle represente la Matrice entierement ouverte.

G. *montre la cavité de la Matrice, au milieu de laquelle on voit une simple petite ligne selon sa longueur, & quelques petits pores, à travers lesquels transudent, & distilent les menstruës dans le temps, comme aussi le sang qui afsluë dans le* placenta *pour la nourriture de l'enfant durant la grossesse.*

H. H. H. *La propre substance de la Matrice qui est fort épaisse.*

I. *L'orifice interne ouvert.*

Les

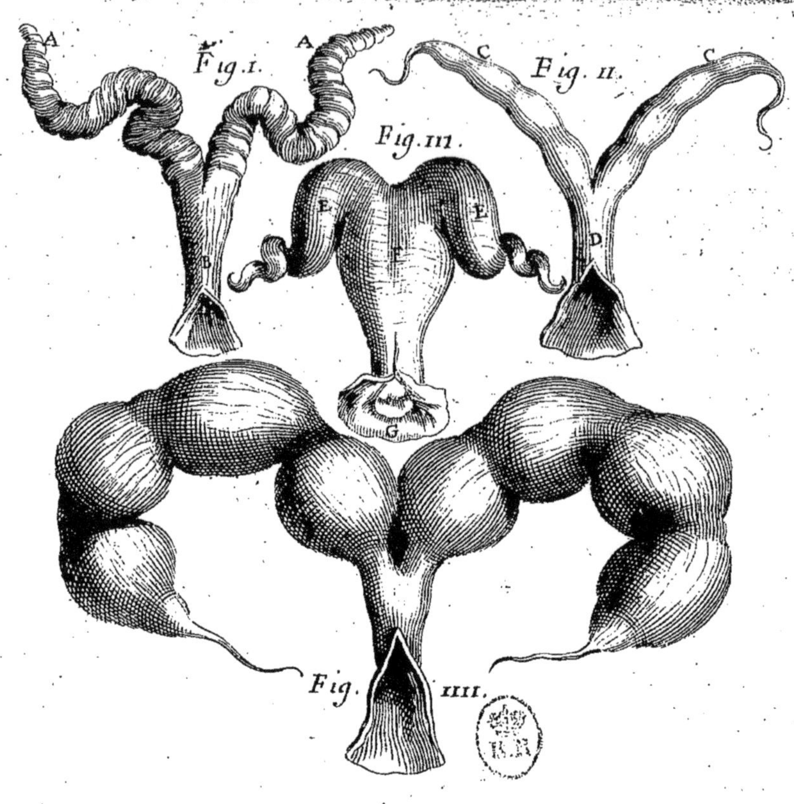

Les quatre Figures precedentes representent des Matrices de plusieurs differens animaux, pour faire voir comme leur structure est bien differente de celle de la femme.

La premiere est celle d'une chienne.

A. A. *montrent les deux costez de la Matrice, qui ressemblent presque à un intestin. Ces deux parties vont s'attacher par leur extremité au dessous des reins.*

B. *Une portion du* vagina *fendu vers le bas.*

La seconde est celle d'une lapine.

C. C. *montrent les deux costez de la Matrice, qui vont pareillement s'attacher par leur extremité vers les reins. On voit à chacun de ces costez quelque trace des cellules où se logent les petits.*

D. *Une portion du* vagina *ouvert vers le bas.*

La troisiéme figure est celle d'une brebis,

E. E. *Les deux costez qui representent fort bien la figure des cornes d'un belier.*

F. *Le corps de la Matrice.*

G. *Une petite portion du* vaginá *ouvert, où aboutit l'orifice interne qui paroît.*

La quatriéme figure represente la Matrice d'une lapine pleine de huit petits, chacun desquels a sa cellule particuliere, dans laquelle il est logé. J'ay remarqué une chose particuliere dans la Matrice de ces lapines, qui est qu'elles y ont deux orifices internes bien figurez, qui aboutissent tous deux l'un proche de l'autre dans le *vagina.*

CHAPITRE VI.

Du Vagina, *ou col de la Matrice.*

SOus le col de la Matrice, nous comprenons tout ce long & large espace membraneux, qui est couché au devant d'elle, depuis les quatre caruncules que nous avons décrites, jusques à l'orifice interne, & qui dans l'action du coït luy sert à loger la verge de l'homme, comme dans un fourreau, qui la conduit jusques à cet orifice interne, afin qu'elle y puisse éjaculer sa semence; c'est pourquoy on l'appelle communément du nom de *Vagina*, qui veut dire une guaine.

Ce col est d'une substance membraneuse, afin qu'il se puisse étendre suffisamment pour donner passage à l'enfant dans l'accouchement. Il est composé de deux membranes, dont l'interne est blanche, nerveuse & ridée en travers comme un palais de bœuf; ce qui a esté fait, afin qu'il pût se dilater ou se reserrer, & s'allonger ou s'acourcir, selon qu'il est necessaire, pour se proportionner toûjours justement à la grosseur & à la longueur de la verge de l'homme, & afin que par la collision qui s'en fait dans l'action du coït, le plaisir en fût mutuellement augmenté: mais sa membrane exterieure est rouge & charnuë du costé de la partie honteuse, comme un *sphincter*, qui entoure la premiere, afin que la verge en soit encore mieux serrée: c'est par ce moyen que ce col adhere fortement au col de la vessie, & au *rectum*, avec lesquels, & principalement avec le *rectum*, il semble ne composer qu'une membrane commune à tout deux; ce qui fait, que si l'un d'eux vient à estre déchiré ou percé dans l'operation de quelque violent accouchement, ou corrodé dans la suite par quelque ulcere, les excremens passent facilement de l'un à l'autre, sans que la femme les puisse retenir. Sa membrane interne est assez molle & doüillette aux jeunes filles; mais elle devient plus ferme aux femmes qui usent souvent du coït; & elle se rend si dure, qu'à force de servir à ce métier, les vieilles l'ont presque cartilagineuse.

Il est à remarquer qu'il y a en tout ce col plusieurs petits pores, dont les plus considerables sont du costé de la partie honteuse, auquel endroit la substance de ce col est plus épaisse & plus spongieuse, & principalement vers le col de la vessie, aux environs du conduit de l'urine, par lesquels une espece de pituite sereuse suinte continuellement, qui sert à humecter toute la partie interieure de ce col, afin d'entretenir toûjours son passage libre, & qui est exprimée, & s'écoule en si grande abondance dans l'action du coït, par la contraction de cette partie, qu'on la prend ordinairement pour la semence de la femme, quoique ce n'en soit pas effectivement. C'est l abondance de cette humidité) qui s'écoule toûjours au dehors dans le temps du coït, ou du moins incontinent aprés) qui a fait qu'*Aristote* a crû que la femme ne fournissoit aucune semence pour la generation, mais seulement le sang menstruel, qui étoit vivifié par la propre vertu de la semence de l'homme; & c'est aussi, sans doute, cette mesme humidité qui a fait croire à *Herophile*, & à plusieurs autres, que les vaisseaux spermatiques de la femme alloient s'inserer au col de la vessie aussi-bien que ceux de l'homme, & qu'elle déchargeoit sa semence par cét endroit, laquelle étoit en suite succée par la matrice avec celle de l'homme: mais *Galien* fait bien voir l'erreur de cette opinion au 2. *livre de la semence*. Neanmoins ce qui est de particulier est, que je croy que cette humidité que nous voyons continuellement couler en abondance aux femmes dans les gonorrhées, tant simples que veneriennes (ausquelles elles sont sujettes aussi bien que les hommes) procede certainement, non pas du propre corps de la matrice, comme on croit ordinairement, mais des parties voisines du col de la vessie, & de cette substance spongieuse du *vagina*, laquelle sert aux femmes en quelque façon, comme les glandes prostates font aux hommes; c'est ce qui fait que les femmes ressentent pour lors une plus grande incommodité en ce lieu qu'au propre corps de la matrice, d'où procedent bien les fleurs blanches, & non point ces especes de gonorrhées; ce qui se peut facilement prouver par le signe qui fait precisément distinguer ces deux maladies l'une d'avec l'autre; qui est, que la matiere des gonorrhées ne laisse pas de couler dans le temps que la femme a ses menstruës; ce que ne font point les fleurs blanches, qui ne paroissent pas pour lors; à cause qu'elles procedent seulement du suintement des humiditez qui s'écoulent des mesmes vaisseaux qui dégorgent les menstruës, & qui resudent de la propre substance de la matrice; ce qui fait bien connoître que ces deux maladies differentes ont leur siege en differentes parties.

Aux femmes qui n'ont pas encore eu d'enfans, ce col de la matrice n'a pas ordinairement plus de quatre travers de pouce de longueur (puisqu'au travers de luy on peut presque toûjours toucher du doigt l'orifice interne de la Matrice où il va finir) & un pouce & demy de largeur, ou environ; mais en celles qui ont une fois accouché, il est beaucoup plus large, comme aussi plus court; c'est ce qui fait qu'on leur touche bien plus aisément avec le doigt l'orifice interne: neanmoins il est composé d'une substance si commode aux usages ausquels il est destiné, qu'il se proportionne de soy-mesme, & s'accommode facilement à toutes les especes de verges, de quelque petitesse ou grosseur, & de quelque longueur & figure qu'elles puissent estre; en telle sorte qu'il attire & fait approcher le corps de la matrice au devant de la petite, il s'étend pour ceder à la longue, il se dilate pour recevoir la grosse, & se contracte pour embrasser étroitement la petite, servant par ce moyen (s'il faut ainsi dire) de chaussure à tous pieds, Sa largeur est presque égale depuis un bout jusques à l'autre à l'exception de son entrée exterieure, qui est un peu plus reserrée à l'endroit des caruncules myrthiformes; & on ne trouve aucun *hymen* en son milieu, comme ont voulu plusieurs Autheurs, qui disent qu'il s'y rencontre une membrane située en travers, & percée seulement d'un petit trou, pour laisser écouler les mois, & les autres superfluitez, laquelle reste ainsi tenduë jusques à ce que par le coït, ou autrement, elle vienne à estre forcée & déchirée; à quoy on peut reconnoître que la femme est vierge, ou qu'elle ne l'est pas: mais c'est un pur abus, & si (comme dit fort bien *Dulaurens*) cette membrane se trouve en quelques femmes, il est tres certain que c'est contre le dessein de nature, puisqu'elle ne se recontre pas mesme au *fœtus* feminins (ce que je puis bien assurer pour en avoir disséqué un grand nombre) ny à toutes les filles ou femmes de quelque âge qu'elles soient, lesquelles n'ont aucune marque, par laquelle on puisse conjecturer de leur virginité, que la disposition de ces caruncules myrthiformes, que nous avons fait connoître cy-devant, qui étant situées à l'entrée du col de la matrice, rendent le passage de ce col plus étroit. Je dis seulement conjecturer, & non pas connoître; car souvent la trace & la voye du membre viril est aussi difficile à reconnoître en la femme, que celle de ces trois choses dont il est parlé dans l'Ecriture, *au 30. chap. du livre des Proverbes*, qui sont ; *Via aquilæ in cœlo, via colubri super petram, via navis in medio mari*, la voye d'un Aigle en l'air, la voye d'une couleuvre sur une pierre, la voye d'un Navire au milieu de la Mer. C'est pourquoy il est dit ensuite, *talis est & via mulieris adulteræ*, Telle est aussi la voye de la femme adultere. J'ay pourtant vû il a quelques années deux filles, dont l'une qui étoit âgée de dix-sept ans, n'étoit aucunement perforée en la partie exterieure de la vulve ; & l'autre âgée de quatre ans seulement, n'y avoit qu'un petit trou, de la grosseur du tuyau d'une plume de pigeon. J'en ay rapporté les histoires cy-aprés, au premier chapitre du premier livre en parlant de la sterilité des femmes ; mais ces dispositions procedoient d'un defaut de nature qui arrive tres rarement. Voyons à present quelle est la structure de l'orifice interne.

CHAPITRE VII.

De l'orifice interne de la Matrice.

L'Orifice interne n'est autre chose que l'aboutissement du corps de la Matrice au fond du *vagina*, ressemblant au museau d'un petit chien nouveau né, au milieu dequoy on voit un conduit fort étroit, qui s'ouvrant sert à donner entrée à ce qui doit estre receu dans la Matrice, ou à laisser sortir ce qui en doit estre expulsé. Il est appellé *orifice interne*, pour le distinguer de l'entrée exterieure du col de la Matrice, qu'on nomme *l'orifice externe*. Les Sages-femmes l'appellent *le couronnement*, parce que dans le temps de l'accouchement, il ceint la teste de l'enfant, & l'entoure comme une couronne, quand il se presente pour sortir naturellement.

Cét orifice est ordinairement fendu en travers en sa partie exterieure ; il est assez petit aux femmes qui n'ont pas encore eu d'enfans ; mais celles qui en ont eu, l'ont plus gros, & d'une figure ronde un peu inégale : il est presque toûjours fermé ; car il ne s'ouvre que dans le temps du coït, pour donner passage à la semence de l'homme, qui par ce moyen est dardée jusqu'au fond de la Matrice, & pour donner issuë aux menstruës, dont elle se purge tous les mois, comme aussi pour l'expulsion des faux germes, & des corps étrangers qui peuvent s'y engendrer : mais quoy qu'il soit tres-exactement fermé aprés la conception, & durant la grossesse, il s'ouvre neanmoins si extraordinairement à l'heure de l'accouchement, que l'enfant passe à travers pour sortir de la Matrice ; auquel temps cét orifice disparoît, & la Matrice semble alors n'avoir qu'une grande cavité, également large, comme celle d'un sac, depuis son fond jusques à l'entrée de son col ; c'est ce qui a fait dire à *Galien au* 15. *liv. de l'usage des parties* ; que nous pouvons bien admirer cette merveilleuse operation de la nature, mais non pas concevoir comment elle se fait.

Quand la femme n'est pas grosse, il est un peu plus longuet, & d'une substance un peu dure, reserrée ; mais dans le temps de la grossesse il s'amolit & grossit peu à peu jusques au sixiéme mois ou environ ; aprés cela il s'accourcit ordinairement, & son épaisseur commence à diminuer à proportion de la distension de la Matrice ; de sorte que dans le dernier mois de la grossesse cét orifice paroît presque tout applany, & comme confus avec le globe de la Matrice, & non pas allongé, ainsi qu'il estoit quand la femme n'étoit pas grosse, & dans les premiers mois de la conception.

Vers le dernier mois de la grossesse, il est enduit d'une humeur glaireuse & visqueuse, semblable à de la morve, laquelle provient des humiditez, qui transudant au travers des membranes de l'enfant, acquierent cette consistance visqueuse par la chaleur du lieu, & par le sejour qu'elles y font, & suintent ensuite, & découlent de cét orifice, qui pour lors commence peu à peu à s'entrouvrir, & à s'amolir par ces glaires ; ce qui est un signe asseuré que l'enfantement arrivera bien-tost.

L'action par laquelle l'orifice interne s'ouvre & se ferme, suivant les differentes necessitez, est entierement naturelle, & nullement volontaire ; ce qui a esté fait fort à propos ; car si le mouvement de cét orifice dépendoit de la volonté des femmes, il y en a beaucoup, qui par ce moyen s'empêcheroient de concevoir, en usant du coït ; & plusieurs seroient assez méchantes pour expulser & rejetter, quand elles voudroient, la semence qu'elles auroient conçuë ; afin de s'exempter des incommoditez de la grossesse, & d'estre toûjours en état de satisfaire avec volupté au desir insatiable de cette partie, dont il est parlé en l'Ecriture au 30. chap. du Livre des proverbes. *Tria sunt insaturabilia... infernus, & os vulvæ, & terra.*

CHAPITRE VIII.

Du propre corps, & du fond de la Matrice.

APrés avoir cy-devant fait connoître toutes les parties qui dépendent de la Matrice, il ne nous reste plus rien à considerer particulierement, que ce que nous appellons son *propre corps*, qui est cette partie principale, la plus large & la plus élevée, dans laquelle se fait la conception. Ce corps s'étend en s'élargissant toûjours, depuis l'orifice interne jusques au fond de la Matrice ; il est couché sous le fond de la vessie, & appyué sur le *rectum*, sans estre attaché à l'un ny à l'autre ; mais il est libre par devant & par derriere, afin de pouvoir s'étendre & se reserrer quand il est necessaire : il est neanmoins tenu sujet en quelque façon, par le moyen des ligamens de la Matrice, qui viennent s'y attacher de chaque costé.

Le corps de la Matrice ressemble, comme nous avons déja dit cy-devant, à une grosse poire. Il est rond, mais un peu applaty par devant & par derriere, afin qu'il soit plus stable dans sa situation. Toute la partie exterieure de son fond est fort unie & polie, si ce n'est aux deux costez, où l'on remarque de petites éminences, qu'on appelle *les cornes de la Matrice*, où les vaisseaux éjaculatoires viennent aboutir de chaque costé, auquel lieu les ligamens ronds vont aussi s'attacher. Il est d'une substance membraneuse, épaisse d'un bon travers de doigt ; ce qui fait qne sa capacité interieure est assez petite, afin qu'elle puisse embrasser étroitement, & toucher de toutes parts la semence aprés la conception. Ce corps de la Matrice est composé de deux membranes ; l'une exterieure, appellée *la membrane commune*, qui vient du *peritoine* : elle est tres-mince, & paroist lice & polie par dehors ; mais elle est inégale du costé qu'elle adhere à l'autre membrane de la Matrice, nommée *la propre* : celle-cy est tres-épaisse, & d'une substance spongieuse, entretissuë de toutes sortes de fibres, laquelle selon *Ætius* se peut encore separer en deux, à cause de son épaisseur fongueuse : c'est elle qui compose proprement ce que nous appellons *le corps de la Matrice.*

La pluspart des autres animaux (comme on peut voir dans les differentes figures que j'en ay fait representer cy-devant en la page 33.) ont leur matrice partagée en deux parties, l'une droite & l'autre gauche, dans chacune desquelles ils ont encore autant de cellules qu'ils peuvent porter de petits d'une mesme ventrée; chacun desquels y a aussi ses eaux & ses vaisseaux separément, & y est envelopé de ses membranes particulieres; mais celle de la femme, bien qu'elle porte quelquefois plusieurs enfans ensemble, n'est pas ainsi disposée; car il ne s'y rencontre jamais qu'une seule & mesme cavité, au milieu de laquelle on voit aux femmes qui n'ont pas encore eu d'enfans une petite ligne tres-legere, semblable à celle qu'on remarque au dessous du *scrotum* de l'homme; ce qui fait qu'*Hipocrate* divise ordinairement cette cavité en partie droite & en partie gauche, voulant outre cela, que les mâles soient plûtost engendrez en cette partie droite, & les femelles au contraire en la gauche; c'est ce qu'il nous veut faire croire par l'aphorisme 48. du 5. Livre, où il dit, *fœtus mares dextrâ uteri parte, fœminæ sinistrâ magis gestantur.* Mais à vray dire, la cause de la difference du sexe ne procede pas de la Matrice, mais bien de la semence, qui tant en l'homme qu'en la femme est, ou masculine, ou feminine, comme a remarqué le mesme *Hipocrate* au livre intitulé *de Genitura.* Voicy ses paroles : *Et est tum in viro fœmineum itemque masculum semen, tum itidem in muliere.* Il repete encore la mesme chose au Livre *de la Diette*; c'est ce que fait aussi *Galien au Livre de la semence.* Ne croyons donc pas que cela dépende aucunement de la Matrice, qui ne peut pas changer l'essence des semences qu'elle reçoit, & qui n'a qu'une seule cavité dans le milieu de laquelle, tant les mâles que les femelles, sont toûjours naturellement situez. On n'y voit pas aussi ces petites éminences qu'il appelle *cotyledons*, lesquels ne se trouvent ordinairement que dans la Matrice des bestes à corne; car celle de la femme est assez unie interieurement; ou au moins fort peu inégale, dans la cavité de laquelle on ne remarque autre chose que cette petite ligne que nous venons de dire, & quelques petits pores, qui paroissent estre les extremitez des orifices des vaisseaux qui viennent y aboutir, pour

pour l'écoulement des menstruës quand la femme n'est pas grosse; & contre lesquels l'arriere-faix est attaché pendant la grossesse, afin qu'il en puisse recevoir le sang de la mere; lequel (par une admirable providence de la nature) y affluë continuellement, pour servir ensuite à la nourriture & à l'accroissement de l'enfant, durant tout le temps qu'il sejourne dans la Matrice.

Or ayant jusques icy suffisamment fait remarquer tout ce qu'on peut considerer aux parties de la femme qui servent à la generation, pour en avoir une parfaite connoissance, laquelle nous doit servir de guide & de flambeau, pour nous conduire & nous éclairer aux difficultez qui se rencontrent dans la connoissance & dans la curation des maladies des femmes grosses & accouchées; il seroit temps d'entrer en matiere pour examiner quelles sont ces maladies, & de montrer les moyens de se bien comporter dans leur curation; mais avant que de le faire, ajoûtons encore deux Chapitres à ce petit Traité, pour parler des deux principes materiels de la generation, qui sont la semence & le sang menstruel.

CHAPITRE IX.

De la Semence.

LA semence & le sang menstruel sont reconnus de tout le monde pour les deux principes de la generation de l'homme; mais bien differemment; car *Aristote* soutient, qu'il n'y a que l'homme qui fournisse de la semence pour la generation; & outre cela, qu'elle ne sert que de principe agissant; assurant que la femme n'y contribuë autre chose que le sang menstruel, qui en est (à ce qu'il croit) le seul principe materiel : mais cette opinion n'est pas suivie des plus éclairez, qui sçavent bien que la femme a effectivement de la semence aussi bien que l'homme, sans la matiere de laquelle la generation ne se pourroit jamais faire. *Galien au 2. livre de la Semence*, refute assez amplement cette opinion d'*Aristote*, & prouve tres-bien que la femme doit avoir de la semence, puisqu'elle a des vaisseaux spermatiques, & des testicules, qui sans doute sont destinez aux mesmes usages que ceux des hommes; à quoy il ajoute encore plusieurs autres raisons tres-convainquantes.

La semence n'est autre chose qu'une matiere humide, qui procede d'une portion du plus pur ſang arteriel de tout le corps, converty dans la ſubſtance des teſticules par leur chaleur, en une humeur blanche & viſqueuſe, écumeuſe, & pleine de quantité d'eſprits, pour ſervir à la generation ; ou bien, pour mieux parler à la façon des modernes, nous dirons que la ſemence eſt un aſſemblage confus de quantité de petits atomes, qui ont une idée naturelle de toutes les parties du corps dont ils ont eſté extraits, leſquels ſont ſeparez du reſte de la maſſe du ſang arteriel en paſſant dans la ſubſtance des teſticules, pour ſervir enſuite à la generation; qui n'eſt proprement qu'un parfait arrangemement de tous ces petits differens atomes, au lieu qu'ils doivent eſtre.

Il ſuffira d'expliquer cette premiere définition pour rendre la ſeconde encore plus intelligible, & pour donner une ſuffiſante connoiſſance de la ſemence : Je dis donc que la cauſe materielle de la ſemence eſt un extrait du plus pur ſang arteriel; car le mouvement circulaire que le ſang fait continuellement dans tous les animaux vivans, nous fait aſſez connoître qu'il n'y a que les arteres qui ſoient capables de conduire ce ſang aux teſticules ; & il paroît bien qu'il eſt une portion du plus pur de tout le corps, par l'uſage auquel il eſt deſtiné, qui eſt la generation ; laquelle ne pourroit pas ſe faire naturellement, s'il ne portoit avec luy la vertu, & (s'il faut ainſi dire) une eſpece de quinteſſence de toutes les parties du corps, dans leſquelles il a circulé pluſieurs fois, avant que d'eſtre ſéparé pour eſtre envoyé aux teſticules.

Cette explication que je fais ainſi, peut ſervir à nous faire concevoir facilement la penſée d'*Hipocrate*, qui dit *l. de aër. aq. & loc. ſemen genitale ab omnibus corporis membris procedit, à ſanis quidem ſanum, à morbidis morboſum, fitque ut ex calvis calvi gignantur &c.* La ſemence procede de tous les membres du corps ; c'eſt d'où vient que les ſains engendrent des ſains; les malades, des malades; & les chauves des chauves, &c. Ce que nous devons entendre de ce ſang plein d'eſprits, qui en eſt la matiere future, & non pas de la ſemence déja faite, qui ne procede que des teſticules, dont la propre chaleur, qui a une vertu toute particuliere pour la converſion de ſang en ſemence, luy ſert de cauſe efficiente. Sa cauſe formelle dépend de quantité d'eſprits prolifiques dont elle animée; & ſon uſage eſt de ſervir (comme nous avons dit) à la parfaite generation de l'animal.

Il n'eſt pas bien difficile, ce me ſemble, aprés l'explication que je viens de faire de ce paſſage d'*Hipocrate*, de trouver la raiſon pour laquelle les boiteux engendrent assez souvent des enfans boiteux, ainsi qu'avoit fait entr'autres un certain Maistre d'Ecole, nommé Monsieur *Dufays*, chez qui j'étois en pension en la ville d'*Orleans* dans le temps de ma jeunesse, lequel étoit tres-connu de toutes les personnes de la ville, à cause que trois grands fils qu'il avoit seulement, étoient tous trois boiteux de naissance aussi bien que luy, & qu'une seule fille qu'il avoit aussi, qui étoit tres-bien faite pour lors, ressembloit à sa femme, qui n'étoit point boiteuse non plus que cette fille ; parce que la semence de sa mere avoit apparemment dominé celle de son pere dans le temps qu'elle en avoit esté engendrée : mais la difficulté consiste à sçavoir comment un homme & une femme qui seroient tous deux boiteux d'une mesme jambe, comme par exemple de la droite, pourroient engendrer des enfans parfaits, & bien formez de cette partie, ainsi qu'il s'est souvent vû ; auquel cas il sembleroit que la matiere de la semence, qui est ce sang arteriel, ne contiendroit pas en soy, comme nous avons dit, la forme & l'idée de toutes les parties du corps, puis qu'estant ainsi, les boiteux devroient toûjours engendrer des boiteux, & les aveugles des aveugles. Neanmoins je répondray à cela avec distinction ; car si l'homme & la femme étoient tous deux boiteux naturellement, & dés leur premiere formation dans la matrice, je croy qu'ils ne pourroient engendrer que des boiteux, comme avoit fait ce Monsieur *Dufays*, dont je viens de parler ; mais s'ils ne l'estoient que par accident, ils pourroient facilement faire des enfans, qui ne participeroient aucunement à leur defaut ; à cause que tout leur sang ne laisse pas de renfermer en puissance dans la moindre de ses gouttes cette vertu formelle, & une entiere idée de toutes les parties du corps, qui ne s'efface pas toûjours aussi-tost par le defaut accidentel de quelques-unes, ny mesme par leur total retranchement, quand elle y a été une fois bien imprimée; laquelle se peut aussi perpetuer durant tout le cours de la vie, en se communiquant au nouveau sang qui s'engendre tous les jours, de la mesme maniere que fait la lumiere d'un flambeau, qui se peut communiquer à une infinité d'autres, sans se diminuer. Mais n'entrons pas plus avant dans cette matiere, de crainte que nous ne fassions, comme on dit ordinairement, de la glose *d'Orleans*; qui seroit plus obscure que nôtre texte.

Aristote au l. 3. ch. 22. de l'hist. des anim. dit, que l'homme, à proportion de son corps, jette plus de semence que les autres animaux ; & que celle de ceux qui ont du poil est plus visqueuse que celle des autres (aussi la femme qui a moins de poil que l'homme, a-t-elle sa semence plus aqueuse) il dit outre cela, que sa couleur naturelle est blanche en tous, pour raison dequoy il refute l'opinion ridicule d'*Herodote*, qui croyoit que celle des *Æthiopiens* estoit noire.

Plusieurs qui suivent le sentiment du mesme *Aristote au 19. ch. du 1. l. de la gener. des anim.* veulent que la semence ne soit qu'un excrement, procedant du reste du sang qui a esté apporté aux testicules pour leur nourriture; & disent pour adoucir cette pensée, qui semble estre contre le bon sens, que c'est une espece d'excrement utile : mais c'est une absurdité de croire que cette noble humeur, qui est absolument necessaire pour la propagation de l'espece (qui doit prevaloir la conservation de l'individu) doive estre plûtost qualifiée du nom d'*excrement*, que le sang, qu'on pourroit dire par la mesme raison, estre un excrement procedant aussi du reste de la nourriture du cœur. C'est pourquoy *Pythagore*, au rapport de *Diogene Laërce*, répondit fort bien à celuy qui luy demandoit, en quel tems on devoit user du coït avec la femme. *Cùm tu voles, inquit, te ipso fieri deterior.* C'est, dit-il, dans le tems que tu voudras devenir plus foible, & pire que tu n'és pas ; faisant bien voir par cette belle réponse, que c'étoit une partie de la plus noble substance du corps qui s'écouloit en cette action : mais ne nous arrestons pas davantage à ces sortes de controverses, & ne disputons pas des mots, pourvû que la chose soit bien comprise ; pour ce sujet demeurons seulement d'accord, que la semence ne doit estre qualifiée du nom d'*excrement*, que lorsqu'elle est décheuë de sa disposition naturelle, & que la mesme chose peut estre dite du sang & de toutes les autres humeurs du corps. Passons maintenant à l'explication du second principe de la generation, qui est le sang menstruel.

CHAPITRE X.

Du Sang menstruel.

Le sang menstruel est ainsi appellé, à cause qu'il s'evacuë periodiquement tous les mois, si la femme n'est pas grosse, ou nourrice, & qu'elle soit d'âge convenable & en bonne santé. Les menstruës sont encore appellées les purgations de la femme, parceque toute l'habitude de son corps est purgée par leur moyen, de la superfluité du sang. Elles se nomment aussi *les fleurs des femmes*, à cause qu'à l'exemple des arbres qui ne portent point de fruits, s'ils ne sont precedez de fleurs, la femme ordinairement ne devient pas grosse d'enfant devant que d'avoir eu ses fleurs. Ne nous arrestons point davantage à leur nom, qui est assez connu de tout le monde; mais tâchons seulement de faire connoistre la chose. *Aristote au liv. 7. de l'hist. des anim.* dit, que la femme entre tous les animaux a cette sorte de purgation en plus grande abondance: & *Pline au liv. 7. ch. 15. de son histoire nat.* assure que de tous les animaux il n'y a que la femme qui ait des menstruës; mais il en faut excepter certaines Guenons. L'evacuation periodique du sang menstruel est une chose si commune & si ordinaire aux femmes, qu'il n'y a personne qui l'gnore; mais tout le monde ne demeure pas d'accord touchant la nature de ce sang, & touchant les voyes par lesquelles il se purge, & les causes de son evacuation periodique: c'est ce que nous allons examiner.

Pour la nature de ce sang, plusieurs Auteurs qui ont suivi le sentiment de *Pline*, disent aprés luy, qu'il n'y a rien de plus monstrueux que ce sang, puisque par sa vapeur, ou par son seul attouchement, les vins nouveaux s'aigrissent, les semences deviennent steriles, les greffes des arbres meurent, & les fruits en tombent tout dessechez, les jeunes plantes en sont brûlées, la glace des miroirs se ternit à leur seul aspect, la pointe du fer en est émoussée, la beauté de l'yvoire effacée, les abeilles en meurent, le cuivre & le fer s'enroüillent aussitost, l'air en est infecté, & les chiens qui en goûtent, enragent, &c. Si tout cela estoit vray, les hommes fuiroient assurément plus qu'ils ne font la compagnie des femmes; & à considerer ce recit, je me figure voir les excretions de la matrice d'une impudique verolée au dernier degré; mais on peut facilement refuter cette opinion de *Pline* par une simple distinction; qui est que le sang menstruel de la femme peut bien avoir quelques-unes de ces mauvaises qualitez, quand il est décheu de son état naturel, mais non pas autrement; car il ne differe ordinairement en aucune maniere de celuy qui est au reste du corps de la femme, hors duquel il n'est rejetté que par ce qu'il est simplement superflu; & si on remarque quelque alteration en sa substance & en sa couleur, cela ne procede que du mélange de quelques excretions de la matrice, lesquelles il entraisne avec soy, & de quelque sejour qu'il peut faire dans la cavité de cette partie, à cause de la situation du corps de la femme, qui l'empesche quelquefois de s'écouler aussi-tost qu'il est sorty de ses vaisseaux: C'est pourquoy suivons plûtost en cela le sentiment d'*Hipocrate*, qui au Livre premier des maladies des femmes, nous a tres-bien declaré les conditions que doit avoir naturellement le sang menstruel aux femmes saines. *Procedit autem sanguis velut à victimâ, & citò congelatur, si sana fuerit mulier.* Ce sang, dit-il, est semblable à celuy d'une victime, & se caille promptement si la femme est saine. Or on sçait que c'est la marque d'un bon sang, de se cailler promptement, & que celuy des victimes estoit tres-beau, parcequ'on ne choisissoit que les animaux les plus sains pour servir aux sacrifices que les Anciens faisoient.

Les voyes par lesquelles ce sang se purge, sont encore contestées: car les uns veulent, comme *Columbus*, & *Primerose*, que ce soit toûjours par les vaisseaux qui se terminent au col de la matrice, ce que *Columbus* dit avoir remarqué devant plusieurs personnes, en l'anatomie d'une femme nommée *Sainte*, qui avoit ses menstruës dans le temps qu'elle fut penduë, pour avoir défait son enfant; ayant trouvé les vaisseaux qui se terminent en cét endroit tout remplis de sang, & beaucoup plus gros que ceux qui aboutissent au fond de la matrice. Et les autres soutiennent au contraire avec bien plus de raison, que ce sang vient ordinairement, quand la femme n'est pas grosse, des vaisseaux qui se distribuënt au fond de la matrice, & seulement de ceux qui sont à son col, quand la femme est grosse, s'il arrive qu'elle ait ses menstruës: c'est ce que j'ay remarqué plusieurs fois, & fait observer devant plusieurs de mes Confreres, le 12. Janvier 1672. (ayant l'honneur pour lors d'estre Prevost de la celebre Compagnie des Maistres Chirurgiens Jurez de cette ville de Paris) ce fut en la dissection d'une femme qui avoit aussi esté penduë pour un pareil crime dans le temps qu'elle avoit actuellement ses menstruës, sur le cadavre de laquelle M. *Devaux* le fils faisoit son chef-d'œuvre anatomique. On voyoit manifestement en cette femme le contraire de ce que disent *Primerose au 1. liv. des maladies des femmes*, & *Columbus au 6. liv. de son anat.* car toute la cavité du fond de sa matrice étoit enduite de petits grumeaux de sang caillé, & ses vaisseaux beaucoup plus gros que ceux du col, & mesme tout pleins de ce sang caillé, vers les orifices qui se dégorgent dans le fond de la matrice. Je ne veux pourtant pas nier que les menstruës ne s'écoulent aussi quelquefois par ce col en mesme temps que par le fond de la matrice, quand la femme n'est pas grosse; mais je soutiens seulement que l'opinion de *Columbus*, fondée sur une simple experience, n'est pas veritable ordinairement : car, comme dit *Aristote*, *Quæ magna ex parte fiunt, ea maximè secundùm naturam sunt.* Les choses qui sont naturelles se font le plus souvent. Or est-il qu'il est naturel pour cette raison, que les menstruës procedent du fond de la matrice.

La dispute n'est pas moindre touchant la cause de l'évacuation periodique des menstruës, que touchant la nature de ce sang & les voyes par lesquelles il s'écoule, que nous avons expliquées. Les uns avec *Aristote* l'attribuent à la Lune, qui a grande domination sur tous les corps humides, comme est celuy de la femme, que l'on dit en raillant estre lunatique à cause de cela. C'est ce qui a fait donner credit à ce vers.

Luna vetus vetulas, juvenes nova luna repurgat.

D'autres qui sont du sentiment de *Galien, au 2. liv. de la semence*, & *au 14. de l'usage des parties*, rapportent cela au temperamment froid, & à la vie sedentaire de la femme, laquelle ne pouvant consumer pour sa nourriture tout le sang qu'elle engendre, il arrive qu'étant en trop grande abondance, la nature s'en décharge de temps en temps sur les parties genitales de la femme, qui sont les parties les plus foibles de son corps ; & d'autres (avec assez de raison ce me semble) veulent que la principale cause de cette évacuation soit une certaine fermentation qui se fait dans toute la masse du sang, laquelle jointe à son abondance, le fait sortir par les voyes les plus disposées à le laisser écouler, comme sont celles de la matrice ; ainsi que nous voyons que fait le vin nouveau, qui dans le temps de sa fermentation, vient à se faire passage & à sortir par les plus foibles endroits du tonneau qui le contient.

Les femmes n'ont pas pour l'ordinaire ce flux menstruel devant l'âge de treize ans, non plus qu'aprés celuy de quarante cinq ans : toutefois quelques-unes l'ont devant & aprés ces deux âges; mais cela est rare. *Schenckius au 4. liv. des ses Observ.* rapporte plusieurs exemples de l'une & de l'autre sorte, & entr'autres d'une femme qui avoit ses menstruës à l'âge de 103. ans ; mais ces sortes d'évacuations ne doivent pas estre qualifiées du nom de menstruës aux femmes qui ont passé l'âge de 55. ans : car pour l'ordinaire, ce sont plûtost des pertes de sang qui leur viennent par maladie sans aucune regle, & qui sont pour lors presque toûjours symptomatiques ; aussi bien que sont celles qui continuent durant plusieurs mois, & mesme durant plusieurs années sans aucune interruption, comme étoit le flux de sang de cette femme, dont il est parlé dans l'Ecriture sainte, laquelle aprés douze années de cette fâcheuse maladie, fut guerie miraculeusement par JESUS-CHRIST. Cette évacuation, pour estre naturelle, doit durer trois ou quatre jours tout au plus, & s'augmenter depuis l'heure qu'elle commence jusques à la moitié de ce temps, & diminuer à proportion jusques à ce qu'elle cesse entierement. Les femmes qui l'ont moins de deux jours, ou plus de quatre, ne se portent pas ordinairement si bien que les autres. La quantité de cette évacuation, si nous en croyons *Hipocrate au liv. des maladies des femmes*, doit estre en tout de deux *hemines*, ou environ, quand la femme se porte bien, (*l'hemine* étoit une mesure des Anciens, qui tenoit environ neuf ou dix onces) mais la quantité, ny le temps auquel les menstruës arrivent, ne peuvent pas estre justement determinez; car cela dépend entierement de l'âge, du temperamment, de l'habitude du corps, de la region, de la saison, du regime de vivre, de l'exercice, & de plusieurs autres choses qui contribuënt beaucoup plus que ne fait pas la Lune, à la quantité plus ou moins grande de leur évacuation, laquelle est souvent retardée ou avancée, selon ces differentes dispositions. Pour ce qui est de l'intervalle du temps d'une évacuation jusques à l'autre; il est, comme chacun sçait, d'un mois pour l'ordinaire, ou de quelques jours de moins, y comprenant ceux de l'évacuation. Ces menstruës sont principalement destinées de la nature pour servir de matiere à la generation de l'enfant, & à sa nourriture, durant qu'il est au ventre de la mere; & par accident, à repurger toute l'habitude du corps de la femme de la superfluité du sang en d'autres temps; car les femmes ne sont ordinairement en parfaite santé, que lors qu'elles sont bien reglées en cette évacuation naturelle. Mais sans nous arréter davantage sur une chose qui est si commune, que toutes les femmes en peuvent faire des leçons aux Philosophes, finissons nostre Traité des Parties de la Femme qui servent à la generation, pour examiner les maladies des femmes grosses & accouchées, & pour enseigner les moyens d'y remedier.

Fin du Traité des Parties de la Femme qui servent à la generation.

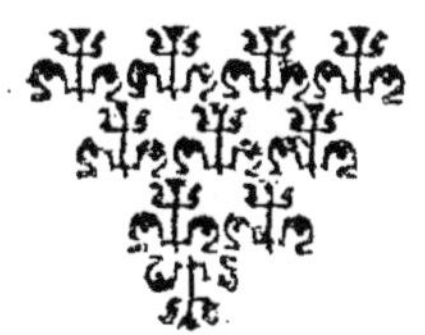

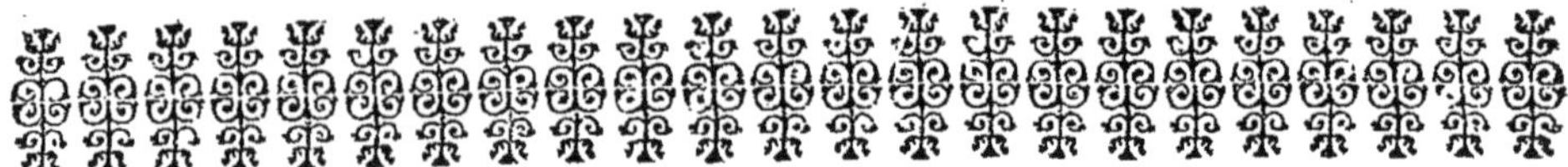

LIVRE I.

DES MALADIES, ET DES DIFFERENTES *dispositions des Femmes grosses, depuis le moment de la conception, jusqu'au terme de l'accouchement.*

IL peut arriver aux femmes beaucoup d'indispositions depuis le moment de la conception jusqu'au terme de l'accouchement, à cause que pour lors elles sont sujettes, non seulement à celles qui sont causées par la grossesse, mais aussi à celles qui leur viennent en d'autres temps. C'est de là que nous pouvons bien connoître que la condition des femmes est tres-mal-heureuse, puisqu'elles ne sont pas seulement sujettes à toutes les indispositions des hommes, mais encore à une infinité d'autres, dont les hommes sont exempts. Mon dessein n'étant pas de m'étendre assez amplement pour les examiner toutes, je ne m'arréteray qu'aux principales & aux plus ordinaires maladies qui accompagnent souvent la grossesse, & qui ont durant son cours quelques indications particulieres pour leur curation; car pour ce qui est de celles qui n'ont que les indications generales, & qui peuvent arriver à la femme indifferemment en tout temps, on peut facilement les connoître, & y remedier par les voyes communes, pourvû que cependant on ait toûjours égard à la disposition de la grossesse; parceque comme *Hipocrate* a tres-bien observé *au 1. liv. des maladies des femmes*, la curation des maladies des femmes differe grandement de la curation de celles des hommes; c'est ce qui fait que les Medecins qui traitent les unes comme les autres, sans s'informer exactement de leur cause, font une grande faute, dont il dit avoir veu plusieurs exemples; c'est pourquoy nous devons à plus forte raison user d'une bien plus grande precaution en traitant les maladies des femmes grosses.

Il seroit assez à propos, pour bien considerer, suivant nostre intention, toutes les circonstances de la grossesse, de commencer par l'explication de la conception dont elle doit estre precedée; mais comme elle ne se peut faire que par la femme feconde, je veux avant que d'en parler, afin de connoître la chose dés son origine, faire quelques observations des plus considerables sur la fecondité, & sur la sterilité des femmes; car la sterilité procede tres-souvent de leur part, plutost que du costé des hommes; parce qu'il se remarque en elles beaucoup de conditions, dont n'ont pas besoin les hommes, qui ne doivent fournir que quelque peu de leur semence, & une seule fois pour la generation; mais les femmes, outre la leur, doivent avoir un lieu propre pour les recevoir & les conserver toutes deux, tel qu'est la Matrice bien disposée; de plus, une matiere destinée à la nourriture de l'enfant, durant tout le temps qu'il y sejourne, comme est le sang menstruel: c'est ce qui fait que pour un homme impuissant, il se rencontre ordinairement plus de trente femmes steriles. Voyons donc avant toutes choses quelles sont les marques de la fecondité & de la sterilité des femmes.

CHAPITRE I.

Des signes de la fecondité & de la sterilité des Femmes.

PAr la fecondité de la femme, j'entens une disposition naturelle de son corps, & principalement de la matrice, au moyen de laquelle, avec l'aide de l'homme, elle peut engendrer son semblable; & par la sterilité qui en est le contraire, j'en conçois l'impuissance, qui provient des defauts & des vices qui se rencontrent en tout son corps, ou en quelques-unes de ses parties. Faisons quelque recherche des signes les plus notables de l'une & de l'autre, & principalement de ceux qui nous paroissent à la veuë & au toucher, par lesquels nous en jugerons beaucoup mieux que par quantité d'autres, qui le plus souvent ne sont pas trop certains; car ceux qui se tirent des differens temperamens, nous peuvent facilement tromper, dautant qu'il se rencontre quelquefois des femmes tres-mal habituées & cacochymes, qui ne laissent pas d'engendrer, & d'autres qui bien qu'elles ayent une santé tres-parfaite, sont neanmoins steriles, & tiennent en cela quelque chose de la nature des mules, qui le sont toutes pour l'ordinaire. Je dis pour l'ordinaire, car on a veu quelquefois des mules qui ont engendré, comme *Aristote* nous le témoigne au 22. *ch. du* 6. *liv. de l'hist. des animaux*, où il fait mention d'une qui fit mesme deux petits en une seule fois, & au 24. chapitre du mesme Livre, il dit qu'en Syrie elles engendrent toutes. *Pline* nous certifie aussi la mesme chose au 44. *ch. du* 8. *liv. de l'hist. nat.* mais cela est tres-rare en ce païs-cy.

Nous dirons donc premierement que la Matrice est absolument necessaire pour la fecondité, & qu'elle est la principale partie qu'on doit examiner pour en bien juger: mais comme nous voyons que toute sorte de terre n'est pas propre à rapporter, & qu'il y en a de tres-ingrates qui ne produisent rien, aussi n'est-ce pas assez que la femme ait une matrice pour estre capable de concevoir; car il s'en rencontre beaucoup qui sont steriles. Nous avons cy-devant montré fort exactement quelle doit estre sa composition & sa structure naturelle, pour pouvoir servir à une si admirable fin qu'est la generation; c'est pourquoy nous n'ajoûterons rien à ce que nous en avons dit en ce lieu, auquel on aura recours pour en avoir connoissance.

On doit donc sçavoir en general, que les signes de la fecondité de la femme sont, qu'elle ait sa matrice bien disposée, qu'elle soit d'âge au moins de treize à quatorze ans, & au plus de quarante-cinq à cinquante pour l'ordinaire, quoy qu'aucunes (toutefois rarement) conçoivent plutost ou plus tard, selon leur differente nature & disposition; qu'elle soit de bon temperament, & mediocrement sanguin; qu'elle ait pendant ce temps ses purgations d'un sang bon & loüable en couleur, quantité, qualité & consistance & reglement de mois en mois, à une seule fois sans interruption, depuis qu'elles commencent à couler jusques à ce que l'évacuation soit parfaite. Ce n'est pas qu'il ne puisse arriver, ainsi qu'*Aristote* a tres-bien remarqué *au* 2. *ch. du* 7. *liv. de l'hist. des anim.* que des femmes conçoivent sans avoir jamais eu leurs menstruës, comme sont celles qui bien qu'elles n'ayent pas une si grande abondance de sang que la nature en fasse une évacuation sensible au dehors, elles en ont toutefois autant qu'il en reste ordinairement aprés l'évacuation des menstruës à celles qui les ont. *Schenkius au* 4. *liv. de ses Observ.* rapporte beaucoup d'exemples de la sorte, & j'en ay aussi vû quelques-unes de cette nature.

Nous disons que ces purgations doivent estre d'un sang bon & loüable, parce qu'aux femmes qui ne sont pas grosses, & qui sont d'âge à le pouvoir devenir, ce n'est qu'un regorgement & une évacuation naturelle de celuy qui est seulement superflu, lequel n'a en soy aucune malignité, comme plusieurs s'imaginent faussement ; car aux femmes bien saines, il ne doit presque pas differer en couleur, en consistance, & en qualité, de celuy qui reste dans les vaisseaux, sinon par le peu d'alteration que luy cause la chaleur des lieux d'où il sort, & par le mélange de quelques humiditez dont la matrice est toûjours abreuvée. Cette évacuation se doit faire, pour le mieux, tous les mois une seule fois, quoyque quelques femmes l'ayent tous les quinze jours, ou au bout des trois semaines, selon qu'elles sont plus ou moins sanguines, ou bilieuses, & qu'elles ont le sang échauffé : elle se doit faire pendant deux ou trois jours consecutifs au moins, ou pendant cinq ou six au plus, & peu à peu sans interruption ; & encore plus ou moins, selon la difference des temperamens particuliers. Si la femme en a moins, comme quand elle vient sur l'âge avancé, elle devient sterile ; dautant que ce sang doit servir de nourriture à l'enfant quand il est au ventre de la mere ; & pareillement si elle en a plus ; parce que la femme en reste trop debile, & sa matrice en est refroidie. Il y a neanmoins quelques femmes qui en vuident plus en deux ou trois jours, que d'autres ne font en huit. Il doit couler peu à peu, sans interruption, & non tout à coup ; car les grandes & subites évacuations font grande dissipation des esprits, qui sont necessaires en quantité pour la generation ; & l'interruption de cette évacuation nous signifie quelque empéchement à la nature, ou quelque vice & mauvaise disposition de la matrice.

Si tous ces signes se rencontrent, nous pourrons vray-semblablement dire que la femme est feconde ; je dis vray-semblablement, car il y a beaucoup de femmes ausquelles ils se trouvent, qui n'engendrent pas, quoy qu'elles fassent leur possible, & qu'elles usent du coït avec des hommes tres-feconds, & observent pour cela toutes les conditions requises & necessaires, comme nous dirons cy-aprés ; On en voit aussi quelques-unes qui bien qu'elles n'ayent pas toutes ces conditions, ne laissent pas pourtant d'estre fecondes. Mais si toutes ces choses susdites se remarquent en une femme, sans qu'elle puisse concevoir, & qu'on desire estre éclaircy plus à fond, & reconnoître plus certainement si elle en est capable, *Hipocrate* nous enseigne un moyen de le sçavoir, auquel je n'ajoûte pas grande foy, parceque les raisons en sont fort obscures. C'est dans l'aphorisme 59. du 5. Livre, où il dit : *Si mulier non concipiat, & scire placet an sit conceptura, vestibus undique obvolutam subter suffito ; ac si odor corpus pervadere videatur ad nares & os usque, non suâ culpâ sterilem esse scito.*

Si la femme ne conçoit pas, & que tu desire sçavoir si elle doit concevoir ou non, il la faut enveloper de tous costez de linges ou couvertures, & mettre sous elle un parfum; & si tu vois que son odeur penetrant le corps se communique jusques au nez & à la bouche, sois certain, (dit-il) qu'elle n'est pas sterile d'elle même *Aristote au ch. 5. du liv. 2. de la gener. des anim.* nous donne, outre l'épreuve du parfum de la sorte, un moyen de reconnoître la fecondité & la sterilité de la semence. Il dit que celle qui est feconde est épaisse, à cause qu'elle est bien cuite, & que la versant dans l'eau elle descend au fond; mais que celle qui est sterile est aqueuse, & se disperse aussi-tost, & nage au dessus; mais cette experience ne se pouvant pas faire en la semence de la femme comme en celle de l'homme, nous ne nous y arréterons point.

La fecondité étoit anciennement si estimée de nos premiers peres, qu'ils croyoient que la sterilité étoit une marque de reprobation; pour raison dequoy la servante feconde méprisoit sa maîtresse sterile, ainsi que nous lisons au Ch. 16. de la *Genese*, où il est fait mention de *Sara* femme d'*Abraham*, laquelle n'ayant point d'enfans, & voyant qu'elle étoit hors d'âge d'en pouvoir esperer, & que son mary en étoit tout déplaisant, elle luy dit de prendre sa chambriere Egyptienne, nommée *Agar*, pour coucher avec luy; afin que par son moyen elle luy pût donner lignée; ce que le bon pere *Abraham* fit aussi-tost, & eut d'elle en suite un fils, qui fut nommé *Ismaël*: mais dés que cette servante eut conçu, elle n'eut plus que du mépris pour sa maîtresse *Sara*, qui étoit sterile pour lors. Les femmes de nostre temps ne font pas neanmoins tant de cas d'avoir lignée de cette façon, & il s'en voit tres-peu qui vueillent souffrir que leur mary caresse la chambriere, bien loin de l'y exciter charitablement à cét exemple, dont la coûtume est abolie parmy nous. C'est ce qu'*Ouvenne* a tres-bien exprimé par ces deux Vers:

Quæ velit ancillam concedere nupta marito,
Res est hoc nostro tempore rara, Sara.

J'admire aussi à ce sujet la forte passion qui se remarque en plusieurs personnes, qui n'ont point de plus grand regret que de se voir mourir sans enfans, & sans mâles principalement. Pour moy je croy que ceux qui sont de la lignée des Cesars, ou de celle des Bourbons, peuvent bien avec quelque raison, se laisser aller à cette superstitieuse & commune inclination, pour la conservation de leur espece, & estre travaillez de ces sortes d'inquietude, qui ne sont point convenables aux gens du commun; mais qui sont excusables & permises aux grands Monarques & aux Hommes illustres.

Lorsque nous avons une parfaite connoissance des dispositions naturelles, il nous est aisé de discerner celles qui sont contre nature; c'est pourquoy les signes de la fecondité que nous avons dits, nous font facilement connoître ceux de la sterilité. Les causes de la sterilité procedent ou de l'âge, ou de la mauvaise temperature, & de la conformation vicieuse de la matrice, & des parties qui en sont dépendantes, ou de l'indisposition & de l'intemperie de toute l'habitude du corps de la femme. La mauvaise conformation de la matrice rend les femmes steriles; comme quand son col appellé *Vagina* est si étroit, qu'il ne peut pas donner entrée au membre viril, & lorsqu'il est tout à fait bouché, ou en partie, par quelque membrane externe, ou interne (au cas qu'il s'y en trouve, ce qui est tres-rare) ou par quelque tumeur, ou par une callosité, ou par quelque cicatrice qui empesche que la femme ne puisse user librement du coït.

Mais ce n'est pas assez que la verge de l'homme soit logée dans le *Vagina*, qui est comme l'antichambre de la Matrice; car venant en l'action du coït à fraper à sa porte, qui est l'orifice interne, si elle ne luy est ouverte, c'est peine perduë, ou un plaisir inutile. Cét orifice est pareillement empesché de s'ouvrir par quelque callosité, provenant de l'abondance des mauvaises humeurs, qui s'écoulent ordinairement de la matrice, ou par quelque tumeur qui luy survient, ou bien par quelque partie qui le comprime de telle façon, qu'il ne se peut dilater pour recevoir la semence, comme fait l'épiploon; ce qui arrive aux femmes grasses, au sentiment d'*Hipocrate* au Livre intitulé *De sterilibus*, & en l'Aphorisme 46. du 5. Livre, où il dit, *Quæ præter naturam crassæ non concipiunt, iis os uteri ab omento comprimitur, & priusquàm extenuentur, non concipiunt*. Les femmes grasses outre nature ne peuvent concevoir, à cause que l'épiploon comprime l'orifice de leur Matrice, & elles ne conçoivent pas avant qu'elles soient devenuës maigres. Mais je n'admets pas bien volontiers entre les causes de la sterilité cette compression de l'orifice interne par l'epiploon, dautant que le fameux *Aretin* y pourroit bien remedier par quelqu'une des postures du coït qu'il a inventées, en telle sorte que cét orifice ne seroit pas ainsi comprimé dans l'action.

Le sujet le plus frequent pour lequel cét orifice ne s'ouvre pas en cette action, pour recevoir la semence de l'homme, est l'insensibilité de quelques femmes, qui ne prennent aucun plaisir au coït; mais lorsqu'elles y trouvent du goût, la matrice desireuse & avide de cette semence s'entrouvre, & se rend comme beante pour la recevoir, & s'en delecter dans cét instant. Neanmoins quoyque la femme reçoive le membre viril dans le *vagina*, ou le col de la matrice, & que son orifice interne s'ouvre pour donner passage à la semence, elle ne laisse pas assez souvent d'estre sterile, à cause de la mauvaise situation de cét orifice, qui n'estant pas quelquefois placé droitement, regarde en dessous vers l'intestin *rectum*, ou vers les parties laterales; ce qui empêche l'homme d'y pouvoir bien jetter sa semence, & par consequent la femme de concevoir; à cause que la semence s'écoule aussi-tost au dehors, ou est entierement refroidie, n'étant pas reçuë au mesme moment dans la matrice.

Hipocrate semble nous avoir marqué toutes les causes de la sterilité, qui procede de la mauvaise temperature de la matrice, en l'Aphorisme 62. du 5. Livre, où il dit, *Quæ frigidos & densos habent uteros, & quæ præhumidos uteros habent, non concipiunt; extinguitur enim in ipsis genitura: & quæ plus æquo siccos & adurentes; nam alimenti defectu semen corrumpitur. Quæ verò ex utrisque moderatam nactæ sunt temperiem, eæ fœcundæ evadunt.* Les femmes qui ont la matrice froide & épaisse, & celles qui l'ont trop humide, ne conçoivent point, car la semence s'éteint en elles: comme aussi celles qui l'ont trop seche & trop chaude; car par défaut d'aliment la semence se corrompt: mais celles qui sont de mediocre temperature sont fecondes. De toutes ces choses que je recite, *Hipocrate* en cét Aphorisme, la plus commune, à mon avis, qui rend les femmes steriles, est cette continnelle humidité de matrice entretenuë par une grande quantité de fleurs blanches, dont plusieurs femmes sont fort incommodées, provenant de la superfluité des humeurs de tout le corps, qui s'accoûtument à prendre leur cours par cette partie, lequel on ne peut que tres-difficilement détourner, quand il est inveteré; & la matrice étant abreuvée de ces humiditez vicieuses, se trouve interieurement si onctueuse & si glissante, que la semence (quoyque de consistance visqueuse) n'y peut adherer, & y estre retenuë; ce qui fait qu'elle s'écoule aussi tost, ou peu apres qu'elle y a esté reçuë, ou bien y demeurant elle en est entierement corrompuë & mortifiée *Galien* au Commentaire de cét Aphorisme, dit que la semence est éteinte par ces humiditez dans la matrice, comme est le bled dans ces terres marécageuses; lequel ne produit aussi aucune chose au défaut d'aliment, s'il est jetté en ces terres sabloneuses & pierreuses; non plus que s'il est semé durant les grandes chaleurs de l'Esté, dans le temps de la Canicule,

La sterilité vient aussi de toute l'habitude du corps, comme quand la femme est trop vieille, ou trop jeune; car la semence des jeunes n'est pas encore prolifique, & elles n'ont point de sang menstruel, qui sont deux choses requises à la fecondité; & celle des vieilles est en petite quantité & trop refroidie; & le sang menstruel leur manque aussi: mais quoyque la femme soit d'un âge convenable, l'intemperature universelle de son corps la rend neanmoins sterile, comme il arrive quand elle est étique, hydropique, febricitante, & valetudinaire, & principalement d'autant plus que les parties nobles sont déchuës de leur temperature & constitution naturelle, car pour l'ordinaire les femmes steriles sont bien plus valetudinaires que les autres. On voit toutefois plusieurs femmes qui nous paroissent steriles pendant un long-temps pour quelqu'une des causes susdites, & jusques à l'âge de trente-cinq & quarante ans, mesme quelquefois plus long-temps, qui ne laissent pas à la fin d'engendrer, étant gueries des indispositions qui les en empéchoient, ou ayant changé par l'âge de temperament, dont nous avons veu un exemple bien remarquable en la personne de la Reine-Mere derniere decedée, laquelle a esté plus de vingt-deux ans aprés son Mariage sans avoir aucun enfant, ensuite dequoy elle eut au grand desir & contentement de toute la France, nostre invincible Monarque Loüis XIV. à present regnant, à qui Dieu veüille donner une longue & heureuse vie, pour l'entier accomplissement de toutes ses grandes & glorieuses entreprises.

On peut quelquefois remedier à quelques-unes de ces sterilitez en ostant leurs causes, & procurant les dispositions que nous avons dit estre necessaires à la fecondité; & mesme à celle qui provient de l'intemperature universelle, en reduisant par un regime convenable le corps à un bon temperament, suivant ses differentes indispositions. C'est pourquoy si la femme a naturellement le *vagina* trop étroit, sans que ce soit pour quelques-unes des causes que nous avons dites, elle doit estre associée avec un homme qui ait le membre viril proportionné, si faire se peut, & si elle l'a si étroit que les plus petits n'y puissent entrer (ce qui se rencontre rarement) elle doit tâcher de le relâcher, & dilater avec axonges & huiles émollientes; si le col de sa matrice est comprimé par quelque tumeur, il la faudra resoudre ou faire suppurer, selon sa nature, & selon sa situation, ayant toûjours égard à empécher la corruption de ces parties, lesquelles estant chaudes & humides y sont fort sujettes; ce qui arrive assez facilement, parceque la matrice sert comme d'égout, goût, par lequel toutes les mauvaises humeurs du corps se purgent; de sorte qu'il faut bien prendre garde que ces tumeurs ne se convertissent en *cancer*, qui est une maladie tres-fâcheuse, qui fait languir miserablement les pauvres femmes qui en sont affligées, & qui aprés beaucoup d'insuportables douleurs, les conduit toûjours à une mort inévitable.

Lors que le *vagina* n'est pas libre en sa capacité, à cause de quelque cicatrice survenuë aprés quelque déchirement, provenant de ce que la femme auroit esté forcée & violée, ou d'un fâcheux accouchement, ou bien ensuite de quelque ulcere, qui en auroit fait aglutiner les deux costez, soit interieurement ou exterieurement, on les separera, le plus adroitement que faire se pourra, avec le bistory ou autre instrument, selon que le cas le requiert, empéchant par linges interposez qu'ils ne puissent se rejoindre. Avenzoar, 2. *Theisir. tract.* 5. *c.* 1. dit, qu'il n'y a que Dieu seul qui puisse remedier à la sterilité naturelle, & que l'homme ne le peut pas naturellement; neantmoins il est tres-certain que si le défaut naturel est petit, & qu'il ne soit pas bien considerable, on y peut assez souvent remedier.

C'estpourquoy s'il se trouve (ce qui est tres-rare) des femmes qui n'ayent pas naturellement la vulve, ou l'entrée exterieure de la matrice percée, il leur faudra ouvrir d'une incision longitudinale. *Fabrice* dit qu'il a veu ce défaut à une jeune fille de treize ans, qui en pensa mourir, ses menstruës ne pouvant fluër, à cause qu'elle n'étoit pas perforée; pour lequel sujet il luy fit une pareille operation, qui luy reüssit fort bien, & la rendit par ce moyen capable de generation. J'ay aussi fait moy-même cette operation le 24. Septembre 1678. en presence de Monsieur Aubert, mon confrere, à une fille âgée de dix-sept ans, qui m'avoit esté addressée par des personnes qui croyoient qu'elle eût une descente de matrice, à cause d'une tumeur plus grosse que le poing, qui luy sortoit hors de, l'endroit de la vulve; laquelle tumeur grossissoit de tems en tems lorsque la nature faisoit ses efforts pour se décharger du sang menstruël, qui remplissant avec grande abondance tout le col de la matrice, & n'en pouvant avoir aucune issuë, poussoit ainsi en dehors depuis deux ans entiers, une membrane charnuë assez épaisse, dont la vulve de cette fille étoit entierement recouverte, & nullement perforée que du seul conduit de l'urine, qui estoit dans la situation ordinaire. Ayant fait une simple ouverture longitudinale au milieu de cette tumeur, à l'endroit où la nature avoit manqué d'ouvrir la partie exterieure du col de la matrice, il en sortit aussi-tost prés de trois livres de sang grossier, noirastre & verdastre; aprés quoy je mis dans cette ouverture une tente de plomb, cannulée, de la grosseur du doigt, laquelle je laissay durant huit ou dix jours; au bout duquel tems, cette fille fut entierement guerie, & delivrée de beaucoup d'accidens fâcheux, que ce sang retenu depuis un si long-tems luy causoit; & par cette operation, qui la rétablit en parfaite santé, luy faisant un passage capable de donner une libre issuë à ses menstruës, je la rendis en mesme tems propre au mariage & à la generation. Il y a quelques années, qu'une honneste femme me fit encore voir chez elle, une sienne petite fille, âgée seulement de quatre ans, qui n'avoit l'exterieur de la vulve perforé que d'un simple petit trou, égal à la grosseur du tuyau d'une plume de pigeon: mais comme l'âge peu avancé de la fille ne rendoit point encore necessaire l'operation qui convenoit à ce vice de conformation, je conseillay à la mere de la differer jusqu'à ce que sa fille eût huit ou dix ans, afin qu'estant dans un âge plus raisonnable, & ayant le corps plus formé, on pût pour lors plus facilement faire l'incision qui seroit convenable, & la proportionner plus justement aux parties de l'enfant, pour luy faciliter par ce moyen une libre evacuation de ses menstruës, & pour la rendre capable du mariage lors qu'il en seroit tems. Si l'orifice interne de la matrice est situé & regarde en dessous, ou à costé, on y pourra en quelque façon remedier, en faisant observer à la femme dans l'action du coït, une situation par laquelle la semence de l'homme puisse estre éjaculée vers cét orifice; & si les fleurs blanches, & autres impuretez de la matrice rendent la femme sterile, comme elles viennent presque toûjours d'une décharge de toute l'habitude sur cette partie, on y remediera par evacuations, par purgations, par usage des eaux minerales, & par un regime de vivre, selon leurs differentes causes, & selon la qualité de ces mauvaises humeurs, qui ne cessent jamais de fluër sur la matrice jusques à ce que leur source soit entierement tarie; c'est pourquoy il faut toûjours user de remedes generaux avant que de venir à l'application des particuliers en cette partie qui pourroit mesme causer quelque plus grande maladie si on ne se servoit de cette precaution: mais si nous ne reconnoissons en la femme (comme il arrive quelquefois) aucune de toutes les causes de sterilité que nous avons marquées cy-dessus, & que neanmoins elle ne puisse pas concevoir, *Ætius* conseille en ce cas de la purger avec du lait d'ânesse, & de luy fomenter & parfumer les parties genitales de drogues aromatiques, propres à faire ouvrir la matrice, & de la faire abstenir du coït durant deux ou trois mois. *Hipocrate* recommande aussi la mesme chose au Livre de la Nature de la femme, où il dit, qu'il faut purger la femme & sa matrice, si on veut qu'elle devienne grosse. *Si prægnantem facere voles mulierem, ipsam & uteros purgato.*

Aprés avoir parlé des moyens de remedier à la sterilité de la femme, suivant les differentes causes, il ne reste plus qu'à faire connoître le temps le plus propre à l'usage du coït pour la conception. Quelques-uns veulent que ce soit lors que les menstruës commencent à fluër, non en si grande abondance que la semence en soit éteinte, & qu'elle soit contrainte de s'écouler avec le sang; ou bien quand elles cessent, fluant toutefois encore un peu, à cause qu'elle est plus facilement receuë dans la matrice, qui est ouverte en ce temps pour l'écoulement des menstruës, & fermée (à ce qu'ils disent) en tout autre temps. Mais il est tres-certain, que le temps le plus propre est celuy qui suit immediatement aprés l'entiere évacuation des mois, ou à tout le moins quand ils finissent; car pour lors la matrice étant parfaitement purgée de ces excretions, retient bien plus facilement les semences. C'est pour cela que nous lisons dans l'Ecriture sainte, au 15. Chap. du Levit. qu'il étoit ordonné que la femme fût separée de l'homme durant sept jours dans le temps de ses menstruës, & qu'il étoit pour lors défendu à l'homme d'user du coït avec elle. Il est aussi tres à propos d'observer que ce soit plutost le matin que le soir; à cause que dans ce temps la digestion des alimens étant faite, la semence est mieux cuite, & bien plus parfaite, & pour plusieurs autres raisons qu'on peut voir au 5. Ch. du 2. liv. des erreurs populaires de *Joubert*. Ayant fait connoître les plus certains signes de la fecondité, & les marques de la sterilité, il faut maintenant, afin de suivre l'ordre que je me suis proposé, parler de la conception.

CHAPITRE II.

De la Conception & des conditions qui y sont necessaires.

LA Conception n'est autre chose qu'une action propre & particuliere de la Matrice, par laquelle les semences prolifiques de l'homme & de la femme y sont receuës & retenuës, afin que l'enfant en soit engendré & formé. Il y a deux sortes de conception ; l'une vraye , qui est selon nature , à laquelle succede la generation de l'enfant dans la matrice , & l'autre fausse , que nous pouvons dire estre tout-à-fait contre nature , ensuite dequoy les semences se convertissent en eau , faux germes , moles , ou autres matieres étranges. Plusieurs sont en contestation pour determiner precisément le temps de la conception : car les uns veulent qu'elle ne soit faite qu'au septiéme jour aprés la reception & la retention de la semence dans la matrice , se fondans sur une pretenduë autorité d'*Aristote* au 3. Chap. du 7. liv. de l'hist. des anim. qui dit , *Si semen in septimum diem intus permanserit , conceptum jam esse certum est.* Si la semence demeure dans la matrice jusques au septiéme jour , la conception est pour lors certaine. *Rodericus à Castro , cap.* 14. *l.* 3. *de nat. mul.* abrege beaucoup plus ce temps , disant qu'on doit croire que la femme a conçu , quand la semence aprés avoir esté reçeuë est conservée par la chaleur de la matrice , & qu'elle ne s'en écoule pas dans l'espace de sept heures , en suite dequoy la formation du *fœtus* est commencée. Et d'autres soûtiennent avec bien plus de raison , que la conception se fait dans le mesme moment de la retention des semences prolifiques en la matrice. Mais ceux qui prolongent ainsi le temps de la conception jusques au septiéme jour , expliquent mal ce passage d'*Aristote* , qui n'a pas esté de ce sentiment ; car quoy qu'il ait dit que la conception étoit certaine quand la semence a demeuré sept jours dans la matrice , il ne faut pas conclurre de là qu'elle ne soit faite qu'en ce temps ; mais seulement que la conception de la semence qui s'est conservée jusqu'au septiéme jour est bien plus certaine , à cause que cette semence commençant pour lors à estre envelopée de membranes , qui sont déja formées en ce temps , n'est pas tant en danger de s'écouler , comme elle étoit durant les premiers jours de la conception : c'est ce qu'il nous signifie bien par ces paroles qu'il ajoute ensuite , *Nam quæ effluxiones vocantur , intra tot numero dies fieri solent.* C'est ce qui se peut encore plus facilement prouver par le commencement de ce mesme Chapitre d'*Aristote* ; Voicy ce qu'il dit : *Indicium mulierem jam concepisse , cum statim à coïtu locus siccescit.* Une marque que la femme a déja conçu, est , quand incontinent aprés le coït , le lieu devient sec (c'est-à-dire la matrice) mais il parle encore plus precisément de la conception au 20. Ch. du 1. Liv. de la generat. des anim. *Conceptum appello primam ex mare ac fœminâ mixturam.* J'appelle (dit-il) conception le premier mélange de la matiere de l'homme avec celle de la femme.

La mauvaise explication de ce premier passage d'*Aristote*, est ce qui a fait que *Federic Bonaventure* au 51. Chap. de son 9. Liv. de l'accouch. à huit mois, & *Alphonse à Caranza* au 1. Ch. de la concept. (étendant la conception jusqu'au septiéme jour) nous ont assuré qu'une femme pouvoit concevoir aprés la mort de son mary, quand il arrivoit qu'il mouroit incontinent aprés le coït, ou peu de jours ensuite, soit qu'il fût tué, ou qu'il mourût naturellement, comme il se voit quelquefois ; mais cette opinion me semble entierement ridicule, parce que la conception se fait toujours dans le mesme moment de la reception & retention de la semence, comme le mot nous le signifie suffisamment ; c'est pourquoy sans disputer davantage sur cette matiere, arrêtons-nous à la definition de la conception que j'ay décrite cy-dessus, laquelle est à peu prés conforme à celle qu'en donne le docte *Fernel* au 8. Chap. du 7. Liv. de sa Phisiologie.

Les conditions requises à la femme pour la conception, qui est selon nature, sont qu'elle reçoive & retienne en sa matrice la semence prolifique de l'homme, & la sienne, sans quoy elle ne se peut faire ; car il n'est pas vray ce que dit *Aristote* au 1. Liv. de la gener. des anim. & quelques autres qui l'ont voulu suivre, que les femmes n'ont ny ne jettent aucune semence ; & c'est une grande absurdité que de le croire ainsi ; car on reconnoîtra facilement le contraire, en voyant les vaisseaux spermatiques, & les testicules des femmes fecondes qui sont destinez à cét usage, lesquels sont tout remplis de cette semence, qu'elles rendent, aussi bien que les hommes, dans l'action du coït. Ceux qui ne veulent pas ouvrir les yeux pour reconnoître une verité si claire, doivent faire reflexion sur la grande ressemblance des enfans à leur mere, laquelle ne vient, que de ce que sa semence avoit dominé celle de leur pere, quand il les fit ; ce qui arrive de mesme maniere, lorsque celle du pere a plus de force & de vertu. Or cela fait bien voir, que la semence de la femme contribuë aussi bien que celle de l'homme à la formation de l'enfant. S'ils ne veulent pas demeurer d'accord d'une chose si commune, qu'ils considerent encore la generation de certains animaux, qui participent de la nature du mâle & de la femelle dont ils ont esté engendrez (quoy que de differente espece) ainsi que nous voyons tous les jours les asnes & les cavales faire par leur accouplement des mulets, qui sont des animaux qui tiennent un milieu de nature & de ressemblance à l'un & à l'autre, qui les ont produits. Nous connoissons donc par là, que les deux semences sont necessaires pour la veritable conception ; mais il faut encore qu'elles soient prolifiques , c'est-à-dire, qu'elles contiennent en elles l'idée & la forme de toutes les parties du corps ; étant ainsi , la matrice qui en est desireuse s'en delecte , & les retient facilement quand elles les a reçuës, autrement elle les laisse écouler bien-tost aprés.

Ce n'est pas une necessité absoluë que les deux semences soient reçuës & retenuës toutes entieres sans qu'il s'en échape aucune chose , car il suffit qu'il y en ait mediocrement ; c'est pourquoy il ne faut pas s'imaginer qu'une portion des semences n'étant pas reçuë dans la matrice , soit cause que l'enfant qui en sera formé ait manque de quelque partie , comme d'un bras , d'une jambe ou d'un autre membre , pour n'avoir pas eu assez de matiere ; dautant que la faculté formatrice est toute en toutes les parties de la semence, dont la plus petite goutte contient en soy , par puissance , l'idée & la forme de toutes les parties , comme nous venons de dire ; ce qui nous est manifestement prouvé par les jumeaux , qui sont engendrez d'un mesme coït par l'abondance de la semence , dont chaque partie , quoyque divisée , forme un corps aussi parfait que s'il ne s'en étoit engendré qu'un seul enfant : mais à la verité , si ces semences ne sont retenuës qu'en petite quantité , l'enfant pourra bien estre plus petit & plus foible ; & si l'une seulement, ou toutes les deux , n'ont pas les qualitez requises , ou , quoy qu'assez bien conditionnées , s'il arrive que la matrice soit abreuvée & farcie de mauvaises humeurs, comme de menstruës , fleurs blanches , & autres immondices , ou qu'il y ait quelque vice en elle , pour lors s'il se fait quelque conception , elle sera contre nature , & il s'engendrera des faux germes & des moles , ou des hydropisies de matrice mélées de quelques autres corps étranges , qui incommoderont la femme , jusques à ce qu'elle les ait vuidez.

C'est aussi bien à tort qu'on blâme quantité de femmes , de ce que leurs enfans viennent au monde marquez de taches rouges & livides , qui défigurent extrémement le visage de quelques-uns. On dit ordinairement (toutefois sans raison) que cela vient de l'envie qu'ont eu leurs meres de boire du vin ; mais bien que par cas fortuit quelques-unes asseurent avoir esté en effet travaillées de ces desirs passionnez durant leur grossesse , neantmoins il ne faut pas croire superstitieusement , comme on fait , que ces taches viennent de là , mais bien d'une autre cause, qu'il nous faut chercher ailleurs. Ce qui fait bien voir qu'elles n'en peuvent pas proceder , est , que presque par toute l'Italie , où on ne boit que des vins blancs, comme aussi dans l'Anjou en France, j'y ay vû quantité de personnes marquées de ces taches rouges : or si cela venoit de l'envie que leurs meres auroient euë de boire du vin, elles devroient estre de couleur blanche, ou de couleur d'ambre, qui sont les couleurs des vins de ces païs : c'est pourquoy il me semble qu'il y a plûtôt lieu de croire que cela se fait par quelque peu de sang sorty de son lieu ordinaire, dans le temps que l'enfant est formé ; lequel demeurant ensuite fortement infiltré dans la propre substance de la partie où il s'arrête, & faisant par ce moyen une confusion de la substance du cuir encore fort tendre, avec celle de la chair qui est située dessous, le tache ainsi, & le colore en quelque partie qu'il se rencontre de la sorte, ne plus ne moins que nous le voyons marquer par la poudre à canon, ou par quelques eaux qui produisent un semblable effet, lorsqu'il en est imbu & abreuvé. Je ne veux pas pourtant nier que l'imagination n'ait quelque force d'imprimer au corps de l'enfant des marques de cette nature ; mais cela ne peut arriver que dans les commencemens de la grossesse seulement, & principalement dans le moment de la conception ; car lorsque l'enfant est tout-à-fait formé, l'imagination ne luy peut aucunement changer sa premiere figure, & les femmes se doivent défaire de ces vaines apprehensions, qu'elles témoignent avoir de telle chose à chaque moment, qui servent à quelques-unes de pretexte pour favoriser leurs appetits étranges, & pour couvrir leur friandise.

Puisque mon discours est tombé sur le sujet des marques, dont le corps des enfans est quelquefois taché en naissant, & qui viennent, à ce qu'on croit le plus souvent, de l'imagination de leur mere ; il me semble qu'il ne sera pas tout-à-fait hors de propos, que je fasse le recit d'une circonstance bien particuliere, qui se rencontra en moy lors que je vins au monde, comme mon pere & ma mere me l'ont plusieurs fois racontée ; qui est que ma mere étant grosse de moy, & sur le terme d'en accoucher bien-tôt, comme elle fit, l'aîné de trois fils qu'elle avoit pour lors, qui étoit son premier enfant, âgé de six ans, qu'elle aimoit avec une tendresse & une passion toute extraordinaire, mourut en sept jours de la petite verole, pendant lesquels elle demeura continuellement jour & nuit auprés de son lit, à le solliciter en toutes ses necessitez, ne le voulant pas permettre à aucun autre, pour quelque priere qu'on luy pût faire, de ne point tant se fatiguer & affliger comme elle faisoit, de la maladie de son enfant, luy remontrant que dans l'état present de sa grossesse, elle devoit un peu songer à elle, & prendre garde à ne pas causer la mort à celuy qu'elle portoit en son ventre: enfin son fils estant decedé au bout de sept jours de cette maladie, elle accoucha de moy le lendemain, qui apportay en naissant cinq ou six grains effectifs de petite verole. Or il est certain, que ce seroit fort mal raisonner, si on disoit que j'eusse pour lors contracté au ventre de ma mere cette petite verole, par sa forte imagination: & si on me demande d'où cela pouvoit provenir? je répondray que l'air contagieux qu'elle avoit respiré sans discontinuation, pendant toute la maladie de son fils decedé, avoit tellement infecté la masse de son sang, duquel j'étois nourry en ce tems, que j'en reçus facilement, à cause de la tendresse de mon corps, & bien plûtost qu'elle, l'impression de cette contagion. Disons donc, que l'imagination ne peut produire aucun des effets cy-dessus, que dans le moment de la conception, ou tres-peu de jours aprés, & qu'il faut souvent (si on la veut veritablement connoître) rechercher autre part la cause de plusieurs taches, marques, & seings avec lesquels plusieurs enfans naissent.

CHAPITRE III.

Des signes de la Conception.

COmme il est bien difficile, & qu'il n'appartient qu'aux Jardiniers experts de connoître les plantes, lorsqu'elles commencent à sortir de la terre; il n'y a aussi que les Chirurgiens experts, qui puissent donner des assurances bien certaines de la conception de la femme dés son commencement: neanmoins aucuns de ses signes ayant ressemblance avec ceux de la suppression des menstruës, & de quelques autres maladies des femmes, font que plusieurs y sont souvent trompez.

Je ne m'arréteray pas à faire le recit d'un grand nombre de signes de la conception, qui sont entierement incertains, tels que sont ceux qui se tirent des differences du poux & des urines, & de quelques autres qui tendent plûtost à la superstition, qu'à une verité effective; mais je rapporteray seulement ceux qui sont les plus essentiels & les plus ordinaires, par lesquels le Chirurgien la pourra connoître, dont les uns se montrent d'abord, & les autres ne paroissent qu'ensuite. Il examinera premierement, & s'informera si la femme a tous les signes de fecondité, que nous avons dits en parlant d'elle, ou la plus grande partie, sinon il les faudroit rapporter à quelqu'autre cause ; & supposant qu'elle soit feconde, on connoîtra qu'elle a conçu, si les deux semences ont esté reçuës dans sa matrice, & toutes deux déchargées ensemble, ou tres-peu de tems l'une aprés l'autre, & si l'homme & la femme ont ressenty pour lors un plaisir plus grand qu'à l'ordinaire ; ce qui arrive à l'homme, parce que dans ce tems le *vagina* serre davantage sa verge, & à cause que la matrice qui s'ouvre pour recevoir la semence, succe (pour ainsi dire) se reserrant en suite, le bout du membre viril qui pour estre doüé d'un sentiment tres-exquis, en est fort agreablement chatoüillé, & venant elle-mesme à recevoir les deux semences, dont elle est friande, & principalement de celle de l'homme, elle cause à la femme un tressaillement voluptueux & extraordinaire de toutes les parties de son corps, la resolution mutuelle augmentant le plaisir de l'un & de l'autre, ainsi qu'*Ovide* nous exprime tres-bien par ces deux Vers,

> *Ad metam properate simul, tunc plena voluptas,*
> *Cùm pariter victi fœmina virque jacent*

C'est ce qui luy a encore fait dire, *Odi concubitus qui non utrinque resolvunt.* Je haï le coït (qui étoit tout son plus grand plaisir) où l'un & l'autre ne déchargent pas leur semence.

La femme n'a pas une entiere certitude d'avoir conçu, quoy qu'elle ait reçu dans sa matrice la semence de l'homme avec la sienne ; il faut encore qu'elle se ferme à l'instant, & qu'elle les retienne. Il y a dans la Coûtume de Paris un article, par lequel il est dit, que *donner & retenir ne vaut* ; mais cette maxime a bien lieu dans la conception ; car la femme donne & décharge sa semence en sa matrice, & l'y retient. Elle connoîtra avoir retenu les semences, si aprés le coït elle ne sent rien s'écouler de sa matrice, laquelle se reserre aussi-tost, & si la verge de l'homme en est retirée moins baveuse & plus seche qu'à l'ordinaire : la femme ressent aussi quelques momens aprés une petite douleur autour du nombril, & quelque broüillement du bas-ventre, provenant de ce que la matrice se reserrant pour retenir les semences, se contracte en soy-mesme, afin de n'y laisser aucun vuide, & de les mieux contenir & embrasser plus exactement. Cette legere douleur du nombril, vient de ce que la vessie de l'urine (du fond de laquelle naist *l'ouraque*, qui va s'attacher au nombril) est un peu agitée par la contraction, & par cette espece de mouvement qui arrive à la matrice, quand elle se reserre pour retenir les semences ; & ce petit broüillement du ventre procede aussi de cette] mesme agitation ; à cause que la matrice est située entre la vessie & l'intestin *rectum*, ausquels elle est fermement adherente en toute la longueur de son col, autrement dit le *vagina*.

Ce sont-là les signes de conception qui se reconnoissent au moment qu'elle arrive ; & on le sçait encore plus certainement, si mettant le doigt dans le *Vagina*, on sent que l'orifice interne est exactement fermé sans aucune dureté, & dans une bonne situation : observant neanmoins que les femmes grosses qui ont déja eu des enfans n'ont pas ordinairement la partie exterieure de l'orifice interne si exactement fermée que celles qui sont grosses de leur premier enfant, & qu'elles ont aussi cét orifice bien plus gros & plus inégal que les autres. Outre ces signes de conception il y en a d'autres qui ne se reconnoissent qu'avec le temps ; comme si la femme ensuite de cela devient dégoûtée, sans avoir autre maladie ; si elle perd l'appetit des viandes qu'elle aimoit ; & s'il luy vient envie de manger des choses étranges, & qu'elle n'avoit pas accoûtumées ; ce qui arrive selon la qualité des humeurs qui dominent en elle, & dont son estomac est abreuvé, elle a aussi souvent des nausées & des vomissemens, qui continuënt long-tems; elle devient plus paresseuse, plus assoupie, plus chagrine, & de plus mauvaise humeur qu'à l'ordinaire ; le coït ne luy plaît plus tant ; elle sent quelquefois des douleurs de dents, à quoy elle n'étoit point sujette ; ses mois s'arrestent sans qu'il en paroisse autre cause, leur evacuation ayant esté toujours bien reglée jusques alors ; ses mammelles s'enflent, se durcissent, & luy font douleur, par ce que le sang & les humeurs y affluënt, ne pouvant avoir leur evacuation ordinaire ; les bouts en deviennent plus gros, plus fermes & plus relevez ; il s'y éleve plusieurs petits boutons qui les font paroître fraisés, & leur cercle d'autour devient plus grand & plus brun qu'à l'ordinaire ; son nombril paroît élevé, ses paupieres sont mollasses & ont de la peine à se soûtenir, elles sont fort obscures, & il se voit tout autour comme un cercle d'un jaune livide ; elle a les yeux battus, enfoncez, leur blanc est trouble, & leur regard est languissant ; & le sang de la femme qui a conçu, il y a déja quelque temps, est toûjours mauvais, dautant que n'étant pas pour lors repurgé de ses superfluitez, comme il avoit accoûtumé, il est alteré & corrompu par leur mélange. De plus, il y a un signe que toutes les femmes tiennent dans ce doute pour veritable, qui est *qu'en ventre plat enfant y a* (disent-elles.) A la verité il y a de la rime en ce proverbe, & aussi quelque sorte de raison, non pas comme elles s'imaginent, que la matrice se reserrant ensuite de la conception, retire en quelque façon le ventre & l'applatit ; ce qui ne se peut faire, parce que son fond est libre & vague, sans estre attaché au devant du ventre pour le pouvoir ainsi retirer ; mais bien à cause que les femmes par les indispositions de la grossesse maigrissent & deviennent plus gresles & plus menuës, non seulement du ventre, mais aussi de tout le corps, comme il se reconnoît pendant les deux premiers mois de la grossesse, auquel temps ce qui est contenu dans la matrice est encore fort petit ; mais quand le sang de la femme commence d'y affluer en quantité, alors le ventre luy grossit toûjours de-là en suite, jusques au terme de l'accouchement.

Tous ces accidens se rencontrant en la femme qui aura usé du coït, ou la plusspart ensemble, & successivement selon les temps, nous feront préjuger qu'elle aura conçu, quoy que beaucoup arrivent à cause de la suppression des menstruës, qui en produit presque de semblables ; car chacun sçait qu'elle cause pareillement aux vierges des dégouts, des nausées, & des vomissemens (mais non pas si frequens) des enflures, des duretez, & des douleurs aux mammelles & au ventre, comme aussi des appetits de choses étranges, lividité des yeux, & autres, à quoy il faut bien prendre garde. La matrice peut encore estre exactement fermée, sans que la femme ait conceu : Il s'en rencontre mesme, à qui elle ne s'ouvre presque jamais, sinon tres-peu pour laisser couler les menstruës ; ce qui arrive à quelques-unes naturellement, & à d'autres par accident ; comme par quelque callosité qui aura esté precedée de quelque ulcere, ou de quelque autre maladie ; car comme *Galien* remarque tres-bien au commentaire sur les Aphorismes 51. & 54. du 5. Liv. la closture de l'orifice interne de la matrice est un signe commun aux tumeurs contre nature qui arrivent en cette partie, & à la conception de la femme ; ce qu'il faut distinguer par sa dureté ; par ce qu'aux femmes grosses il est mollet, & dans une disposition naturelle ; mais il est dur à celles qui ont quelque tumeur en cette partie, telle que peut estre un phlegmon, ou une tumeur schyrreuse. *Os uteri gravidis enim molle est, & secundùm naturam : durum autem, in quibus est tumor præter naturam, sive sit inflammatio, sive tumor durus.*

Si tous ces signes de conception, qui ne laissent pas quelquefois de nous tromper (quoy que rarement, s'ils se rencontrent tous ensemble) ne nous en donnent une certitude assez grande, & si nous la voulons avoir toute entiere, *Hipocrate* nous enseigne un moyen de la reconnoître, que je ne croy pas plus assuré que les autres; c'est en l'Aphorisme 41. du 5. Livre, où il parle ainsi; *Si velis noscere an conceperit mulier, dormituræ aquam mulsam bibendam dato; & si ventris termina patiatur, concepit; sin minus, non concepit.* Quand vous voudrés connoître si une femme a conçu, ou non, lorsqu'elle ira dormir donnez-luy à boire de l'eau miellée; & si ce breuvage luy fait ressentir des douleurs de ventre, causées par ventositez, c'est signe qu'elle a conçu, sinon elle n'a (dit-il) pas conçu. Il se fonde (à ce que je croy) sur ce que ce breuvage d'Hydromel engendre des vents, qui ne peuvent pas facilement sortir par bas, dautant que la matrice étant pleine, comprime par sa grosseur, ou par sa contraction en la conception, l'intestin *rectum*, sur lequel elle est située; ce qui fait bruire ces vents, qui sont contraints de retourner dans les autres intestins.

S'il y a occasion où les Medecins & les Chirurgiens doivent estre plus prudens, & faire plus de reflection à leur prognostic, c'est en ce qui concerne leur jugement touchant la conception & la grossesse des femmes, pour éviter les grands accidens & les mal-heurs que causent ceux qui s'y precipitent sans avoir une connoissance assurée. Les fautes que la crainte nous y fait pour lors commettre, sont en quelque façon excusables & pardonnables; mais non pas celles qui sont causées par la temerité, lesquelles sont incomparablement plus grandes. Il ne s'est que trop vû de pauvres femmes qu'on a fait avorter en les medecinant & saignant, ne les ayant pas cruës grosses d'enfant; ce sont autant d'homicides que font ceux qui en sont cause par leur ignorance, ou par leur temerité. Outre la mort qu'ils donnent souvent à ces petites creatures innocentes, ils les privent de la felicité éternelle, en les faisant mourir au ventre de leur mere sans recevoir le Baptême, qui leur auroit procuré un si grand bien; sans y comprendre encore le danger où ils mettent les meres qui sont en cét état. Riolan *au 2. Ch. du 6. Liv. de son Anthropog.* rapporte l'histoire d'une femme, nommée *Geneviéve Supplice*, qui aprés avoir esté penduë pour ses insignes larcins, fut publiquemēt dissequée par luy dans les Ecoles de Medecine, & fut trouvée grosse d'un enfant de cinq mois, contre le sentiment des Chirurgiens & des Sages-Femmes, qui l'ayant visitée avant sa mort ne l'avoient pas jugée grosse, à cause qu'elle étoit d'une habitude fort grasse & replete. Nous avons veu à Paris en l'année 1666. un miserable exemple de cette nature, en une femme qui fut aussi penduë & dissequée en suite publiquement vers la cour des cuisines du Louvre, laquelle on trouva grosse d'un enfant de quatre mois, nonobstant le rapport des personnes qui l'avoient visitée par l'ordonnance du Juge, avant qu'elle fût executée à mort, qui assurerent contre la verité, qu'elle ne l'étoit pas. Ce qui les trompa fut, que cette femme avoit effectivement (quoyque grosse) quelques menstruës. C'est à quoy on doit bien prendre garde, dautant qu'il y en a beaucoup qui ne laissent pas d'avoir leurs mois, encore qu'elles soient enceintes, & j'en connois plusieurs qui les ont euës dans toutes leurs grossesses jusques au cinquiéme mois; ce qui arrive selon que quelques femmes sont plus ou moins sanguines, quoyque la pluspart ne les ayent pas ordinairement; mais comme chacun sçait, il y a tres-peu de regles generales qui n'ayent quelquefois des exceptions. Cette affaire fit tant de bruit dans Paris, qu'elle fut aussi tost à la connoissance du Roy & de toute sa Cour; dequoy furent grandement blâmées les personnes, qui par leur ignorance avoient esté cause de l'execution precipitée de cette pauvre mal-heureuse, avec laquelle avoit pery son enfant, qui étoit innocent des crimes de sa mere. Il ne faut pas aussi que le Chirurgien se fie tant à ce que luy peuvent dire ces sortes de femmes, qui ont peur d'estre condamnées pour quelque délit qu'elles ont commis; dautant que pour avoir quelque delay de leur punition, elles disent presque toutes qu'elles sont grosses; c'est le sujet pourquoy il est tres à propos que ceux qu'on commet pour cette visite, y soient bien entendus. Il se trouve encore d'autres femmes, qui aprés avoir esté maltraitées en leur personne, envoyent querir le Chirurgien à dessein qu'il leur donne un rapport; & pour se vanger mieux de leur partie adverse, & obtenir des provisions d'autant plus facilement, elles se disent pareillement estre grosses, & avoir reçu des coups sur le ventre, feignant y sentir de grandes douleurs; & si par cas fortuit il arrive que ce soit au temps de leurs mois, elles tâchent de faire croire que c'est une perte de sang qu'elles simulent encore d'autre maniere, en quoy il ne faut pas se laisser tromper: mais pour ne pas se faire estimer ignorant, & de peur de tomber dans de pareilles fautes, quand il y a quelque doute, il vaut mieux patienter un peu, que de precipiter son prognostic à la volée; car comme il y a des femmes qui veulent supposer estre grosses, quoyqu'elles ne le soient pas, aussi en voit-on qui nient le fait jusques à ce qu'elles soient accouchées, comme fit celle dont je vais faire le recit. Environ l'an 1654. étant en la ville de *Saumur*, il y eut proche du logis où je demeurois, la fille d'un Bourgeois, jeune & tres-belle, qui fut traitée pendant cinq mois entiers, par un Medecin & un Apotiquaire, comme hydropique qu'elle se disoit estre; à la fin duquel temps, aprés avoir pris beaucoup de remedes violens qu'ils luy ordonnerent, elle guerit tout d'un coup en accouchant d'un enfant à terme, nonobstant tout ce qu'ils luy avoient donné; ce qui étonna grandement le Medecin & l'Apotiquaire, qui s'étoient ainsi lourdement trompez, en se fiant au dire de cette fille, qui contrefit si bien l'hydropique, qu'ils ne reconnurent jamais la verité que lorsqu'elle fut accouchée. Quelques femmes aussi ne s'apperçoivent pas elles-mesmes de leur grossesse, comme il est arrivé depuis peu à la femme d'un Conseiller de la Cour, laquelle aprés avoir encore esté traitée & medecinée six ou sept mois entiers comme hydropique par un celebre Medecin, est enfin accouchée d'un enfant, aussi-bien que plusieurs autres femmes que je connois, qui ont esté traitées de la mesme maniere. Mais qui ne pourra pas estre quelquefois trompé (me peut-on dire) puisqu'*Avenzoar*, tout fameux Medecin qu'il étoit, nous dit l'avoir esté luy-mesme en sa propre femme, laquelle il purgea par plusieurs fois tres-fortement, ne la croyant pas grosse, quoyqu'elle le fût de plus de quatre mois?

On voit outre cela des femmes, qui bien qu'elles soient effectivement hydropiques, ne laissent pas d'avoir des enfans; pour témoignage dequoy j'allegueray l'exemple de la femme de M. *Duvieux* mon Confrere, laquelle étant devenuë hydropique depuis neuf ans entiers en suite d'une couche, fut traitée durant plusieurs mois, avec tous les remedes convenables à cette maladie, dont elle ne reçut aucun soulagement, aprés quoy, sans en avoir eu aucun soupçon auparavant, elle s'apperçut enfin qu'elle étoit grosse d'enfant, nonobstant l'extréme hydropisie de son ventre, qui bien loin de diminuer aprés qu'elle fut accouchée, comme on esperoit, s'augmenta davantage: & ce qui est de plus admirable, est qu'elle a encore fait depuis ce temps-là trois autres enfans, l'un desquels est une fille qui à l'âge de cinq ans & demy, estoit si forte & si robuste pour son âge, qu'elle paroissoit avoir plus de sept ans, & un autre de ces enfans est un garçon, qui se porte aussi tres-bien, dont je l'ay accouchée il y a environ huit ans. On a beau feüilleter tous les Livres de Medecine, on n'y trouvera jamais un exemple si rare que celuy de cette femme, dont le ventre étoit d'une grosseur si prodigieuse, que je croy qu'elle y avoit plus de trente pintes d'eau dedans ; ce qui luy a enfin causé la mort , aprés une chûte de tres-grande hauteur qu'elle fit mal-heureusement trois semaines auparavant, dans l'escalier d'un logis où elle étoit, laquelle luy ayant fait une grande commotion de tout le corps, à cause de l'excessive grosseur & pesanteur de son ventre, contribua beaucoup à avancer la fin de ses jours. La rareté du fait n'est pas de voir une femme hydropique, car c'est une chose assez commune; mais c'est de voir une femme l'être jusques à un tel excez durant neuf ans entiers, & nonobstant cette maladie, accoucher heureusement de quatre enfans vivans. Lorsque je l'eûs accouchée de ce dernier enfant, son ventre ne me parut non plus diminué en grosseur que s'il n'en fust sorty qu'un œuf de poulle. *Schenckius* au 4. Liv. de ses Observ. rapporte l'histoire d'une femme, qui ayant esté hydropique durant sept ans, ne laissa pas de faire aussi un enfant dans le temps de cette maladie; mais celle-cy est incomparablement plus extraordinaire.

Il y a encore d'autres femmes, qui croyant estre effectivement grosses d'enfant, n'ont que des hydropisies de matrice, comme il est arrivé à une Marchande de bois quarré à Paris, que j'ay bien connuë, laquelle n'a jamais eu d'enfans, quoy qu'elle en ait eu des passions étranges, jusqu'au point d'en esperer à l'âge de cinquante-cinq-ans, à cause qu'elle avoit encore pour lors quelque peu de menstruës. On persuada une fois à cette femme, sur le recit des signes qu'elle disoit avoir, durant l'espace de dix mois entiers, qu'elle étoit grosse, dequoy sa Sage-femme, & plusieurs autres l'assuroient, (aussi le croyoit-elle bien elle-mesme; car il n'est pas difficile d'estre persuadé de ce qu'une forte passion nous fait esperer) à cause qu'elle avoit effectivement le ventre enflé, & disoit mesme sentir mouvoir son enfant, & le croyoit si bien, qu'un jour se trouvant plus mal qu'à l'ordinaire, aprés avoir fait preparer une tres-belle cassette pour l'enfant qu'elle s'imaginoit avoir, elle envoya querir sa Sage-femme, qui étant venuë, luy dit, que c'étoit effectivement pour accoucher; mais un jour ou deux aprés, ayant toûjours esperé un enfant jusques alors, elle vuida seulement des eaux, & quelques vents qu'elle rendit par la Matrice, sans autre chose, aprés quoy il falut replier la belle toilette qu'on avoit apprêtée. Ces exemples nous font donc voir, qu'il ne faut pas si facilement ajoûter foy aux choses que la femme nous dit, s'il n'y a de la raison, ce que nous pourrons reconnoître, en examinant les signes de la conception que nous avons declarez cy-dessus.

Mais aprés tout ce que je viens de rapporter touchant la difficulté qu'il y a quelquefois de reconnoître non seulement la conception, mais mesme la grossesse des femmes, qui n'admirera l'incomparable science de *Democrite*, qui au raport de *Diogene Laërce*, sçut si bien connoître la conception d'une fille qui étoit en la compagnie d'*Hipocrate*, lorsqu'il le vint voir, saluant cette fille le premier jour comme vierge, & le lendemain comme femme, qui avoit esté effectivement corrompuë en cette mesme nuit ? neanmoins je croy qu'il est bien plus vray-semblable que c'étoit plûtost par quelque conjecture qu'il avoit dit la verité, que par une science tout-à-fait certaine. Or comme immediatement aprés la conception, dont nous venons de parler, la generation se fait, il faut examiner ce que c'est, & de quelle façon elle se fait.

CHAPITRE IV.

De la Generation, & des conditions qui y sont requises.

C'Est une verité tres-grande & reconnuë de chacun de nous, que tout ce qui est en ce bas monde, est sujet à la corruption, & enfin contraint de souffrir la mort; c'est ce qui a obligé la nature providente & soigneuse de sa conservation, de donner à toutes choses un certain desir de s'éterniser ; ce que ne pouvant faire en l'individu, dautant qu'il est mortel; par une necessité indispensable, elle le fait par la propagation des especes. Elle vient à bout de son intention, à l'égard des animaux, par le moyen de la generation successivement reïterée : c'est ainsi qu'ils semblent tous se rendre aucunement eternels en engendrant leurs semblables; & que les hommes, comme dit *Platon*, au 4. dial. de son liv. des Loix, se rendent en quelque façon immortels, en laissant des enfans de leurs enfans aprés eux. C'est pour cela qu'il dit, que celuy qui neglige de prendre femme en mariage, & d'avoir des enfans, commet un crime; parce qu'ainsi faisant, il se prive volontairement du bien de l'immortalité, qui est preferable à tout autre.

Par *Generation* nous entendons en general avec *Aristote* un acheminement ou mouvement de ce qui n'est pas à ce qui est : mais cette definition est un peu trop ample & trop obscure, pour venir à la connoissance que nous desirons avoir de la generation des animaux parfaits, & principalement de celle de l'homme ; c'est pour-

quoy

quoy, afin de faire plus facilement concevoir la chose, il en faut donner quelqu'autre, ou plûtost une description, qui nous la represente plus precisément. Pour ce sujet nous dirons que par la generation de l'homme nous entendons une action propre & particuliere de la matrice, qui par sa chaleur mettant en mouvement toutes les particules des deux semences qui y sont retenuës, elle en forme & figure un corps, composé de quantité de parties, qu'elle dispose avec ordre, pour estre avec le tems l'organe de l'ame qui y doit estre infuse. Il y a plusieurs conditions requises à la generation parfaite, sans lesquelles elle seroit entierement impossible: on les met pour l'ordinaire au nombre de trois principales; sçavoir, la diversité des sexes, leur attouchement, & le mélange des deux semences: c'est ce qu'il faut un peu examiner en particulier.

Bien que la femme soit definie par *Aristote*, un animal qui engendre en soy, & que cela soit vray, toutefois il est tres-certain qu'elle ne le peut faire qu'avec l'aide de l'homme, qui luy aura déchargé sa semence dans la matrice; & si nous voyons journellement les poules & les autres volailles faire des œufs sans avoir aucun mâle avec elles, neantmoins ces œufs ne produisent jamais des poulets; dautant que le mâle ne leur a pas imprimé & donné cette vertu prolifique, ou ce premier mobile, qui est absolument necessaire pour ce sujet; ce qui nous prouve que la diversité des sexes est necessairement requise, aussi-bien en ces animaux qu'aux autres qui sont plus parfaits, comme est l'homme.

La diversité des sexes seroit inutile, s'ils ne venoient immediatement à l'attouchement; quoique quelques rusées pour couvrir leur impudicité, ayent voulu faire croire qu'elles n'avoient jamais esté touchées par aucun homme qui les eût pû engrosser, comme celle dont parle *Averroës*, qui conçut dans un bain, où un homme s'estoit lavé auparavant, lequel y avoit éjaculé sa semence, qui avoit esté attirée (à ce qu'il dit) & succée par la matrice de cette femme; mais c'est un conte qu'il faut faire à des petits enfans pour les amuser.

Or afin que ces differens sexes fussent obligez de venir à cét attouchement que nous appellons *coït*, outre le desir de produire son semblable, qui les y attire naturellement, les parties de l'homme & de la femme qui servent à la generation, ont esté doüées d'une chatoüilleuse, delectable, & mutuelle demangeaison, pour les exciter à cette action; sans laquelle il auroit esté impossible à l'homme, cét animal divin, né pour la contemplation des choses celestes, de se joindre à la femme : car en verité n'en auroit-il pas esté détourné par la saleté, & par la mauvaise odeur de cette partie, qui est le receptacle de toutes les immondices du corps de la femme? Pourroit-il s'y resoudre, s'il consideroit qu'il luy faut loger ce membre qu'il cherit tant, à un doigt prés d'un si puant retrait qu'est l'*anus?* Pour ce qui est de l'homme, il faut avoüer qu'il a l'avantage de n'avoir rien de dégoutant en toutes ses parties : & de l'autre costé, si la femme songeoit bien aussi à mille peines & incommoditez que luy cause la grossesse, aux douleurs qu'elle en ressent, & au danger de la vie où elle est en l'accouchement, à quoy on peut ajoûter la perte de sa beauté, qui est le don le plus precieux qu'elle ait, & qui la fait toûjours cherir d'un chacun, quand elle le possede, certainement elle en seroit bien détournée ; mais l'un & l'autre ne font toutes ces reflexions qu'aprés l'action faite, & ne considerent rien devant, que le plaisir mutuel qu'ils y reçoivent. C'est d'où vient que *post coïtum omne animal triste*, tout animal paroît triste ensuite du coït. C'est donc par ce chatoüillement voluptueux, & par le desir d'engendrer leur semblable, que la nature a obligé les deux sexes à cet attouchement.

Pour ce qui est du mélange des deux semences, il est certain que la diversité des sexes & leur attouchement, ne sont requis que pour ce sujet, sans quoy la generation ne se pourroit faire, encore bien que quelques-uns veulent que celle de la femme ne serve de rien, & mesme qu'elle n'en ait point, comme a dit *Aristote* au 1. Liv. de la gener. des anim. mais nous avons montré la preuve du contraire dans le Chapitre de la Conception, par l'exemple des experiences journalieres.

Toutes ces trois conditions, sçavoir la diversité des sexes, leur attouchement, & le mélange de leurs semences, doivent donc, cõme nous avons dit, preceder la conception, à laquelle succede la generation qui se fait de cette façon. Aussi-tost que la femme a conçu, c'est-à-dire, reçu & retenu en sa matrice les deux semences prolifiques, dont la matiere & la vertu s'unissent en ce mesme moment, de telle sorte que des deux il ne se fait plus qu'un seul & mesme corps, & qu'une mesme vertu, la matrice se comprime de toutes parts pour les embrasser étroitement, & se ferme si exactement, que la pointe d'une éguille n'y pourroit pas estre introduite sans violence, aprés quoy elle reduit de puissance en acte par sa chaleur les diverses facultez qui sont dans les semences qu'elle contient, dont elle débroüille peu à peu le chaos, se servant des esprits dont ces semences écumeuses & boüillantes sont toutes remplies, lesquels ayant reçu un mouvement divin dans le premier moment de la conception, sont comme les instrumens avec quoy elle commence à tracer les premiers lineamens de toutes les parties, ausquelles en suite (se servant du sang menstruel qui y affluë) elle donne avec le tems l'accroissement & la derniere perfection, non pas en agissant seulement au dehors de la matiere, comme fait un Sculpteur qui travaille sur une statuë, mais en formant divinement, tant au dedans qu'au dehors, & figurant tres-exactement toutes les parties du corps. Et pour expliquer encore mieux la chose, disons qu'il arrive de mesme (s'il faut ainsi parler) à la semence dans la matrice aprés la conception, qu'il arriva en la creation du monde; car la lumiere qui estoit pour lors universellement répanduë, & confuse avec la matiere du chaos, fut separée pour en former le Soleil & les autres Astres qui regissent par leurs influences tous les autres corps: ainsi la vertu qui agit dans toute la semence, qu'on peut comparer à une espece de chaos, est toute ramassée pour en former le cœur, qui, comme *Aristote* a tres bien remarqué, est l'unique principe & l'astre de la vie qu'il distribuë à toutes les autres parties, qui se forment aussi par l'union des differentes parties de cette semence, chacune desquelles estant separée l'une de l'autre, se vient joindre par la mesme operation à celle qui luy est semblable, & par l'assemblage bien ordonné de toutes, le corps de l'enfant est entierement formé.

La generation se peut diviser en trois differens tems, qui sont, son commencement, son milieu, & sa fin; pour le commencement, c'est celuy auquel il n'y a aucune autre matiere dans la matrice que les seules semences, qui dure jusques au sixiéme jour, selon ce qu'*Hipocrate* dit avoir remarqué: il appelle pour lors ces semences *geniture*, c'est à dire la matiere dont la generation se doit faire. Il en parle au Livre de la nature de l'enfant, où il dit, que par l'experience qu'il en apporte, on peut juger des autres tems. Il recite l'histoire d'une femme, qui au bout de six jours jetta tout d'un coup avec bruit par la matrice les semences qu'elle avoit conçuës, qui ressembloient à un œuf, auquel on auroit osté la coquille, & laissé la pellicule qui est au dessous, ou à ces œufs avortifs qui n'en ont point; laquelle pellicule estoit à l'exterieur quelque peu colorée de sang, & envelopoit cette semence, qui estoit de figure ronde: On voyoit en la partie interne, des fibres blancs & rougeâtres, avec une humeur épaisse, dans le milieu dequoy il y avoit quelque chose qui paroissoit semblable à l'umbilic. Durant ce premier tems de la generation, on ne peut presque rien remarquer de figuré ny de distinct dans cette *geniture*; mais on y voit seulement quelque commencement de disposition à recevoir la forme des parties; en suite dequoy vient le second tems, qui dure jusques au trentiéme jour, qui est le tems auquel le mesme *Hipocrate* assure que les mâles sont tout-à-fait formez, & au quarante-deuxiéme les femelles tout au plus tard. Aprés que ces six premiers jours sont passez, & que la matrice a preparé, de la façon que nous avons expliquée, les semences qui y sont pour lors sans aucun mélange de sang (parce que ne se faisant pas encore d'évaporation ny de dissipation considerable de leur substance, elles n'ont pas besoin en ce tems d'aliment pour la restaurer) elle les dispose à le recevoir, & il y est porté aux unes plûtost, & aux autres plus tard, selon que les femmes estoient plus ou moins éloignées du terme auquel elles devoient avoir leurs menstruës quand elles ont conçu; ce qui produit des effets suivant ces differentes dispositions; car s'il y affluë trop tost, & en trop grande abondance, comme il arrive à celles qui conçoivent sur le point qu'elles doivent avoir leurs purgations, les semences en sont noyées & corrompuës; ce qui en cause souvent l'effluxion, ou bien la generation d'un faux germe; mais si elles en sont éloignées, la conception en est d'autant plus stable. Or ce sang abordant peu à peu à la matrice de la femme qui a conçu il y a quelques jours, elle s'en sert comme de matiere propre à former & figurer toutes les parties de l'enfant, qu'elle avoit seulement tracées avec la semence, de mesme que fait un Peintre qui aprés avoir fait quelques simples traits avec un crayon sur une toile d'attente, vient ensuite, y appliquant couleurs sur couleurs, à figurer petit à petit toutes les parties de la personne qu'il veut representer. C'est quelque peu aprés le commencement du second tems de la generation qu'on vient à reconnoistre, comme la figure de trois ampoules, ou plutost de trois petites masses de cette matiere, qui representent grossierement les trois parties qu'on nomme *principales*, la premiere desquelles compose la teste, celle du milieu le cœur, & l'autre le foye; on y voit aussi le *Placenta*, & les vaisseaux umbilicaux qui y sont attachez, & les membranés qui envelopent le tout; aprés quoy de jour à autre toutes les autres parties du corps sont figurées, en telle sorte, que selon *Hipocrate*, les mâles sont tout-à-fait formés au trentiéme jour, & les femelles au quarante-deuxiéme, qui est environ le tems auquel on croit ordinairement que le *fœtus* commence à estre animé, quoyque pour lors il n'ait pas encore un mouvement bien sensible.

Hipocrate veut que le mâle ait plutost vie que la femelle, à cause, dit-il, de sa chaleur qui est plus grande : mais pour moy, je ne pense pas que le mâle soit plutost formé que la femelle : car si cela estoit ainsi, il devroit pareillement estre à terme plutost qu'elle, par la mesme proportion du tems que l'un & l'autre auroient esté animez ; mais nous voyons le contraire, en ce que les femmes accouchent au terme ordinaire de neuf mois, de filles ou de garçons indifferemment. Disons donc, que vers le trentiéme jour, & encore mesme bien plutost, tant aux mâles qu'aux femelles, toutes les parties du corps de l'enfant, (quoique petites & tres-molles) sont entierement formées & figurées ; auquel tems il n'est ny plus grand, ny plus gros que la moitié du petit doigt, & de là ensuite, le sang affluant toujours de plus en plus à la matrice (non par intervalles, comme quand les mois coulent, mais continuellement) il acquiert accroissement de jour en jour, & se fortifie jusques à la fin du neuviéme mois, qui est le terme de l'accouchement le plus ordinaire.

Quoy qu'il semble que j'aye suffisamment expliqué la maniere en laquelle la conception & la generation sont faites, pour en donner une idée grossiere qui puisse representer passablement la chose; neantmoins je sçay bien que tout ce que j'en ay dit ne satisfait pas les curieux, qui desirent sçavoir precisément quelles parties du corps s'engendrent les premieres, & en quel tems le *fœtus* est entierement formé, comme aussi en quel tems, & comment l'ame y est introduite.

Aristote au 4. Chap. du 2. Liv. de la gener. des anim. veut que le cœur soit engendré devant toutes les autres parties du corps ; c'est pour cela qu'il dit qu'il est le premier vivant & le dernier mourant. *Galien* au Livre de la formation du *fœtus*, dit que ce sont les vaisseaux & le foye. Mais *Hipocrate* veut avec plus de raison, ce me semble, que toutes les parties soient engendrées en mesme tems, sans que l'une le soit plutost que l'autre ; mais que les plus grandes nous apparoissent les premieres, quoique toutefois elles ne soient pas engendrées devant les autres ; c'est ce qu'il nous enseigne au Livre premier de la diete, où il dit ; *Discriminantur autem partes, & augescunt simul omnes, & neque prius altera alteris, neque posterius : verùm majores natura priores apparent minoribus, quum non priores existant.* Il declare encore assez precisément la mesme chose par ces paroles au commencement du Livre des lieux en l'homme,

Mihi quidem videtur principium corporis nullum esse, sed omnia similiter principium, & omnia finis: circulo enim scripto principium non reperitur. Il n'y a, dit *Hipocrate*, aucun commencement au corps, mais tout est commencement, & tout est fin, de la mesme maniere qu'en un cercle où l'on ne trouve aucun commencement.

La difficulté est encore plus grande pour sçavoir en quel temps le corps de l'enfant est tout-à-fait formé. *Hipocrate* au Livre de la nature de l'enfant, dit que le mâle n'est pas entierement formé devant le trentiéme jour, & la femelle devant le quarante-deuxiéme. *Galien* est aussi de ce sentiment: mais le mesme *Hipocrate* se contredit manifestement au commencement du Livre *de l'âge*, nous assurant que la semence qui a demeuré sept jours dans la matrice, a tout ce que le corps doit avoir; ce qu'il dit avoir vû plusieurs fois par le moyen des Courtisanes publiques qui se font avorter, nous faisant observer que si on met dans l'eau la caroncule qu'elles vuident, on y peut remarquer manifestement toutes les parties du corps jusques aux doigts des mains & des pieds, & mesme jusques aux parties honteuses. *Aristote* au 3. Chap. du 7. Liv. de l'hist. des anim. dit, que le mâle n'est formé qu'au quarantiéme jour, auquel temps il n'est pas plus grand qu'une grosse fourmy, & qu'on ne le peut bien voir qu'en le mettant dans l'eau; parce qu'autrement il se dissout & disparoît aussi-tost: il dit aussi que la femelle n'est pas encore tout-à-fait formée au troisiéme mois, mais bien au quatriéme seulement. *Pline* au 4. Chap. du 7. Liv. de son hist. nat. assure le contraire; car il soutient que la femelle est plûtost formée que le mâle. Mais qui est celuy qui ne s'estonnera pas aprés avoir suivy le sentiment d'*Aristote* touchant la longueur du tems qu'il prescrit pour la formation du *fœtus*, & aprés avoir esté preoccupé de l'opinion d'*Harveus*, qui en son Traité de la generation, nous assure qu'il ne se rencontre pas mesme aucune semence en la matrice des animaux, durant tous les quinze premiers jours qui suivent la conception, comme il dit avoir remarqué par l'ouverture de plusieurs biches, quand il entendra parler d'un autre costé *Kerckring*, qui dans un petit Traité de la generation du *fœtus*, qu'il a mis au jour depuis peu, nous assure avoir trouvé en la matrice d'une femme morte subitement, trois ou quatre jours aprés ses purgations menstruelles, un petit *fœtus*, duquel la teste avec toutes ses parties paroissoit distinctement formée & separée du reste du corps, qui n'estoit encore que grossiérement tracé, dont il a fait graver la figure, comme aussi celle d'un autre *fœtus* de quatorze jours, qui estoit entierement formé. *Severin Pineau*, nous a pareillement fait representer la figure d'un *fœtus* de vingt jours, qui étoit encore plus parfaitement accomply en toutes ses parties ; c'est ce qui fait que je croy, que le sentiment le plus veritable touchant le tems auquel le *fœtus* est formé, est celui que j'ay rapporté d'*Hipocrate*, au commencement du Livre de l'*âge*, qui est que toutes les parties du corps de l'enfant sont entierement formées & figurées au septiéme jour, ou même encore plutost ; & ce qui fait que j'y ajoute plus de foy, est un petit *fœtus* mâle, de vingt-cinq jours, ou environ, qui n'est pas plus grand que l'ongle du pouce, lequel je conserve par rareté en mon cabinet dans une petite phiole pleine d'esprit de vin, à cause que toutes les parties de son corps sont si parfaitement formées & figurées, qu'on les voit aussi distinctement que si c'estoit un *fœtus* de six mois.

Ce que nous avons dit, doit suffire pour sçavoir, ou plutost pour conjecturer quelles parties du corps sont engendrées les premieres, & en quel tems il est tout-à-fait formé : mais c'est un nœud gordien des plus difficiles à débroüiller, que de connoître en quel tems & comment l'ame est introduite au corps de l'enfant. Plusieurs croyent que c'est dés le commencement de la generation, & qu'elle est mesme dans les semences conçuës ; toutefois avec cette distinction, qui est qu'elle n'est encore qu'en puissance dans les semences, & seulement en effet quand le corps de l'enfant est entierement formé. Quelques-uns ont dit qu'elle estoit réellement & actuellement dans les semences, & qu'elle estoit elle-mesme l'architecte de son domicile qu'elle formoit dans la generation. *Hipocrate* a esté de ce dernier sentiment, ainsi qu'il le declare au Livre de la diete, par ces paroles, *Si quis non credat animam animæ misceri, demens est*. Tertullien *au 13. Ch. de l'ame*, est aussi de l'opinion d'*Hipocrate* ; car il dit que la semence vient de toutes les parties du corps, & que dés le commencement elle contient en soy une humeur qui procede tres-certainement de la substance corporelle, & une chaleur qui vient de celle de l'ame, qui bien qu'elle soit immortelle, est neantmoins engendrée aussi bien que le corps dans le mesme moment. Et d'autres ont bien osé passer plus avant, & dire que l'ame estoit mesme dans la semence lorsqu'elle estoit encore dans les testicules : mais toutes ces opinions sont condamnées comme contraires à la Foy, parce qu'on ne les pourroit pas admettre, sans croire que l'ame de l'homme fût corporelle aussi-bien que celle des brutes.

Galien au Livre de la formation du *fœtus*, avoüe franchement, qu'il ne connoît aucunement la cause efficiente du *fœtus* non plus que l'ame, & que tous les plus grands Philosophes qu'il a consultez sur cette matiere, ne luy en ont jamais pû donner la moindre raison demonstrative; mais que tout ce qu'il en peut asseurer est, qu'il y a en cette cause efficiente une souveraine sagesse, & qu'aprés que le corps de l'enfant est entierement formé, il est gouverné durant tout le cours de la vie par les mouvemens de trois principes, qui sont le cerveau, le cœur & le foye. *Fernel* au 6. & au 7. Chap. du 1. Liv. *de abdit. rer. caus.* discourt amplement pour sçavoir si l'âme est en effet dés le commencement dans les semences, ou si elle n'y est pour lors qu'en puissance seulement; mais aprés avoir bien agité la question, il paroît assez par la conclusion du 7. Chap. qu'il estoit peut-estre du premier sentiment, qu'il n'a pas voulu soutenir ouvertement, s'estant contenté d'en faire alleguer les raisons en la conference de *Brutus*, qui bien que vaincu, ce semble, par celles de son adversaire *Eudoxus*, dit à la fin de sa dispute, qu'il n'y a que Dieu seul qui sçache quelle des deux opinions est la veritable, & que les hommes connoissent seulement ce qui leur paroît plus vray-semblable. Il ne faut pas neantmoins juger de cela par ce qui peut paroistre plus vray-semblable à nos sens; mais il s'en faut raporter entierement à ce que l'Eglise nous oblige de croire, qui est que l'ame de l'homme est une substance entierement spirituelle & toute divine, qui ne procede aucunement du pere ny de la mere, comme veut *Tertullien*; mais qui vient de dehors, & est infuse au corps de l'enfant au moment qu'il est entierement formé: mais sans faire une plus grande digression, laissons cette matiere aux gens plus éclairez que nous, & retournons à la nostre pour parler de la grossesse, & de ses differences, avant quoy neantmoins je trouve assez à propos de faire le recit d'une histoire tres-considerable touchant la generation de l'enfant.

CHAP.

CHAPITRE V.

Histoire d'une femme, dans le ventre de laquelle on trouva aprés sa mort un petit fœtus *de deux mois & demi ou environ, avec une grande abondance de sang caillé; laquelle merite bien d'estre examinée, pour sçavoir si cét enfant avoit esté engendré dans le vaisseau ejaculatoire, appellé* tuba uteri, *comme plusieurs personnes le croyent.*

LE sixiéme jour de Ianvier de l'année 1669. j'ay vû au milieu de la ruë de la Tannerie, chez un Chirurgien nommé *Benoist Vassal*, une matrice dont la figure est representée à la fin de ce Chapitre, laquelle il avoit recemment tirée du corps d'une femme âgée de 32. ans, qui estoit morte aprés avoir senty de cruelles douleurs dans le ventre durant trois jours entiers, qui luy avoient causé de frequentes syncopes, & des convulsions tres-violentes. Cette femme, qui estoit de sa profession, Garde-d'accouchée, paroissoit durant sa vie d'une santé tres-parfaite, & avoit déja eû en differentes grossesses onze enfans; sçavoir sept garçons & quatre filles, dont elle estoit toûjours accouchée fort heureusement au terme de neuf mois: mais estant devenuë grosse pour la douziéme fois, & sa matrice ne s'estant dilatée que vers sa corne droite, cette partie devint enfin si mince & si foible, que ne pouvant souffrir seule une extension suffisante pour contenir plus long-tems l'enfant, elle se creva entierement au deuxiéme mois & demy de sa grossesse ou environ; ce qui en fit sortir l'enfant, qui fut trouvé mort entre les intestins de sa mere, avec une grande abondance de sang caillé, qui s'estoit épanché dans tout le bas ventre. Une infinité de personnes qui furent aussi-bien que moy chez ce Chirurgien pour voir cette matrice, qu'il montroit à tout le monde comme un prodige, leur persuadant que la generation de cét enfant s'étoit faite dans le vaisseau éjaculatoire, que *Fallope* appelle *tuba uteri*, crûrent d'abord, sans examiner davantage la chose, qu'elle estoit ainsi que le Chirurgien leur disoit, & que cét exemple confirmoit plusieurs histoires de semblable nature que *Riolan* rapporte au 35. Ch. du 2. Liv. de son Antropographie,

L

Mais lors que j'eus bien examiné & consideré toutes les parties de cette matrice, je reconnus que ceux qui estoient de ce sentiment se trompoient aussi bien que ce Chirurgien : c'est ce qui m'obligea d'en dessigner à l'heure mesme la figure dans la veritable disposition où je la vis pour lors, laquelle est incomparablement plus fidelle & plus correcte que celle que ce Chirurgien fit graver un mois aprés, dans le tems qu'elle n'avoit presque plus rien de sa premiere figure, qui avoit esté toute corrompuë par le maniment de plus de mille personnes, qui l'avoient veuë, touchée, remuée & retournée de tous les costez pour la considerer à leur mode.

Ie sçay que je pourrois paroistre bien opiniâtre, en ne voulant pas demeurer d'accord que cét enfant ait esté engendré dans le *tuba uteri*, aprés l'aveu de tant de Medecins & de Chirurgiens, qui le croyent comme une verité tres-constante, si je ne faisois connoistre les raisons qui m'obligent à n'estre pas de ce sentiment. C'est ce que je pretens faire, pour desabuser tous ceux qui ont cette opinion, en faisant voir manifestement par la simple demonstration de la veritable figure de cette matrice, que j'ay dessignée exprés de ma propre main sur l'original mesme, que cét enfant n'avoit pas esté engendré dans le *tuba*, mais dans une partie du propre corps de la matrice, qui s'étoit étenduë & poussée vers sa corne en maniere de hergne, dans laquelle l'enfant estoit contenu, qui venant à croistre, avoit causé la ruption de cette partie.

I'ay, ce me semble, assez de raison de comparer le vice de conformation de cette matrice à une espece de hergne, & de dire que cét enfant avoit esté engendré en une partie de la matrice, qui s'estoit ainsi allongée peu à peu dans la suite ; car les intestins ne laissent pas d'estre contenus dans la membrane du peritoine, quoy qu'ils soient quelquefois poussez par le moyen de sa production ou de son allongement jusques dans le *scrotum*, ainsi qu'il arrive aux hergnes de cette partie : & voicy comme je prouve tres-bien que cette mesme partie, en laquelle estoit contenu l'enfant, avant qu'il en fût sorti par la rupture qui s'y fit, estoit une portion du propre corps de la matrice, & non pas le *tuba uteri* : c'est qu'il est constant que le ligament rond s'attache immediatement à la partie laterale du propre corps de la matrice, appellée *la corne*, ce ligament confondant en ce lieu sa substance avec celle de la matrice. Or cela estant de la sorte, il est certain que la partie où le ligament rond aboutissoit, & à laquelle il estoit fortement attaché du costé droit, où estoit le vice de conformation de cette matrice, estoit une portion de la substance mesme de la matrice, aussi bien que l'endroit où l'autre ligament rond s'attachoit du costé gauche qui estoit sain, & d'une disposition naturelle, & que par consequent cét enfant avoit esté engendré dans une partie de la matrice qui s'estoit ainsi allongée : c'est ce qui se peut manifestement connoistre par la seule inspection de la figure que j'en ay fait representer, en laquelle le propre corps de la matrice paroît beaucoup diminué de ce mesme costé droit, à cause que cette extension particuliere avoit consumé & emporté par cét allongement une partie de sa substance, qui s'estoit trouvée seulement en cette derniere grossesse plus debile à cét endroit qu'aux autres ; à quoy toutes les autres frequentes grossesses que cette femme avoit euës auparavant, avoient peut-estre beaucoup contribué, ou bien quelqu'autre accident qui luy pouvoit estre survenu en cette derniere, qui avoit empêché que tout le propre corps de la matrice ne se dilatât également, comme il avoit fait dans toutes les autres grosseſses.

Plusieurs personnes se sont servi depuis peu de cét exemple, pour nous prouver que les testicules des femmes sont pleins de petits œufs, qui se détachant du propre corps des testicules dans le tems du coït, sont conduits par le *tuba* dans la matrice, pour servir en suite à la generation de l'enfant, & qu'un de ces pretendus œufs estant resté fortuitement dans le *tuba* de cette femme, sans tomber dans sa matrice, avoit esté cause de sa mort. *Graaf* entr'autres est de ce sentiment, & a donné au public, pour l'autoriser, la figure de cette matrice, qu'il a copiée sur celle que ce Chirurgien dont j'ay parlé avoit fait graver, comme on peut voir en la page 260. de son Livre intitulé *De mulierum organis generationi inservientibus.* Mais ceux qui se donneront la peine d'examiner sans aucune preoccupation celle qui suit, qui est tres-fidelle & correcte, aussi bien que mes raisons, connoistront bien qu'il faut nous donner d'autres demonstrations pour nous faire croire cette opinion veritable.

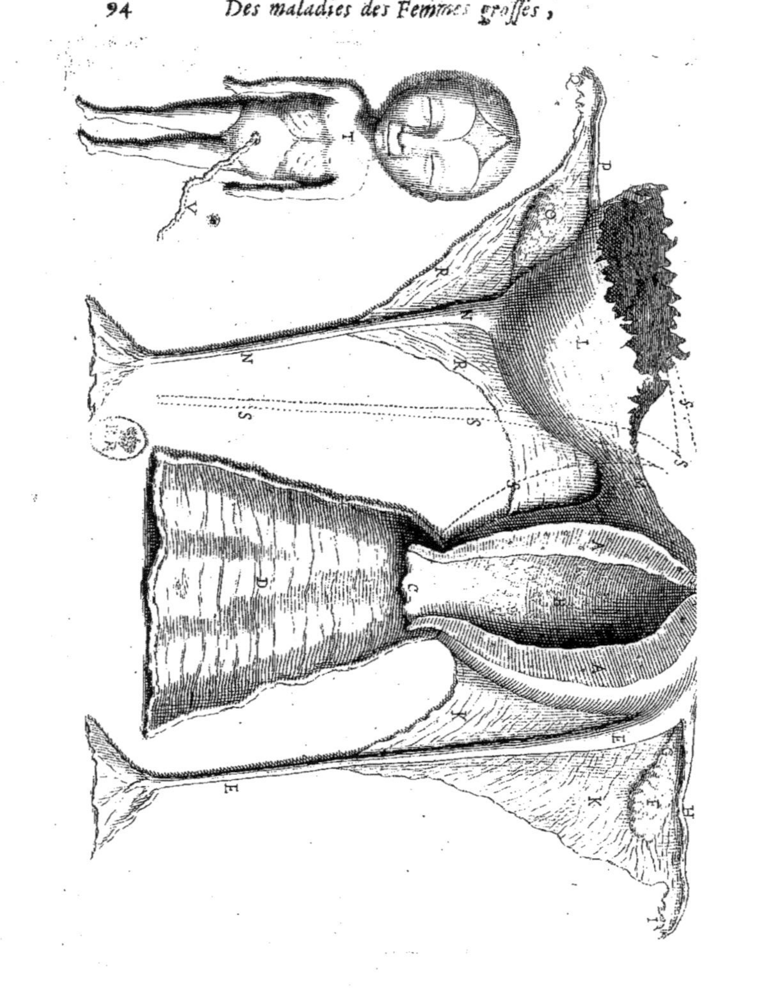
A
A
B
C
D
E
E
F
H
I
K
K
L
M
N
N
N
O
P
Q
R
R
S
S
S
S
S
T
V

EXPLICATION DE LA FIGVRE precedente, en laquelle la matrice & toutes les autres parties qui en dépendent, sont representées plus petites d'un grand tiers qu'elles n'estoient.

A. A. *montrent le propre corps de la matrice, ouvert dans toute sa longueur, & l'épaisseur de sa substance spongieuse, parsemée de plusieurs vaisseaux tres-considerables, qui paroissent dans toute cette substance.*

B. *La cavité de la matrice, au milieu de laquelle on voyoit plusieurs petits grumeaux, de substance fongueuse semblable à celle de l'arriere-faix.*

C. *L'orifice interne de la matrice, qui estoit d'une figure inégale, comme il est ordinairement à la pluspart des femmes qui ont eu plusieurs enfans.*

D. *Le* vagina, *ou col de la matrice, ouvert en sa longueur.*

E. E. *Le ligament rond du costé gauche.*

F. *Le testicule gauche.*

G. *Le vaisseau éjaculatoire gauche, qui va du testicule à la corne de la matrice.*

H. *Le vaisseau éjaculatoire gauche appellé par Fallope,* tuba uteri.

I. *Le morceau déchiré du costé gauche, qui n'est qu'une production du ligament large, qui paroist ainsi déchiquetée vers l'extremité du vaisseau éjaculatoire.*

L. *Vne espece de poche membraneuse dans quoy l'enfant estoit contenu, avant qu'elle se fut rompuë, & crevée de la maniere qu'elle paroist; & comme cette poche n'étoit qu'une portion de la propre substance de la matrice, allongée à ce costé en maniere de hergne, elle s'estoit contractée de mesme que fait la matrice, aussi-tost que l'enfant en fut sorti par cette grande rupture qui s'y fit, ne restant rien de contenu en sa capacité que plusieurs caillots de sang, & quelques parties de l'arriere-faix, qui s'y trouverent aprés la mort de la femme.*

M. *Vn étrecissement de mesme substance, qui estoit entre cette poche & le propre corps de la matrice.*

N. N. *Le ligament rond de la matrice, qui estoit attaché de ce costé droit à cette poche.*

O. *Le testicule droit.*

P. *Le* tuba uteri, *ou vaisseau éjaculatoire droit.*

Q. *Le morceau déchiré du costé droit.*

R. R. *Le ligament large du costé droit.*

S. S. S. S. S. *Tous ces endroits marquez de points au costé droit, montrent l'estenduë que la matrice devoit avoir en ce costé, & la situation en laquelle devoient aussi estre le ligament rond & le* tuba uteri, *pour estre proportionné au costé gauche, où les parties paroissent dans une disposition naturelle.*

T. *L'enfant, qui est plus petit d'un tiers qu'il n'estoit, la grandeur & la grosseur en ayant esté diminuées dans la presente figure, à proportion de la matrice, & de toutes les autres parties qui en dépendent.*

V. *Une partie du cordon de l'umbilic de l'enfant.*

CHAPITRE VI.

De la grossesse, & de ses differences, avec les signes de la veritable, & ceux de la fausse.

LA grossesse de la femme proprement prise, est une tumeur du ventre, causée par l'enfant situé dans la matrice. Il y a une grossesse selon nature, qui est celle où il se rencontre un enfant vivant, que nous appellons *veritable*; & une autre contre nature, en laquelle au lieu d'un enfant, il n'y a que des corps estranges, qui se sont engendrez dans la matrice, comme des ventositez mêlées de quelques eaux, qu'on nomme *hydropisies de matrice*; ou bien des faux germes, des moles, ou quelques membranes pleines de sang & de semences corrompuës, & pour cette raison elle est appellée *fausse grossesse*. Nous avons déja parlé, en traitant de la Conception & de la generation, des causes & des signes de la grossesse dans son commencement; neanmoins nous en repeterons encore les plus certains & les plus ordinaires; qui sont, nausées, vomissemens, dégoust pour les choses que la femme avoit accoutumé de manger & de trouver bonnes, desir des étranges & mauvaises, suppression des menstruës sans fievre ny frisson, ou autre cause;

douleur & enflure des mammelles ; toutes lesquelles choses arrivent aussi aux Vierges, par la retention des mois : mais le plus assuré est, que si on met le doigt dans le *vagina*, on sent l'orifice interne exactement fermé, sans aucune dureté, & dans une bonne situation, comme aussi la distension du corps de la matrice considerable, selon que la femme est plus ou moins grosse ; & l'enfant remuant dans la matrice nous en donne des preuves indubitables.

Il faut toutefois bien prendre garde à n'estre pas trompé à ce que l'on sent remuer dans la matrice ; dautant que l'enfant a de soy un mouvement de totalité & de partialité : de totalité, quand il remuë tout son corps, & de partialité quand il ne remuë qu'une partie à la fois, comme la teste, un bras, ou une jambe, le reste de son corps demeurant stable : mais la matrice gonflée en la suffocation, & mesme quelques moles, ont par accident quelque espece de mouvement de totalité, & non point celuy de partialité. Celuy de la suffocation est convulsif, & celuy de la mole n'est qu'un simple mouvement de decidence : car la femme qui a une mole de grosseur considerable dans la matrice, de quelque costé qu'elle se puisse mettre ou tourner, son ventre suit incontinent la mesme voye, & y tombe comme une boule pesante. Vers le tems que l'enfant se meut manifestement, si la femme est effectivement grosse, les humeurs qui se sont portées aux mammelles, par la retention des mois, se convertissent en lait ; & alors ce signe nous est ordinairement un témoignage assuré de grossesse, quoy qu'il se soit vû des femmes avoir du lait (toutefois bien rarement) sans estre grosses, ou sans avoir jamais eu d'enfans : ce qui nous est confirmé par *Hipocrate*, en l'Aph. 39. du 5. Liv. qui dit, *Si mulier quæ nec prægnans, nec puerpera est, lac habet, ei menstrua defecerunt*. Si une femme a du lait aux mammelles, sans estre grosse ou sans estre accouchée, cela vient de ce que ses menstruës sont retenuës. Mais ce sont plûtôt des serositez que du lait, lequel, en ce cas, n'a pas de consistance, ni une couleur blanche, comme celui de celle qui est accouchée, & mesme celui de la femme grosse est encore tout aqueux, & ne s'épaissit & blanchit que lorsqu'aprés estre accouchée elle vient à nourrir son enfant.

L'enfant se remuë manifestement vers le quatriéme mois, & plûtost ou plus tard, selon qu'il est plus ou moins fort : quelques femmes le sentent dés le deuxiéme mois, & mesme encore plutost, & d'autres vers le troisiéme seulement, ou plus tard. Au commencement ces premiers mouvemens sont fort petits, & assez semblables à ceux que fait un petit moineau lorsqu'il vient d'éclorre; aprés quoy ils deviennent plus grands, à proportion que l'enfant grandit & se fortifie; & ils sont à la fin si violens, qu'ils obligent la matrice à se décharger de son fardeau, comme elle fait par l'accouchement. L'opinion commune est, que les mâles ont plutost mouvement que les femelles, à cause de leur chaleur qui est plus grande; mais cela est à peu prés bien égal; car il y a des femmes qui sentent plutost leurs filles, & d'autres leurs garçons; ce qui arrive indifferemment, tant aux mâles qu'aux femelles, selon qu'il y a eu une disposition plus ou moins vigoureuse en leur generation.

Assez souvent les femmes qui usent journellement du coït, sont sujettes à se tromper; car elles croyent ordinairement estre grosses, si leurs mois sont retenus, & qu'elles ayent avec cela quelque mal de cœur qui les provoque à vomir; ce qui n'est pas toûjours vray; parce que la fausse grossesse cause presque les mesmes accidens que la veritable: ce qu'on ne reconnoît le plus souvent que par la suite. Les femmes qui ont une fausse grossesse ont ordinairement le ventre également tendu de tous costez; & celles qui sont grosses d'enfant l'ont toûjours beaucoup plus en pointe vers le devant. La fausse grossesse est, comme nous avons dit, quelque fois causée par des vents, qui enflent & font distension de la matrice; & quelques femmes les rendent avec aussi grand bruit que si c'étoit du fondemẽt, comme faisoit cette *Galla* dont parle *Martial* au 7. Liv. de ses Epigr. à laquelle il dit, *Offendor cunni garrulitate tui, &c.* d'autres fois ce ne sont que des eaux, qui s'y amassent en telle quantité, qu'il s'est vû des femmes en jetter plein un seau, sans aucun enfant, quoy qu'elles crussent en avoir effectivement, comme fit un jour cette Marchande de bois, dont j'ay cy-devant rapporté l'histoire à la fin du troisiéme Chapitre de ce premier Livre; laquelle ne vuida des eaux de la sorte qu'à la fin du dixiéme mois, jusques auquel tems elle avoit toûjours eu opinion d'estre grosse. Il y en a d'autres qui n'engendrent que des faux germes & des moles; ce qu'on connoît, en ce que l'enfant a ses mouvemens differens, comme j'ay dit, & que la mole reste souvent dans la matrice, aprés le terme ordinaire de l'accouchement: car quelques femmes les portent par fois des années entieres, & mesme plus longtems, selon qu'elles sont plus ou moins adherentes à la matrice, & qu'elles y sont entretenuës & nourries par le sang qui y vient.

Les moles procedent toûjours de quelques faux germes, qui restant en la matrice, s'y accroissent à cause du sang qui y affluë,

par

par l'accumulation duquel ils sont peu à peu augmentez : Si la matrice s'en décharge avant le deuxiéme ou le troisiéme mois au plus, on leur donne le nom de *faux germe* ; & les uns ne sont quasi que les semences envelopées d'une membrane, comme étoit cette geniture, que vuida au bout de six jours, cette femme dont parle *Hipocrate* au Livre de la nature de l'enfant ; les autres sont un peu plus solides,& comme charnus, ressemblans en quelque façon au juisier d'une volaille, & sont gros plus ou moins, selon le tems qu'ils ont demeuré dans la matrice, & aussi selon la quantité du sang dont ils y ont esté abreuvés. Les femmes vuident ces faux germes plûtost ou plus tard, selon qu'ils sont adherens à la matrice, ce qu'elles font presque toujours avec grande perte de sang.

Il est de tres-grande importance de bien connoistre distinctement la veritable grossesse d'entre la fausse ; car les fautes qui se commettent au mauvais jugement qu'on en fait, sont toujours tres-considerables ; dautant qu'en la veritable grossesse l'enfant doít demeurer dans la matrice, jusques à ce que la nature l'en fasse sortir elle-mesme par un accouchement naturel ; mais au contraire, la fausse grossesse nous indique de procurer le plûtost que faire se peut l'expulsion de ce qu'elle contient. C'est pourquoy aux occasions où les signes équivoques rendent la chose douteuse, il ne faut pas en faire avec precipitation un prognostic entierement decisif, comme font ordinairement les ignorans & les charlatans ; car les plus fins peuvent quelquefois estre trompez en cette matiere, s'ils n'usent d'une tres-grande precaution : pour témoignage dequoy, je pourrois citer plus de cent exemples de differentes femmes qui m'ont consulté plusieurs fois pour des soupçons de grossesse qu'elles avoient, à cause de l'extrême grosseur de leur ventre, & d'autres signes qui leur faisoient croire durant des années entieres qu'elles estoient grosses d'enfant, quoiqu'elles ne le fussent pas effectivement : mais pour ne pas faire un si long discours, contentons-nous seulement de rapporter un exemple connu de tout Paris, qui est celuy de Madame la Presidente de Nesmond, qui en l'année 1668. fut jugée estre grosse d'enfant durant plus d'un an, par plusieurs Medecins, Chirurgiens, & Sages femmes, qui estoient tous de ce sentiment contre la verité, s'estant fondez sur la grosseur de son ventre, & sur quelques autres signes équivoques de grossesse qu'elle avoit ; mais enfin aprés avoir esté l'espace d'une année & demie en cét estat, la montagne des fausses esperances qu'on luy avoit données, n'enfanta qu'une souris; c'est-à-dire, que la tumeur de son ventre disparut, sans vuider autre chose que quelques eaux, & autres corps estranges, dont la nature ne se déchargea qu'au bout de tout ce tems.

Ces fausses grossesses arrivent ordinairement aux femmes qui ne sont pas tout-à-fait bien reglées en l'évacuation de leurs menstruës, soit pour leur quantité, soit pour leur qualité, ou pour le tems auquel elles doivent fluer: mais principalement aux femmes de 35. à 40. ans, à cause que cette évacuation commence en cét âge à n'estre plus si bien ordonnée qu'elle estoit auparavant: c'est pourquoy dans tous ces soupçons de grossesse, il faut avant toutes choses s'informer particulierement de la maniere que les femmes avoient coutume d'avoir leurs menstruës, aussi bien que de toutes les dispositions qui ont precedé l'enflure du ventre, & de celles qui l'accompagnent.

Il arrive quelquefois que ces fausses grossesses sont bonnes comme cause; car aprés qu'elles sont terminées, il se fait un changement de la disposition de la matrice, qui est cause que dans la suite les femmes deviennent effectivement grosses d'enfant, pourvû qu'il n'y ait pas d'autre empêchement. C'est ce qu'*Hipocrate* nous enseigne tres-bien par ces paroles du 2. Liv. des Predictions. *Postquam ventris tumiditas exoluta fuerit, ac molles factæ fuerint, in utero concipient, si non aliud quoddam impedimentum ipsis fiat: nam hæc affectio bona est ad mutationem in utero faciendam, ut post hoc tempus in utero concipiant.*

CHAPITRE VII.

Le moyen de connoistre les differens tems de la grossesse.

Si les Medecins, les Chirurgiens, & les Sages-femmes ont besoin d'une grande prudence, pour assurer qu'une femme est grosse ou qu'elle ne l'est pas, & d'une veritable ou d'une fausse grossesse, elle ne leur est pas moins requise, pour juger de combien elle la peut estre, afin qu'ils puissent estre assurez si l'enfant a vie, ou s'il ne l'a pas encore, ce qui est de tres-grande consideration: car selon la Loy, si la femme grosse avorte pour avoir esté blessée, celuy qui l'a frapée merite la mort, si son enfant estoit vivant, sinon il doit estre seulement condamné à une amande pecuniaire: il faut aussi que les Sages-femmes prennent bien garde à n'estre pas elles-mêmes cause de la mort des enfans, & quelquefois aussi de celle de leurs meres, en les mettant en travail devant qu'il soit tems, comme font celles qui ne se connoissant aucunement en leur art, s'imaginent toujours quand la femme grosse se plaint de grandes douleurs de ventre & de reins, que ce sont celles de l'enfantement; ce qui fait qu'au lieu de tâcher à les faire cesser, au contraire, elles les excitent, & la font ainsi accoucher tres-malheureusement avant terme. Ie connois une femme, qui estant grosse de six mois ou environ, fut surprise de grandes douleurs qu'elle ressentoit, à peu prés comme si elles eussent esté celles de l'accouchement; ce qui l'obligea de mander sa Sage-femme, qui estant venuë, & connoissant la chose à sa mode, fit tout son possible pour la faire accoucher, en luy excitant un redoublement de ses douleurs par lavemens acres, & la faisant promener par la chambre, ainsi que si elle eût este à terme; mais cette femme voyant qu'elle n'accouchoit point, nonobstant ces continuelles douleurs qu'elle eut durant deux jours, elle m'envoya querir pour sçavoir ce qu'il y avoit à faire en cette rencontre; je fus incontinent chez elle, où l'ayant trouvée en cét estat, je sentis en la touchant par bas, l'orifice interne de sa matrice dilaté à y mettre l'extremité du petit doigt en sa partie interne, & encore plus ouvert vers l'exterieure: mais considerant qu'elle n'avoit aucun autre accident que ces douleurs, je la fis aussi-tost mettre au lit, où elle demeura 8. ou 9. jours, pendant lesquels toutes ses douleurs cesserent, & sa matrice se referma exactement, ainsi que je le connus, l'ayant touchée quelques jours ensuite; & elle ne laissa pas de porter encore son enfant trois mois entiers, & accoucha à terme d'une fille forte & robuste, que j'ay veuë vivante jusques à l'âge de cinq ans. Or si j'eusse fait continuer, comme on avoit commence, cette femme seroit indubitablement accouchée à six mois: ce qui auroit causé la mort à son enfant en son ventre, ou peu de tems aprés son avortement. Il se faut gouverner de la maniere en pareille occasion, pourvû que ces douleurs ne soient pas accompagnées d'accidens, qui mettroient la mere en danger de la vie, si on ne la faisoit accoucher promptement, comme de frequentes convulsions, ou de quelque perte de sang considerable, ainsi que nous dirons en son lieu.

Pour bien connoistre les differens tems de la grossesse, on se peut servir du propre témoignage de la femme, à quoy neanmoins il ne faut pas toujours se fier: car il ne nous doit servir que de conjecture ; dautant que plusieurs se trompent elles-mesmes, s'imaginant estre grosses depuis le tems qu'elles ont retention de leurs mois ; ou elles se reglent par celuy auquel elles ont senti mouvoir leur enfant, ce qui n'est pas toujours une chose certaine. Nous en jugeons le plus ordinairement par la grosseur du ventre ; mais bien plus asurément, en touchant l'orifice interne de la matrice. Au commencement de la grossesse, nous ne la reconnoissons que par les signes de la conception, dautant que ce qui est pour lors dans la matrice, n'est pas de grosseur assez considerable pour tumefier le ventre, qui bien au contraire, devient plus plat en ce tems, pour les raisons que nous en avons dites en un autre lieu cy-devant ; mais aprés le deuxiéme mois, le ventre vient à s'élever peu à peu, & de là ensuite jusques au neuviéme. Au commencement en touchant avec le doigt l'orifice interne, on le sent exactement fermé & un peu allongé, ressemblant au museau d'un petit chien nouveau né : mais de là ensuite, il grossit & s'amollit peu à peu jusques au sixiéme mois, ou environ ; aprés quoy il commence ordinairement à diminuer en toutes ses dimensions, à proportion que la matrice s'étend ; tellement que quand la femme approche de son terme, il est tout applani, & presque confus avec le globe de la matrice, ne faisant pour lors qu'un petit bourlet, ou cercle un peu épais à son entrée, dont le couronnement est fait au tems de l'accouchement. Neanmoins il se trouve quelquefois des femmes qui ont encore cét orifice plus gros qu'à l'ordinaire vers les derniers mois de la grossesse, à cause des humiditez glaireuses dont il commence d'estre abreuvé en ce tems ; mais alors il est beaucoup plus laxe & plus mollasse, & non pas si compacte & si fermé, qu'il a coutume d'estre dans les premiers mois.

Il ne faut pas aussi juger toujours du tems de la grossesse par la grande tumeur du ventre ; dautant qu'il y a des femmes qui sont plus grosses à demy terme, que d'autres ne le sont estant prêtes d'accoucher (car cela dépend de la grosseur de leurs enfans, comme aussi de leur nombre, & encore de la quantité des eaux qui sont contenuës avec eux dans la matrice) mais bien plutost par cét orifice interne, qui devient ordinairement moins épais & d'autant plus racourcy & applani que les femmes sont proches de leur terme ; ce qui arrive ainsi que nous voyons diminuer l'épaisseur d'un cuir mollasse à mesure que nous l'étendons ; de mesme cét orifice devient moins épais, par l'extension qu'en fait la teste de l'enfant, qui donne & pese ordinairement contre luy dans les derniers mois. On se sert fort de cette remarque pour la reception des femmes grosses, qui viennent faire leurs couches à l'Hostel-Dieu de Paris, laquelle j'ay tres-souvent observée, y pratiquant les accouchemens en l'année 1660. par la permission que m'en fit donner Monseigneur le premier President, n'y ayant point de lieu plus propre à se perfectionner en peu de tems, dans la pratique d'une operation si necessaire, à cause du grand nombre qu'on y en fait journellement, & de toutes sortes. La regle est, que toutes les femmes grosses y sont reçuës charitablement, quinze jours, ou environ, avant leur terme; & pour ce sujet on les visite devant que de les y admettre, à cause qu'on en voit quantité, qui estant bien aises d'estre nourries à ne rien faire, s'y presentent deux ou trois mois plûtost qu'elles ne doivent, se disant & assurant estre prêtes d'accoucher; mais par les considerations que j'ay dites cy-dessus, on peut facilement juger, & sçavoir à fort peu prés, celles qui y sont recevables, & celles qui ne le sont pas; c'est-à-dire, quand elles sont sur le point de leur tems, & par ce moyen, connoître aussi quand il est besoin de procurer l'accouchement, ou au contraire le retarder autant qu'il est necessaire & possible, lorsque la femme n'est pas encore à terme.

CHAPITRE VIII.

Sçavoir, si on peut reconnoistre que la femme est grosse d'un mâle ou d'une femelle; & les signes qui denotent qu'elle est grosse de plusieurs enfans.

On peut bien contenter la curiosité des femmes qui desirent sçavoir si elles sont grosses ou non; mais il s'en trouve beaucoup qui veulent qu'on passe outre, & qu'on leur dise si c'est d'un garçon ou d'une fille; ce qui est absolument impossible; quoiqu'il n'y ait presque point de Sage-femme qui ne se vante de le deviner; (en effet c'est bien deviner que d'y rencontrer) car quand cela arrive, c'est asurément plutost par hazard, que par aucune science, ou raison qu'elles ayent euë pour le pouvoir predire. Mais on est quelquefois si fort presé & importuné d'en dire son sentiment, principalement par les femmes qui n'ont jamais eu d'enfans, & mesme par leurs maris qui n'en sont pas moins curieux, qu'on est obligé de les satisfaire au mieux qu'il est possible sur ce sujet par l'examen de quelques signes tres-incertains.

Il y a beaucoup de signes, sur lesquels cette connoissance est fondée (si tant est qu'on la puisse avoir, ce que je ne crois pas) dont les deux principaux sont tirez d'*Hipocrate*. Le premier est en l'Aphor. 42. du 5. Liv. ou il dit, *Mulier gravida si marem gerit, benè colorata est: si verò fœminam, malè colorata.* La femme grosse d'enfant mâle a bonne couleur: mais si c'est d'une fille elle a mauvaise couleur. Et l'autre est en l'Aphor. 48. du même Liv. *Fœtus mares dextrà uteri parte, fœminæ sinistrà magis gestantur.* Le plus souvent les enfans mâles sont situez au costé droit, & les femelles au costé gauche. De plus, on dit que la femme grosse d'un fils, est plus gaillarde & plus rejouïe, qu'elle se porte beaucoup mieux, qu'elle n'est pas si dégoutée, qu'elle le sent remuer plûtost, qu'elle a le poulx de la main droite plus élevé, plus fort, & plus frequent que celuy de la main gauche, que sa mammelle droite grossit devant la gauche, & est aussi plus ferme, que le bout de toutes deux est releve, & regarde vers le haut, que le lait en est plus épais, & enfin que toutes les parties droites de son corps sont plus robustes & plus promptes à tous mouvemens: comme par exemple, si elle est assise, ou à genoux, ou debout, qu'elle commencera sa premiere démarche avec le pied droit; mais que si c'est une fille, elle a des signes tout contraires à ceux que je viens de dire. Il y a des personnes qui pretendent le connoistre par les urines en les voyant, mais ce dernier signe n'est pas plus assûré: car il se rencontre tous les jours des femmes bien colorées, & qui ont tous ces signes d'estre grosses d'enfant mâle, qui accouchent d'une fille, contre toute l'esperance qu'on leur avoit donnée du contraire; & d'autres, qui bien qu'elles ayent des signes tout-à-fait opposez, font des garçons.

Quelques-uns croyent s'y mieux connoistre que tous les autres, par la consideration du tems de la conception; car ils disent, que si la femme a conçu pendant que la Lune estoit en son croissant, elle doit avoir un garçon, & au contraire que ce doit estre une fille si elle estoit en son declin: mais ils n'y rencontrent pas mieux, comme il est aisé de le connoistre par la remarque que j'en ay faite à l'Hostel-Dieu de Paris, & qu'on y peut faire tous les jours aussi bien que moy; qui est que j'y accouchay une fois en un seul & mesme jour onze femmes, qui estoient toutes à terme, dont cinq eurent des garçons, & les six autres firent des filles. Or il est à préjuger qu'elles avoient toutes conçu à peu prés en mesme tems, puisqu'elles accoucherent toutes à terme en un mesme jour : c'est pourquoy elles auroient dû, si cela y faisoit quelque chose, avoir esté regies par la domination de cét Astre, & avoir fait toutes des garçons, ou toutes des filles, & non les unes des garçons, & les autres des filles, ainsi qu'il arriva, & qu'il arrive encore tous les jours au mesme lieu, où on voit naître comme par tout ailleurs des mâles & des femelles indifferemment : c'est ce que prouvent bien aussi les Registres de tous les enfans nouveaux-nais qu'on porte journellement baptiser dans toutes les Paroisses de cette ville de Paris, lesquels on peut aisement consulter pour la confirmation de cette verité ; mais particulierement ceux des Paroisses de S. Eustache, & de S. Sulpice, en chacune desquelles on baptise ordinairement plus de 160. enfans par mois.

Il y en a d'autres qui croyent que les mâles sont plûtost engendrez de la semence qui vient du testicule droit, que de celle qui procede du gauche, l'estimant estre plus chaude & moins sereuse, à cause que la veine spermatique droite vient du tronc de la veine cave, & que celle du costé gauche prend son origine de l'émulgente : mais s'ils connoissoient de quelle maniere se fait la circulation du sang, ils sçauroient que le sang de la veine émulgente n'est pas plus sereux que celui qui est dans la veine cave, dautant qu'il a esté purgé par le Rein de sa serosité superfluë avant que d'entrer dans cette émulgente, & que la semence des deux testicules est toute semblable ; parce qu'elle est faite d'un mesme sang, qui leur est apporté, non point par les veines, mais seulement par les deux arteres, qui naissent du tronc de l'*aorte*, autrement dite *la grosse artere* : pour lequel sujet le gauche est aussi disposé à produire des mâles que des femelles : c'est pourquoy ces Pâtres s'abusent en liant l'un ou l'autre testicule de leurs taureaux, selon qu'ils souhaitent avoir des mâles ou des femelles. *Hipocrate* au Livre de la Superfetation, recommande à l'homme de faire la mesme chose dans l'action du coït ; mais cette ligature lui seroit tres-incommode & tres-douloureuse, outre qu'elle lui seroit entierement inutile, pour la raison que j'ay dite, comme les deux exemples qui suivent le peuvent assez justifier. J'ay connu autrefois à Rome un Italien qui n'avoit que le testicule gauche (ayant perdu le droit en quelque bonne occasion) lequel depuis cét accident, ne laissa pas aprés s'estre marié, de faire deux enfans, que j'ay vû vivans & fort sains, l'un desquels estoit un garçon, & l'autre une fille, sans tous ceux qu'il peut avoir eus depuis ce tems-là, auquel il n'avoit aucun soupçon que sa femme eût esté aidée en sa besogne par quelqu'autre, comme il arrive assez souvent en ce païs. Ie connois encore presentement un autre homme, qui est un Maître Armurier de cette ville de Paris, qui n'a aussi que le testicule gauche, le droit luy ayant esté amputé dans sa jeunesse pour le guerir d'une hergne qu'il avoit, duquel la femme est accouchée d'un garçon pour la premiere fois, & de deux filles ensuite.

Les personnes qui se vantent de pouvoir prédire quel doit estre l'enfant qui n'est pas encore né, adherent pour l'ordinaire, par complaisance, au souhait que les femmes grosses & leurs maris font touchant ce sujet; car si la Sage-femme sçait qu'on desire un garçon, elle assurera que ce doit estre un garçon, & qu'elle en jureroit; & si c'est une fille qu'on demande (comme cela arrive aussi à des femmes qui aiment mieux les filles) elle dira de mesme, & qu'elle gageroit que ce doit estre une fille. Si cela reüssit à la bonne heure suivant son prognostic, elle ne manquera pas de dire qu'elle le sçavoit bien; mais quand la chance tourne au contraire de la prediction, elle se fait reputer pour ignorante & presomptueuse.

Pour moy je voudrois agir tout autrement, & reconnoistre avant que d'en rien dire, l'inclination des personnes, & donner toujours en une chose si douteuse, mon avis contraire au souhait qu'on fait; car s'il arrive que par cette voye la Sage-femme rencontre bien (quoique ce soit par hazard) on dira que c'est une habile femme, & qu'elle l'avoit bien dit; & s'il vient d'autre façon (ce qui de deux fois arrive une) la femme & son mari ayant ce qu'ils ont souhaité, n'y prendront pas de si prés garde, dautant qu'on reçoit toujours de bon cœur le bien qui arrive, quoiqu'on ne l'ait pas esperé.

Ayant montré qu'il n'est pas possible de sçavoir de quel enfant la femme grosse doit accoucher, à cause de l'incertitude des signes sur lesquels on se fonde pour en juger, nous dirons qu'il n'en est pas de mesme de la connoissance qu'on peut avoir si la femme est grosse de plusieurs enfans. Beaucoup d'Auteurs ont crû, que la femme ne doit porter que deux enfans à la fois, à cause qu'elle n'a que deux mammelles, comme aussi parce qu'elle n'a que deux cavitez dans la matrice, à la difference de beaucoup d'autres animaux, qui y ont plusieurs cellules, le nombre desquelles correspond ordinairement à celuy de leurs mammelles;

ce qui

ce qui fait qu'ils portent un plus grand nombre de petits, lequel est souvent égal à celuy des cellules de leur matrice : Cela est bien vray à l'égard de ces autres animaux : mais la matrice de la femme n'a qu'une seule cavité (si ce n'est qu'on vueille prendre pour cavitez ses deux costez) dans laquelle il y a seulement une simple petite ligne longitudinale, qui s'y trouve sans autre separation.

Nous voyons tous les jours des femmes accoucher de deux enfans d'une mesme portée, & quelquefois de trois, mais tres-rarement de quatre. I'ay connu neanmoins autrefois un nommé M. *Hebert*, Couvreur des bâtimens du Roy, qui estoit si bon Couvreur, que sa femme accoucha, il y a environ trente ans, de quatre enfans tous vivans en une seule fois ; ce que sçachant Monseigneur le Duc d'Orleans défunt, auprés duquel il estoit assez bien venu pour son humeur joviale, il luy demanda en presence de quantité de personnes de qualité, s'il estoit vray qu'il fût si bon compagnon, que d'avoir fait à sa femme ces quatre enfans tout d'un coup, il répondit tout froidement qu'ouy, & qu'assurément il luy en eût fait une demi-douzaine, si le pied ne lui eut point glissé, ce qui fit rire un chacun de la bonne façon. *Aristote* au 4. Ch. du 7. Liv. de l'hist. des anim. parle d'une femme qui en quatre fois accoucha de 20. enfans, en ayant fait cinq à chaque fois, dont la pluspart ont pû estre nourris jusques à l'âge d'adolescence. *Pline* au 3. Ch. du 7. Liv. de l'hist. nat. rapporte encore cette mesme histoire, ou une autre toute semblable, qu'il ajoûte à l'exemple qu'il donne des trois *Horaces*, & des trois *Curiaces*, & à celle d'une femme nommée *Fausta*, qui du tems d'*Auguste*, en la ville d'*Ostie*, fit quatre enfans en une fois, sçavoir deux mâles & deux femelles ; disant outre cela, qu'au rapport de *Trogus*, il y a des femmes en Egypte qui en font jusques à sept, & au 11. Ch. il parle d'une autre femme qui avorta de douze en une seule fois ; & *Albucasis* au 75. Ch. du 2. Liv. de sa meth. dit qu'il se forme quelquefois quatre, cinq, six, sept, & mesme plus de dix enfans ensemble dans la matrice, & qu'il a connu une certaine femme qui avorta de sept, & une autre de quinze, qui estoient tous bien formez. Mais j'estime pour miracle, ou pour fable, l'histoire ou le conte de cette Dame Marguerite, Comtesse d'Hollande, qui en l'an 1276. accoucha de trois cent soixante & cinq enfans, en une seule & mesme fois, qui reçurent tous le baptême, & moururent le mesme jour aussi-bien que leur mere ; ce qui lui arriva (dit-on) par l'imprécation que lui fit une pauvre femme, qui souhaita qu'elle en pût faire autant qu'il y a de jours en l'an, à cause que lui demandant l'aumône, en lui representant sa misere, & celle de deux enfans jumeaux qu'elle portoit entre ses bras, cette Dame lui répondit, que si elle en souffroit de l'incommodité, elle avoit eû du plaisir à les faire, lui reprochant aussi qu'elle ne pouvoit pas avoir conçu ces deux enfans d'un seul homme. *Schinckius* au 4. Liv. de ses Observat. a transcrit tout au long l'Epitaphe qui contient l'histoire de cette Comtesse, laquelle il dit estre gravée sur un marbre dans un Bourg appellé *Lausdun*, qui n'est pas éloigné de la ville de *Leide* en Hollande. Il ne m'est pas encore arrivé, depuis tout le tems que je pratique les accouchemens, d'exemple plus remarquable pour le nombre des enfans, que celui de la femme d'un Peintre, nommé *M. Pierret*, demeurant en la ruë S. Martin, laquelle j'ay accouchée le 6. Novembre 1675. de trois enfans assez gros, au terme de huit mois de sa grossesse, sçavoir deux garçons & une fille: mais ce que je trouvay de plus extraordinaire, est que le mari de cette femme estoit paralytique de la moitié du corps depuis deux ans entiers, nonobstant quoy il n'avoit pas laissé de faire tout d'un coup ces trois enfans à sa femme, qu'il croyoit exempte de tout soupçon d'avoir commis en leur generation aucune infidelité envers lui. Cét exemple confirme assez, ce me semble, le dire de nos bonnes gens, qui soutiennent qu'un homme est capable de generation, tant qu'il a la force de soulever un boisseau de son. Mais comme le plus souvent le nombre de deux, est celui qu'ont les femmes, qui font plusieurs enfans à la fois, nous en dirons les signes, qui ne paroissent pas neanmoins toujours dans les premiers mois, & qui mesme se remarquent fort peu jusques à ce que les enfans ayent un mouvement manifeste. Il y en aura quelque apparence, si la femme est extraordinairement grosse, sans qu'il y ait en elle aucun soupçon d'hydropisie; & bien plus, si on voit une éminence à chaque costé de son ventre, & qu'il ait en sa longueur comme une ligne un peu déprimée, ou moins relevée vers le milieu; & la chose sera presque certaine, si en un mesme instant on sent plusieurs & differens mouvemens aux deux costez, & si ces mouvemens sont beaucoup plus frequens qu'à l'ordinaire; ce qui se fait à cause que les enfans estant pressez, s'incommodent l'un l'autre, & s'excitent à se mouvoir de la façon, quoi qu'ils soient separez par des membranes, & contenus dans des eaux differentes. Outre cela j'ay souvent observé, que les femmes qui ont plusieurs enfans, sont beaucoup plus incommodées durant tout le cours de leur grossesse, que les autres qui n'en ont qu'un; & que vers les derniers mois elles ont toujours les jambes & les cuisses fort enflées, & mesme quelquefois les deux levres de la vulve, & tout le pubis. Si tout cela est ainsi, pour lors on peut estre assuré que la femme est tres-certainement grosse de plusieurs enfans.

Plusieurs Auteurs sont de l'opinion d'*Aristote* & de *Pline*, qui disent que les jumeaux de tous les autres animaux vivent facilement, quoiqu'ils soient de different sexe; mais qu'au contraire, tres-peu de ceux de la femme peuvent estre élevez, estant tres-difficile que la nature se puisse bien regler à conserver ces enfans de different sexe, dans la matrice, durant tout le tems qui seroit necessaire; à cause que le mâle & la femelle recevant (à ce qu'on pretend) leur perfection plus promptement l'un que l'autre, il arrive presque toujours que l'un vient à en sortir devant le tems; mais nous voyons neanmoins tous les jours le contraire; car les jumeaux tant d'un mesme, que de differens sexes, vivent indifferemment aussi-bien d'une façon que de l'autre. *Rodericus à Castro* au 13. Ch. du 3. Liv. de la nat. des femmes, confirme tres-bien cette verité par l'exemple qu'il apporte de son propre frere & de sa sœur, tout deux jumeaux, âgez de prés de 40. ans, qui estoient en tres-parfaite santé, & tout deux remarquables, non seulement pour les forces du corps, mais aussi pour toutes les perfections de l'esprit. Mais à quoy bon citer des autoritez, pour prouver une chose que l'experience nous fait connoistre journellement? C'est pourquoi finissons ce discours pour parler de la superfetation.

CHAPITRE IX.

De la Superfetation.

LA superfetation est une conception reïterée, qui se fait lorsque la femme qui est déja grosse vient à concevoir pour une seconde fois: mais il y a beaucoup de contestation, pour sçavoir si la femme qui accouche de deux enfans, ou d'un plus grand nombre, les a tous conçus d'un mesme coït, ou de plusieurs.

Seneque au 1. Ch. du 7. Liv. des bien-faits, met cette chose au rang de celles qui sont les plus difficiles à connoistre, aussi-bien que la cause du flux & reflux de la Mer Oceane. Nous voyons à la verité tous les jours les chiennes, les chattes, les truyes, & les lapines faire plusieurs petits, pour avoir esté couvertes une seule fois; ce qui peut bien faire préjuger que cela arrive à la femme de la mesme maniere: comme il est bien justifié *au 38. Ch. de la Genese*, par l'exemple des deux enfans que *Thamar* conçût tout d'un coup de son beau-pere *Iuda*, qui ne l'avoit connuë qu'une seule fois. Il y en a d'autres qui veulent que cela se fasse par superfetation: mais il y a des signes qui nous en font connoistre la difference, par le moyen desquels on sçaura si les deux enfans ont esté engendrez ensemble d'un seul coup, ou bien successivement l'un aprés l'autre.

Ce qui fait croire à plusieurs que la superfetation ne peut arriver, est à cause qu'aussi-tost que la femme a conçu, sa matrice se comprime, & se ferme tres-exactement: aprés quoy la semence de l'homme, qui est absolument necessaire à la conception, n'y trouvant pas de place ni d'entrée, ne peut (à ce qu'ils disent) y estre reçuë ni contenuë, pour faire cette seconde conception: joint à cela, que la femme grosse décharge sa semence, qui n'y est pas moins requise que celle de l'homme, par un vaisseau qui aboutit à l'extremité de l'orifice interne, laquelle se répand par ce moyen dans le *vagina*, & non dans le fond de la matrice, ainsi qu'il seroit necessaire pour la superfetation. Neanmoins on répond à ces objections qui sont tres-fortes, qu'il est bien vray que la matrice est pour l'ordinaire exactement fermée & reserrée quand la femme a conçu; & outre cela que la femme jette pour lors sa semence par un autre conduit; mais que cette regle generale a quelques exceptions; & que la matrice ainsi fermée s'entrouvre quelquefois, pour laisser passer quelques excremens sereux & glaireux, qui par leur sejour l'incommodent, ou principalement lorsque la femme est animée d'un extraordinaire desir du coït; & que venant aux prises amoureuses, dans la chaleur de cette action elle décharge quelquefois par le conduit qui aboutit au fond de sa matrice, lequel est dilaté & ouvert derechef par l'impetueux effort de sa semence agitée & échauffée plus que de coûtume; & cét orifice s'ouvrant ainsi quelque peu dans ce tems, si la semence de l'homme y est dardée en ce moment, on croit que la femme peut concevoir une deuxiéme fois, qu'on appelle *superfeta-*

tion : ce qui eſt confirmé par l'hiſtoire que *Pline* rapporte au 11. Ch. du 7. Liv. de l'hiſt. nat. d'une ſervante laquelle ayant exercé le coït en un meſme jour avec deux differentes perſonnes, fit deux enfans, l'un reſſemblant à ſon Maiſtre, & l'autre à ſon Procureur; comme auſſi de cette autre femme qui en eut encore deux, l'un ſemblable à ſon mari, & l'autre à ſon adultere : faiſant encore mention en ce meſme lieu d'une autre hiſtoire fabuleuſe d'une femme qui ayant vuidé au ſeptiéme mois un enfant mort, accoucha outre cela de deux jumeaux, deux mois enſuite de ce premier : tous leſquels exemples il a tiré mot à mot d'*Ariſtote* au 4. Ch. du 7. Liv. de l'hiſt. des anim.

Cette ſeconde conception eſt effectivement une choſe auſſi rare, que nous en voyons la déciſion incertaine ; c'eſt pourquoy il ne faut pas s'imaginer que toutes les fois que les femmes ont pluſieurs enfans d'une meſme portée, il y ait eu ſuperfetation : car ils ſont preſque toujours faits d'un meſme coït, par l'abondance des deux ſemences, leſquelles ſont quelquefois partagées en la matrice, à cauſe que l'éjaculation ne s'en fait pas tout d'un coup, mais en differentes repriſes : il ne faut pas croire auſſi que la ſuperfetation ſe puiſſe faire en tous les tems de la groſſeſſe ; car ſi elle ſe fait, elle ne peut avoir lieu dans le premier ni dans le ſecond jour de la conception ; dautant que d'autre ſemence venant à eſtre reçuë dans la matrice, il s'en feroit un mélange & une confuſion avec la premiere, qui pour lors n'eſt pas encore revêtuë de cette pellicule qui l'en pourroit ſeparer, laquelle n'eſt entierement formée qu'au ſixiéme ou au ſeptiéme jour, comme *Hipocrate* vid à cette femme, dont il parle au Livre de la nature de l'enfant, qui jetta cette geniture vers ce tems là ; outre que la matrice ſe rouvrant de nouveau, il ſe feroit un écoulement de la premiere ſemence, qui ne ſeroit pas envelopée de cette petite membrane qui la pourroit conſerver : c'eſt ce qui fait que je ne crois pas que cette ſervante dont parle *Pline*, eût accouché de deux enfans, qui reſſembloient à leurs differens peres, pour la raiſon qu'il en allegue ; qui eſt qu'elle avoit exercé en un meſme jour le coït avec ces deux differentes perſonnes ; parceque le dernier auroit certainement cauſé cette confuſion de ſemence, comme j'ay dit, & auroit ainſi détruit l'ouvrage commencé : Mais je crois, que ſi cette ſuperfetation ſe fait quelquefois, elle ne ſe peut faire ſeulement que depuis le ſixiéme jour de la conception ou environ, juſqu'au trentiéme tout au plus ; parce que pour lors les ſemences sont revêtuës de membranes, & le *fœtus* qui est contenu dans la matrice est encore tres-petit ; mais aprés ce tems, cela est impossible, ou tout au moins tres-difficile ; à cause que la matrice s'emplissant de plus en plus par l'accroissement de l'enfant, auroit d'autant plus de peine à recevoir une nouvelle semence, & ne pourroit pas aussi la retenir, & empêcher qu'elle ne regorgeât dehors par sa plenitude, l'ayant reçuë en cét estat : & ce qui me fait croire d'autant plus volontiers qu'il est tres-difficile que la superfetation se puisse mesme jamais faire, est que la matrice embrasse toujours si étroitement tout ce qu'elle contient, qu'elle ne laisse aucun vuide en sa capacité, quand mesme ce seroit un corps étrange qui y seroit retenu.

Hipocrate au Livre de la superfetation, nous donne (à ce qu'il croit) un moyen de reconnoistre si deux enfans sont jumeaux, c'est-à-dire, s'ils ont esté tout deux faits d'un mesme coït, ou s'ils sont engendrez l'un aprés l'autre par superfetation, disant que comme la femme conçoit les jumeaux en un mesme jour, elle en accouche aussi en un mesme jour : *Quæ gemellos gestat, eadem die parit, velut concipit.* Mais cela n'est pas toujours vray : neanmoins on connoît les jumeaux, en ce qu'ils sont tout deux à peu prés d'égale grosseur & grandeur, & qu'ils n'ont ordinairement qu'un seul & commun arrierefaix, & ne sont separez l'un de l'autre que par leurs membranes, qui les envelopent chacun en particulier avec leurs eaux ; car ils ne sont pas tout deux dans une mesme membrane & en mesmes eaux, comme quelques-uns croyent contre la verité. Mais s'il y a plusieurs enfans, & qu'il y ait eu superfetation, ils seront pareillement separez par leurs membranes, neanmoins ils n'auront pas leur délivre commun ; mais chaque enfant aura le sien particulier, & ils ne seront pas aussi d'égale grandeur ; dautant que celui qui aura esté fait par superfetation, sera beaucoup plus petit & plus foible que celui qui aura esté engendré le premier, qui à cause de sa force & vigueur aura pris pour lui la plus grande & la meilleure portion de la nourriture, ainsi que nous le reconnoissons aux fruits fort gros & beaux, qui en ont quelquefois proche d'eux de tres-petits, qui sont comme des avortons ; ce qui vient de ce que celui qui est premierement noüé & affermi à l'arbre, emporte toute la nourriture de son voisin provenu de la fleur qui s'est épanoüie, lorsque le premier avoit déja acquis quelque grosseur. Il se voit aussi quelquefois que les jumeaux ne sont pas toujours de pareille grandeur ; ce qui arrive selon qu'il ont plus ou moins de vigueur l'un que l'autre, pour attirer à eux en plus grande abondance la meilleure partie de la nourriture commune.

Il y a environ douze ans que j'accouchay une femme qui estoit à terme, à laquelle je tiray par les pieds une fort grosse fille vivante, qui s'estoit presentée en cette mauvaise posture, aprés quoy la voulant delivrer, j'amenay avec l'arriere-faix un autre enfant, qui estoit un garçon mort, & deux fois plus petit que cette premiere fille, lequel ne paroissoit pas à sa grandeur & à sa grosseur avoir plus de quatre à cinq mois, quoique ces deux enfans eussent esté engendrez ensemble en un seul & mesme coït, comme il se reconnoissoit, en ce qu'ils n'avoient pour tout deux qu'un seul & mesme délivre ; ce qui en est la veritable marque, ainsi que nous avons dit ; & ce deuxiéme enfant estoit si petit, que je le tiray tout d'un coup avec l'arriere-faix, & encore envelopé de ses membranes que j'ouvris aussi-tost, pour voir s'il estoit vivant ; mais il estoit mort il y avoit bien long-tems, ainsi qu'il me parut par sa corruption.

Ne voulant pas tout-à-fait soutenir que la superfetation ne se fasse quelquefois, je diray seulement qu'elle arrive tres-rarement ; car la plûpart des femmes qui accouchent de deux enfans, n'ont qu'un seul délivre commun à tout deux ; ce qui est un signe tres-certain qu'il n'y a point eu de superfetation, & qui est beaucoup plus seur que les indices qui se tirent de la grandeur & de la force des enfans, qui ne nous doivent servir que de conjecture ; joint à cela que les jumeaux peuvent encore avoir chacun leur délivre entierement separé l'un de l'autre, aussi bien que leurs corps le sont : c'est pourquoi ce signe, qui est équivoque, ne nous peut pas bien prouver la chose. Pour conclure cette dispute, je diray qu'il est toûjours au pouvoir de la femme d'éviter la superfetation, si elle s'abstient du coït durant les premiers mois aprés qu'elle aura conçû ; mais il n'en est pas de mesme de la generation des jumeaux ; car elle ne depend point d'elle en aucune façon.

CHAPITRE X.

De la Mole & du Faux-germe.

DE toutes les especes de grossesse de la femme, il nous reste à examiner celle qui est causée par la mole, de laquelle il faut toûjours procurer l'expulsion aussi-tost qu'elle est reconnuë, parce qu'elle est tout-à-fait contre nature. La mole n'est autre chose qu'une masse charnuë, sans os, sans articulation, & sans distinction de membres, qui n'a aucune veritable forme ni figure reguliere & determinée, engendrée contre nature dans la matrice ensuite du coït, des semences corrompuës de l'homme & de la femme.

Il est tres-certain que les femmes n'engendrent pas de moles, ni de faux-germes, si elles n'ont usé du coït; parce que les deux semences y sont aussi bien requises que pour la vraye generation. On en voit, à la verité, quelques-unes qui n'ayant eû aucune habitation avec l'homme vuident aprés des pertes de sang, quelques corps estranges, qui semblent estre charnus en apparence; mais si on y prend garde de bien prés, on trouvera que ce ne sont que des grumeaux de sang caillé, qui n'ont aucune consistance ni tissure charnuë ou membraneuse, comme ont toujours les moles & les faux-germes. Il y a mesme quelques femmes qui vuident aussi tous les mois dans le tems de leurs menstruës des petits corps estranges, qui paroissent comme membraneux, & en quelque façon charnus: mais ce n'est qu'une pituite morveuse & visqueuse, qui se condense par la chaleur du lieu tout autour des parties internes de la matrice, d'où venant ensuite à se détacher par l'affluence du sang, elle est expulsée avec les menstruës. Je connois une femme âgée de vingt-huit ans, qui n'a presque pas esté un seul mois depuis plus de neuf ans sans vuider de ces sortes d'excretions; & comme d'abord j'avois de la peine à me persuader que la semence de son mari n'y eût pas contribué, je lui conseillay, aussi-bien qu'à son mari, de s'abstenir entierement du coït durant deux ou trois mois, afin que connoissant certainement la cause de cette indisposition qui la rend sterile, on y pût remedier plus facilement: mais quoi qu'elle s'en fût abstenuë tres-exactement, suivant le conseil que je lui avois donné, elle ne

laissa

laissa pas de continuer à vuider tous les mois dans le tems de ses menstruës les mesmes excretions qu'auparavant ; ce qui me fait croire que la mesme chose peut arriver aux filles aussi-bien qu'aux femmes : neanmoins si on examine bien ces especes de petits corps estranges, comme j'ay fait, on ne trouvera pas qu'ils ayent aucun vaisseau de formé ni figuré ; car autrement ce seroit une marque indubitable que la semence de l'homme auroit contribué à leur generation ; parce qu'il est impossible que des parties organiques, comme sont les veines & les arteres, puissent estre engendrées de la seule semence de la femme. C'est pour cela qu'on en trouve quantité dans toute la substance des veritables moles & des faux-germes, qui, comme nous avons dit, ne peuvent pas absolument estre engendrez, si la semence de l'homme n'y a effectivement contribué.

Quelques Auteurs font plusieurs differences de moles ; & disent que les unes sont aqueuses & venteuses, & les autres membraneuses & charnuës ; dont quelques-unes sont sans forme ni figure determinée, & d'autres ont quelque espece de figure humaine grossiere, & mesme quelque sentiment & mouvement : mais suivant la definition que nous en avons donnée, nous n'admettons pour veritables moles que ces corps étranges charnus, contenus en la capacité de la matrice, qui sont entierement separez de sa propre substance, à laquelle ils adherent seulement par quelques endroits, d'où ils tirent leur nourriture. C'est pour cela que nous ne suivons pas la definition qu'*Ætius* au 80. Ch. du 16. Liv. & *Paul Æginete* au 69. Ch. du 3. Liv. nous donnent de la mole : car ils disent, que ce n'est autre chose qu'une tumeur endurcie de la matrice, causée, selon *Ætius*, ou par quelque inflammation qui a precedé, ou par quelque ulcere, auquel une excroissance de chair est survenuë, laquelle tumeur on appelle *mole*, à cause de sa grande pesanteur : mais cette definition convient plutost au schyrre de la matrice, & à l'ulcere avec chair superfluë, qu'à la veritable mole ; & les eaux & les vents se doivent rapporter aux hydropisies de matrice ; & si ce qui est contenu en sa capacité, a de soy quelque sentiment & mouvement animal, en ce cas, c'est un monstre, & non une mole.

Les moles s'engendrent ordinairement lorsque la semence de l'homme, ou celle de la femme, ou toutes les deux ensemble sont debiles ou corrompuës originairement, ou par accident (car la matrice ne travaille à la veritable generation que par le moyen des esprits, dont les semences doivent estre toutes remplies; mais d'autant plus facilement, que le peu qui s'y en trouve est esteint, & comme estouffé, ou noyé par la quantité de sang menstruel grossier & corrompu, qui quelquefois y affluë peu de tems aprés la conception, lequel ne donne pas le loisir à la nature d'achever ce qu'elle commençoit à grand' peine; & troublant ainsi son ouvrage, en y mettant la confusion & le desordre, il se fait des semences, & de ce sang une espece de chaos, que nous appellons *mole*; laquelle ne s'engendre ordinairement que dans la matrice de la femme, & ne se rencontre jamais, ou tres-rarement, dans celle de tous les autres animaux, parce qu'ils n'ont pas de sang menstruel comme elle; joint à cela que souvent les deux semences, tant celle de l'homme, que celle de la femme, ne sont pas fecondes; à cause qu'ils exercent trop frequemment le coït; ce que ne font pas la plusspart des autres animaux, qui n'en usent que tres-rarement, & seulement en certain tems, lorsque leurs testicules & leurs vaisseaux spermatiques en regorgent de plenitude: car comme *Galien* dit tres-bien à la fin du 10. Ch. du 11. Liv. de l'usage des parties, & *Charron* au 14. Ch. du 3. Liv. de sa sagesse, les hommes ne songent ordinairement qu'à la volupté en usant du coït, & à rien moins qu'à faire des enfans beaux & parfaits; ce qui fait que souvent ils y reüssissent mal.

La mole n'a point d'arriere-faix ni de cordon qui lui soit attaché, comme l'enfant a toujours; dautant qu'elle mesme est adherente à la matrice, au moyen dequoy elle reçoit sa nourriture de ses vaisseaux; elle est aussi quelquefois enduite d'une espece de membrane, au dedans de laquelle il se trouve une chair confusément entrelassée de quantité de vaisseaux: & elle grossit & durcit plus ou moins selon l'abondance du sang qu'elle reçoit, & selon sa disposition, comme aussi selon la temperature de la matrice & le tems qu'elle y sejourne: car plus elle y demeure, plus elle durcit & devient scyrrheuse, & difficile à estre rejettée, à cause de sa grosseur: la mole est pour l'ordinaire seule; neanmoins il s'en rencontre quelquefois plusieurs, & les unes sont fort adherentes à la matrice, & d'autres le sont tres-peu: elles y sejournent ordinairement plus ou moins de tems qu'elles y sont plus ou moins adherentes. Quand les femmes les vuident avant le deuxiéme ou le troisiéme mois, on les nomme *faux-germes*: lorsqu'elles les gardent plus long-tems, & que ces corps estranges viennent à grossir, on les appelle *moles.* Les faux-germes sont plus membraneux, & sont ordinairement remplis d'eaux ou de semences corrompuës; mais les moles sont tout-à-fait charnuës. Ayant souvent examiné des faux-germes que des femmes avoient vuidé de la matrice, j'ay presque toujours trouvé leur surface exterieure, par laquelle ils avoient esté adherens à la matrice, un peu plus rouge, & plus charnuë que leur partie interne, qui paroist ordinairement noirastre & livide, à cause du sang, qui ne pouvant plus librement circuler, quand les faux-germes ont commencé à se détacher d'avec la matrice, se coagule dans leurs vaisseaux, & qui s'insinuant peu-à-peu dans les espaces vuides de la propre substance des faux-germes, augmente de beaucoup la grosseur de ces corps estranges, qui dans leur estat naturel estoient bien plus estendus, & plus membraneux, qu'ils ne paroissent ordinairement quand les femmes les vuident : car la matrice contribuë beaucoup par sa contraction, à leur donner la figure d'une matiere compacte & rassemblée, semblable au juisier d'une volaille, aprés que les eaux & les semences corrompues, qui estoient contenuës dans les faux-germes, sont entierement écoulées. Plusieurs femmes vuident d'elles-mesmes ces sortes de faux-germes sans beaucoup de peine, & sans aucun accident considerable ; mais il s'en rencontre quelques autres qui coureroient risque de la vie, si elles n'étoient aidées de l'art, comme j'enseigneray cy-aprés en son lieu.

On remarque en la femme qui a une mole, presque tous les signes de conception & de grossesse d'enfant ; mais elle en a aussi quelques-uns qui sont differens des autres : car son ventre est bien plus dur & plus douloureux, & paroist plus également tendu de tous costez, & non pas si en pointe vers le devant ; & il se tumefie aussi plus promptement dans le commencement, que si elle estoit grosse d'un enfant : & comme la mole est tout-à-fait contre nature, & qu'elle n'a point de veritable vie, ni de mouvement animal, & qu'elle n'est point environnée d'eaux, comme est l'enfant, la femme en est extrémement incommodée, & a beaucoup plus de peine à la porter qu'un enfant ; parce que de quelque costé qu'elle se tourne, la mole y tombe, quand elle est un peu grosse, comme si c'estoit une boule pesante : elle a une grande lassitude aux cuisses & aux jambes, des difficultez d'uriner, & elle ressent une grande pesanteur au bas du ventre : dautant que cette masse de chair par son poids, entraîne la matrice en bas, laquelle comprime la vessie de l'urine : la femme outre cela n'a pas ordinairement les mammelles si enflées, & elle n'y a point de lait ; (nous entendons de veritable lait) car on voit quelquefois des femmes qui sont grosses de moles , ou d'autres fausses grossesses, faire sortir du bout de leurs mammelles certaines serositez, qu'on ne doit pas qualifier du nom de lait. On le connoît encore plus facilement , quand avec tous ces signes on ne sent rien mouvoir dans la matrice , aprés les quatre ou cinq premiers mois de la grossesse ; & certainement quand le terme de l'accouchement est passé, & que tous les signes susdits restent & continuënt de la façon. Ce n'est pas que la femme qui a une mole dans la matrice, ne sente quelquefois une espece de mouvement, comme je l'ay vû arriver à plusieurs femmes ; mais ces sortes de mouvemens sont bien differens de ceux d'un enfant, ainsi que j'ay déja expliqué cy-devant au 6. Chap. car l'enfant a de soy un mouvement volontaire de totalité & de partialité , mais la mole n'en a aucun, si ce n'est par accident : & si la femme qui a une mole sent remuer quelque chose d'extraordinaire dans son ventre, ce sont des tressaillemens ou especes de mouvemens convulsifs de la matrice, qui sont causez par l'irritation du corps estrange qu'elle contient. I'ay vû des femmes en avoir de si violens, qu'on eut dit qu'elles auroient eu effectivement plusieurs animaux enfermez dans leur ventre. *Fabricius Hildanus* en l'Obs. 55. de sa 2. cent. fait recit de l'histoire d'une femme qui avoit porté une mole beaucoup plus grosse que la teste durant plus de deux années, qui la fit enfin mourir : durant tout lequel tems elle avoit plusieurs fois conjuré les Medecins & les Chirurgiens de lui vouloir ouvrir le ventre , pour lui tirer de tres-horribles & cruelles bestes qu'elle croyoit y avoir. On voit même quelquefois des femmes, qui sans avoir aucune mole dans la matrice, ont aussi de ces especes de mouvemens convulsifs, qui sont excitez par quelques humeurs étranges, qui se fermentant dans sa cavité, ou dans sa propre substance , aussi-bien que dans celle du mezentere , causent de violens tressaillemens de ces parties , par l'irritation qu'elles y font. Monsieur *Rodier* mon Confrere amena en l'année 1666. en nostre Chambre d'assemblée de S. Cosme , une femme âgée pour lors de quarante ans , laquelle il me fit voir , & à plus de trente autres de nos Confreres , pour sçavoir quelle pouvoit estre la cause des grands & tres-frequens mouvemens douloureux qu'elle sentoit dans le ventre depuis plus d'un an & demi, lesquels estoient si manifestes , qu'on voyoit souvent son ventre estre aussi fortement agité en plusieurs differens endroits , que si elle eut eu deux ou trois enfans dedans, & elle l'avoit mesme aussi gros, & le sein, que si elle eut esté preste d'accoucher; ce qui lui a toujours duré de la sorte depuis ce tems-là jusques au mois de Iuin de l'année 1674. que je vis encore cette femme dans toutes les mesmes dispositions ausquelles je l'avois veuë il y avoit prés de huit ans, faisant au reste assez passablement bien toutes ses fonctions, & n'ayant aucune autre notable incommodité que la douleur que lui causoient ces violens, & frequens mouvemens qu'elle sentoit dans son ventre, qui estoit toujours tres-gros: mais cét exemple se doit mettre au nombre de ceux qu'on peut plûtost admirer avec estonnement, que de connoistre parfaitement la veritable cause d'une chose si extraordinaire.

Les moles sont nourries, comme il est dit, dans la matrice, à laquelle elles adherent presque toujours par quelque endroit, & sont entretenuës du sang dont elles sont abreuvées, ainsi que les plantes le sont par l'humidité de la terre. Il se rencontre quelquefois un enfant avec la mole, duquel elle est quelquefois separée, comme estoit cette caroncule que la femme de *Gorgias* vuida quarante jours aprés estre accouchée au neuviéme mois, d'une fille vivante, dont *Hipocrate* fait mention au 5. Livre des malad. pop. & d'autres fois aussi elle se trouve adherente à son corps; ce qui le fait devenir contrefait & monstrueux, comme estoient ceux dont je vais parler. En l'année 1665. estant chez M. *Bourdelot*, tres-renommé Docteur en Medecine, de la Faculté de Paris, chez qui on faisoit publiquement tous les Lundis des Conferences Academiques, comme on fut tombé sur le discours de la circulation du sang, que j'expliquois pour lors selon mon sentiment, on y apporta l'enfant d'une femme nouvellement accouchée à terme, auquel manquoit toute la partie superieure de la teste, n'ayant aucun crane ni cerveau, ni mesme aucun cuir chevelu; mais il avoit seulement, au lieu de toutes ces parties, une mole ou masse charnuë plate & fort rouge, de l'épaisseur & de la largeur d'un arriere-faix, recouverte d'une simple membrane assez forte: cét enfant avoit, nonobstant cela, toutes les autres parties du corps bien saines, & bien composées, & figurées. Cette disposition monstrueuse lui causa la mort aussi-tost qu'il fut né; & encore estoit-il bien admirable & estonnant tout ensemble, de voir comment il avoit pû vivre ainsi sans cerveau: comme aussi bien difficile de connoistre si cette masse charnuë en avoit pû faire la fonction pendant qu'il estoit au ventre de sa mere. Elle estoit entretissuë de quantité de vaisseaux, comme une espece de *placenta*, toutefois de substance bien plus ferme. M. *le Clerc*, & M. *Iuillet*, mes Confreres & bons amis, estoient au mesme lieu pour lors, où ils virent tout deux ce prodige aussi bien que moy. I'ay encore vû depuis ce tems-là deux autres enfans qui estoient presque semblables en figure à ce premier. L'un estoit un enfant qu'un Ministre de santé avoit fait à une fille, lequel estoit aussi monstrueux que ce premier. Ce fut le 11. Decembre 1671. que je fus requis de me transporter conjointement avec Monsieur *Lamy* mon Confrere, au logis d'une Sage-femme du Fauxbourg S. Germain, chez laquelle cette fille estoit accouchée le jour precedent, pour faire nostre rapport de ce qui pouvoit avoir causé la mort à cét enfant, la mere voulant éviter qu'on la pût accuser de l'avoir elle-mesme défait, à cause qu'elle estoit en grand procez contre celui qui lui avoit fait l'enfant, qu'elle poursuivoit en Iustice pour l'obliger à l'épouser. Aprés avoir bien examiné cét enfant mort, qui estoit de sexe feminin, nous reconnûmes par la grandeur de son corps, qu'il estoit vray-semblablement venu au terme de sept mois, & que la mort lui estoit tres-assurement arrivée par la disposition monstrueuse de sa teste, qui n'estoit recouverte en toute sa partie superieure que d'une simple substance fongueuse, rouge comme du sang, tant interieurement qu'exterieurement, épaisse d'un demy travers de doigt, & large de quatre doigts, n'ayant point de cerveau, ni aucun cuir chevelu pardessus, ni mesme aucun de tous les os du crâne, sinon la seule partie anterieure & inferieure du coronal, & quelque petite portion de l'occipital, qui estoit recourbée en dedans, & de figure tout-à-fait irreguliere, aussi bien que de substance extraordinaire. Toute cette partie superieure & principale de la teste de cét enfant estoit entierement applatie sur sa face, qui estoit jointe immediatement & fermement attachée sur le haut de la poitrine & sur les épaules, sans aucun col qui en fist la separation : mais toutes les autres parties de son corps estoient assez bien conformées. Or aprés avoir interrogé la mere sur tout ce qui nous pouvoit faire connoître la cause de la disposition monstrueuse de son enfant, & qu'elle nous eût declaré que lorsqu'elle n'estoit grosse que d'un mois ou environ, elle avoit eu une extrême & subite frayeur, en voyant tomber son Amant du haut de la fenêtre d'un second estage du logis où elle estoit avec lui, sur le pavé de la ruë, croyant effectivement qu'il se fût brisé toute la teste ; nous certifiâmes par nostre rapport, que cette disposition monstrueuse de son enfant procedoit indubitablement de cette extrême frayeur, qui ayant en cét instant fait une subite & violente agitation de tout son corps, aussi bien que de son imagination, qui lui figuroit un homme ayant la teste cassée & tout en sang, avoit causé par analogie de semblable substance la mesme impression à la teste de l'enfant dont elle estoit grosse : qui pour n'avoir alors qu'un mois tout au plus, en avoit esté facilement offensé en cette partie, qui est en ce tems d'une substance tres-molle. Le 29. May 1672. Monsieur *Anguy* mon Confrere, me mena chez une femme vers le Cloistre de Nostre-Dame, pour me faire voir un enfant mort, dont elle estoit recemment accouchée à sept mois, lequel avoit encore la teste d'une figure monstrueuse, semblable aux deux exemples dont je viens de parler, ayant outre cela les bras & les jambes tout contrefaits ; ce qui estoit aussi arrivé à cette femme par une grande fâcherie, accompagnée de frayeur subite, qu'elle nous dit avoir euë dans le commencement de sa grossesse.

La femme qui porte une mole est bien plus incommodée en toutes manieres, que celle qui est grosse d'enfant ; & si elle la garde long-tems, elle ne vid pas cependant sans danger de la vie. Il y en a qui les portent durant trois ou quatre années entieres, & quelquefois mesme durant tout le reste de leur vie, comme *Aristote* a remarqué au 7. Ch. de la gener. des anim. & comme il arriva à la femme de ce Potier d'étain, de laquelle *Ambroise Paré* fait mention en son Livre de la Generation, qui en porta une 17. ans, dont à la fin elle mourut : mais ce qui est tres-digne d'observation, c'est que si la substance de la mole est confuse avec celle de la matrice, en telle sorte qu'il ne s'en fasse que comme un mesme corps (ce qui est plutost une excroissance de chair carcinomateuse, qui succede à quelque ulcere, qu'une veritable mole) pour lors il est impossible que la femme en réchappe : car elle ne peut estre en aucune façon expulsée ni tirée ; ce qui fait qu'elle augmente toujours jusques à ce qu'elle fasse enfin mourir la femme. C'est ce que nous enseigne *Hipocrate* au 1. Liv. des maladies des femmes. *Siquidem una caro fiat, mulier perit : neque enim fieri potest ut superstes maneat.* Nous declarerons les remedes qui sont convenables à la veritable mole, en parlant de son extraction au 31. Chap. du 2. Livre.

CHAPITRE XI.

De quelle façon se doit gouverner la femme pendant tout le cours de sa grossesse, lorsqu'elle n'est accompagnée d'aucuns accidens considerables, pour tâcher d'éviter ceux qui lui pourroient arriver.

QUoique la femme grosse se porte bien, neanmoins elle doit en quelque façon estre considerée comme malade, à cause de l'état neutre où elle est (aussi appelle-t-on vulgairement la grossesse, *une maladie de neuf mois*) à cause que pour lors elle est sujette à plusieurs incommoditez, que la grossesse cause ordinairement à celles qui ne se gouvernent pas bien. *Aristote* au 6. Ch. du 4. Livre de la gener. des anim. dit, que les femmes different beaucoup en cela des autres animaux; car les animaux se portent presque toujours bien durant qu'ils ont leurs petits dans le ventre: mais au contraire les femmes sont le plus souvent malades quand elles sont grosses, tant à cause de leur vie oisive & sedentaire, qu'à cause de la suppression de leurs menstruës, c'est pourquoy comme le bon Pilote qui est embarqué sur une mer orageuse & pleine d'écueils, en évite le peril, s'il s'y conduit avec prudence, autrement ce n'est que par hazard s'il n'y fait pas naufrage: de mesme la femme grosse se met souvent en danger de la vie, si elle ne fait son possible, pour éviter & prevoir quantité d'accidens ausquels elle est sujette en ce tems; pendant quoy il faut toujours avoir égard à deux, c'est-à-dire à elle & à l'enfant qu'elle porte en son ventre; car d'une seule faute, il en resulte un double mal, dautant que la mere ne peut pas estre incommodée, sans que son enfant ne s'en ressente. C'est ce qu'*Hipocrate* nous enseigne au Livre de la nature de l'enfant. *Puer vivit de matre in utero, & quali mater sanitate prædita est, talem etiam puer habet.* Or afin qu'elle se puisse maintenir en bonne santé, autant qu'il est possible en cét estat neutre, il faut sur toutes choses qu'elle observe un bon regime de vivre, qui soit convenable à son temperament, à sa coutume, & à sa condition & qualité; ce qu'elle fera par un bon usage de toutes les choses suivantes.

L'air

L'air auquel elle fera sa residence ordinaire, sera bien temperé en toutes ses qualitez; s'il n'est pas ainsi naturellement, on le corrigera autant que faire se pourra, en le rectifiant par de differens moyens; elle évitera celui qui est trop chaud, dautant que faisant grande dissipation des humeurs & des esprits, il cause souvent des foiblesses aux femmes grosses : & particulierement aussi celui qui est trop froid & plein de broüillards; parce que causant de grands rhumes & des distilations sur la poitrine, il excite la toux, qui par son subit & impetueux mouvement, faisant de puissans efforts qui poussent en bas, peut causer l'avortement à la femme. Elle doit aussi éviter de faire sa demeure dans ces ruës estroites, pleines d'immondices, comme encore de se tenir proche des égoûts de la ville ou des retraits de la maison : car il y a des femmes si delicates, que l'odeur d'une chandelle mal éteinte, est capable de les faire accoucher avant terme, ainsi que *Pline* nous enseigne au 7. Ch. du 7. Liv. de l'hist. natur. & que *Liebaut* nous assure avoir vû lui-mesme : c'est ce que peut bien pareillement, & encore plûtost, causer la fumée du charbon, comme j'ay vû une fois en une Blanchisseuse, qui avorta au quatriéme mois, pour en avoir esté entestée : laquelle par trop grande hâte qu'elle avoit de rendre du linge dont on la pressoit, n'ayant pas la patience de faire allumer son charbon dans la cheminée, le mit tout noir sous sa platine, la vapeur duquel se portant à son cerveau, lui causa cet avortement la nuit du mesme jour, dont elle pensa mourir. Mais comme nous disons que la femme grosse doit fuir le mauvais air, & toutes sortes de mauvaises odeurs, aussi doit-elle éviter les parfums trop forts, quoiqu'ils soient d'odeur agreable, & principalement si elle est sujette à des suffocations de matrice : c'est pourquoi elle tâchera de resider en un air exempt de toutes ces choses, autant que sa commodité le pourra permettre.

La plus grande partie des femmes sont tellement dégoûtées, & ont tant de differentes envies, & de si fortes passions pour plusieurs choses estranges quand elles sont grosses, qu'il est bien difficile de leur prescrire précisement les alimens dont elles doivent user : mais je leur conseille de suivre en cette occasion le sentiment d'*Hipocrate* en l'Aphorisme 38. du 2. Livre, où il dit, *Paulò deterior & potus & cibus, suavior tamen, melioribus quidem, sed insuavioribus, præferendus.* Le boire & le manger est preferable & plus convenable, si on le trouve bon & agreable au goût & à l'appetit, encore qu'il soit un peu plus mauvais que celui qui (quoique meilleur) n'est pas si agreable. C'est à mon avis, la regle & la mesure qu'elles y doivent garder, pourvû que les choses dont elles ont envie, soient viandes de commun usage à la nourriture, & non tout-à-fait estranges & extraordinaires, évitant toutefois leur excez. Si la femme grosse n'est pas travaillée de ces dégouts ordinaires, elle usera de viandes qui soient d'un bon suc, en telle quantité qu'elles suffisent pour sa nourriture & celle de son enfant ; & son appetit lui servira de regle pour la quantité. Elle doit en ce tems se dispenser d'abstinences & de jeûnes ; parce qu'échauffant le sang de la mere, ils l'empêchent d'estre propre pour la nourriture de l'enfant, laquelle doit estre douce & benigne, & le rendent par ce moyen tres-floüet & debile, ou le contraignent de sortir avant le tems pour en chercher autre part ; elle ne s'emplira point aussi de trop de viandes à la fois, & principalement le soir, dautant que la matrice occupant par son estenduë une grande partie du ventre vers les derniers mois de sa grossesse, empêche que l'estomac n'en puisse contenir beaucoup ; ce qui lui cause souvent des rapports aigres à la bouche, à cause de la mauvaise digestion des alimens, & une grande difficulté de respirer, à cause de la compression qu'en reçoit le diaphragme, qui n'a pas pour lors une entiere liberté de se mouvoir. C'est pourquoy elle mangera plûtost peu & souvent ; son pain sera de pur froment, bien cuit & blanc, comme est à Paris celui de Gonesse, ou autre semblable, & non de ces gros pains bis, ou de ces pains chalans, qui se gonflent dans l'estomac, ou d'autres de pareille nature, qui sont fort estouffans : elle mangera aussi de bonnes viandes bien nourrissantes, comme sont celles des plus tendres endroits de bœuf, & celles de veau, de mouton, d'agneau, & de volailles, telles que sont bonnes poules grasses, chapons, pigeons & perdrix, & cela rôti ou boüilli selon qu'elle desirera ; les œufs frais lui sont encore fort bons ; & comme les femmes grosses n'ont jamais de bon sang, elle usera dans ses potages d'herbes qui le purifient, telles que sont l'ozeille, la laituë, la chicorée & la bourroche ; elle ne doit point manger de toutes ces pâtisseries de haut goût, & principalement de leur croûte ; dautant qu'étant fort indigeste, elle charge beaucoup l'estomac ; si elle desire manger du poisson, qu'il soit frais & non salé, & de celui qui se nourrit aux rivieres & aux eaux courantes, dautant que celui des estangs sent la bourbe, & est d'un mauvais suc. Mais si les femmes grosses ne peuvent absolument refrener leurs envies estranges, il vaut mieux, comme nous avons dit, leur permettre de biaiser un peu dans leur regime de vivre (pourveu que ce soit moderément) que de s'obstiner à tant contrarier leurs appetits. Elles pourront boire à leurs repas un peu de bon vin vieux, bien temperé d'eau, plûtost rouge que blanc, lequel leur servira à faire bonne digestion, & à conforter leur estomac, qui est toujours debile pendant la grossesse; & si elles n'en buvoient point auparavant, elles tâcheront de s'y accoutumer petit à petit: elles doivent aussi prendre garde à ne pas boire à la glace, ni trop frais, de peur qu'il ne leur arrive le mesme accident, qu'on nous a dit estre arrivé au mois de Iuillet 1677. à l'Imperatrice, qui avorta au troisiéme mois & demi de sa grossesse par une grande colique, dont elle fut surprise tout d'un coup, pour avoir mangé des fraises & bû à la glace: & tant au boire qu'au manger, elles doivent éviter toutes choses échauffantes, salées, acres, ameres, aperitives & diuretiques, dautant que provoquant les menstruës, elles peuvent facilement causer l'effluxion des semences dans le commencement, ou l'avortement dans la suite.

C'est par le moyen du dormir moderé, que toutes les fonctions naturelles de la femme seront fortifiées, & particulierement la coction des alimens dans l'estomac, qui est pour lors tres-sujet aux dégoûts, aux nausées, & aux vomissemens; c'est aussi par son moyen que l'enfant s'affermit dans la matrice. Nous disons qu'il doit estre moderé; car comme les veilles excessives dissipent les esprits, le trop dormir les estouffe. La regle sera aux femmes grosses que de vingt-quatre heures, elles en dorment huit au moins, & dix au plus, & que ce soit pendant la nuit, comme plus propre au repos, plûtost que durant le jour, ainsi qu'ont accoutumé les personnes de qualité qui frequentent la Cour, où du jour on fait ordinairement la nuit. Neanmoins celles qui auront pris cette mauvaise habitude, la continueront plûtost que de la changer tout d'un coup, dautant que cette coûtume leur est cõme naturelle.

Pour ce qui est de l'exercice & du repos, il faut garder des mesures selon les differens tems de la grossesse; car dans les premiers jours de la conception si la femme s'en appercevoit, elle devroit (si faire le pouvoit) se tenir au lit, au moins jusques au cinquiéme ou sixiéme jour, & mesme sans user aucunement du coït; c'est un precepte qu'*Hipocrate* nous donne au Livre intitulé *De Sterilibus*, où il dit: *Si mulier genituram se concepisse cogno-*

verit, primo tempore non ampliùs ad virum accedat, sed quiescat : à cause que les semences n'estant pas encore revêtuës de cette membrane qui s'y forme en ce tems, comme nous avons dit autrepart, sont du commencement, par l'agitation du corps, tres-faciles à s'écouler en quelques personnes. Elle ne doit point aller en charette, ni en coche ou carosse, ni à cheval pendant toute sa grossesse, & d'autant moins qu'elle est plus avancée, & qu'elle approche de son terme, parce que ces sortes d'exercices redoublent la pesanteur de ce qui est contenu dans la matrice par les secousses qu'elle en reçoit, & causent souvent des avortemens; mais elle peut bien aller doucement à pied, ou se faire porter en chaise ou en litiere : Elle ne doit point porter ni lever de pesans fardeaux, ni mesme hausser trop les bras; pour ce sujet la femme ne se coiffera point elle-mesme comme de coutume : dautant que pour ce faire elle est obligée de les estendre fort pardessus la teste, ce qui en a fait accoucher plusieurs avant terme, à cause que les ligamens de la matrice se relâchent tout d'un coup par ces extensions violentes; elle doit s'exercer en se promenant doucement à pied, & estre chaussée de souliers à talons bas, dautant que les femmes ne voyant pas bien leurs pieds, à cause de l'éminence de leur ventre, sont fort sujettes à tomber: enfin elle se doit gouverner en ses exercices, en telle sorte qu'elle peche plûtost au trop de repos qu'au trop d'agitation; car le danger est bien plus grand dans le mouvement immoderé, que non pas dans le repos. Ie sçay bien neanmoins, qu'*Aristote* dit au 6. Chap. du 4. Liv. de la gener. des anim. que la femme qui a coutume de travailler se porte mieux durant sa grossesse, & accouche plus facilement que celle qui mene une vie sedentaire; mais il faut sous-entendre que ce travail soit moderé, & qu'il ne soit pas perilleux en son espece à la mere & à l'enfant. C'est pourquoy il m'est impossible d'estre sur ce sujet du sentiment de tous les Auteurs, quoique tout le monde suive en cela leur mauvais & dangereux conseil; qui est qu'ils veulent que la femme grosse s'exerce beaucoup plus qu'à l'ordinaire vers les derniers jours de sa grossesse, afin, disent-ils, de faire descendre l'enfant en bas : mais s'ils consideroient bien la chose, ils reconnoistroient que c'est là sans doute la seule cause de plus de la moitié des mauvais travaux, & que tout au contraire le repos lui seroit plus propre en ce tems, comme je le vais prouver par l'explication suivante.

Premierement on doit sçavoir & poser en fait, que la sortie

de l'enfant doit eſtre laiſsée à l'œuvre de nature bien reglée, & qu'on ne doit pas l'exciter en le ſecoüant par cét exercice à déloger avant qu'il en ſoit tout-à-fait tems; ce qui arrivant (quoique ce ne ſoit trop toſt que de ſept ou huit jours) ne laiſſe pas d'être quelquefois auſſi prejudiciable à l'enfant, que nous le voyons eſtre au raiſin, qui quelquefois à quatre ou cinq jours prés du tems qu'il lui faudroit pour ſon entiere maturité, eſt encore preſque demi-verjus. Mais pour faire voir plus clairement que par cette comparaiſon, que ces ſortes d'exercices cauſent ſouvent de mauvais travaux, ainſi que nous avons dit, il faut conſiderer que l'enfant eſt naturellement ſitué dans la matrice, la teſte en haut & les pieds en bas, regardant le ventre de ſa mere juſques à ce qu'il ait atteint environ le huitiéme mois: pour lors, & quelquefois plutoſt, quelquefois auſſi plus tard, ſa teſte eſtant fort groſſe & peſante, il vient à faire la culbute, en la portant en bas & les pieds en haut, qui eſt la ſeule & veritable ſituation en laquelle il doit venir au monde, toute autre eſtant contre nature. Or juſtement dans le tems que l'enfant a coutume de ſe tourner ainſi à chef, au lieu de ſe tenir de repos, on ſe met à ſauter, marcher, monter, deſcendre, & à s'exercer de toutes façons plus qu'à l'ordinaire; ce qui aſſez ſouvent eſt cauſe qu'il ſe tourne de travers, & non pas directement comme il devroit faire, & d'autres fois la matrice s'affaiſſe ſi bas, & s'engage tellement vers ces derniers mois dans la cavité de l'hypogaſtre par ces ſecouëmens, qu'elle ne laiſſe plus la liberté à l'enfant de faire cette culbute naturelle; pour raiſon dequoy il eſt contraint de venir en ſa premiere ſituation, ſçavoir eſt, par les pieds, ou en autre poſture encore plus mauvaiſe. Il ſeroit outre cela fort à propos que la femme s'abſtint du coït pour ce ſujet, pendant les deux derniers mois de ſa groſſeſſe; dautant que par ſon moyen le corps eſt extrémement agité, & meſme le ventre comprimé dans l'action, ce qui fait encore que l'enfant prend une mauvaiſe ſituation. C'eſt pourquoy je ne ſuis pas de l'opinion d'*Ariſtote*, qui dit au 4. Chapitre du 7. Livre de l'hiſtoire des animaux, que les femmes qui uſent du coït un peu devant que d'accoucher, en accouchent plus facilement: Ce qui eſt entierement contraire au ſentiment d'*Hipocrate*, qui dit au Livre de la ſuperfetation: *Mulier prægnans ſi coïtu non utatur, facilius à partu liberatur.* Ie croy que ceux qui feront bien reflexion à ces choſes, n'auront pas de peine à quitter ces vieilles erreurs, qui certainement ont causé la mort à quantité de femmes & d'enfans, & beaucoup de peines à plusieurs autres, pour les raisons que j'ay dites.

Il s'est vû des femmes avorter par le seul bruit des fortes artilleries, comme aussi par celui des grosses cloches; mais principalement par de grands éclats de tonnerre, quand ils viennent tout d'un coup à fraper leurs oreilles, sans qu'elles s'y attendent, à quoy contribuë beaucoup la frayeur subite qu'elles en ont.

Les femmes grosses sont souvent sujettes à estre constipées; dautant que la matrice par sa pesanteur pressant le boyau *rectum*, empêche le ventre de se décharger facilement de ses excrémens. Celle qui sera travaillée de cette incommodité, usera de pommes & de pruneaux cuits, de figues recentes, de meures, de pain d'épice miellé, ou de pain de ségle, de boüillō de veau, & de potage aux herbes, avec quoy on lui pourra doucement humecter & lâcher le ventre; & pour le mesme sujet on lui fera prendre aussi quelquefois une demi-once de casse mondée, ou bien un boüillon au veau, ou aux herbes, dans lequel on fera fondre une once de bon miel de Narbonne. Si ces choses ne sont pas suffisantes, on lui donnera quelque clystere doux d'une decoction de mauves, guimauves, parietaire, & anis, dans laquelle on dissoudra deux onces de sucre rouge, y ajoûtant un peu d'huile violat, ou bien fait avec le boüillon d'une poignée de son, deux onces de miel violat, & un morceau de beurre frais; ou on lui en fera d'autres, selon l'exigence des cas; mais il faut bien prendre garde à ne lui pas donner pour ce sujet aucuns lavemens acres, ni drogues qui puissent lui exciter le flux de ventre, & faire une trop grande évacuation; car cela la mettroit en danger d'avorter, ainsi que nous enseigne fort bien *Hipocrate* en l'Aphorisme 34. du 5. Livre, ou il dit, *Mulieri in utero gerenti si alvus plurimùm fluat, periculum est ne abortiat.* Si la femme grosse a grand flux de ventre, il y a danger qu'elle n'avorte.

Si elle se doit bien conduire dans l'observation des choses que nous avons dites cy-dessus, elle ne doit pas moins prendre garde à bien dompter & moderer ses passions; comme à ne pas se laisser aller à la colere par excés, ni seduire par la jalousie, ainsi que plusieurs ont coutume de faire; & on doit éviter sur tout, de faire peur à la femme grosse, comme aussi de lui dire subitement quelques nouvelles qui la puissent attrister; car ces passions quand elles sont violentes, sont capables de mettre la confusion & le desordre dans la generation, comme le prouvent assez les histoires dont j'ay fait le recit au precedent Chapitre en parlant de la mole, & mesme de faire accoucher la femme sur l'heure, à quelque terme qu'elle puisse estre, ainsi qu'il arriva à la mere de mon cousin, nommé Monsieur *Dionis*, Marchand; le pere duquel ayant esté tué subitement par un de ses domestiques, d'un coup d'épée qu'il lui donna en trahison au travers du corps, le rencontrant par la ville, pour le depit & la rage qu'il avoit, que son Maistre quelques jours avant l'avoit chassé de son logis; & la mauvaise nouvelle en ayant esté aussi-tost annoncée à cette femme, qui estoit pour lors grosse de huit mois, à laquelle on apporta incontinent aprés son mari mort, elle fut d'abord surprise d'un si grand tremblement pour ce subit effroy, qu'elle en accoucha tout sur l'heure du mesme *Dionis*, auquel (ce qui est bien remarquable) il est demeuré un perpetuel tremblement des deux mains, comme avoit sa mere quand elle le mit au monde, n'ayant toutefois aucune autre incommodité, quoy qu'il soit venu à 8. mois par un accident si extraordinaire, & paroissant mesme presentement avoir dix ans moins que son âge, qui est de plus de 65. ans. Quand il signa son contract de Mariage, ceux qui ne sçavoient pas la chose, crurent lui voyant ainsi trembler les mains; que c'estoit de la peur qu'il avoit de faire un mauvais marché, dont ils furent desabusez, lorsqu'ils eurent appris la cause funeste qui avoit avancé sa naissance. C'est pourquoy, si on a des nouvelles à dire à la femme grosse, que ce soit plûtost de celles qui lui peuvent donner une joye moderée; car l'excessive peut aussi lui porter préjudice en cét estat: & si c'estoit une necessité absoluë qu'elle en sçût quelque mauvaise, pour lors on doit chercher des moyens les plus seurs pour lui faire connoistre peu à peu, & non pas tout d'un coup.

D'abord que les femmes se sentent grosses, ou qu'elles s'en doutent, elles ne doivent point se serrer, comme elles font ordinairement, avec ces corps-de-robes garnis de fortes branches de baleine, dont elles se servent pour paroistre de belle taille; ce qui leur blesse assez souvent le sein: & enfermant ainsi leur ventre dans un moule si estroit, elles empêchent que leurs enfans ne puissent prendre leur libre accroissement dans la matrice, & souvent elles les font venir avant terme, & quelquefois mesme contrefaits. Ces femmes sont si folles, qu'elles ne prennent pas garde, que voulant ainsi paroistre de belle taille nonobstant leur grossesse, elles se gâtent tout le ventre, qui pour ce sujet leur reste ensuite de leur couche ridé, & pendant comme une besace : & encore aprés, disent-elles, que c'est la pauvre Sage-femme, ou la Garde, qui leur a gâté de la sorte, pour ne l'avoir pas bien pensé & bandé comme il falloit, & elles ne considerent pas que c'est d'avoir esté trop serrées durant leur grossesse par le haut ; ce qui fait que tout le ventre ne trouvant pas lieu de s'étendre également de tous côtez, est obligé de se dilater seulement vers le bas, où tout le fardeau est ainsi poussé & porté. Il leur arrive quelquefois aussi pour le même sujet des hergnes, qui leur sont tres-incommodes dans la suite. C'est pourquoy elles se serviront d'habits, dans lesquels elles soient fort au large, & ne porteront point pareillement de ces buscs, dont elles pressent leur ventre pour le redresser. Les femmes observeront aussi de ne point se baigner en quelque façon que ce soit, depuis qu'elles se reconnoissent grosses, de peur que la Matrice ne soit excitée à s'ouvrir avant qu'il soit necessaire. C'est le conseil d'*Avicenne* Liv. 3. fen. 21. trait. 2. Ch. 2. qui dit que le bain leur est execrable en ce temps.

Presque toutes les femmes grosses ont encore la coûtume par un ancien usage de se faire saigner à demy-terme, & à sept mois, & elles sont si infatuées de cette coûtume, que si elles y avoient manqué (quoiqu'elles se portassent bien d'ailleurs) elles ne croiroient pas pouvoir bien accoucher. Ie ne veux pas cependant assurer & faire croire par là ce que dit *Hipocrate* en l'Aphorisme 31. du 5. Livre. *Mulier in utero ferens, sectâ venâ abortit, eoque magis si sit fœtus grandior.* Si (dit-il) on saigne de la veine la femme grosse, elle avorte, & d'autant plûtost si l'enfant est grand. Cét Aphorisme ne nous doit pas défendre l'usage de la saignée, quand le cas le requiert ; mais il nous fait seulement connoistre, qu'il s'en faut servir avec une grande prudence ; dautant qu'il y a telle femme qui a besoin d'être saignée trois & quatre fois, & même quelquefois davantage durant sa grossesse, & à une autre, deux seulement suffisent ; car comme il s'en trouve qui dans les maladies qui leur surviennent pendant qu'elles sont grosses, sont saignées jusqu'à neuf & dix fois en peu de tems, & ne laissent pas aprés de porter leur enfant à terme, aussi en voit-on qu'une seule saignée un peu copieuse feroit avorter, comme l'a dit *Hipocrate* en l'Aphorisme coté cy-dessus.

C'est encore un grand abus que de croire que pour une saignée d'élection, il faille toûjours attendre que la femme soit grosse à demy terme : car souvent elle seroit bien plus utile si on la pratiquoit dés les premiers mois, à cauſe que l'enfant qui eſt contenu en ce tems dans la Matrice étant tres-petit, ne peut pas conſumer pour ſa nourriture tout le ſang qui eſt retenu, pour raiſon dequoi il en reſte ſouvent du ſuperflu,qui vient enſuite à cauſer pluſieurs accidens, dont les femmes groſſes ſont ordinairement travaillées, & principalement celles qui avoient leurs menſtruës en abondance,avant qu'elles devinſſent groſſes:c'eſt ce qui fait que nous voyons tous les jours de ces ſortes de femmes avoir des fauſſes couches avant même le troiſiéme mois de leur groſſeſſe,duquel funeſte accident elles ſeroient ſouvent garanties par une ſimple ſaignée du bras faite d'aſſés bõne-heure.Mais peut-on jamais rien voir de plus remarquable touchant la ſaignée des femmes groſſes, que l'exemple de la femme de Monſieur *Iamot* mon confrere, qu'il m'a dit avoir ſaignée quarante-huit fois durant tout le cours d'une ſeule groſſeſſe, ſçavoir 45. fois du bras, deux fois du pied, & une fois de la gorge, ne l'ayant pas pû ſoulager d'une continuelle oppreſſion qu'elle avoit, par d'autres voyes que par la ſaignée ſi ſouvent reïterée: nonobſtant quoy elle ne laiſſa pas d'accoucher heureuſement à terme d'un enfant qui ſe portoit bien? Or comme toutes les natures ſont differentes, on ne doit pas ſe gouverner en toutes de la même maniere, ny croire auſſi qu'il ſoit neceſſaire de ſaigner toutes les femmes groſſes, & d'attendre toûjours qu'elles ſoient à demy terme pour le faire. On en connoîtra la neceſſité, ſelon qu'elles ſeront plus ou moins ſanguines, & ſelon les accidens qui leur ſurviendront. Il en eſt de même de la purgation, laquelle doit être adminiſtrée prudemment auſſi bien que la ſaignée, ſelon l'exigence des cas, ſe ſervant toûjours de remedes doux & benins quand elle eſt neceſſaire, comme ſont la caſſe, la rhubarbe, la manne, & les tamarins, avec l'infuſion d'une dragme, ou de deux tout au plus, de bon ſené. Ces purgatifs pouvant ſervir à la femme groſſe,on ne doit point mettre en uſage tous les autres plus violens, & principalement ceux qui ont une acrimonie & une amertume conſiderable, comme la ſcamonée, l'hellebore, l'abſinthe, l'aloës, & la colochynthe, qui ſeroient capables de provoquer l'avortement. Si elle obſerve bien toutes les choſes que nous avons dites cy-deſſus, elle aura pour lors tout ſujet d'eſperer une bonne iſſuë de ſa groſſeſſe. Ayant declaré aſſez amplement de quelle maniere la femme groſſe ſe doit gouverner, quand elle n'eſt accompagnée d'aucuns accidens, & fait mention du regime qu'elle doit tenir pour les prevenir, il nous faut maintenant examiner plusieurs indispositions, ausquelles elle est principalement sujette pendant sa grossesse.

CHAPITRE XII.

Du vomissement de la femme grosse.

LE vomissement & la suppression des menstruës sont souvent les premiers signes, par lesquels les femmes s'apperçoivent elles-mesmes de leur grossesse. Ce vomissement n'est pas toujours pour lors excité, ainsi qu'on croit, par de mauvaises humeurs amassées dans l'estomac par la suppression des mois: Ces humeurs corrompuës sont bien cause ordinairement de l'appetit dépravé des femmes grosses, quand elles y affluent ou s'y engendrent; mais non pas de ce vomissement qui leur arrive dans les premiers jours de la grossesse; ce n'est pas que par succession il ne puisse estre entretenu par celles qui s'y corrompent ensuite, mais ces premiers vomissemens viennent par la sympathie qui est entre l'estomac & la matrice, à cause de la similitude de leur substance, & de ce que les nerfs qui viennent s'inserer à l'orifice superieur de l'estomac, ont communication par une mesme continuité, avec ceux qui vont à la matrice, lesquels sont portions de la sixiéme paire de ceux du cerveau. Or la matrice qui a un sentiment tres-exquis, à cause de sa composition membraneuse, venant à se dilater en la grossesse, en reçoit quelque douleur, qui se communiquant en mesme tems par cette continuité de nerfs à cét orifice superieur de l'estomac, lui cause ces nausées & ces vomissemens qui lui arrivent ordinairement: Et pour faire voir que cela se fait ainsi dans les commencemens, & non pas pour lors par ces pretenduës mauvaises humeurs, c'est que beaucoup de femmes vomissent dés les premiers jours de leur grossesse, lesquelles estoient en parfaite santé avant leur conception si recente, auquel tems aussi la suppression des menstruës ne peut pas encore causer cét accident qui arrive par cette sympathie: de mesme que nous voyons ceux qui sont blessez à la teste ou aux intestins, & ceux qui ont des coliques nephretiques, avoir des nausées & des vomissemens, sans pour cela qu'ils ayent aucune humeur corrompuë dans leur estomac. Les nausées & les vomissemens qui sont des mouvemens contre nature du ventricule, viennent donc ordinairement aux femmes grosses dans les premiers jours, pour le sujet que nous venons de dire.

La nausée n'est autre chose qu'une vaine envie de vomir, & un mouvement par lequel l'estomac se souleve vers son orifice superieur, sans rien rejetter ; & le vomissement est un autre effort plus violent, par lequel il rejette déhors par la bouche ce qui estoit contenu en sa capacité. Dans ces premiers tems le vomissement n'est qu'un simple symptome, qui n'est pas bien à craindre ; mais s'il continuë long-tems, il debilite extrémement l'estomac, qui pour ce sujet, corrompt les alimens au lieu de les cuire, d'où il s'engendre ensuite de mauvaises humeurs qui ont besoin de purgation. Ces vomissemens continuent souvent jusques au troisiéme ou quatriéme mois de la grossesse, qui est le tems auquel l'enfant se remuë ordinairement, aprés quoy ils commencent à cesser, & les femmes recouvrent l'appetit qu'elles avoient perdu pendant les premiers mois ; dautant que l'enfant qui vient à estre fort & grand, ayant besoin de beaucoup plus de nourriture que dans le commencement, consume pour lors quantité d'humeurs ; ce qui empéche qu'il ne refluë plus tant de superfluitez dans l'estomac ; outre qu'en ce tems la matrice s'est accoutumée peu à peu à recevoir extension. Ils continuent en d'autres jusques à ce qu'elles soient accouchées ; ce qui les met souvent en danger d'avorter, & d'autant plus facilement que la femme est avancée sur son terme, à cause de la pesanteur du fardeau qui est alors poussé en bas avec bien plus de violence ; aucunes en sont aussi quelquefois plus tourmentées vers les derniers mois de leur grossesse que dans son commencement ; car pour lors l'estomac ne peut pas s'estendre assez pour contenir à son aise les alimens, à cause qu'il est comprimé par la grande extension de la matrice. Ce vomissement venant ainsi sur la fin de la grossesse aux femmes qui portent leur enfant fort haut, ne cesse point pour l'ordinaire devant qu'elles soient accouchées.

On ne se doit pas beaucoup estonner, ni mettre en peine de ces vomissemens dans le commencement, pourveu qu'ils se fassent doucement, & sans trop grands efforts ; mais s'ils continuent aprés le quatriéme mois de la grossesse, on y doit remedier, dautant que les alimens estant journellement rejettez, la mere & l'enfant (lequel a besoin de beaucoup de sang, dont il est nourri pour lors) en seroient tout deux extrémement affoiblis ;

joint à cela que ces subversions continuelles de l'estomac, causant grande agitation, & compression du ventre de la mere, obligeroient l'enfant à sortir avant terme, ainsi qu'il a esté dit, ou bien pourroient estre cause de quelque relaxation de matrice, ou de quelque hergne du ventre, ou des eines.

Pour empêcher que le vomissement ne travaille pas si fort, ny si long-tems la femme grosse (car il est bien difficile de l'arrêter tout-à-fait) elle usera de bons alimens, tels que nous les avons specifiez en parlant de son regime de vivre ; elle n'en prendra que peu à la fois, afin que son estomac les puisse contenir sans peine, & qu'ils ne soient contraints de regorger, comme ils feroient, si elle en prenoit quantité ; dautant que la grossesse lui empéche sa libre estenduë ; & pour le réjouïr, & le fortifier (parce qu'elle l'a toujours débile) elle assaisonnera ses viandes avec du jus d'orange, de citron, de grenade, ou avec un peu de verjus, ou du vinaigre rosat, selon son appetit ; elle pourra manger de la bouïllie faite de farine d'orge mondé, ou de bon froment, ayant avant fait cuire un peu la farine au four, mélant aussi à cette bouïllie quelque jaune d'œuf ; estant ainsi faite elle est bien nourrissante & de facile digestion : elle pourra aussi manger ensuite de ses repas un peu de cotignac, ou de groiselles confites ; son breuvage sera de vin vieux, & plûtost clairet que blanc, lequel doit estre bien trempé de bonne eau de fontaine, & non de celle qui croupit long-tems dans ces reservoirs de plomb, comme fait celle de la plus grande partie de nos fontaines de Paris, qui acquiert par ce sejour une mauvaise qualité. En cas qu'elle ne puisse pas avoir de cette eau vive, elle usera plutost de celle de la riviere, puisée en un lieu exempt de toute sorte d'immondices, laquelle on lui fera aussi quelquefois ferrer, y faisant esteindre un fer rouge ; & sur tout, elle doit éviter les viandes & les sauces trop grasses ; car elles humectent, & amolissent extrémement les membranes de l'estomac, qui est déja assez débilité & relâché par les vomissemens ; comme aussi toutes ces sauces douces & sucrées, qui ne lui sont point pareillement propres ; mais elle pourra user de toutes celles qui sont un peu aigrettes, lesquelles sont bonnes pour le réjouïr & le fortifier.

Mais si nonobstant toutes ces precautions & un pareil regime les vomissemens continuënt toujours, quoique la femme soit plus qu'à demi terme, cela nous signifie qu'il y a des humeurs corrompuës attachées aux parois interieures de l'estomac, lesquelles n'ayant pû estre vuidées par tant de vomissemens precedens pour y eſtre trop adherentes, doivent eſtre évacuées par bas avec un diſſolvant; ce qui ſe fera par le moyen de quelque legere purgation faite par l'infuſion d'une demie dragme de rhubarbe, d'une dragme, ou deux tout au plus, de bon ſené, & d'une once de ſyrop de chicorée, laquelle purgation diſſoudra ces humeurs, & les évacuant confortera les parties; ou bien on le fera avec manne, caſſe & tamarins, ou avec d'autres purgatifs doux, ſelon que le cas le requierra, y meſlant toujours un peu de rhubarbe, ou du ſyrop de chicorée compoſé, s'abſtenant entierement de toutes ſortes de remedes violens, comme ſont l'antimoine, l'hellebore, la ſcamonée, la colochynthe, & autres de cette nature, de crainte de cauſer l'avortement à la femme, en la croyant ſeulement purger, ou meſme la mort, comme il arriva à la femme d'*Antimachus*, dont *Hipocrate* fait mention au 5. Liv. des maladies populaires; laquelle mourut eſtant groſſe, pour avoir pris un purgatif trop violent, qui lui fit vomir juſques aux matieres fecales. Il faut auſſi obſerver quelles ſont les humeurs qu'on doit purger; car comme dit le meſme *Hipocrate* en l'Aphoriſme deuxiéme de la premiere Section, *In perturbationibus ventris, & vomitibus ſponte evenientibus, ſi quidem qualia oportet purgari, purgentur, confert, & facile ferunt: ſin minus, contra.* Aux troublemens & déjections du ventre, & aux vomiſſemens qui viennent d'eux-meſmes, ſi les choſes qu'il eſt neceſſaire de purger ſont purgées, cela eſt profitable, & les malades s'en trouvent ſoulagez: ſinon, au contraire. C'eſt pour ce ſujet que nous devons conſiderer que ce n'eſt pas tout de purger, mais que le principal eſt d'évacuer les humeurs qui cauſent la maladie; car autrement la purgation débiliteroit encore davantage l'eſtomac; ce qu'elle ne fera pas ſi elle eſt priſe à propos, & ſi elle eſt convenable à l'évacuation de l'humeur vicieuſe. Si une ſeule fois ne ſuffit, on la reïterera, ayant laiſſé repoſer la femme quelques jours entre-deux. Quand le vomiſſement continuë toujours, ſans aucun relâche, quoique la femme uſe d'un bon regime, tel que nous avons dit, aprés qu'elle aura eſté purgée raiſonnablement, il en faut demeurer là, de crainte qu'il n'arrive pis, dont nous pourrions encourir le blâme; car pour lors elle eſt en grand danger d'avorter; & quand le hoquet lui vient d'inanition, provenant de la trop grande évacuation qui ſe fait par ces continuels vomiſſemens, cela eſt tres-mauvais, comme nous apprend l'Aphoriſme treiziéme du ſeptiéme Livre, qui dit, *à vomitu ſingultus malum.*

Il faut observer qu'il est souvent tres à propos de saigner la femme grosse avant que de la purger pour ces vomissemens, laissant quelque jour d'intervalle entre ces deux remedes, pour éviter que l'agitation des humeurs ne soit pas si grande, & afin que l'évacuation s'en fasse plus aisément. C'est un tres-bon conseil que je donnay un jour à la femme d'un Conseiller de la Cour, qui m'avoit mandé chez luy pour prendre mon avis touchant les continuels vomissemens que sa femme avoit depuis six semaines, qui étoit grosse de deux mois seulement, lesquels luy faisoient faire des efforts si violens, qu'elle en ressentoit quelquefois une espece de convulsion, apprehendant avec juste raison qu'ils ne la fissent avorter, comme ils avoient déja fait de son premier enfant au même terme de deux mois, ou qu'elle ne fist qu'un faux germe au lieu d'enfant, ainsi qu'il luy étoit aussi arrivé une autre fois par le même accident: mais luy ayant conseillé de se faire tirer deux palettes de sang du bras pour la preparer à quelque douce purgation qu'elle pourroit prendre ensuite, une Dame de qualité de ses parentes qui étoit dans sa chambre, rebuta aussitôt mon avis, comme s'il eut esté tout-à-fait ridieule; me soûtenant qu'on n'avoit jamais vû ordonner la saignée à une femme grosse de deux mois seulement, & que c'étoit-là un veritable moyen pour la faire avorter encore plûtost. En un mot, elle ne voulut aucunement se laisser persuader par les raisons que je luy alleguay; qui étoient que la malade, dont l'habitude étoit assez replete, & qui avoit les forces tres-bonnes, pouvoit bien facilement supporter la saignée, & qu'il étoit pour ce sujet plus à propos de la disposer ainsi à la purgation par la saignée, que de la purger tout d'un coup sans cette preparation; luy faisant entendre que ce vomissement ne procedoit, comme j'ay dit cy-devant, que de ce que l'enfant qui est tres-petit dans le commencement, ne pouvant consumer pour sa nourriture tout le sang qui est retenu, il en restoit beaucoup de superflu, qui n'étant pas évacué à l'ordinaire, refluoit en toute l'habitude du corps, & causoit des accidens selon les parties où il se portoit en plus grande abondance, dans lesquelles il se convertissoit souvent en humeurs vicieuses & corrompuës: luy representant outre cela que les continuels & violens vomissemens de la malade la mettoient en bien plus grand danger d'avorter, comme elle avoit déja fait par deux fois, que l'émotion qu'elle disoit que la saignée luy pourroit causer; qui bien au contraire étoit un veritable remede pour la garantir de ce fâcheux accident. Mais tout ce que je lui pûs dire, ne la pût pas dissuader de l'opinion dont elle estoit entierement préoccupée; qui estoit qu'on ne devoit jamais (à ce qu'elle s'imaginoit) saigner une femme grosse devant qu'elle fut à demi terme. Ce qui fut cause (si je ne me trompe) que cette Dame ne se rendit pas à mes raisons, & qu'ayant ouy parler de moy en quelque occasion, comme d'un homme expert en mon Art, elle fut estonnée d'abord en me voyant bien plus jeune qu'elle n'avoit cru, s'estant auparavant figurée de voir en ma personne quelqu'un de ces venerables vieillards à grande barbe, qui semblent porter la science dépeinte sur leur vieille physionomie; ce que plusieurs qui exercent l'Art dont je fais une particuliere profession, affectent pour paroistre plus habiles gens, à cause qu'il se rencontre souvent des personnes qui veulent, ce semble, qu'on les trompe par de telles apparences exterieures, ausquels on peut dire avec justice, *qui vult decipi, decipiatur.*

Quelques-uns veulent qu'aprés avoit essayé en vain toutes les choses que nous avons dites pour remedier au vomissement, on applique à la femme ensuite du repas, une grande ventouse sur la region de son estomac, afin de le tenir sujet en son lieu; mais je crois que ce remede est inutile, dautant que l'estomac est vague & non adherent à cette partie superieure du ventre: or comme ces vomissemens le refroidissent & le debilitent toûjours, je conseillerois aux femmes grosses de porter en hyver sur sa region, une bonne piece de ratine bien chaude, ou une peau d'agneau, ou de cygne, qui leur réchauffât un peu cette partie, afin d'aider à sa digestion qui est toujours affoiblie. Les Italiens ont cette coutume qui n'est pas mauvaise; Ils portent tous à ce dessein sur l'estomac une belle piece d'étoffe par dessous leur pourpoint, dequoy ils sont si soigneux, que s'ils avoient passé deux jours sans la mettre durant l'Hyver, & mesme en Esté, ils croiroient estre malades; & ils en sont si amateurs & si curieux, que ce poitrail fait souvent leur plus grande braverie, l'enrichissans de broderie d'or & d'argent, & de rubans de belles couleurs: Mais la peau d'un vautour appliquée sur la region de l'estomac, surpasse encore toute autre chose en vertu, ayant une proprieté particuliere de fortifier cette partie, & d'aider à la digestion des alimens. Nous avons assez parlé du vomissement causé par la grossesse, c'est pourquoy sans nous y arrêter davantage, passons à quelques autres accidens.

CHAPITRE XIII.

Des douleurs des Lombes, des Reins, & des Eines.

TOus ces accidens ne sont que des effets de la dilatation de la matrice, & de la compression qu'elle fait par sa grosseur & pesanteur aux parties qui lui sont voisines, lesquels sont ordinairement plus grands dans les premieres grossesses, que dans celles qui suivent, où la matrice ne fait que reprendre les mesmes dimensions qu'elle avoit déja euës: car lorsqu'elle n'a pas encore esté dilatée, cette extension lui est bien plus sensible, & les ligamens qui la tenoient en sa situation naturelle, souffrent un bien plus grand effort par la premiere grossesse, n'ayant pas encore esté obligez de s'allonger pour suivre l'estenduë de la matrice, que non point par les suivantes, ausquelles ils prêtent une seconde fois plus facilement.

Ces ligamens, tant les ronds que les larges, causent ces douleurs, lorsqu'ils sont fortement bandez & tiraillez par la grosseur & pesanteur de la matrice, en laquelle un enfant est contenu; sçavoir, les larges celles des lombes, lesquelles répondent aux reins, dautant que ces deux ligamens sont fortement attachez vers ces lieux, & les ronds font celles des eines, du pubis, & des cuisses où ils vont aboutir. Ils sont quelquefois si violemment estendus par cette extréme grosseur, & par le grand poids de la matrice, mais principalement à la premiere grossesse, comme j'ay déja dit, qu'ils se détachent & se rompent, ne pouvant pas prêter ni s'alonger davantage, & particulierement si la femme en cét estat vient à faire quelque faux pas, ce qui lui cause des douleurs presque insupportables, & d'autres plus fâcheux accidens, comme il arriva il y quinze ans à la femme d'un de mes parens, laquelle estant grosse de six mois ou environ, de son premier enfant, sentit aprés avoir fait un faux pas de la sorte, & entendit dans le mesme moment quelque chose craquer dans son ventre, vers la region des reins & des lombes, qui estoit un de ces ligamens larges qui s'estoit ainsi détaché, avec quelque espece de bruit, par cette secousse subite qu'elle s'étoit donnée. Au mesme instant elle ressentit des douleurs extrémes dans les reins, aux lombes, & par tout un costé du ventre, qui la firent incontinent

vomir

vomir par plusieurs fois avec de grands efforts; & le lendemain elle fut surprise d'une grosse fiévre continuë qui lui dura sept ou huit jours, sans pouvoir dormir ny reposer une seule heure, pendant lesquels elle continua toûjours à vomir tout ce qu'elle prenoit, avec un hoquet fort frequent, ayant aussi de grandes douleurs qui paroissoient la devoir faire promptement accoucher, dont j'eûs grande apprehension pour elle, & même qu'elle n'en perdît la vie : mais avec l'aide de Dieu, aprés l'avoir fait mettre incontinent au lit, où elle demeura douze jours entiers durant lesquels je la saignay trois fois des bras en differens jours, & lui fis perdre par deux diverses fois un grain de *Laudanum* dans un jaune d'œuf, pour lui appaiser un peu ces violentes douleurs, lui donnant toûjours cependant de tems en tems de bons confortatifs, tous ces symptomes, qui sembloient d'abord funestes, cesserent peu à peu, & elle ne laissa pas outre cela de porter son enfant à terme, dont elle accoucha assez heureusement, qui fut un garçon qui a vêcu quinze mois, nonobstant tous les fâcheux accidens qu'elle avoit eûs, qui auroient esté suffisans pour en faire mourir beaucoup d'autres & leurs enfans : mais Dieu veut bien qu'il se fasse quelquefois des miracles par la nature aidée des remedes faits à propos, aussi-bien que par la grace.

Cet exemple nous fait (ce me semble) assez bien connoître comment se font ces douleurs des lombes, & des reins : & la Matrice qui est pleine d'enfant, cause aussi celles des hanches par sa grosseur & pesanteur, en les comprimant & en s'affaissant trop sur elles. Il n'y a rien de meilleur pour appaiser toutes ces sortes de douleurs, que le repos au lit, & la saignée du bras, s'il y avoit eû quelque forte extension ou ruption de quelque ligament de la Matrice, pareille à celle de l'exemple que nous venons de rapporter; & quand la Matrice s'affaisse & pese trop sur les parties inferieures du ventre, si la femme ne peut pas garder le lit, il faut qu'elle supporte & soulage son ventre avec une large bande bien ajustée à ce sujet, & qu'elle patiente ainsi le mieux qu'elle pourra jusques à l'accouchement, qui la delivrera de tous ces accidens.

Mais il faut observer que si avec ces fortes douleurs de reins, on void sortir quelques excretions de la Matrice qui n'avoient pas accoûtumé de paroître, la femme pour lors est en tres-grand danger d'avorter, & principalement si ces excretions sont mêlées de sang; car c'est un témoignage certain que la Matrice commence à s'ouvrir. On voit encore des femmes avoir des douleurs de reins qui ne procedent pas de la mesme cause que nous avons dite ; mais qui viennent de quelque colique nephretique, lesquelles ne laissent pas de mettre la femme en aussi grand danger d'avorter, que celles dont nous avons parlé ; à cause que celles-cy provoquent souvent des vomissemens, qui par leur violence causent une telle commotion à la Matrice, & une telle agitation de tout le corps, qu'elles font venir les douleurs de l'accouchement, comme je l'ay vû arriver le 27. Février 1673. à la femme d'un Avocat, laquelle j'accouchay au terme de sept mois, d'un enfant tout corrompu, qu'une tres-forte colique nephretique de cette nature avoit fait mourir depuis trois ou quatre jours en son ventre. C'est pourquoi en ces occasions on s'informera toûjours de la femme, comme je fis, pour sçavoir si elle, ou ses peres & meres, n'étoient point sujets à cette maladie, comme avoit esté autrefois la mere de cette femme, qu'elle me dit en avoir esté tres-incommodée durant sa vie, & estre morte d'une pierre dans le rein ; & on ne manquera pas aussi d'examiner ses urines, pour voir si ces douleurs de reins ne procedent pas d'une semblable indisposition, afin qu'en connoissant la veritable cause, on puisse y apporter les remedes convenables.

CHAPITRE XIV.

De la douleur des Mammelles.

AUssi-tôt que la femme a conçu, les menstruës ne pouvant s'évacuer à l'ordinaire, dautant que les voyes en sont bouchées, & la femme faisant encore tous les jours du nouveau sang, il est de necessité que ne s'en consumant presque point pendant les premiers mois de la grossesse, à cause que l'enfant est pour lors tres-petit, les vaisseaux qui sont trop pleins en regorgent, comme ils font, sur les parties plus disposées à le recevoir, telles que sont les glandes, & les corps glanduleux, & principalement les Mammelles qui s'en abreuvent & en reçoivent une grande abondance, qui les remplissant & gonflant extrémement, leur cause cette douleur que les femmes y ressentent quand elles sont grosses, laquelle arrive aussi à celles qui ont seulement suppression de leurs mois.

Il faut dans ces commencemens laiſſer tout à l'œuvre de nature ; & la femme doit ſeulement prendre garde à ne ſe point heurter en ces parties, qui ſont fort ſenſibles en ce tems ; comme auſſi à ne pas ſe ſerrer trop avec aucun corps-de-robe, ou autres veſtemens durs, qui luy pourroient faire des contuſions & meurtriſſures, auſquelles il ſurviendroit des inflammations & des abſcés enſuite : mais lors qu'aprés le troiſiéme mois de la groſſeſſe le ſang s'y porte avec trop d'abondance, on le doit plûtoſt évacuer par la ſaignée du bras, que de le détourner ou repouſſer en d'autres endroits du corps par medicamens repercuſſifs, ou aſtringens ; dautant qu'il ne ſçauroit refluer en aucun lieu, où il puiſſe faire moins de mal qu'en ces parties. C'eſt le ſujet pour lequel je préfererois plûtoſt, quand la femme eſt plethorique, l'évacuation faite par la ſaignée du bras, que d'en uſer d'autre maniere, afin d'éviter par ſon moyen qu'il ne ſe faſſe inflammation aux Mammelles, par la diſtenſion douloureuſe que leur cauſe l'abondance du ſang dont elles ſont remplies, & qu'en ſuite il ne luy ſurvienne l'accident, dont parle *Hipocrate* en l'Aphoriſme 40. du 5. Livre. *Quibus mulieribus ad mammas ſanguis colligitur, furorem ſignificat.* Si le ſang ſe porte & s'amaſſe en abondance aux mammelles, cela ſignifie que ces femmes-là ſont en danger de tomber en phreneſie ; à cauſe du tranſport qui s'en pourra faire au cerveau, lequel accident on évitera par la ſaignée du bras moderément faite, comme auſſi par le regime de vivre rafraîchiſſant & mediocrement nourriſſant, afin de diminuer la quantité, & de temperer la chaleur des humeurs de toute l'habitude, obſervant encore pour ce ſujet que le ventre de la femme ſoit tenu aſſez libre.

CHAPITRE XV.

De l'incontinence, & de la difficulté d'uriner.

LA ſituation de la veſſie qui eſt poſée juſtement ſur la Matrice, nous fait aſſez connoître pourquoy les femmes groſſes ont quelquefois difficulté d'uriner, & le ſujet pour lequel elles ne peuvent le plus ſouvent bien retenir leur eau ; ce qui arrive d'une façon & d'autre, à cauſe de la compreſſion que la Matrice pleine d'enfant fait à la veſſie par ſa groſſeur & peſanteur ; ce qui arrive d'une façon & d'autre, à cause de la compression que la matrice pleine d'enfant fait à la vessie par sa grosseur & pesanteur ; ce qui empeche qu'elle ne puisse avoir son extension ordinaire, pour estre capable de contenir une raisonnable quantité d'urine ; c'est ce qui fait que plus les femmes sont grosses, & plus elles approchent de leur terme, d'autant plus souvent aussi sont-elles obligées de lâcher leur eau, qu'elles ne peuvent retenir long-tems pour ce sujet.

Si le pesant fardeau de la matrice vient à comprimer fort le fond de la vessie, il oblige la femme de pisser presque à chaque moment ; mais si au contraire son col est pressé par l'abbaissement du propre corps de la matrice, comme il peut arriver dans les premiers mois de la grossesse aux femmes qui sont sujettes aux descentes de matrice, pour lors la vessie se remplit entierement d'urine, laquelle y demeure avec grande douleur, n'en pouvant pas estre expulsée, dautant que le muscle *sphincter*, à cause de cette compression, ne peut pas s'ouvrir si facilement qu'à l'ordinaire pour la laisser écouler. Quelquefois aussi l'urine par son acrimonie excite la vessie en la piquotant à s'en décharger tres-souvent, & d'autres fois elle cause par sa chaleur, inflammation à son col, ce qui en fait la suppression. Il peut arriver encore, que cét accident soit causé par quelque pierre contenuë en la vessie ; alors les douleurs en sont presque insupportables, & bien plus dangereuses à la femme grosse, qu'à celle qui ne l'est point; parce que la matrice comprime perpetuellement par son enflure la pierre contre la vessie ; & pour lors ces douleurs sont d'autant plus extrémes, que cette pierre est grosse, & de figure inégale & raboteuse.

Il arrive aussi quelquefois que la matrice vers les derniers mois de la grossesse s'estant élevée par la grande distension qu'elle a en ce tems, jusqu'au dessus du fond de la vessie, à laquelle elle ne permet pas de s'estendre librement, la pousse alors de telle sorte en bas, qu'elle en fait rider tout le col par de gros plis en travers ; ce qui fait que quelques goutes de l'urine qui ne peuvent estre entierement expulsées, y restant aprés que la femme a pissé, elle en ressent une cuisson considerable, qui l'oblige d'uriner tres-frequemment avec de grandes épreintes ; parce que ce reste d'urine piquote cette partie par l'acrimonie qu'elle acquiert, à raison du sejour qu'elle fait dans quelqu'un de ces replis ; & cause des douleurs à la femme presque aussi grandes que si elle avoit un ulcere au col de la vessie. C'est ce que j'ay vû arriver depuis peu à la femme d'un Officier du Roy, laquelle eut une envie frequente d'uriner, & presque continuelle durant les trois derniers mois de sa grossesse, avec une aussi grande douleur que si elle eut eû quelque pierre dans la vessie, ou quelque ulcere en son col; lequel accident ne procedant que de la cause que je viens de dire, ne cessa qu'incontinent aprés qu'elle fut accouchée.

Il est de tres-grande consequence d'empécher ces violens & frequens efforts que la femme grosse fait pour uriner, & de remedier si on peut à ces indispositions; dautant que continuant long-tems à s'efforcer de pousser toûjours en bas, pour pouvoir vuider son urine, la Matrice se relâche, & s'affaisse tout-à-fait, & quelquefois est obligée (l'incommodité ne cessant pas) de se décharger de son fardeau avant le tems ordinaire. C'est ce qu'on tâchera d'éviter, ayant égard aux differentes causes de maladie; comme si c'est par la grosseur & pesanteur de la Matrice qui presse la vessie, ainsi qu'il arrive le plus souvent, la femme y remediera, & se soulagera elle-même, si lors qu'elle veut rendre son urine, elle souleve avec ses deux mains le bas de son ventre; elle portera une bande fort large accommodée à cét usage, qui le luy soûtiendra, s'il en est besoin, & qui empêchera qu'il ne pése tant sur la vessie, ou pour mieux faire elle se tiendra au lit: Si c'est l'acrimonie de l'urine qui cause inflammation à son col, on l'appaisera par un regime de vivre rafraîchissant, la femme ne buvant que de la ptisane, & s'abstenant entierement de l'usage du vin, & de toutes sortes de purgations, dautant qu'elles meneroient à la partie affligée des immondices de toute l'habitude, & par leur chaleur augmenteroient encore l'acrimonie & l'inflammation: mais elle pourra bien user, le soir & le matin, d'emulsions faites avec les semences froides & l'eau d'orge, ou du petit lait, dans lequel on mettra quelque cueillerée de syrop violat ou de *nymphea*: Ce remede est propre pour nettoyer doucement en rafraîchissant les voyes de l'urine, sans faire aucun prejudice à la mere ny à l'enfant. Si l'inflammation & l'acrimonie de l'urine ne cessent point par ce regime, on la saignera du bras, afin d'éviter quelque accident pire qui en pourroit arriver; on luy bassinera aussi toute la partie exterieure du col de la vessie avec du lait tiede, ou avec une décoction d'herbes émollientes & rafraîchissantes, comme sont les fueilles de mauves, guimauves, parietaire, & violier, avec un peu de graine de lin, laquelle rendra le conduit de l'urine plus facile à se dilater pour la laisser écouler ; on pourra encore faire quelque injection au dedans, avec cette décoction, à laquelle on ajoutera un peu d'huile violat ; ou bien avec du lait tiede ; & sur-tout, la femme s'abstiendra de l'usage du coït.

Mais si se gouvernant de cette maniere elle ne peut encore uriner, pour lors on aura recours au dernier remede qui est de faire sortir l'urine avec une sonde percée, telle qu'est celle qui est representée & marquée par M. dans la table des instrumens, qui est mise vers la fin du second Livre, laquelle estant ointe d'huile d'olive ou d'amande douce, aprés avoir un peu soulevé & repoussé son ventre en haut, sera doucement introduite par le conduit de l'urine jusques dans le vuide de la vessie ; où estant, l'urine en sortira aussi-tost, ensuite dequoy on retirera la sonde : & si la suppression revient encore, on fera derechef uriner la femme de la mesme façon, jusques à ce que les accidens soient appaisez, aprés quoy on la laissera uriner naturellement, si elle le peut faire. On pourroit aussi à toute extrémité lui faire user d'un demi bain tiede, prenant bien garde à ne la pas trop émouvoir par ce remede, s'abstenant aussi de toutes sortes de diuretiques chauds ; car ils sont tres-pernicieux à la femme grosse, dautant qu'ils provoquent l'avortement. Si d'un autre côté le mal procede de quelque pierre, qui se presentant au col de la vessie bouche le passage de l'urine, on se contentera de la repousser en dedans avec la sonde, si elle est grosse ; mais si elle est petite, on tâchera de la tirer dehors, avec une petite curetette propre à cét usage, en mettant le doigt indice dans le *vagina*, pour la tenir sujette, & empêcher qu'elle ne recule vers la vessie ; ce qu'on fera à la petite seulement, car pour tirer la grosse, il faut attendre que la femme soit accouchée ; parce qu'il vaut mieux la laisser en cét estat, que de se mettre en danger de lui faire perdre la vie & à son enfant, en lui faisant l'operation de la taille.

CHAPITRE XVI.

De la Toux, & de la difficulté de respirer.

LEs femmes qui portent leurs enfans fort bas, ont plus souvent les difficultez d'uriner, dont nous avons parlé au Chapitre precedent, que celles qui les portent plus haut; lesquelles sont à la verité plus exemptes de ces sortes d'incommoditez; mais aussi sont-elles plus sujettes à la toux, & à la difficulté de respirer que les autres.

Si la toux est violente, comme elle est quelquefois jusques à faire vomir, c'est un des plus dangereux accidens qui contribuent à l'avortement; dautant que par son effort les poulmons tâchant à rejetter hors de la poitrine ce qui leur nuit, il se fait une contraction de tous les muscles de la respiration, qui pressant fortement par cette action l'air enfermé au dedans, dont les poulmons sont tout gonflez, poussent aussi par mesme moyen avec violence subite le diaphragme en bas, & par consequent toutes les parties du bas ventre; mais particulierement la matrice de la femme grosse, qui en reçoit une telle commotion quand cét accident continuë long-tems & fortement, que quelquefois l'arriere-faix de l'enfant vient à s'en détacher, aprés quoy ne le pouvant plus retenir, elle est contrainte de s'ouvrir pour le mettre dehors avant le tems; ce qu'elle fait souvent avec grande perte de sang, comme je l'ay vû arriver plusieurs fois, & recemment à la femme d'un Secretaire du Roy, & à celle d'un Chirurgien.

Cette toux arrive quelquefois par des serositez acres, qui distilent du cerveau sur la trachée artere, & sur les poulmons; d'autres fois elle est causée par un sang de pareille nature, qui vient à refluer de toute l'habitude vers la poitrine ensuite de la suppression des mois; comme aussi pour avoir respiré un air trop froid, qui irrite ces parties, & les excite à se mouvoir ainsi; mais outre ces choses, elle est encore souvent augmentée par la compression que la matrice de la femme grosse cause au diaphragme, qui ne peut pas avoir son mouvement libre en celles qui portent leur enfant bien haut, dautant que par sa grande extension elle fait remonter presque toutes les parties du bas ventre vers la poitrine, & principalement l'estomac & le foye qu'elle repousse vers le diaphragme, qui en est comprimé comme nous disons.

On remediera à cét accident en faisant observer à la femme un bon regime de vivre tendant à rafraîchissement, si ce sont des humeurs acres qui en sont cause, évitant toutes choses salées, épicées, & de haut goût; elle n'usera point pareillement de choses aigres ny acides, comme oranges, citrons, grenades, vinaigre, verjus, & autres de cette nature; dautant que par leurs piquotemens elles excitent encore la toux de plus en plus; mais elle pourra bien se servir de celles qui lenissent & adoucissent les passages, comme jus de reguelisse, sucre candy & syrop violat, ou de meures, dont on pourra méler quelque cueillerée parmy sa ptisane faite avec les jujubes, sebestes, raisins de damas & orge mondé, y ajoûtant toûjours un peu de reguelisse: Il ne sera pas mauvais aussi de détourner l'abondance des humeurs, & de les attirer en bas par quelques petits clysteres. Si par ce regime la toux ne cesse point, & qu'il y ait au corps des signes de plenitude, en quelque tems de la grossesse que ce soit, il sera necessaire de luy tirer du sang du bras; & quoi qu'on ne pratique pas ordinairement ce remede dans son commencemẽt, il faut neanmoins s'en servir pour lors; car la continuelle toux est bien plus dangereuse que la saignée moderée. Si la toux est excitée par le froid, elle se tiendra dans une chambre bien close, & mettra sur son col une bonne serviette pliée en deux ou trois doubles, ou quelque peau d'agneau ou de cygne qui le puissent tenir chaudement; elle pourra user en s'en allant coucher d'une cueillerée ou deux de syrop de vin brûlé, lequel est fort pectoral, & propre à faire bonne digestion, s'il est fait de la maniere suivante. Prenez demy-septier de bon vin, deux dragmes de bonne canelle rompuë en petits morceaux, demy-douzaine de cloux de girofle, avec quatre onces de sucre, mettez le tout ensemble dans une écuelle d'argent, & le faites boüillir à grand feu sur un réchaud, y faisant prendre le feu, & cuisant le tout jusques à consistance de syrop, duquel la femme usera les soirs, une heure & demie aprés avoir legerement soupé; ou bien elle prendra quelque cueillerée de bon rossolis de Turin. On observera toûjours en la toux, de quelque cause qu'elle procede, que la femme soit bien au large dans ses habits; parce qu'étant serrée, la Matrice seroit encore plus fortement pouſſée en bas, par les efforts que cette toux luy fait ſouvent faire; & qu'elle s'abſtienne du coït autant qu'il luy ſera poſsible, juſques à ce que cét accident ſoit paſſé; dautant que ſon action eſt entierement contraire aux perſonnes qui ont la poitrine foible & malade: & comme le dormir eſt fort propre pour arrêter les défluxions, on luy procurera par quelque petit julep, ſi beſoin eſt, ſans uſer aucunement de forts narcotiques qui ſont tres-dangereux à la femme groſſe, ſi ce n'eſt en extrême neceſſité, comme je fis à la femme de ce mien parent, laquelle avoit de furieux accidens pour s'eſtre bleſſée en faiſant un faux pas; j'en ay rapporté l'hiſtoire au Chapitre treiziéme de ce premier Livre.

Il y a des femmes qui portent leur enfant ſi haut (& principalement dans la premiere groſſeſſe, parceque le ventre & les ligamens larges qui ſoûtiennent la Matrice n'ont pas encore eſté relâchés) qu'elles croyent preſque l'avoir dans la poitrine; à cauſe dequoy elles ont une ſi grande oppreſsion & difficulté de reſpirer, qu'il leur ſemble qu'elles aillent étouffer auſsi-toſt qu'elles ont un peu mangé, cheminé, ou monté ſeulement à un premier étage; ce qui provient de ce que leur Matrice extrémement étenduë, preſſe grandement l'eſtomac & le foye, qui repouſſent le diaphragme en haut, comme j'ay dit, & ne luy laiſſent pas une entiere liberté de ſe mouvoir, dont cette difficulté de reſpirer eſt cauſée: ſouvent auſsi leurs poulmons ſont tellement abbreuvez & pleins de ſang, qui y regorge de tout le corps dans la groſſeſſe, qu'ils ne donnent que difficilement paſſage à l'air: ſi cela eſt ainſi, elles reſpireront bien plus à leur aiſe lors qu'on leur aura tiré un peu de ſang du bras; car les poulmons étant déſemplis par ce moyen, ils auront plus de facilité à ſe mouvoir: mais ſi cette difficulté de reſpirer procede de la compreſsion que fait la Matrice au diaphragme, en repouſſant les parties du bas ventre contre luy; en ce cas, le meilleur remede eſt, que la femme ne ſoit point ſerrée dans ſes habits, & qu'elle mange plûtoſt peu & ſouvent, que de remplir ſon eſtomac beaucoup à la fois; parce qu'il preſſeroit encore pour ce ſujet d'autant plus le diaphragme, & augmenteroit ainſi l'accident; & qu'elle n'uſe d'aucune viande viſcueuſe & venteuſe, comme ſont la pluſpart des legumes; mais ſeulement de celles qui ſont de facile digeſtion, & qui tiennent le ventre libre: elle doit auſſi pour lors éviter ſur tout la peur & la triſteſſe, dautant que ces deux paſsions faiſant

S

retourner le sang au cœur & aux poulmons en trop grande quantité, la femme qui a déja difficulté de respirer, & la poitrine engagée, coureroit risque d'en estre suffoquée ; car l'abondance de ce sang remplissant tout à coup & outre mesure les deux ventricules du cœur, empesche son mouvement, sans lequel on ne peut vivre.

CHAPITRE XVII.

De l'Enflure variqueuse, & de la douleur des Cuisses & des Jambes.

IL est tres-aisé à ceux qui ont connoissance du mouvement circulaire du sang, de concevoir la raison pourquoy plusieurs femmes grosses ont les cuisses & les jambes enflées & douloureuses, & quelquefois pleines de varices tout le long de leur partie interne ; ce qui les incommode grandement à marcher. Plusieurs croyent que la femme ayant plus de sang que l'enfant n'en a pas besoin pour sa nourriture; dont l'abondance n'est repurgée comme elle avoit accoutumé, la nature par la vertu expultrice des parties superieures, qui sont toujours plus fortes, en chasse le superflu sur les inferieures, qui sont les jambes, comme sur les plus foibles, & plus disposées à le recevoir, à cause de leur situation basse : mais il me semble que la circulation du sang nous fait bien plus facilement connoistre comment cela se fait, sans estre obligez de recourir à cette faculté expultrice.

La chose arrive ainsi, à mon avis, qui est que suivant le mouvement circulaire du sang, les veines saphénes & les crurales reçoivent en elles celui qui avoit esté apporté aux éxtremitez inferieures par les arteres, & le conduisent aprés, le long de la jambe & de la cuisse, en montant vers le cœur, dans les iliaques, qui se dégorgent dans la veine cave, pour remonter aussi par elle au cœur, & ainsi toujours continuellement. Cela posé en fait (comme on n'en doit pas douter, puisque c'est une verité fondée sur l'experience) quand la femme est grosse, & principalement vers les derniers mois, auquel tems la matrice est si estenduë, qu'elle occupe la plus grande partie du bas ventre, pour lors elle vient à presser les veines iliaques par sa grosseur & pesanteur, empêchant par ce moyen, que le sang ne puisse avoir son cours & son mouvement si libre qu'il estoit avant la grossesse; ce qui fait que les parties inferieures, qui sont les crurales & les saphénes en sont gonflées, ne plus ne moins que nous voyons les veines du bras s'enfler vers la partie inferieure par la ligature de la saignée, ou par quelque forte compression faite vers sa partie superieure; à cause que ces veines estant comprimées, le sang s'y arreste, ne trouvant pas son passage tout-à-fait si facile. Les veines iliaques estant donc ainsi pressées par la grosseur & pesanteur de la matrice, toutes celles des cuisses & des jambes s'enflent de telle maniere, qu'elles regorgent dans la substance des parties, & dans tous les cinq tégumens qui en deviennent tout bouffis; & mesme ces veines, & entr'autres les saphénes se dilatent, & en sont faites variqueuses quelquefois depuis la partie interne & superieure de la cuisse, jusques à l'extremité du pied, dans lesquelles le sang sejournant sans avoir son mouvement circulaire libre, s'altere & se corrompt; ce qui cause de grandes douleurs, & des enflures par toutes ces parties. Cela arrive encore plus volontiers aux femmes extrémement sanguines, qui marchent beaucoup, & font un grand exercice, lequel aidé de la repletion des veines, fait ruption des valvules, qui servoient à faciliter le mouvement du sang, comme font les soûpapes d'une pompe, qui retiennent l'eau qu'on y fait monter; aprés quoy le sang venant à retomber, n'étant plus ainsi soûtenu, cause par son abondance & par son sejour, ces dilatations de veines que nous appellons varices: & ce qui confirme d'autant plus que ces sortes d'enflures de jambes aux femmes grosses procedent de la cause que je viens d'expliquer, c'est que toutes celles qui sont grosses de deux enfans ont toujours les jambes fort enflées vers les derniers mois de leur grossesse.

Pour remedier à cela, si la femme a ses veines dilatées, on se servira seulement lorsqu'elle est grosse, de la cure palliative, mettant sur ces veines variqueuses quelque compresse de linge, & bandant la partie d'une bande large de trois ou quatre doigts, selon la grosseur du membre, commençant le bandage à sa partie inferieure, & le conduisant en montant jusques où commencent les varices, afin que serrant mediocrement par son moyen ces veines variqueuses, qui sont toujours exterieures, elles soient empêchées par cette compression de se dilater davantage, & que le sang n'y puisse estre corrompu par le sejour qu'il y feroit; ce qu'estant ainsi fait, il ne laisse pas d'avoir son mouvement circulaire; parceque sa plus grande partie passe pour lors par les vaisseaux qui sont situez plus profondement. La femme en cét estat gardera aussi le lit, si faire le peut ; dautant que par cette situation, son corps estant également couché, cette circulation s'en fait beaucoup plus facilement, & le sang n'a pas tant de peine à retourner par ces veines au cœur, que quand il faut qu'il y remonte, lorsque la femme est debout : c'est ce qui fait qu'elle a toujours les jambes bien plus enflées le soir que le matin ; & si on voit au reste du corps des signes de plenitude & d'abondance de sang, on la pourra saigner du bras sans danger : mais il ne faut pas faire ouverture des varices, comme on pourroit bien faire si la femme n'étoit pas grosse ; car cette évacuation tiendroit lieu d'une saignée du pied qui ne doit estre aucunement pratiquée durant le tems de la grossesse, si ce n'est pour une tres-grande necessité, & par le conseil d'un tres-prudent & tres-experimenté Medecin.

Il y a d'autres femmes, à qui les jambes enflent seulement à cause de leur debilité, & non pour le sujet que nous venons de dire, & qui les ont si œdemateuses, qu'y posant le doigt, & l'ayant relevé, le vestige y demeure enfoncé, ce qui se fait parce qu'elles sont destituées de chaleur naturelle assez forte, pour cuire & digerer toutes les humeurs qui leur sont envoyées pour leur nourriture, & pour en expulser les superfluitez, qui par ce moyen restant en grande quantité, les rendent ainsi œdemateuses. A ces sortes d'enflures, on se servira de vin aromatique, dans quoy on trempera des compresses qu'on mettra dessus, les renouvellant deux ou trois fois par jour pour les fortifier : ce vin sera fait avec romarin, laurier, thym, marjolaine, sauge & lavande, de chacun une poignée, roses de Provins demi-poignée, balaustes & alun, de chacun une once, faisant boüillir le tout dans trois pintes de vin rouge, jusques à la diminution du tiers, aprés quoy on le passera au travers d'un linge pour s'en servir au besoin, ainsi qu'il est dit. Mais comme la grossesse cause le plus souvent ces enflures, aussi cessent-elles ordinairement lorsque la femme est accouchée ; dautant qu'en ce tems elle se purge des superfluitez de toute l'habitude par le moyen de ses vuidanges, pourvû qu'il s'en fasse une bonne évacuation ; car si elles estoient supprimées, comme il arrive quelquefois, il se feroit aussi-tost un reflux de toutes ces humeurs sur la matrice, qui n'étant pas évacuées luy causeroient une inflammation, qui mettroit la femme en tres-grand danger de la vie.

CHAPITRE XVIII.

Des Hemorrhoïdes.

LE ſang menſtruel qui avoit coutume d'eſtre purgé tous les mois, s'amaſſant en grande abondance vers la matrice, qui ne lui peut pas permettre le paſſage ordinaire à l'évacuation, parce qu'elle eſt exactement fermée durant la groſſeſſe, eſt obligé de refluer par toute l'habitude, & principalement ſur les parties voiſines de la matrice ; ce qui cauſe à beaucoup de femmes des Hemorrhoïdes tant internes, qu'externes. Il leur en peut arriver en ce tems, auſſi-bien qu'en d'autres, de toutes les differentes eſpeces, dont nous nous ne parlerons pas icy ; mais nous traiterons ſeulement de celles qui ſont cauſées par la groſſeſſe, dautant que noſtre intention n'eſt que de faire connoiſtre quelques particularitez des maladies des femmes lorſqu'elles ſont en cét état.

Les hemorrhoïdes ſont des tumeurs douloureuſes, engendrées d'un flux d'humeurs, aux extremitez des veines & des arteres hemorrhoïdales, leſquelles ſont cauſées en la femme groſſe, de l'abondance du ſang qui ſe jette ſur ces parties, provenant, ainſi que j'ay dit, de ce que le corps en ce tems n'eſt pas purgé de ſes ſuperfluitez comme il avoit accoutumé auparavant : elles viennent auſſi tres-ſouvent par de grands efforts que font les femmes groſſes pour aller à la ſelle, quand elles ſont conſtipées du ventre, comme cela leur arrive ordinairement, à cauſe que la matrice qui eſt ſituée ſur le *rectum*, empêche en le preſſant que les excremens qui y ſont contenus ne ſortent ſi facilement, & par ces efforts le ſang qui eſt dans les vaiſſeaux prochains eſtant pouſſé avec violence, en fait enfler & bourſouffler leurs extremitez, auſquelles par ſon ſejour ſurviennent ces tumeurs douloureuſes que nous appellons *hemorrhoïdes* ; dont les unes ſont internes, & les autres ſont externes, les unes petites & ſans douleur, ou fort peu, & les autres ſont extrémement groſſes & douloureuſes. C'eſt ce qu'il ſuffit de ſçavoir pour leurs differences generales, ſans nous arrêter aux autres plus particulieres, qui demanderoient une explication plus ample.

Si elles ſont petites & ſans douleur, tant les internes que les externes, il ſuffira d'éviter qu'elles n'augmentent davantage ; ce qui se fera par les remedes qui empêchent & détournent la fluxion de ces parties : Mais on remediera au plûtost à celles qui sont grosses & douloureuses, en appaisant avant toutes choses la grande douleur, dautant que pendant qu'elle dure, la fluxion est toûjours augmentée. Pour ce sujet, si la femme grosse a en tout le corps les autres signes de repletion, on luy tirera seurement une fois du sang du bras, & mesme jusques à deux fois, en cas de necessité, pour détourner les humeurs, & en évacuer l'abondance. Son regime de vivre sera humectant & rafraîchissant, & elle n'usera d'aucuns alimens de haut goût, s'abstenant aussi du coït, à cause que par l'agitation de son action, le sang étant extrémement échauffé, il est pour lors bien plus disposé à fluër sur la partie malade, qui est voisine de la matrice : mais si les gros excremens retenus dans l'intestin *rectum* étoient cause des hemorrhoïdes, & que la femme eût le ventre reserré, comme il arrive à plusieurs qui sont quelquefois une semaine entiere sans aller à la garderobbe, on luy donnera un clystere émollient, composé de la décoction de mauves, guimauves, parietaire, violiers, & graine de lin, avec miel violat, dans lequel on mêlera un peu d'huile d'amande douce, ou du beurre frais, observant de n'y rien mettre qui puisse piquoter, dautant que le mal en seroit augmenté, principalement quand les hemorrhoïdes sont internes ; & pour lors, afin que la femme puisse recevoir plus facilement le clystere, on doit mettre à l'extremité du canon de la seringue un petit bout de boyau de poulet, qui le revête par dehors, afin de l'introduire avec moins de douleur dans le siege ; aprés quoy elle usera aussi d'un regime de vivre mediocre & rafraîchissant, en observant le repos dans le lit, jusques à ce que le fort de la fluxion soit passé ; & on bassinera pendant ce temps les hemorrhoïdes avec du lait de vache, ou avec fomentations faites de la décoction de guimauves, boüillon blanc, & graine de lin : l'huile d'œuf seule, ou les huiles d'amandes douces, de pavot, & de nenuphar, battuës long-temps ensemble avec un jaune d'œuf crû dans le mortier de plomb sont fort anodines, & propres à en appaiser la douleur, & si l'inflammation est grande, on y mettra un peu de *cerat de Galien* & de *populeum* mélez en égales portions.

Aprés ce regime de vivre, la saignée, & l'application de ces remedes rafraîchissans & anodins seulement (dautant qu'on ne doit pour lors user d'aucuns repercussifs, de peur de repousser au dedans ce sang impur, ou de faire endurcir les hemorrhoïdes) si elles ne se desenflent pas, il y faudra appliquer quelques sangsuës, qui pourront par leur succement vuider le sang qui s'y est arresté ; ou bien on les ouvrira avec la lancette, observant de preferer l'ouverture faite par la lancette en celles où on sent quelque molesse, & une espece d'inondation ; Mais les sangsuës sont plus propres à celles qui sont dures & comme charnuës, dautant qu'elles ne causent pas tant de douleur que la lancette.

Quoique par le moyen des hemorrhoïdes il se fasse en quelques hommes une évacuation qui approche des conditions de la naturelle, dautant qu'ils en sont soulagez quand elles fluent mediocrement, la nature s'y êtant accoûtumée ; neantmoins aux femmes il n'en est pas de mesme ; parce que l'évacuation qui se fait quelquefois par les hemorrhoïdes aux hommes, doit estre faite par la Matrice aux femmes, lors qu'elles ne sont pas grosses : toutefois dans le tems de la grossesse, elle peut en quelque façon, si la femme est plethorique, suppléer aussi au defaut de la naturelle ; car pourvû que les hemorrhoïdes fluënt moderément & sans douleur, elle en pourra pareillement estre soulagée ; mais si elles couloient en trop grande abondance, il y auroit danger que la mere & l'enfant n'en fussent bien affoiblis ; & pour éviter cét accident on seroit obligé de faire des fomentations astringentes, avec décoction de balaustes, écorce de grenade, & roses de Provins, faite en eau de forge, y mettant un peu d'alun ; ou bien on y appliquera un cataplâme fait avec bol d'Armenie, sang de dragon, & terre sigilée, avec blanc d'œuf ; il faudroit aussi détourner le sang de ces parties par la saignée du bras, & par des ventouses séches, appliquées sur la region des reins, & faire d'autres remedes convebles à la chose, & tels que les accidens le requiereroient.

CHAPITRE XIX.

Du flux de ventre de la femme grosse.

LE flux de ventre est une frequente déjection par l'*anus* de ce qui est contenu dans les intestins ; on en fait ordinairement de trois sortes, dont le premier qu'on nomme *lienterique*, est celuy dans lequel l'estomac n'ayant pas digeré les viandes qu'il avoit receuës, les laisse écouler presque toutes cruës ; le second, que l'on appelle *diarrheïque*, est quand les intestins se déchargent simplement des humeurs & des excremens qu'ils contiennent sans douleur considerable ; & le troisiéme qui est le plus fâcheux, est le *dysenterique*, par lequel avec les humeurs & les excremens la personne malade vuide du sang, avec de grandes douleurs causées par l'ulceration des intestins.

De quelque nature que soit le flux de ventre, s'il est grand, & s'il continuë long-tems, il met la femme grosse en grand danger d'avorter ; c'est ce que nous dit *Hipocrate* en l'Aphorisme 34. du 5. Livre. *Mulieri in utero gerenti si alvus plurimùm profluat, periculum est ne abortiat.* Car si le flux est lientherique, l'estomac ne cuisant pas les alimens qu'il a reçus, & les laissant incontinent écouler sans les convertir en chyle, dont il se devroit faire du sang pour nourrir la mere & son enfant, il est impossible qu'ils n'en soient tout deux extrémement affoiblis faute de nourriture : s'il est diarrheïque, & qu'il continuë long-tems, il causera le mesme accident, parce qu'il se fait une grande dissipation d'esprits avec l'évacuation des humeurs : mais le danger est bien plus grand quand le flux est dysenterique, dautant que pour lors la femme a de grandes douleurs & tranchées des intestins, causées par leur ulceration, lesquelles les excitent à tous momens par de continuelles épreintes, à se décharger des humeurs acres & bilieuses, dont ils sont extrémement abbreuvées ; ce qui fait un grand ébranlement & une commotion violente à la matrice, qui est située sur l'intestin *rectum*, & à l'enfant qu'elle contient ; car par la compression que les muscles du ventre font de tous costez à la matrice, & celle que lui fait aussi le diaphragme, qui est poussé en bas dans les efforts que la femme fait si souvent pour aller à la selle avec peine, l'enfant est contraint à cause de cette violence de sortir avant terme ; ce qui arrive d'autant plutost, que ces épreintes & ces tenesmes sont grands, comme remarque le mesme *Hipocrate* dans l'Aphorisme 27. du 7. Livre : *Mulieri utero gerenti si tenasmus supervenerit, facit abortum.* S'il survient, dit-il, tenesme à la femme grosse, cela la fait avorter. Ce tenesme est une maladie de l'intestin droit, qui lui fait faire de violens efforts pour se décharger, sans pouvoir rien vuider que quelques humeurs bilieuses mêlées de sang, desquelles il est continuellement irrité. Quand ces sortes de flux de ventre arrivent aux femmes grosses, c'est ordinairement à cause qu'elles ont toujours la digestion de l'estomac affoiblie à raison des alimens de mauvais suc, que ces appetits estranges qu'elles ont

ont, leur font souvent manger, par l'usage continuel desquels étant à la fin debilité, il les laisse écouler aussi-tost sans les avoir digerés; ou bien y demeurant plus long tems, ils se convertissent en un chyle corrompu, lequel estant descendu dans les intestins, les irrite & les contraint par son acrimonie à se décharger ainsi fort souvent.

Quoique le flux de ventre, de quelque nature qu'il soit, mette toujours la femme en danger d'avorter, comme l'a dit *Hipocrate*, neanmoins j'ay vû des femmes grosses l'avoir continuellement durant deux ou trois mois sans avorter, & en guerir aussi-tost qu'elles estoient accouchées, ainsi que le mesme *Hipocrate* dit qu'il arriva à la femme d'*Epycharmus*, dont il fait mention au 5. & au 7. Liv. des maladies pop. *Schenckius* au 4. Liv. de ses Observat. rapporte l'histoire d'une femme qui eut une dysenterie avec des raclures de boyau durant quatre mois, qui n'ayant jamais pû estre arrestée par aucun remede, cessa de soy-mesme aussi-tost qu'elle fut accouchée d'un enfant qui se portoit bien : & j'ay moy-mesme accouché, il y a quelques années, une femme d'un enfant à terme qui se portoit assez bien, quoique sa mere eût eu un continuel flux de ventre durant tout le tems de sa grossesse : mais ces exemples particuliers n'empêchent pas, que cette maladie ne mette ordinairement, comme nous avons dit, la femme grosse en danger d'avorter, & souvent mesme en tres-grand peril de la vie, si le flux de ventre ne cesse incontinent aprés l'accouchement ; comme je l'ay veu arriver à la femme d'un Avocat, laquelle avorta au sixiéme mois par un flux dysenterique qu'elle eut durant deux mois & demi, & qui continuant encore aprés son avortement la fit mourir au dixiéme jour ; car comme dit *Hipocrate*, au 2. Liv. des Predictions, si la femme qui avoit dysenterie avant que d'accoucher en doit échaper, la maladie doit cesser le mesme jour de son accouchement, ou tres peu de tems aprés, comme elle fit à la femme de cét *Epycharmus*, ce qui n'estant pas arrivé à celle de cét Avocat, luy causa la mort.

Pour proceder seurement à la guerison de ces differens flux de ventre (à quoy il est necessaire de prendre garde de bonne heure, de peur que la femme n'en avorte) on examinera quelle en est la nature, afin de remedier à la cause qui l'entretient. Si c'est un flux lienterique, survenu, comme il arrive d'ordinaire, aprés les continuels vomissemens, qui ont tant debilité l'estomac, & relâché ses membranes, que n'ayant plus la force de rejetter les alimens par haut, il les laisse écouler sans coction par bas ; la femme en ce cas, s'abstiendra de tous ces appetits étranges, & usera de bons alimens de facile digestion, & en petite quantité à la fois, afin que son estomac les puisse plus facilement cuire & digerer ; elle boira un peu de bon vin vermeil, trempé d'eau ferrée, au lieu de ptisane commune qui ne lui est pas propre en cette rencontre, si ce n'estoit qu'elle eût la fievre bien fort ; car si elle ne l'avoit que legerement, l'usage du vin trempé de la maniere doit estre préferable ; dautant que cette fiévre lente qu'elle peut avoir pour lors, n'est que symptomatique, estant entretenuë par cette débilité d'estomac, laquelle cessera aussi-tost qu'il aura esté fortifié ; à quoy aidera encore beaucoup, si la femme devant & aprés ses repas use de quelques confortatifs, comme si elle prend une cüillerée ou deux de ce syrop de vin brûlé, dont nous avons fait mention en parlant de la toux, au Chapitre seiziéme de ce premier Livre, ou un peu de bon hypocras ou de vin d'Espagne naturel, & de l'un ou de l'autre selon son appetit ; il ne sera pas aussi mauvais qu'elle mange un peu de conserve de roses, ou un peu de bon cotignac avant son repas ; elle portera une peau d'agneau ou de cygne, ou de vautour sur la region de son estomac, pour luy conserver & augmenter sa chaleur naturelle, qui est tres-necessaire à la digestion des alimens ; observant de ne luy donner aucun medicament purgatif, quand le flux de ventre ne vient que par cette debilité, dautant qu'elle en seroit encore augmentée.

Lors que le flux de ventre est diarrheïque, & qu'il n'y a seulement que les excrémens qui sont contenus aux intestins qui se vuident, avec quelques humeurs superfluës que la nature y envoye pour faire expulsion, s'il ne continuë pas long-tems, & qu'il aille doucement, la femme n'en sera pas incommodée, ni en danger, que quand il aura passé ces bornes ; & on doit laisser faire cette operation à la nature, sans l'en empêcher du commencement, se contentant pour lors de moderer seulement l'évacuation, sans l'arrester. Mais si cette évacuation dure plus de quatre ou cinq jours, alors c'est un témoignage qu'il y a de mauvaises humeurs collées & attachées aux parois interieures des intestins, qui les obligent en les piquotant à se décharger souvent, lesquelles il faut dissoudre avec quelque médicament purgatif, qui les puisse détacher, & évacuer, aprés quoy le flux de ventre ne manquera pas de cesser ; ce qu'on fera par quelque legere infusion de sené, & de rhubarbe, avec le syrop de chicorée ; ou en prenant une once de catholicon double de rhubarbe. Or si nonobstant la purgation donnée à propos, & jointe au bon regime de vivre, le flux de ventre continuë, & se convertit en dysenterie, la malade faisant à chaque moment des selles sanglantes, avec de grandes douleurs & tenesmes, c'est pour lors qu'elle est en tres-grand danger d'avorter ; ce qu'on tâchera d'éviter, si faire se peut, aprés avoir purgé avec les remedes que nous venons de dire, les mauvaises humeurs qui estoient dans les intestins, en empêchant par le bon regime qu'il ne s'en engendre derechef d'autres ; pour lequel sujet elle usera de bons boüillons de veau & de volaïlle, dans lesquels on fera cuire des herbes rafraîchissantes, avec une pomme de coin, afin de temperer l'acrimonie de ces humeurs échauffées ; elle mangera du riz cuit dans ces boüillons, ou de la boüillie, dans laquelle on delayera quelques jaunes d'œufs frais, observant toujours de la faire bien cuire : ces alimens lénissent & adoucissent les intestins par dedans. Son breuvage sera d'eau ferrée, avec un peu de vin si elle n'a point de fiévre, & au cas qu'elle en eust, elle mettroit plutost de fois à autres une cuillerée de syrop de coins ou de grenades dans un verre plein de cette eau ; elle pourra aussi manger quelque peu de cotignac & de conserve de roses, ou d'autres choses astringentes & confortatives, pourveu que le corps ait esté purgé auparavant ; & parce que dans ce flux il y a toujours de grandes douleurs & tranchées par tout le ventre & aux intestins, & principalement au *rectum*, à cause que toutes les humeurs se déchargeant sur lui, l'irritent extrémement, & lui causent des épreintes continuelles, il faudra tâcher de les appaiser, afin d'empêcher que l'avortement n'arrive ; ce qu'on fera par clysteres faits avec le boüillon d'une teste de veau, ou de mouton bien cuite, y mêlant deux onces d'huile violat ; ou bien avec lait tout recemment trait, dans lequel on aura delayé deux jaunes d'œufs frais. Aprés qu'on aura usé de ces lavemens anodins & nourrissans, selon qu'on jugera estre necessaire, lesquels la malade gardera le plus long-tems qu'elle pourra, afin de mieux appaiser ces douleurs, on lui en donnera de detersifs, faits de la décoction d'orge, mauves, guimauves, & miel rosat, ensuite dequoy on se servira de ceux qui sont astringens, parmi lesquels on ne doit mêler aucune huile ni miel, dautant que ces choses relâchent au lieu de resserrer ; & on commencera par les plus foibles, faits d'eau rose mêlée avec celle de laituë & de plantin ; aprés quoy on viendra aux plus forts, composez de la decoction de feüilles & racines de plantin, boüillon blanc, & queuë de cheval, avec roses de Provins & l'écorce de grenade, qu'on fera boüillir en eau de forge, à laquelle on ajoûtera terre sigilée, & sang de dragon, de chacun deux dragmes : on en pourra mesme aussi fomenter le siege; mais il faut bien prendre garde à ne pas venir à ces forts astringens devant que d'avoir premierement purgé la femme, avec les remedes declarez cy-dessus, de peur que (comme on dit) le loup ne soit enfermé dans la bergerie, & que voulant empêcher l'avortement, on ne causât par un plus grand malheur la mort à la mere, & à son enfant par consequent, en retenant au dedans quantité de mauvaises humeurs, dont la nature se vouloit décharger. C'est ce qu'on évitera si on observe bien les choses que nous avons dites.

CHAPITRE XX.

Du flux menstruel qui arrive quelquefois à la femme grosse.

Hipocrate en l'Aphorisme 60. du 5. Livre dit, *Si mulieri utero gerenti purgationes eant, impossibile est fœtum esse sanum.* Si les menstruës fluent à la femme grosse, il est impossible que son enfant soit sain. Mais cét Aphorisme ne se doit pas expliquer au pied de la lettre, il se doit entendre de celles à qui elles fluent en grande abondance; car quoique selon la regle la plus generale & la plus naturelle, les menstruës ne doivent fluer quand la femme est grosse, dautant que leur passage ordinaire est bouché, & aussi parce que ce sang doit pour lors estre employé à la nourriture de l'enfant, de laquelle il seroit frustré, s'il venoit à s'écouler dehors, & pour ce sujet extrémement debilité; neanmoins il se voit des femmes, qui encore qu'elles soient grosses, ne laissent pas d'avoir leurs ordinaires jusques au quatriéme & cinquiéme mois, qui est le tems auquel l'enfant venant à estre déja grand, attire à lui quantité de sang pour sa nourriture, au moyen dequoy il n'y en peut rester de superflu si facilement que dans les commencemens de la grossesse. Ie connois une femme qui a cinq enfans vivans, laquelle en toutes ses grossesses a eu ses menstruës reglement de mois en mois, comme elle avoit coutume (sinon quelque peu moins) jusques au sixiéme mois, auquel tems elles lui cessoient seulement, nonobstant quoy elle est toujours accouchée à terme de tous ses enfans : j'en ay vû une autre qui ne croyant pas estre grosse à cause qu'elle avoit ses ordinaires, & ressentant quelque incommodité de la grossesse, s'imaginant que ce fût une autre maladie, obligea son Medecin de la faire saigner & purger par plusieurs fois, ce qu'il fit tant faire qu'elle en guerit à la verité, mais ce fut aprés avoir avorté d'un enfant de trois mois. Cette évacuation arrive pour l'ordinaire aux femmes qui sont fort sanguines & aux pituiteuses, lesquelles faisant beaucoup plus de sang que l'enfant n'en a besoin pour sa nourriture dans les commencemens de la grossesse, se déchargent encore en ce tems de sa quantité superfluë ; ce qu'elles font plus ou moins, selon leurs dispositions, non point par le fond de la matrice, comme elles avoient accoutumé quand elles n'étoient pas grosses, dautant que ce passage est effectivement bouché par l'arriere-faix qui y est adherent, & que la matrice est pour lors exactement fermée ; mais par deux rameaux que la nature providente & soigneuse de la conservation de l'individu, aussi-bien que de l'espece, a destinez à cét usage, lesquels viennent des vaisseaux spermatiques, qui outre ceux qu'ils donnent aux testicules & aux autres parties, avant que d'arriver à la matrice, se divisent de chaque costé en deux rameaux assez considerables, dont l'un aboutit à son fond, par où coulent les mois quand la femme n'est pas grosse, & l'autre n'y entrant pas, vient le long de son corps se terminer au costé de l'orifice interne de la matrice, par le moyen duquel les mois se déchargent pendant la grossesse, s'il arrive que la femme soit plethorique ; ce qui se fait encore par quelques autres rameaux qui naissant des vaisseaux hypogastriques, viennent aussi se terminer au mesme endroit.

Lorsque la femme grosse vuide du sang par bas, il faut bien prendre garde de quel lieu il sort, & de quelle maniere ; si ce sont des menstruës ordinaires, ou si ce n'est pas une veritable perte de sang. Si ce sont des menstruës ordinaires, le sang viendra periodiquement au tems accoutumé, & fluëra peu-à-peu du col de la matrice en ce tems, & non pas de son fond ; ce qui se connoîtra, si en touchant avec le doigt on trouve son orifice interne exactement clos, lequel ne le seroit pas, si le sang venoit du fond ; comme aussi s'il fluë sans douleur & en petite quantité, toutes lesquelles circonstances ne se rencontrent pas à la perte de sang, mais bien d'autres contraires, ainsi que nous ferons voir au Chapitre suivant. Il faut encore examiner si ce flux vient par la seule superfluité, ou si ce n'est point par l'acrimonie du sang, ou par la debilité des vaisseaux qui le contiennent, afin d'y pouvoir apporter les remedes necessaires. S'il provient de la seule abondance dont la femme se purge quelquefois nonobstant sa grossesse, à cause qu'elle en fait plus que son enfant n'en peut consumer pour sa nourriture durant les premiers mois, bien loin que ce flux nuise pour lors à la mere & à l'enfant, il leur est profitable quand il est moderé, car si la matrice n'étoit point déchargée de ce sang superflu, l'enfant qui est encore petit, en seroit suffoqué & noyé, si on n'usoit de la saignée, pour suppléer au defaut de l'évacuation naturelle qui s'en devroit faire ; mais s'il n'y a aucun signe d'abondance & de plenitude au corps de la femme, qui avoit aussi avant sa grossesse ses menstruës en petite quantité, qui ne laissent par de couler aprés qu'elle est grosse, c'est un témoignage que ce flux vient de la chaleur & de l'acrimonie du sang, ou de la debilité des vaisseaux destinez pour le contenir. C'est de ces sortes de femmes dont *Hipocrate* a pretendu parler dans le 60. Aphorisme que j'ay rapporté cy-dessus, desquelles l'enfant ne peut pas estre sain, si leurs menstruës fluent durant leur grossesse ; dautant qu'il ne leur reste pas assez de sang pour la nourriture de leur enfant ; ce qui les met en tres-grand danger d'avorter ; car comme on dit en commun proverbe, que la faim chasse le loup hors du bois, de mesme le defaut de nourriture contraint ce petit prisonnier de sortir hors de son cachot, avant qu'il en soit tems.

Pour empêcher que ce flux ne produise un si fâcheux accident, la femme se tiendra en tres-grand repos couchée dans son lit, s'abstenant de toutes choses qui lui peuvent échauffer le sang, évitant la colere entre toutes les passions de l'ame, usant d'un regime de vivre confortatif & rafraîchissant, mangeant des viandes qui engendrent de bon sang & qui l'épaississent ; à quoy sont propres les bons consommez faits avec volaille, collet de mouton, manche d'éclanche, & jarret de veau, dans quoy on fera cuire des herbes potageres qui soient rafraîchissantes, comme pourpier, laituë, & autres. Les œufs frais, la gelée, & les potages de riz & d'orge mondé faits avec ces consommez lui sont propres ; & pour son boire elle usera d'eau ferrée, dans laquelle on mêlera un peu de syrop de coins ; elle doit s'abstenir entierement du coït ; parce qu'échauffant le sang, il l'excite encore à couler davantage, à quoy contribuë aussi beaucoup l'agitation de la partie dans son action. Il sera bon aussi de faire une ceinture de l'herbe appellée vulgairement *renouée*, & de l'appliquer fraîchement au tour des reins de la femme. Mais si nonobstant tout cela ce flux ne laissoit pas de continuer; quelques-uns veulent qu'on applique une grande ventouse sous les mammelles pour faire revulsion de ce sang & le détourner ; c'est ce qu'a dit *Hipocrate* en l'Aphorisme 50. du 5. Livre , *Mulieri si velis menstrua sistere, cucurbitulam quàm maximam ad mammas appone.* Mais cela n'a pas grand effet ; j'aimerois encore mieux faire cette révulsion par la saignée du bras, si ses forces le permettoient ; & comme en cette rencontre l'enfant est extrémement debilité par cette évacuation, on le fortifiera en mettant sur le ventre de la femme au droit de la matrice, des compresses trempées dans du gros vin, dans lequel on aura fait boüillir une grenade avec son écorce, des roses de Provins, & un peu de canelle : mais le meilleur moyen de lui faire reprendre vigueur, est de temperer le sang de sa mere , & d'en empêcher l'evacuation.

CHAPITRE XXI.

De la perte de sang qui arrive à la femme grosse.

IL y a bien de la difference entre le flux menstruel, dont j'ay parlé au precedent Chapitre, qui arrive quelquefois à la femme, quoiqu'elle soit grosse, & la perte de sang de laquelle il est maintenant question: car, comme j'ay déja dit, le flux menstruel vient periodiquement au tems accoutumé, sans douleur, coulant peu à peu du col de la matrice aux environs de son orifice interne durant la grossesse, aprés quoy il cesse entierement; mais au contraire, cette perte de sang vient de fond de la matrice avec douleur, & arrive presque subitement, & le sang sort en grande abondance, & continuë toujours à couler sans interruption, si ce n'est que quelques grumeaux & caillots qui s'en forment, semblent quelquefois diminuer l'accident, en bouchant pour un peu de tems le lieu d'où il fluë; mais bien-tost aprés ces caillots venant à estre expulsez, ou à tomber d'eux-mesmes de la matrice il recommence encore plus fort, ensuite dequoy la mort arrive tres-certainement à la mere & à l'enfant, si on n'y remedie au plutost, en accouchant la femme de la maniere que je diray cy-aprés.

Quand cette perte de sang vient vers les premiers mois de la grossesse, elle est ordinairement causée par quelque faux germe, dont la matrice tâche de se décharger ; parce que dans l'effort qu'elle fait pour cela, il s'ouvre quelques vaisseaux de son fond, desquels le sang ne cesse de couler, jusques à ce qu'elle ait expulsé les corps estranges qui sont contenus en sa capacité ; & d'autant plus que ce sang se trouve subtil & échauffé pour lors, d'autant plus aussi fluë-t'il abondamment. Mais quand cette perte de sang arrive à la femme grosse d'enfant, en quelque tems que ce soit, cela vient pareillement de l'ouverture des vaisseaux du fond de la matrice, causée de quelque coup, chûte, ou autre blessure, & principalement de ce que l'arriere-faix en ces occasions, quelquefois en d'autres, venant à se separer en partie ou tout-à-fait du fond de la matrice (auquel il doit estre adherent pour recevoir le sang de la mere destiné à la nourriture de l'enfant) tous les orifices des vaisseaux contre lesquels il estoit joint, demeurent ouverts par ce détachement ; en consequence dequoy il se fait incontinent un grand flux de sang, qui est ordinairement d'autant plus abondant, & dangereux que le terme de la grossesse est avancé ; parce que les vaisseaux de la matrice grossissent toujours à proportion que l'enfant devient grand : & cette perte de sang ne cesse point (si elle est ainsi causée) que la femme ne soit accouchée ; parce que l'arriere faix estant une fois détaché, quand ce ne seroit mesme qu'en partie, ne se rejoint jamais avec la matrice ; laquelle au contraire venant à se comprimer & à se reserrer, & comme rentrer en soy-mesme (ce qui arrive incontinent aprés l'accouchement) étoupe & bouche par la contraction de sa propre substance les ouvertures de ces vaisseaux ; moyennant quoy cette perte de sang cesse, qui autrement continuë tant que la matrice est dans la distension qu'en font l'enfant & les autres choses qu'elle renferme ; à cause que pour lors ces vaisseaux demeurent toûjours ouverts, jusques à ce qu'ayant esté déchargée de son fardeau, & vuidée de tout ce qu'elle contient, elle vienne à se reserrer, comme nous venons de dire ; ce qui arrive ainsi que nous le voyons en une éponge, dont les pores, ou trous, qui sont fort larges quand elle est enflée, viennent à disparoistre & à estre bouchez de sa propre substance, si nous la reserrons & comprimons avec la main ; de mesme par cette contraction qui se fait en la matrice, laquelle estoit devenuë comme spongieuse dans la grossesse, au lieu où l'arriere-faix estoit attaché, les orifices des vaisseaux sont fermez aussitost qu'elle est vuidée de

tout

tout ce qui estoit contenu en sa capacité. I'ay souvent remarqué, que la longueur du cordon de l'umbilic, estant beaucoup accourcie par plusieurs contours, qui environnent quelquefois le col de l'enfant, fait pour lors, que l'enfant, qui est ainsi bridé par ce cordon, ne peut presque se remuer, qu'il ne tiraille l'arriere-faix, où il est attaché, & n'en fasse, en mesme tems, un détachement d'avec la matrice, qui cause aussi-tost une perte de sang d'autant plus grande & dangereuse, que ce détachement est grand.

Quoy que j'aye dit, qu'il faut par necessité, pour les raisons alleguées, accoucher la femme en cette occasion, afin de faire cesser la perte de sang, je ne pretens pas qu'aussi-tost qu'on s'en apperçoit, on y procede de la maniere; car il se voit des pertes de sang, quand elles sont petites, durer pendant des mois entiers, & d'autres s'arrester quelquefois en se tenant seulement de repos au lit, & par la saignée du bras, avec l'usage des remedes specifiez au Chapitre précedent: ce pourroit estre aussi un flux menstruel & ordinaire. I'ay veu quelques femmes grosses vuider du sang de la matrice avec assez d'abondance, & mesme quelquefois en caillots, & neanmoins porter leur enfant jusques à terme, & en accoucher heureusement. Ce sang procede pour lors de quelque vaisseau qui s'ouvre vers l'exterieur de l'orifice interne, qui ne laisse pas de demeurer clos & fermé en ces sortes de femmes: car quoyque le sang sortant abondamment & par caillots, soit pour l'ordinaire un témoignage qu'il vient des vaisseaux du fond de la matrice, & le signe d'un prochain avortement, il se rencontre neanmoins quelquefois (bien que rarement) que ces caillots de sang procedent seulement de celui qui sort de quelque vaisseau qui aboutit à l'exterieur de cét orifice interne; lequel sang ainsi extravasé, ne sortant pas aussi-tost du col de la matrice qu'il est hors de son vaisseau, se caille de la maniere dans le *vagina*, en y sejournant un peu, à cause de la situation en laquelle la femme peut estre dans le tems que ce sang s'extravase. C'est pourquoy afin de juger tres-certainement si une femme grosse qui vuide du sang de la matrice par caillots, en grande ou petite, ou mediocre quantité, doit avorter, il la faut toucher; car pour peu qu'on trouve l'orifice interne ouvert jusques dans sa partie interieure, & qu'on sente avec le doigt au travers de cette ouverture l'enfant ou ses membranes se presenter, c'est alors un signe tres-assuré que ce sang vient du fond de la matrice, & que la femme avortera dans peu.

Si le sang ne fluë donc qu'en petite quantité, & que l'évacuation soit de peu de durée, il faut pour lors laisser l'accouchement à l'œuvre de nature, pourvû que la femme ait des forces suffisantes, & qu'elle ne soit accompagnée d'aucun autre accident fâcheux; mais quand il coule subitement en si grande abondance qu'elle en tombe en frequentes syncopes, ou bien en convulsion; c'est en ce cas qu'il ne faut plus differer l'operation, & qu'il est absolument necessaire d'accoucher la femme, qu'elle soit à terme, ou non, qu'elle ait les douleurs de l'accouchement, ou qu'elle n'en ait aucunes; dautant qu'il n'y a que ce seul moyen pour lui sauver la vie, & à son enfant; & si on ne le fait promptement, *Extremam fundet cum sanguine vocem*, elle jettera avec le sang les derniers soupirs. *Hipocrate* en a bien marqué le danger dans l'Aphorisme 56. du 5. Livre, où il dit, *In fluxu muliebri si convulsio, & animi defectus advenerit, malum.* Si au flux de sang de la femme il survient convulsion & défaillance de cœur, c'est un mauvais signe.

Il ne faut pas en cette occasion dangereuse attendre toûjours pour accoucher les femmes, qu'elles ayent des douleurs qui répondent & poussent en bas; car quoy qu'il leur en soit venu au commencement, elles n'en ont plus pour l'ordinaire qui soient de la sorte, d'abord que la perte de sang a esté jusques à la syncope & à la convulsion; & on ne doit pas aussi differer jusques à ce que la Matrice soit beaucoup ouverte; dautant que cette effusion de sang l'humectant grandement, & les foiblesses la relâchant, font qu'elle se peut pour lors aussi facilement dilater que si elles avoient eu quantité de fortes douleurs; ce qu'on fera ayant fait mettre la femme en la situation que nous dirons en parlant de l'accouchement, aprés quoy le Chirurgien ayant sa main ointe d'huile ou de beurre frais, introduira peu à peu ses doigts joints ensemble dans la Matrice, & les écartera les uns des autres lors qu'ils seront à son entrée, pour la dilater suffisamment petit-à-petit, & sans aucune violence, si faire se peut, ce qu'étant fait, & ayant la main entierement dedans, s'il reconnoît que les membranes des eaux ne soient pas percées, il ne fera aucune difficulté de les rompre; ensuite dequoy, quelque partie que l'enfant puisse presenter la premiere, quand même ce seroit la teste (à moins qu'elle ne fust trop avancée dans le passage) il doit toûjours en cette occasion aller chercher les pieds de l'enfant pour le tirer, observant toutes les circonstances que nous dirons au Chapitre treiziéme du second Livre, en parlant de l'accouchement auquel l'enfant vient les pieds devant; dautant qu'il y a bien plus de prise & de facilité par les pieds que par la teste, ou par les autres parties. C'est pourquoy s'ils ne se presentent d'abord, le Chirurgien les ira chercher; ce qu'il fera plus facilement en ce temps qu'en d'autres; parce que le sang qui s'est écoulé en grande abondance dans la Matrice, la rend si glissante par son humidité, qu'il ne luy sera pas difficile de retourner l'enfant pour le tirer par les pieds, comme nous venons de dire; aprés quoy il delivrera la femme de son arrierefaix, qui est toûjours fort peu adherent en ces rencontres, prenant bien garde à ne laisser aucuns grumeaux de sang dans la Matrice (car ils feroient encore continuer le flux). ce qu'étant fait, on le verra cesser peu aprés avec tous les accidens, si on n'a pas attendu trop tard à faire l'operation.

Beaucoup de femmes ont pery avec leurs enfans pour n'avoir pas esté assistées de la maniere en ce fâcheux accident, & quantité d'autres ont évité la mort, qui leur eut esté autrement certaine, pour avoir esté secouruës assez à temps, comme aussi plusieurs enfans ont reçu le Sacrement de Baptême, dont ils auroient esté frustrez sans cela. *Guillemeau* dans le 13. Chap. du 2. Livre *de l'accouchement*, fait mention de six ou sept histoires qui font foy de cette verité, dans la pluspart desquelles on voit que les femmes avec leurs enfans en furent les sanglantes victimes, pour n'avoir pas esté accouchées en pareille rencontre, ce que les autres éviterent l'ayant esté d'assez bône heure: mais pour confirmer d'autant plus la chose par mes propres experiences, je feray recit d'une entr'autres, qui est tres-remarquable, & dont le souvenir m'est si sensible, que l'encre avec laquelle je l'écris maintenant, pour la faire connoître au public, afin qu'il en puisse profiter, me semble estre du sang; dautant qu'en cette pitoyable & fatale occasion, j'en vis à mon grand regret épancher devant moy une partie du mien, ou pour mieux dire, tout celuy qui estoit semblable au mien.

Ce fut il y a seize ans, que ma sœur qui n'avoit pas encore vingt & un an, étant grosse de huit mois & demy, de son cinquiéme enfant, se portant extrémement bien pour lors, fut si mal-heureuse que de se blesser (quoique legerement en apparence dans ce moment) étant tombée sur les genoux, son ventre ayant aussi porté un peu à terre par la chute, aprés quoy elle demeura un jour ou deux sans s'en trouver beaucoup incommodée, ce qui fit qu'elle négligea de garder le repos qui luy estoit bien necessaire; mais le troisiéme jour de sa blessure, sur les onze heures du matin, elle fut subitement surprise de fortes & frequentes douleurs dans le ventre, lesquelles furent aussi-tôt accompagnées d'une grande perte de sang; ce qui l'obligea d'envoyer querir incontinent sa Sage-femme, qui n'entendoit pas des mieux son métier; laquelle étant arrivée, luy dit qu'il falloit pour l'accoucher, se donner patience que sa Matrice se dilatât d'elle-même par les douleurs, l'assurant au reste qu'il n'y avoit rien à craindre, & qu'elle seroit bien-tôt délivrée de cet accident, dautant que son enfant venoit bien. Elle la fit ainsi vainement esperer durant trois ou quatre heures, jusques à ce que le flux de sang continuant toûjours fortement les douleurs commencerent à cesser, & que la pauvre femme fût tombée par plusieurs fois en foiblesse; aprés quoy cette Sage-femme demanda un Chirurgien pour la secourir en cette occasion. On vint incontinent chez moy pour m'en avertir; mais mal-heureusement ne m'y étant pas trouvé pour lors, on fut querir celuy qu'on croyoit être le plus habile homme de tous les Chirurgiens, qui pratiquent à Paris les accouchemens, lequel fut aussi-tôt conduit au logis de ma sœur, où il arriva sur les quatre heures aprés midy; mais l'ayant veuë en cét état, il se contenta seulement de dire, que c'étoit une femme morte, à laquelle il n'y avoit rien à faire que de luy faire recevoir tous ses Sacremens, & qu'on ne pouvoit pas absolument l'accoucher; à quoy concluoit pareillement la Sage-femme, qui croyoit que le sentiment d'un homme si authentiquement estimé d'un chacun étoit indubitable. Lorsqu'il eut fait ce prognostic, il s'en retourna aussi-tôt chez luy, sans vouloir demeurer là davantage, & laissa en ce déplorable état, & sans aucun secours cette femme, à qui il eut indubitablement sauvé la vie, & à son enfant, s'il l'eut accouchée en ce temps; ce qui étoit assez facile, comme on le peut bien connoître par la suite de cette histoire.

Aprés l'avis d'un homme de si grande reputation, joint à celuy de cette Sage-femme, tout le monde qui étoit là present, crut que puisque Monsieur un tel * n'y pouvoit rien faire, il n'y avoit point d'autre remede à un si grand mal que d'esperer en Dieu seul qui peut tout. On tâcha pour lors, de consoler le mieux qu'il fut possible ma pauvre sœur, laquelle aspiroit avec grande passion de me voir, pour sçavoir si je luy prononcerois le même arrest, & si son mal, qui augmentoit toûjours de plus en plus, étoit sans aucun remede (car son sang couloit continuellement en grande abondance): Enfin, je revins chez moy, où on étoit venu pour me dire cette mauvaiſe nouvelle, il y avoit fort long-temps: & où par malheur je ne m'étois pas rencontré, comme j'ay dit; ce que ſçachant je courus incontinent chez elle; où étant arrivé, je vis un ſi pitoyable ſpectacle, que toutes les paſſions de mon ame furent agitées dans cét abord, de pluſieurs & differens mouvemens; aprés quoy ayant un peu repris mes ſens, j'approchay du lit de ma ſœur, à laquelle on venoit de donner les derniers Sacremens; où étant, elle me conjura par pluſieurs fois de luy donner le ſecours, qu'elle me dit n'eſperer plus que de moy. Aprés que j'eus appris de la Sage-femme tout ce qui s'étoit paſſé, & qu'elle m'eut dit le ſentiment du Chirurgien qui l'avoit veuë il y avoit plus de deux heures (car pour lors il en étoit bien ſix) j'apperceus que le ſang couloit abondamment & ſans diſcontinuer, dont elle avoit déja perdu plus des trois parts, & ce qui eſt de remarquable, plus de douze palettes, depuis les deux heures qu'il y avoit que ce Chirurgien s'en étoit retourné, comme il me parut par la quantité de ſerviettes, & d'autres linges qui en eſtoient tout trempez; lequel ſang reſtant en ſon corps ſi elle eut eſté accouchée en ce temps, luy auroit ſans doute ſauvé la vie. Ie vis auſſi qu'il luy prenoit preſque de moment en moment des foibleſſes, qui s'augmentoient de plus en plus; ce qui me fit bien connoître qu'elle étoit encore en bien plus grand peril qu'elle n'auroit eſté, ſi on n'eût pas laiſſé paſſer l'occaſion de l'accoucher, deux ou trois heures devant, comme il eſtoit poſſible & facile; dautant que pour lors elle avoit encore preſque toutes ſes forces, qu'elle perdit enſuite avec le reſte de ſon ſang, qui avoit toûjours continué de couler; & voulant connoître s'il étoit vray qu'on ne la pût accoucher, je ſentis en la touchant par bás, l'orifice interne de la Matrice dilaté, en telle ſorte que j'y pouvois facilement introduire deux ou trois doigts; ce qu'ayant remarqué, je la fis retoucher à la Sage-femme, pour ſçavoir ſi cét orifice étoit ainſi diſpoſé lors que ce Chirurgien avoit dit qu'on ne la pouvoit accoucher, & ſi elle étoit de ſon opinion; elle me dit qu'ouy, & qu'il avoit toûjours eſté en ce même eſtat, depuis qu'il eſtoit ſorty. Auſſi-tôt qu'elle m'eût fait cette declaration, je connus fort bien ſon ignorance, & où eſtoit l'encloüure du Chirurgien: touchant quoy, je luy dis que je m'étonnois fort de ce qu'ils avoient eſté tout deux de ce ſentiment, vû que la choſe me paroiſſoit tout au contraire, pour lequel ſujet il luy eſtoit aſſurement facile de l'accoucher en ce temps s'il eût voulu, auſſi bien qu'il eſtoit encore pour lors; ce que j'euſſe à la verité fait en ce moment, s'il m'eut esté possible d'avoir assez de force sur mon esprit, qui vacilla ong-tems, sur la resolution que je fus contraint d'en prendre, aprés avoir perdu l'esperance de toute autre assistance. Ce qui m'en empéchoit, ne fut pas tant le prognostic qu'avoit fait ce Chirurgien si fameux, qui avoit persuadé à tous les assistans qu'on ne la pouvoit accoucher (car c'est paroître temeraire que de resister au dire de ceux qu'on estime pour des Oracles) comme aussi le peu de force qu'avoit pour lors la malade; mais ce fut principalement la qualité de la personne, qui estoit ma sœur, que j'aimois fort tendrement, qui agita mon esprit de si differentes passions, dont il fut preoccupé en la voyant preste d'expirer devant moy, pour la prodigieuse perte de ce sang qui estoit sorty de la même source que le mien, qu'il ne me fut pas possible de m'y resoudre sur l'heure; c'est ce qui m'obligea de renvoyer incontinent chez ce Chirurgien, qui s'en étoit retourné il y avoit fort long-tems, pour le prier de revenir au logis, afin que luy témoignant moi-même la facilité que je trouvois à l'operation, & que luy faisant entendre & avoüer qu'il n'y a jamais d'esperance en ces occasions, si on ne l'entreprend au plûtost, je pûsse le resoudre à l'accoucher, au lieu d'abandonner ainsi la mere au desespoir de la vie, comme il avoit fait, en laissant perir son enfant avec elle, auquel il eût pû procurer le Baptême, s'il eut fait ce que l'art requiert, qui est que ne les pouvant sauver tout deux, on tâche à tout le moins de sauver l'enfant s'il est possible, sans prejudicier à la mere: mais il ne voulut jamais revenir, pour quelque priere & sollicitation qu'on luy en pût faire, s'excusant toûjours sur ce qu'il n'étoit pas possible de rien faire en cette rencontre. Quand on me l'eut dit, je renvoyay encore chez un autre Chirurgien de mes Confreres, avec lequel (s'il fut venu assez à tems) j'aurois conclu à la necessité de l'operation, comme aussi l'aurois-je fait demeurer d'accord de sa possibilité: mais le mal-heur voulut qu'on ne le trouva pas chez luy. Pendant toutes ces allées & venuës, il se passa bien encore une heure & demie, durant lequel temps le sang couloit toûjours sans discontinuation, comme aussi les foiblesses s'augmentoient de plus en plus: ce fut pour lors que me voyant hors d'esperance d'avoir les personnes que j'avois envoyé querir, je pris resolution de l'accoucher sur l'heure, n'ayant pas été en mon pouvoir de m'y resoudre que dans cette extremité, pour les raisons que j'ay dites: ce qui fut à la verité un peu trop tard pour la mere ; car si j'eusse eû assez de force sur mon esprit, pour le pouvoir faire dans l'abord que j'arrivay, il y avoit encore en ce tems grande esperance de la sauver, aussi-bien que je fis son enfant, aprés m'y estre comporté de cette maniere ; qui est qu'ayant mis deux de mes doigts dans l'orifice interne de la matrice, lequel étoit assez ouvert pour leur donner entrée, j'en introduisis un peu ensuite un troisiéme, & petit à petit l'extremité de tous les cinq de la main droite, avec lesquels je dilatay cét orifice suffisamment pour lui donner entier passage ; ce qui se fait fort facilement en semblables occasions, à cause que, comme il a esté dit, l'abondance du sang humecte & relâche extrémement toute la matrice, dans laquelle ayant ainsi fait entrer doucement ma main, je reconnus que l'enfant presentoit la teste, & que ses eaux n'étoient pas encore écoulées, ce qui m'obligea d'en rompre les membranes avec le bout de mes doigts, m'aidant un peu pour ce faire de l'extremité des ongles : Ce qu'estant fait, je retournay aussi-tost l'enfant pour lui prendre les pieds, par lesquels je le tiray tres-facilement de la maniere que j'enseigneray au mesme Chapitre treiziéme du second Livre ; ce que je fis en moins de tems qu'il n'en faudroit pour nombrer depuis un jusques à cent ; & je proteste en ma conscience, n'avoir jamais en ma vie fait aucun accouchement (quant à ce qui est de ceux qui sont contre nature) plus promptement, plus facilement, & avec moins de douleur pour la mere, qui pendant l'operation ne se plaignit pas le moins du monde, quoyqu'elle eût pour lors fort bon jugement, & une entiere connoissance de ce que je luy faisois ; elle se sentit mesme tout-à-fait soulagée aussi-tost que je l'eus ainsi accouchée & delivrée ; aprés quoy la perte de sang commença de cesser. Pour ce qui est de l'enfant, je le tiray vivant, & il fut à l'instant baptisé par un Prêtre qui estoit dans la chambre. La malade & toutes les personnes qui se trouverent-là presentes (dont le nombre estoit assez grand) connurent tres-manifestement pour lors ; que le Chirurgien & la Sage-femme qui avoient dit qu'on ne la pouvoit accoucher, n'avoient eu aucune raison de l'assurer.

L'operation fut faite encore assez à tems pour procurer le Baptéme à l'enfant, qui le reçut, graces à Dieu, comme je viens de dire, mais trop tard pour sauver la vie à sa mere, qui pour avoir auparavant perdu tout son sang, mourut une heure aprés avoir esté ainsi accouchée, estant tombée dans une grande foiblesse telle que celles qui luy venoient souvent devant qu'elle l'eût esté. Ce flux de sang cessa bien à la verité, mais il ne luy en estoit pas resté assez pour pouvoir resister à ces syncopes si frequentes; ce qu'elle auroit certainement fait, comme on le peut tres-vray-semblablement conjecturer, si ce Chirurgien qui l'avoit veuë premierement, l'eût accouchée trois grandes heures auparavant, comme il auroit pû faire sans doute aussi facilement que je le fis; depuis lequel tems elle avoit perdu sans exagerer, plus de vingt palettes de sang, dont quatre ou cinq auroient été peut-estre suffisantes pour la faire échaper; dautant que c'estoit une jeune femme de tres-bonne constitution, qui n'avoit aucune maladie ny incommodité lorsqu'elle fut surprise de ce fatal accident, qui lui arriva, comme j'ay dit, sur les onze heures du matin: elle fut accouchée à sept du soir; & parce qu'elle avoit perdu tout son sang avant l'operation, elle luy fut infructueuse, car elle mourut une heure aprés, en parlant toujours avec fort bon jugement, jusques au moment qu'elle expira, qui fut sur les huit heures du mesme jour.

Ie veux au sujet de cette lamentable histoire (afin qu'on s'en donne de garde en pareille rencontre) examiner par maniere de disgression, quel pouvoit estre le motif du procedé de ce Chirurgien. Il faut de necessité qu'on demeure d'accord avec moy, que ce fut pour une, ou pour plusieurs de ces trois causes, qu'il ne voulut, ou ne put pas accoucher cette femme, lorsqu'il la vit plus de deux heures avant moy. On peut dire que ce fut par ignorance, ou par malice, ou par politique: de soutenir que ce fut par ignorance, je ne le pourrois pas persuader; dautant qu'il a trop grande reputation pour cela, quoique plusieurs personnes qui se connoissent bien en l'Art, tomberoient peut-estre d'accord avec moy, qu'il est du nombre de ceux dont on peut dire avec juste raison, *minuit præsentia famam*. Que ce fut par malice, qui est celuy qui se voudroit imaginer, qu'il se pût trouver un homme d'une si detestable volonté? Mais si ce ne fut ni par ignorance ni par malice, il est tres-facile à connoistre que ce fut par une damnable politique, que quelques gens qualifient de prudence. Ceux qui sont en grande reputation ont coutume d'user de cette fausse prudence, faisant toûjours leur possible pour éviter les dangereuses cures, de peur que ceux qui ne se connoissent pas en l'Art, ne viennent à perdre la bonne opinion qu'ils avoient conçuë d'eux, quand il arrive que les malades meurent entre leurs mains, quoy qu'ils les ayent bien & deuëment traitez. Ce fut là justement nostre malheur;

heur; car ce Chirurgien qui a grand renom parmy beaucoup de femmes de qualité qu'il accouche, fuit tant qu'il peut les accouchemens perilleux, & sujets à une issuë mauvaise, ou douteuse, comme estoit celuy-là; ce qu'il fit pour lors d'autant plus volontiers, qu'il se rencontra dans la chambre de ma sœur une Dame de consideration, femme d'un des premiers Capitaines aux Gardes, qui demeuroit dans le mesme logis, laquelle il accouchoit ordinairement; ce qui fut cause que prevoyant que l'issuë de l'operation seroit tres-douteuse, il aima mieux se conserver l'estime de cette Dame, qui ne se connoissoit pas à la chose, pour pouvoir juger de son procedé, que de faire Chrétiennement son devoir en cette occasion, auquel neanmoins on doit toujours avoir plus d'égard qu'à tous ces interests de vaine reputation, qui corrompent pour l'ordinaire la conscience. Ceux qui usent de cette politique, sont souvent cause de la mort des pauvres femmes qui les envoyent querir pour leur donner soulagement, & de celle de leurs enfans, qu'ils empêchent outre cela, en les privant du Baptême, de jouïr pour jamais de la felicité eternelle, dont ils répondront un jour devant Dieu.

I'ay bien voulu faire recit de toutes les circonstances de cette tragedie, afin qu'on connoisse plus facilement la necessité de faire promptement l'operation en pareille occasion, & quoyque cette histoire soit un peu longue, elle paroistra neanmoins courte, si on la compare avec l'utilité que l'on en peut tirer. Ie me suis trouvé depuis ce tems-là en plus de cent autres occasions de semblable nature, ausquelles avec l'aide de Dieu, j'ay garanty la pluspart des femmes, de la mort, & fait recevoir le Baptême à leurs enfans, dequoy j'ay eu plus de satisfaction en moy-mesme, que je n'en recevrois de tout l'honneur du monde, que me pourroit procurer une si pernicieuse politique, dont ne se serviront jamais tous Chirurgiens & Sages-femmes qui auront leur conscience bien reglée.

Ie pourrois bien nommer, s'il estoit besoin, la plus grande partie de toutes ces femmes qui sont encore vivantes, pour rendre témoignage de cette verité; mais je me contenteray de citer deux propres sœurs, qui sont toutes deux femmes de Marchands de vins, l'une nommée Madame *Moran*, qui demeuroit cy-devant au haut de la Montagne de Sainte Geneviéve, à l'enseigne du Tambour, à laquelle j'ay sauvé la vie par quatre fois de la sorte, en differentes grossesses, estant preste d'expirer à chaque fois par de grandes pertes de sang; & l'autre s'appelle Madame *Gourdin*, qui demeure au Faux-bourg S. Iacques, à laquelle j'ay aussi donné le mesme secours par deux autres fois en pareil besoin: j'ajouteray neanmoins à ces deux notables exemples un autre tout recent, qui est celui de la femme de Monsieur *Dionis* mon Cousin, premier Chirurgien de Madame la Dauphine, qui seroit indubitablement morte dans peu d'heures avec son enfant en son ventre, au mois de Iuin dernier, pour la grande perte de sang dont elle fut surprise, ensuite d'une chute qu'elle fit sur les genoux au huitiéme mois de sa grossesse, si je ne l'eusse tres-promptement accouchée, pour lui sauver la vie, ainsi que je fis, aussi-bien qu'à son enfant, par le moyen de ce secours salutaire. C'est ce qui me fait croire que si la Duchesse d'Ossone, femme du Gouverneur de Milan pour le Roy d'Espagne, eut esté assistée de la sorte par quelque personne bien entenduë en ces operations, elle ne seroit pas morte avec son enfant en son ventre, par une perte de sang en quatre heures de tems, ainsi qu'il luy arriva le vingtiéme Octobre mil six cent soixante & douze: non plus que Madame de Seignelay, si recommandable par son eminente qualité, & par toutes ses rares vertus, qui mourut à Paris le seiziéme Mars mil six cent soixante & dix-huit, à l'âge de dix-neuf ans, en sept heures de tems, aussi avec son enfant dans le ventre, au huitiéme mois de sa grossesse, par une semblable perte de sang, sans estre aucunement secouruë par ce Chirugien si fameux, qu'on avoit inutilement mandé pour ce sujet, puisqu'il ne voulut, ou ne put pas l'accoucher, comme il estoit absolument necessaire de faire, pour sauver la vie de la mere & de son enfant: mais si je ne me trompe, ce qui contribua beaucoup à leur mort, est que, comme *Celse* dit tres-bien au commencement de son premier Livre. *Nemo in splendidâ personâ periclitari conjecturâ suâ vult; ne occidisse, nisi servaverit, videatur.* Nul ne veut hazarder d'éprouver un remede sur une personne de grande consideration, quand il n'est pas tout-à-fait certain d'en avoir une bonne issuë; de peur que si le malade venoit à mourir ensuite, on ne crût que ce seroit le remede qui l'auroit tué. C'est ce qui fait que les personnes de grande qualité meurent assez souvent plutost que les autres; parce qu'on n'ose pas leur donner les secours necessaires, comme on fait sans crainte aux gens du vulgaire. En effet, ne fut-ce pas la raison pour laquelle *Hali Rodoham* n'osa pas entreprendre de traiter cette femme qui le prioit de luy oster une hemorrhoïde grosse & longue comme le doigt, qu'elle avoit en la vulve (qui estoit à ce que je crois le *clitoris*) & qui empeschoit que son mary ne put user du coït avec elle ? Car, comme il dit, *Non fuit mihi conveniens facere illud, quoniam ipsa habebat principatum in mundo, & censum multum, & vir ejus est unus Rex hodie. Com. ad lib. Gal. art. med. text. 177.* Ie ne trouvay pas à propos de le faire, à cause que c'étoit une grande Princesse qui avoit beaucoup de biens, & qu'elle estoit la femme d'un Roy.

Mais quoyque j'aye dit qu'il est absolument necessaire d'accoucher les femmes qui ont ces grandes pertes de sang, pour tâcher de leur sauver la vie, & à leur enfant par ce remede, il ne faut pas pourtant croire qu'elles en doivent toutes échapper; car si on attend trop tard à les secourir, plusieurs ne laissent pas de mourir peu de tems aprés l'operation, comme fit ma sœur : & si la perte de sang procedoit d'une fente, ou laceration de la propre substance de la matrice, causée par sa trop grande distension, ou par quelque blessure, comme il arrive quelquefois, (ce qui ne se peut connoistre que par l'ouverture du corps de la femme aprés sa mort) pour lors la maladie est incurable; & toutes ces sortes de femmes ne laissent pas de mourir, soit qu'elles accouchent d'elles-mesmes par la seule operation de nature, ou qu'elles soient promptement secouruës par un expert Chirurgien : parce que la matrice qui a souffert violence par quelque blessure, ou par quelque considerable contusion, ne peut pas se reserrer & se contracter si exactement aprés l'accouchement, ni si bien reünir ses fibres & sa substance pour boucher les orifices des vaisseaux qui estoient ouverts par rupture & par déchirement, qu'elle le feroit si elle n'avoit point reçu de lesion, & que les vaisseaux n'eussent esté ouverts que par simple *anastomose* : outre que si la femme survit quelques jours aprés son accouchement, il arrive tres-facilement inflammation à la matrice qui a esté blessée, laquelle ne manque pas dans la suite de faire mourir la malade : mais quoyque les frequentes foiblesses avec perte de toute connoissance, le tintement des oreilles, la veuë ébloüie, égarée, & troublée, & les mouvemens convulsifs, soient presque toujours des signes certains de mort, lors qu'ils procedent d'une grande perte de sang à la femme grosse; neanmoins il ne faut pas pour cela en toutes ces occasions, & mesme dans les plus desesperées, negliger l'accouchement qui en est l'unique remede, quoy qu'il ne soit pas toujours certain. C'est le precepte, que *Celse* nous donne en parlant de l'extirpation qu'on doit faire du membre gangrené, laquelle cause quelquefois la mort au malade dans le tems mesme de l'operation, aussi-bien que l'accouchement. Voicy ses paroles : *Nihil interest an satis tutum præsidium sit, quod unicum est.* Car en effet, ne vaut-il pas mieux, comme il dit encore en un autre lieu, *Anceps auxilium experiri, quam nullum,* experimenter un remede douteux, que d'abandonner entierement la malade?

Or comme dans ces grandes pertes de sang, il arrive toujours de grandes foiblesses, on fera son possible pour conserver ce qui reste de forces à la malade, & les luy augmenter, si faire se peut, afin qu'elle en ait assez pour endurer l'operation, & en réchaper ensuite : pour lequel sujet, en attendant qu'il y ait lieu de l'entreprendre on luy donnera de tems en tems quelque bon consommé, & de la gelée, avec un peu de bon vin : ces alimens liquides produiront bien plutost cét effet que les solides; car, comme dit *Hipocrate*, en l'Aphorisme 11. du second Livre, *Facilius est potu refici, quàm cibo.* On se refait & nourrit bien plus promptement par le boire que par le manger, dautant que les alimens liquides sont bien plus promptement distribuez que les solides; on luy fera aussi flairer du vinaigre, ou de l'eau de la Reine de Hongrie, luy mettant encore sur la region du cœur une rôtie chaude, trempée en vin avec canelle : & afin d'empêcher que le sang ne coule en si grande abondance, on la saignera du bras, pour le détourner, si les forces le permettent, observant durant la saignée de fermer l'ouverture de la veine par intervalles, afin que la diversion s'en fasse, sans beaucoup diminuer les forces de la malade.

Il est bon aussi de luy mettre tout le long des reins, des serviettes trempées en oxicrat, fait avec l'eau de plantin, & de la faire coucher tout à plat sur une simple paillasse, sans aucun lit de plume, ni matelas sous elle, comme encore de lui faire prendre par la bouche trois ou quatre onces de suc de pourpier mêlé dans un boüillon, afin que la chaleur des reins & du sang en soit temperée. *Galien* au 5. Ch. du 5. Liv. de la Meth. dit avoir arresté avec l'injection de la seule eau de plantin le flux de sang de la Matrice, qu'on n'avoit pas pû faire cesser par aucun autre remede durant quatre jours. Mais quand ce flux de sang vient par le détachement de l'arrierefaix d'avec la Matrice, ainsi que celuy de ma sœur étoit causé, toutes ces choses servent de peu, & le meilleur expedient est d'accoucher la femme, le plûtost que faire se pourra, quand même elle ne seroit grosse que de trois mois, ou encore de moins, dautant qu'il faudroit aussi-bien que tout vint; & il est necessaire pour lors de tirer tout ce qui est contenu dans la Matrice, soit faux germe, mole, ou enfant, sans y rien laisser, car aprés avoir esté entierement vuidée, venant à s'affaisser & se contracter, la perte de sang & tous les accidens qui en estoient causez, cessent pour les raisons que j'ay alleguées cy-devant, en suite dequoy la femme en pourra facilement réchaper, s'il luy reste encore aprés l'operation des forces suffisantes; ce qui arrivera si on n'attend point trop tard à la secourir.

Il faut observer que les pertes de sang qui surviennent aux femmes, lors que la nature fait ses efforts pour expulser un faux-germe, sont souvent si abondantes, qu'on ne croiroit pas qu'une femme pût vuider tant de sang en si peu de temps sans mourir, à moins que de l'avoir veu de ses propres yeux: neanmoins il s'en faut beaucoup que ces sortes de pertes de sang soient aussi dangereuses que celles qui arrivent aux femmes qui sont effectivement grosses d'enfant; parce que dans la perte de sang qui survient à une grossesse de faux-germe, la Matrice n'est pas dans une si grande distension, que lors que la femme est grosse d'enfant: outre cela les vaisseaux d'un faux germe ne sont pas d'une grosseur si considerable, que ceux de l'arrierefaix; c'est ce qui fait que ces pertes de sang cessent souvent aprés que leur premier torrent est passé; aprés quoy la nature ne laisse pas d'expulser dans la suite ces faux-germes tout entiers; ou bien elle les convertit en suppuration, si elle ne peut pas les expulser de la sorte. Il est toutefois mieux de tirer ces corps étranges avec la main, le plûtost qu'on le peut faire sans violence: mais s'il n'y a pas lieu de le faire, à cause que la Matrice n'est pas assez ouverte, il faut en commettre l'operation à la nature. I'ay veu mourir plusieurs femmes de perte de sang qui estoient grosses d'enfant, & d'autant plutost qu'elles estoient plus avancées dans le terme de leur grossesse; parce que les vaisseaux de la Matrice grossissent toujours, comme j'ay dit, à proportion que l'enfant devient grand; ce qui fait que la perte de sang en est d'autant plus abondante & dangereuse; mais je n'ay pas encore veu mourir aucune femme de la perte de sang causée par un simple faux-germe ; quoyque dans l'abord cette perte de sang paroisse également dangereuse à celle qui arrive à la femme qui est grosse d'enfant.

CHAPITRE XXII.

De la pesanteur, & de la descente, ou relaxation de Matrice de la femme grosse.

BEaucoup de femmes grosses ressentent au bas du ventre une pesanteur extraordinaire, à cause que la Matrice par le poids de ce qui est contenu en sa capacité, s'affaisse & descend sur son col, & quelquefois si bas, qu'elles ne peuvent marcher qu'avec peine, & en écartant les jambes ; auquel temps il ne leur est pareillement pas possible d'user du coït, sinon avec grande incommodité ; dautant que la Matrice occupant pour lors par sa descente une partie de la place de son col, sur lequel elle est affaissée, ne laisse pas lieu d'y pouvoir loger le membre viril, qui venant à la rencontre à son entrée, luy cause de la douleur.

Nous appellons descente ou relaxation de Matrice, quand elle tombe seulement dans le *vagina*, sans toutefois sortir tout-à-fait hors de la partie honteuse ; car en ce cas, ce seroit une chûte, ou précipitation qui est une maladie bien plus incommode & plus dangereuse ; laquelle n'arrive pas ordinairement aux femmes grosses, à cause que l'étenduë de la Matrice empesche qu'elle ne puisse ainsi se precipiter entierement ; mais elle peut bien seulement descendre & se relâcher, en telle sorte neanmoins qu'elle n'a pas coûtume de paroître au dehors en ce temps. La précipitation se connoît à la veuë, & la descente se sent facilement au doigt, en le mettant dans le *vagina* ; car on y rencontre aussi-tôt la Matrice, & son orifice interne qui est fort proche de la partie honteuse, principalement lors que la femme est debout.

Cette descente est souvent causée de la relaxation des ligamens de la Matrice, & particulierement de celle des larges, qui la doivent tenir attachée de chaque côté vers les lombes, pour empescher qu'elle ne tombe en bas ; laquelle relaxation vient ou de la pesanteur du fardeau qu'elle porte, & contient en elle, qui oblige ces ligamens de s'étendre plus que de coûtume, ou de quelques chûtes, qui luy donnant de grandes secousses produisent le même effet, & d'autant plus que le fardeau est pesant ; comme aussi de quelque rude travail, ou d'une mauvaise couche qui a precedé la presente grossesse ; mais bien des fois elle est causée, ou à tous le moins facilitée par une abondance d'humiditez, lesquelles abreuvant ces ligamens les relâchent ainsi ; à quoy sont tres-sujettes les femmes pituiteuses ; qui vuident ordinairement beaucoup de fleurs blanches.

Outre que la descente de Matrice empêche, comme nous avons dit, la femme grosse de marcher, & d'user librement du coït, elle lui cause encore par sa pesanteur, une stupeur aux hanches, des douleurs aux eines, & des engourdissemens aux cuisses, comme aussi des difficultez d'uriner, & de décharger son ventre des gros excrémens ; dautant que venant ainsi à s'affaisser, elle comprime la vessie & le *rectum* entre lesquels elle est située. La femme pourra bien plus facilement guerir de la descente de Matrice, quand elle sera accouchée, que pendant sa grossesse ; dautant qu'ayant esté vuidée & déchargée de son fardeau, ses ligamens seront bien plus aisement fortifiez : Ioint qu'en ce tems on peut encore mieux se servir de pessaires pour la tenir en état ; ce qui n'est pas si facile pendant la grossesse, à cause que pour lors ils sont souvent repoussez au dehors par la pesanteur de la matrice.

Bien que j'aye dit que la matrice de la femme grosse ne tombe pas ordinairement, en telle sorte qu'elle paroisse à la veuë au dehors, à cause que son étenduë & sa grosseur l'en empêchent, cela se doit entendre durant les derniers mois de la grossesse ; car j'ay vû plusieurs femmes à qui elle ne laissoit pas de tomber quelquefois pendant les premiers mois, & deux entr'autres, qui même estoient grosses de cinq mois entiers, ausquelles la partie de la Matrice qui aboutit à l'orifice interne sortoit de la partie honteuse de la grosseur du poing ; ce qui leur causoit une tres-grande douleur, & une difficulté d'uriner, qui les mettoit en un continuel danger d'avorter, comme elles avoient déja fait en plusieurs autres precedentes grossesses pour le même accident, & auroient encore indubitablement fait, veu la disposition qu'elles y avoient, si je ne leur eusse donné un pessaire, par le moyen duquel leur Matrice fut reduite & bien retenuë jusques au tems de leur accouchement, leur recommandant de ne l'oster que quand elles seroient en travail d'enfant.

De quelque maniere que soit causée la descente de Matrice à

la femme grosse, le meilleur remede dont elle se puisse servir, est de se tenir au lit couchée; parce que sa pesanteur feroit toûjours relâcher de plus en plus ses ligamens quand elle seroit debout; & si elle n'a pas le moyen ny la commodité de garder ainsi le repos, elle portera un pessaire pour aider, autant que faire se peut en ce tems, à tenir la matrice en estat; & si son ventre est assez élevé, comme il est vers les derniers mois, elle le supportera avec une bande fort large bien adaptée à ce sujet; afin que par ce moyen le fardeau estant un peu soûtenu, ces ligamens ne soient pas tant tiraillez & alongez; & si elle a difficulté d'uriner, quand elle voudra lâcher son eau, elle relevera elle-mesme son ventre par devant avec ses deux mains, pour le pouvoir faire plus aisément, empêchant de cette façon que le col de la vessie ne soit tant comprimé: mais si ce sont des humiditez superfluës qui ont relâché les ligamens de la matrice, elle se purgera mediocrement de tems en tems, & usera d'un regime de vivre propre pour les dessécher, & son manger sera plûtost de viandes rôties que boüillies; elle s'abstiendra aussi en ce cas du coït, dautant que dans son action la verge de l'homme venant à frapper souvent à la porte, & à toucher avec effort contre l'orifice interne de la matrice, qui est fort bas pour lors, il y auroit danger que par cét attouchement douloureux, il ne vint à s'ouvrir avant le terme necessaire. La femme ne doit point aussi estre serrée dans ses habits; car cela pousse encore, & fait descendre la matrice; & sur tout lorsqu'elle sera en travail, il faut bien prendre garde que par le moyen des douleurs de l'accouchement, qui poussent encore fortement la matrice en bas, & par la sortie de l'enfant, ou par l'extraction violente de l'arriere-faix, il ne se fasse de la descente de matrice une precipitation, ou mesme un entier renversement; ce qui arriveroit facilement, comme il s'est vû bien des fois, si on n'observoit pas la methode que j'enseigneray au Chapitre quinziéme du second Livre, en parlant de cét accouchement.

CHAP.

CHAPITRE XXIII.

De l'Hydropisie de Matrice.

NOus voyons certaines femmes pituiteuses, qui s'imaginant estre effectivement grosses d'enfant, ne vuident que des eaux qui s'estoient amassées dans leur matrice; c'est ce que nous appellons *hydropisie de Matrice*. Il est arrivé plusieurs fois, que cette maladie a trompé les Medecins, les Chirurgiens, & les Sages-femmes, aussi-bien que les femmes malades, lesquelles ayant long-tems esperé & fait esperer un enfant, n'ont fait enfin au lieu de cela, que de l'eau toute claire, comme il arriva un jour à cette Marchande de bois, dont j'ay parlé au Chapitre troisiéme de ce premier Livre, laquelle au bout de dix mois d'une fausse grossesse pareille, ne vuida que quantité de ces eaux, qui avoient esté enfermées & retenuës durant tout ce tems dans sa matrice. *Guillemeau* dans le premier Chapitre de son premier Livre de l'accouchement, fait mention d'une histoire de la sorte qui arriva en la personne d'une nommée Madame *Dupescher*, laquelle en vuida plein un seau, croyant certainement estre grosse d'enfant : & *Fernel* au Chap. 15. du 6. Livre de sa *Pathologie*, nous recite une chose encore bien plus admirable touchant ces hydropisies. Il dit avoir vû une certaine femme, qui au tems de ses purgations, jettoit par le col de sa matrice une si grande quantité d'eau citrine tres-chaude, qu'elle en remplissoit six ou sept bassins, & en vuidoit tant, que son ventre devenoit tout plat; aprés quoy ses menstruës venoient aussi-tost à couler selon l'ordre de nature, & que les mois suivans il s'en amassoit derechef une pareille quantité, qui s'écouloit ensuite de la mesme façon, & que cette femme (ce qui est de plus notable) ayant esté guerie de cette indisposition, devint grosse, & accoucha d'un enfant plein de vie.

Ces eaux sont engendrées en la matrice, ou bien elles y sont portées d'ailleurs, comme quand dans l'hydropisie du ventre elles viennent à passer par transudation à travers la substance poreuse des membranes de la matrice. Elles sont engendrées dans la matrice, quand elle est trop refroidie, ou debilitée par quelque fâcheux & violent accouchement qui aura precedé, ou parce que les immondices, comme les fleurs blanches, ou les autres superfluitez dont elle avoit coutûme de se décharger, ont esté long-tems supprimées, ainsi qu'il étoit arrivé à la femme de *Boëtus*, dont *Galien* fait mention au 8. Chapitre du Livre *de præcognit.* laquelle eut une hydropisie de matrice de cette nature. *Hipocrate Lib. de aër. aq. & loc.* dit, que la boisson des mauvaises eaux, telles que sont celles qui procedent des neiges fonduës dans les montagnes, contribuë beaucoup à la generation de ces sortes d'hydropisies. Quand les eaux qui sont contenuës en la capacité de la matrice, luy ont esté envoyées d'ailleurs, pour lors elles ne sont jamais envelopées de membranes particulieres, & ne sont seulement retenuës que par la clôture de son orifice interne exactement fermé ; & elles s'écoulent aussi-tost qu'il vient à s'entr'ouvrir ; mais quand elles sont engendrées dans la matrice (ce qui se fait principalement aprés le coït, si les semences sont trop froides & aqueuses, ou corrompuës) alors elles sont quelquefois contenuës dans des membranes ; auquel cas la femme ne s'en décharge pas si-tost, & les porte presque aussi long-tems que si c'estoit un enfant, & même quelquefois davantage. C'est cette hydropisie qui fait qu'elle croit parfois dans le commencement estre veritablement grosse : mais l'indisposition venant à continuer plus long-tems que le terme ordinaire de la grossesse, elle perd l'esperance qu'elle avoit euë ; & plus cette maladie dure, plus elle met la femme en peril de la vie, augmentant quelquefois jusques à un tel excez, qu'on a vû des femmes avoir plus de trente pintes d'eau contenuës dans leur matrice. *Vesale* dit avoir fait l'ouverture du corps d'une femme, dans la matrice de laquelle il trouva plus de soixante mesures d'eau, aprés sa mort, dont chacune pesoit trois livres. *Schenckius* au 4. Liv. *de ses Observat.* fait mention de plusieurs histoires de cette nature, & entr'autres de celle d'une femme, dont la matrice fut encore trouvée si excessivement pleine d'eau, & d'une grandeur si prodigieusement étenduë, qu'elle étoit capable de contenir un enfant de dix ans. Il parle aussi au même endroit de certaines hydropisies de matrice, causées par quantité de petites vessies pleines d'eau, contenuës toutes separément l'une de l'autre en sa capacité.

On pourra facilement connoître & distinguer l'hydropisie de matrice d'avec la grossesse d'enfant, si on fait bien reflexion sur tous les signes, dont nous avons fait mention, en parlant de la veritable grossesse, lesquels ne se rencontrent pas ordinairement en cette maladie. La femme aura bien à la verité le ventre enflé, &

ſuppreſſion de ſes mois en ce tems, auſſi bien qu'en la groſſeſſe, mais il y aura beaucoup de choſes qui nous en feront connoître la difference ; car en l'hydropiſie, elle aura les mammelles flaſques, mollaſſes & abbatuës, elle n'y aura point de lait, elle ne ſentira aucun mouvement d'enfant au terme ordinaire, mais ſeulement un flotement d'eau agitée ; elle aura une plus grande douleur & peſanteur au ventre, qui ſera auſſi tendu de tous coſtez plus également en rondeur, & non pas ſi en pointe vers le devant, que s'il y avoit un enfant ; & elle aura auſſi pour l'ordinaire une bien plus mauvaiſe couleur de la face, que ſi c'eſtoit une bõne groſſeſſe. Les femmes ſteriles ſont plus ſujettes à cette maladie que celles qui ont eu des enfans, & elles ont preſque toûjours l'orifice interne de leur matrice bien plus petit & plus greſle que les autres. Or comme cette hydropiſie peut venir ſeule, auſſi ſurvient-elle quelquefois à la femme qui eſt veritablement groſſe, ces eaux eſtant contenuës hors des membranes de l'enfant dans la capacité de la matrice ; car quoy qu'il y en ait beaucoup dans ces membranes, ce n'eſt pas proprement une hydropiſie de matrice, dautant qu'il y en a toûjours naturellement, au milieu deſquelles l'enfant eſt contenu : neanmoins elles y ſont quelquefois en telle abondance, & enflent ſi prodigieuſement le ventre de la femme, qu'on la croiroit groſſe de deux ou trois enfans, quoiqu'elle ne le ſoit que d'un ſeulement, lequel en eſt extrémement affoibly ; dautant que la plus grande portion de ſa nourriture ſe reſout en ces eaux, qui éteignent preſque & ſuffoquent le peu de chaleur naturelle qu'il peut avoir. I'ay vû pluſieurs femmes qui en ont jetté plus de deux ou trois pintes deux mois avant que d'accoucher ; quand cela arrive ainſi, elles ſont pour lors dans la matrice hors des membranes de l'enfant ; car autrement il faudroit de neceſſité qu'il ſortît peu de tems aprés ces vuidanges, ſi les eaux qui doivent eſtre naturellement contenuës dans ſes membranes venoient à s'écouler ; ce qui ne peut arriver devant qu'elles ſoient percées. Il y a quatre ans que j'accouchay la femme d'un Marchand, d'un enfant mort en ſon ventre depuis trois jours ou environ, laquelle avoit vuidé tout d'un coup, un mois auparavant, plus de trois chopines d'eau de la matrice, qui procedoit certainement d'une telle hydropiſie. Ce qui me le confirma eſt, que pour l'accoucher je fus obligé de rompre les membranes, qui contenoient encore toutes les veritables eaux de ſon enfant, pour le tirer promptement, aprés l'avoir retourné par les pieds, afin de ſauver la vie à cette femme, qu'elle couroit risque de perdre, par une grande perte de sang qu'elle avoit, si je ne l'eusse secouruë de la sorte. Mais j'ay vû un exemple encore bien plus extraordinaire touchant ces hydropisies de Matrice avec enfant, en la femme de Monsieur *Boileau* mon Confrere, laquelle étant grosse de trois mois & demy seulement, vuida tout d'un coup par la Matrice plus d'un demy-septier d'eau, avec des douleurs de ventre durant quatre jours, qui la mirent en grand danger d'avorter, nonobstant quoy je l'ay accouchée au terme de neuf mois de ce mesme enfant vivant, qui estoit un garçon tres-fort & robuste, dont les membranes des eaux estoient aussi tres-saines & entieres. Il faut observer que l'hydropisie de Matrice succede bien quelquefois à la generation de l'enfant, & qu'au contraire la generation de l'enfant ne se peut jamais faire en la Matrice hydropique; parce qu'il faudroit qu'elle s'ouvrît pour recevoir la semence; auquel cas les eaux contenuës en la Matrice s'écouleroient aussi-tôt, ou corromproient entierement la semence quand elle y seroit reçuë.

Le meilleur remede pour ces sortes d'hydropisies, s'il y a grossesse d'enfant, est d'attendre avec patience l'heure de l'accouchement, observant cependant un regime de vivre dessicatif; mais s'il n'y a que des eaux contenuës en la Matrice, le demy bain est tres-propre à la faire ouvrir, comme sont pareillement tous les remedes qui provoquent les menstruës : on pourra aussi saigner la femme du pied, ayant toûjours égard à détruire par purgations convenables, la cause de la generation de telles superfluitez. Mais si les remedes ordinaires ne produisent pas l'effet qu'on en esperoit, il n'y a rien de meilleur que de faire user à la femme des eaux minerales, comme sont celles de Bourbon, dont la boisson & les bains sont tres-convenables à cette maladie.

CHAPITRE XXIV.

De l'enflure œdemateuse des lévres de la partie honteuse.

LA Matrice est souvent si pleine d'humiditez, qu'elle en regorge jusques sur les parties exterieures, & principalement sur celles qui luy sont voisines, comme sur les lévres de la partie honteuse, qui en deviennent quelquefois si grosses & si tumefiées à certaines femmes, qu'elles ne peuvent pour ce sujet approcher leurs cuisses l'une de l'autre, ce qui les empêche de pouvoir marcher, si ce n'est avec peine & tres-grande incommodité. I'ay souvent remarqué que les femmes qui sont grosses de plusieurs enfans, sont tres-sujettes à cette indisposition vers les derniers mois de leur grossesse, & qu'elles ont aussi toûjours les jambes fort enflées en ce temps. Cette enflure des lévres de la matrice est pour lors lucide, & presque transparante, ainsi que seroit une hydrocelle, à cause de la quantité d'eau claire dont elle est pleine; & comme elle pourroit estre bien douloureuse, & incommode à la femme pendant son accouchement, dautant que par ce boursouflement les passages en sont rendus plus étroits, il sera besoin d'y remedier auparavant, en faisant pour ce sujet plusieurs scarifications avec la lancette, tout le long de ces lévres, par le moyen desquelles les humiditez suinteront & distilleront peu-à-peu; aprés quoy on mettra dessus un peu d'onguent rosat, & des compresses trempées en vin aromatique pour empêcher la récidive, en fortifiant ces parties, faisant toûjours cependant observer à la femme un regime de vivre convenable à empescher la generation de nouvelles superfluitez de cette nature. Quelques-uns veulent y appliquer des sangsuës, afin d'éviter la douleur de la lancette; mais elles n'y sont pas si propres, dautant que la petite ouverture qu'elles font se referme incontinent aprés qu'elles en sont détachées; ce qui n'arrive pas si-tôt aux scarifications qu'on fait tant & si peu profondes qu'on veut, lesquelles on peut aussi tenir ouvertes par medicamens onctueux appliquez dessus, autant de tems qu'on le juge necessaire.

Lors que ces tumeurs ne sont simplement qu'œdemateuses, & sans fiévre, quelques grosses qu'elles soient, elles ne sont pas pour l'ordinaire bien dangereuses, si on y remedie de la façon que je viens de dire; mais quand elles procedent d'une inflammation de ces parties, laquelle est toûjours accompagnée de fiévre, pour lors la femme en meurt le plus souvent, tres-peu de jours aprés estre accouchée: Car l'inflammation qui paroît à ces lévres exterieures n'est qu'un effet, & une communication de celle qui est déja au dedans de la Matrice, comme je l'ay vû arriver plusieurs fois. C'est aussi ce qu'*Hipocrate* nous enseigne en l'Aphorisme 43. du 5. Livr. où il dit; *Si mulieri prægnanti fiat in utero erysipelas, lethale est.* Si l'erysipele (c'est-à-dire l'inflammation) arrive à la Matrice de la femme grosse, cela est mortel.

I'ay vû quelques femmes grosses avoir les levres de la vulve grandement tumefiées par quantité de varices, qui en rendoient la tumeur fort inégale, & y causoient un prurit douloureux. Cét accident arrive à certaines femmes qui sont trop sanguines, & qui ont ordinairement le ventre fort resserré. Pour y remedier elles doivent estre saignées du bras, se tenir le ventre libre, s'abstenir du coït, & user d'un regime de vivre rafraîchissant.

I'ay encore vû des femmes grosses, & d'autres qui ne l'estoient pas, avoir des tumeurs à quelqu'une des lévres exterieures de la vulve, qui procedoient seulement d'une humeur particuliere renfermée dans une espece de chyste, laquelle venoit à s'enflammer, & à suppurer sans grand danger, à cause que cette inflammation ne procedoit pas du dedans de la matrice, comme celle des autres tumeurs dont j'ay parlé. Ces sortes de tumeurs font quelquefois apprehender à la femme que ce ne soit quelque hergne: mais il est facile de les distinguer; car ces tumeurs ne sont simplement qu'à la lévre exterieure de la vulve, & n'ont aucune continuité jusques à l'eine de la femme, comme les hergnes ont toujours.

Le 1. Février 1671. Messieurs *Morel*, & *Leclerc*, mes Confreres, me firent voir, dans la basse-cour du Palais d'Orleans, une Dame Loraine, âgée de plus de soixante ans, qui avoit depuis vingt-cinq ans une de ces tumeurs, de la grosseur des deux poings, à la lévre gauche de la vulve, à laquelle il s'estoit fait depuis peu une fluxion tres-considerable, qui estoit entierement disposée à suppurer, pour raison dequoy nous conclûmes à faire ouverture de cette tumeur, afin de donner une entiere issuë à la matiere; ce qui fut fait deux jours ensuite par le mesme sieur *Morel*, qui en tira quantité de pus semblable à la lie de vin, aprés quoy cette femme fut parfaitement bien guerie de cette indisposition, qu'elle avoit gardée si long-tems avec une grande incommodité, n'ayant pas jamais osé s'en faire traiter auparavant, dans le soupçon qu'elle avoit que ce ne fût quelque hergne.

CHAPITRE XXV.

De la maladie venerienne des femmes grosses.

LA Foy nous oblige de croire, que l'ame de l'enfant qui est au ventre de sa mere, est tachée du peché de nostre premier Pere, aussi-tost qu'elle luy est infuse; mais l'experience journaliere nous montre, que son petit corps porte aussi des ce tems, la peine des fautes dont il n'est pas coupable, quand sa mere est affligée de la maladie venerienne : car nous voyons tous les jours les enfans, dont les peres & meres en sont infectez, naître pleins de pustules, & de vilains ulceres, & assez souvent mourir avant que de venir au jour, ou fort peu de tems aprés estre nez, ausquels il vaudroit bien mieux n'avoir jamais esté engendrez, que de perir ainsi miserablement. Cette verité est assez connuë d'un chacun pour n'en faire aucun doute : nous avons vû depuis quelques années en ça, des personnes tres-considerables, qui nous en ont donné de suffisantes preuves par leur propre exemple.

Il n'est pas bien difficile de concevoir comment la femme grosse qui a la verole, la communique à l'enfant qui est en son ventre; dautant que cette contagieuse maladie, corrompant toute la masse du sang de la mere, il est impossible que l'enfant qui n'a pas d'autre nourriture pour lors, n'en soit infecté, en convertissant ce vilain sang en sa propre substance; lequel par son acrimonie, à cause de la tendresse du corps de l'enfant y fait facilement ces ulceres malins, que tous ceux dont les meres sont ainsi gâtées, apportent ordinairement en naissant. Nous voyons bien quelquefois, comme dit *Galien* au 10. chap. du 11. Liv. *de l'usage des parties*, que la nature est si admirable qu'elle corrige les deffauts des peres & des meres; ce qui paroît en ce que les yvrognes, aussi-bien les hommes que les femmes, étant hors de leur bon sens, quand ils usent du coït en cet état, ne laissent pas d'engendrer des enfans qui ont un tres-bon jugement, & qui ne participent d'aucune infirmité de ceux qui les ont engendrez; mais il est tres-constant qu'elle ne peut jamais d'elle-mesme seule surmonter la malignité de ce venin, qui corrompant toute la masse du sang de la mere qui est affigée de cette contagieuse maladie, la communique en mesme tems à l'enfant, comme nous avons dit.

La verole qui n'est que d'une mesme espece dans son essence, & qui est seulement distinguée par degrez, selon le plus ou le moins, se communiquant donc par le moyen du sang de la mere, fait d'autant plus ou moins d'impression au corps de l'enfant, que son degré est plus fort, ou plus foible : & si la femme grosse a des ulceres fort proches de sa matrice, comme dans son col, & aux parties voisines, le venin lui sera porté encore bien plus facilement par cette proximité.

Ie n'ay pas dessein de traiter à fond en ce lieu de la maladie venerienne, comme aussi d'en écrire particulierement la curation;

mais je prétens seulement faire connoître, si les femmes en peuvent parfois estre traitées pendant qu'elles sont grosses, ou si pour ce faire, on doit toûjours differer jusques aprés leur accouchement. Afin d'en pouvoir juger il faut faire quelque distinction; car quand la femme est sur les derniers mois de sa grossesse, on doit attendre qu'elle soit accouchée pour l'en traiter aprés, & son enfant, s'il en est pareillement infecté; parce que l'accouchement arrivant, pendant que la femme seroit dans les remedes, elle y coureroit risque de sa vie, outre que si l'enfant venoit mort en ce tems, on auroit opinion qu'il auroit esté tué par leur violence, & on en accuseroit la temerité du Chirurgien. Lorsque la verole n'est encore qu'au premier degré, & qu'elle ne cause pas de grands accidens, on doit pareillement differer la cure éradicative jusques aprés l'accouchement, & se contenter seulement de la palliative, par un regime de vivre convenable, & par quelque legere purgation reïterée de tems en tems; pour empêcher que le mal n'augmente: mais si la femme, qui n'est encore que sur les premiers mois de sa grossesse, a la verole au dernier dégré, accompagnée de tres-grands & continuels accidens, qui nous témoignent qu'il seroit bien mal-aisé qu'elle pût attendre jusques aprés son accouchement pour en estre pensée; d'autant qu'étant encore bien éloignée de son tems, ces accidens s'augmentant de plus en plus feroient qu'il seroit impossible que son fruit n'en fût corrompu, & bien difficile qu'elle n'en avortât: en ce cas, afin d'éviter le plus grand de deux maux, si elle a des forces suffisantes, on la pourra traiter; car au pis aller, quand les remedes la feroient avorter, il ne luy arriveroit que ce que la grandeur de la maladie auroit certainement fait. On la traitera donc pour lors, sans laisser augmenter davantage les accidens, qui se rendroient encore de jour en jour beaucoup plus dangereux, tant pour elle que pour son enfant; observant de luy donner les remedes plus doucement, & avec bien plus de préparation, & de circonspection; faisant en sorte que l'évacuation qu'on luy procurera par le flux de bouche, soit plûtost petite, en durant plus long-tems, que d'estre grande & subite; & sur tout que ce soit avec les frictions d'onguent de mercure, faites aux parties superieures seulement, & non pas avec les parfums, qui la mettroient en bien plus grand risque d'avorter, en faisant ouvrir la matrice; outre qu'ils feroient aussi bien plutost perir son enfant s'il avoit vie. Il ne faut pas pareillement donner pour le mesme sujet, aucune drogue à prendre par la bouche,

dans

dans la composition de laquelle entre le mercure ; pour raison dequoy on doit préferer les frictions des parties superieures comme nous disons, tâchant toujours de se rendre maistre de l'évacuation le plus que faire se pourra, & d'empêcher qu'elle ne se fasse par le flux de ventre ; car la femme seroit en bien plus grand danger d'en avorter que par le flux de bouche, à cause des épreintes continuelles qu'elle seroit obligée de faire en allant souvent à la selle, par lesquelles la matrice recevroit grande commotion, & seroit extrémement agitée ; observant aussi de ne point baigner aucunement la femme grosse qu'on voudra traiter de la sorte ; car il n'y a rien qui soit plus capable de la faire avorter : mais au lieu du bain, on lui fera user de ptisane, & d'autres remedes qui pourront suppléer à son defaut, pour la preparer à un doux flux de bouche.

Ie sçay bien que plusieurs personnes auront de la peine à se persuader, non seulement qu'il soit possible de guerir une femme de la verole pendant qu'elle est grosse, mais aussi qu'elle & son enfant en puissent supporter les remedes, sans les exposer l'un & l'autre au danger presqu'inévitable de la mort ; neanmoins les experiences que j'en ay vuës font que je ne suis pas de leur sentiment ; lesquelles je veux bien rapporter pour servir d'exemple en pareil cas. En l'an 1660. comme j'étois à l'Hôtel-Dieu de Paris, y pratiquant les accouchemens, une jeune femme ou fille, en maniere de Courtisane, âgée de vingt ans, y vint pour accoucher, comme elle fit, de son deuxiéme enfant, laquelle ayant eu la maladie venerienne avant sa premiere grossesse, estoit accouchée avant terme d'un enfant mort & tout pourry de verole ; mais quand elle fut grosse pour cette seconde fois, voyant que les accidens de sa maladie augmentoient de plus en plus, elle préjugea qu'il n'y avoit pas lieu d'esperer que cette seconde grossesse luy pût mieux reüssir que la premiere ; parce qu'elle avoit par tout le corps, & principalement aux deux mammelles, quantité d'ulceres tres malins, qui s'augmentoient de jour en jour ; & apprehendant qu'ils ne se convertissent en *cancer*, avant qu'elle eût atteint le tems de l'accouchement, dont elle estoit éloignée, dautant qu'elle n'estoit encore grosse que de trois mois, elle prit resolution pour lors de se faire traiter tout-à-fait, & de risquer sa vie en cét estat pour tâcher de porter son enfant à bien, n'esperant pas le pouvoir faire par un autre moyen, ny de pouvoir aussi elle-mesme resister à son mal qui s'empiroit tous les jours de plus en plus. Elle communiqué sa maladie & son dessein à trois ou quatre Chirurgiens, ne leur celant pas qu'elle estoit grosse, lesquels ne voulurent jamais la traiter pour ce sujet, nonobstant qu'elle les en requist, & qu'elle leur promît de les bien payer, chacun d'eux luy disant que sa conscience y seroit engagée, s'il le faisoit en l'état qu'elle estoit, & qu'il seroit bien à propos qu'elle patientât au mieux qu'elle pourroit, jusques à ce qu'elle fût accouchée, aprés quoy il l'entreprendroit volontiers: mais comme elle vit qu'elle n'en trouveroit peut-estre pas un qui le voulût faire, si elle ne celoit sa grossesse, qui pour n'estre que de trois mois, ne paroissoit presque pas pour lors, croyant qu'il n'y avoit pas de meilleur expedient, elle en fut trouver un autre à qui elle ne se declara point en aucune façon estre grosse, lequel la traita en la maniere ordinaire, & outre les autres remedes qu'on a coutume de faire en cette maladie, il lui donna par cinq ou six frictions reïterées un flux de bouche, qu'elle eut tres-copieux pendant cinq semaines entieres, au moyen dequoy elle fut parfaitement guerie, sans qu'il luy restât ensuite aucun accident de sa maladie. Lorsqu'elle fut sur la fin des remedes, voyant qu'elle en avoit bonne issuë, elle dit à son Chirurgien qu'elle estoit grosse de quatre mois & demi (car elle l'estoit de trois mois, comme j'ay dit, quand elle entra chez luy, où elle demeura six semaines entieres sans qu'il s'en apperçut) ce qu'il ne pouvoit presque croire dans l'abord qu'elle luy declara; mais ayant fait reflexion sur son ventre qui avoit toujours grossi au lieu de diminuer, pendant l'évacuation que les remedes avoient faite, il en connut aussitost la verité. Elle luy témoigna, que le sujet pourquoy elle luy avoit celé sa grossesse, estoit le refus que plusieurs autres Chirurgiens, ausquels elle avoit dit la chose, luy avoient fait de la traiter. Depuis qu'elle fut ainsi sortie de ces remedes, elle ne fut en aucune façon incommodée durant tout le reste du tems de sa grossesse, sinon qu'elle fut un peu accueillie de necessité, dautant qu'elle avoit donné le peu d'argent qu'elle pouvoit avoir à son Chirurgien pour la penser; ce qui fut cause qu'elle vint audit Hôtel-Dieu pour y faire ses couches; où pour lors je l'accouchay d'un enfant à terme, aussi gros & gras, & aussi sain, que si sa mere n'eût jamais eû en tout son corps aucune tache de cette maladie; & ce qui est bien remarquable, l'arrierefaix, qui est une partie qui reçoit facilement l'impression de la moindre corruption des humeurs de la femme, en estoit aussi net & aussi beau & vermeil qu'on se puisse imaginer.

Cét exemple qui est tres-veritable, nous fait connoître qu'on peut bien traiter de la verole la femme grosse ; ce qui se fera d'autant plus seurement aux autres femmes, qu'on ne le fit pas en celle-cy, pourveu qu'on observe les precautions que j'ay marquées cy-dessus : car c'est sans contredit, que si cette femme n'en eût esté pensée, elle eût accouché cette seconde fois d'un enfant corrompu, comme elle avoit fait la premiere. Recitant un jour cette histoire à un Chirurgien de mes amis, il me dit qu'il avoit aussi vû la même chose reüssir à deux differentes personnes, qui en avoient esté fort bien gueries, dont les enfans estoient pareillement bien venus à terme, sans avoir en tout leur corps aucune impression de ce venin ; & je suis témoin oculaire de trois autres differentes femmes grosses, que Messieurs *de la Bastie*, & *Ruffin*, mes Confreres, ont traitées de la sorte, lesquelles ont esté pareillement bien gueries, & sont accouchées heureusement d'enfans qui se portoient bien. Monsieur *Aubert*, aussi mon Confrere, m'a dit que la mesme chose estoit encore arrivée à une femme grosse de trois mois, qu'il avoit traitée avec un heureux succez pour la mere & pour l'enfant. *Fabricius Hildanus*, en la 97. Observ. de la 5. cent. rapporte l'histoire d'une femme grosse de deux mois seulement, qu'il avoit traitée de cette maladie, & qui ne laissoit pas, nonobstant sa grossesse, d'estre nourrice d'un autre enfant qu'elle allaitoit ; il dit qu'en traitant la seule femme il guerit trois personnes en un mesme tems ; car outre qu'elle fut entierement guerie, elle accoucha six mois ensuite d'un enfant fort sain, & celuy qu'elle allaitoit durant qu'elle estoit dans les remedes, fut pareillement bien guery. *Sanchez* en ses observations de pratique, fait mention de la femme d'un Apotiquaire qui fut encore traitée estant grosse, & qui accoucha aussi d'un enfant qui estoit en parfaite santé ; & de plus, *Varandeus*, au quatriéme Chapite de son second Livre des Maladies des femmes, dit qu'il a vû des femmes grosses, ausquelles cette maladie estoit fort enracinée, qui ont bien souffert les onctions de mercure avec bavement, ordonnées par des Empiriques ; ce qui fait bien connoître que la cure doit encore avoir plus facilement un meilleur succés, quand les remedes sont conduits & gouvernez par une personne sçavante & methodique. En un mot, il est aisé de se persuader qu'elles y peuvent bien resister, quoique grosses, puisque nous en voyons tres-souvent avoir des fiévres continuës pendant des douze & quinze jours, & d'autres maladies aiguës, pour raison dequoy elles sont saignées des neuf & dix fois, & usent de plusieurs autres remedes selon que la necessité le requiert, lesquelles nonobstant tout cela, ne laissent pas quelquefois de porter leur enfant jusques à terme, & d'en accoucher aussi heureusement que si elles n'avoient eu aucun accident.

CHAPITRE XXVI.

De l'Avortement & de ses causes.

LOrsque la femme vuide ce qui avoit esté retenu en sa matrice par la conception, si c'est pendant les premiers jours, nous appellons cét accident, *effluxion*, c'est-à-dire, écoulement des semences; dautant qu'en ce tems elles n'ont encore acquis aucune consistance solide: si c'est un faux-germe qu'elle rejette, ce qu'elle fait ordinairement depuis la fin du premier jusques à celle du deuxiéme mois, nous nommons cela *expulsion*: mais lorsque l'enfant est déja formé, & qu'il commence d'avoir vie, quelque petit qu'il soit, s'il vient à sortir avant le tems ordonné & prescrit de nature, c'est en ce cas un *avortement*; lequel peut arriver depuis la fin du premier mois, & quelquefois mesme devant, jusques à la fin du septiéme seulement; car aprés ce tems c'est toujours un accouchement, dautant que l'enfant estant assez fort, & ayant une suffisante perfection, peut vivre pour lors; ce qu'il ne fait pas s'il vient auparavant. Ces choses estant ainsi entenduës, nous dirons que l'avortement est une issuë contre nature de l'enfant imparfait hors de la matrice, avant le terme limité; ce qui est cause qu'il vient le plus souvent mort, ou si quelquefois il a vie, il n'est pas long-tems à la perdre aprés estre né. Les delicats en nostre langue me permettront, s'il leur plaist, que je me serve en tout ce Chapitre, aussi-bien que j'ay fait en un autre lieu, du mot d'*avortement*, quoyqu'ils pretendent qu'il n'est recevable que quand on parle des animaux, aimant mieux se servir de celuy de *fausse-couche*; mais comme le mot de *fausse-couche* ne designe pas si bien la chose, parce qu'il peut estre aussi-bien dit de l'expulsion d'un simple faux-germe, ou d'une mole, que de l'issuë d'un enfant imparfait avant le terme naturel, je me serviray de ce mot d'*avortement* pour mieux expliquer ce que j'ay à dire sur cette matiere.

Nous pouvons dire en general que toute maladie aiguë fait facilement avorter la femme grosse; dautant qu'elle tuë son enfant, lequel estant mort ne peut pas rester long-tems dans la matrice;

ce qui met aussi la femme en grand danger de la vie, la faisant tres-souvent perir peu de tems aprés estre avortée; ou mesme devant avec son enfant dans le ventre, comme il est arrivé à l'Imperatrice, qui mourut de la sorte le 12. Mars 1673. au cinquiéme mois de sa grossesse, par une fluxion de poitrine avec fiévre continuë. C'est ce que nous enseigne *Hipocrate*, en l'Aphorisme 30. du 5. Livre. *Mulierem gravidam morbo quopiam acuto corripi, lethale*. Les causes particulieres de l'avortement sont tous les accidens dont nous avons fait mention dans les Chapitres precedens; comme grand, violent, & frequent vomissement; dautant qu'il ne peut pas y avoir assez de nourriture pour la mere & pour l'enfant, quand les alimens sont ainsi continuellement rejettez, & qu'en ces soûlevemens d'estomac, il se fait de grands efforts, par lesquels la matrice estant souvent comprimée & tourmentée, est enfin contrainte de se décharger avant le tems. Les douleurs de reins, & les grandes coliques & tranchées peuvent aussi causer le mesme accident, que nous avons appris estre arrivé vers le mois de Iuillet 1677. à l'Imperatrice qui regne à present, laquelle avorta au troisiéme mois & demi de sa premiere grossesse, à cause d'une grande colique dont elle fut surprise tout d'un coup, pour avoir mangé des fraises, & bû à la glace. La strangurie fait encore la mesme chose à cause que pour lors il se fait à tous momens de fortes compressions du ventre pour mettre l'urine dehors; la grande toux par son agitation frequente poussant le diaphragme subitement, & avec effort en bas, donne aussi de violentes secousses à la matrice; le grand flux de ventre met la femme grosse en danger d'avorter, selon l'Aphorisme 34. du 5. Livre; & encore bien plûtost, si ensuite il survient tenesme, c'est-à-dire, de grandes épreintes, par lesquelles l'intestin *rectum* tâche de se decharger des humeurs acres qui l'irritent & le piquotent perpetuellement. C'est ce que nous fait remarquer *Hipocrate* en l'Aphorisme 27. du 7. Livre *Mulieri utero gerenti, si tenasmus supervenerit, facit abortum.* Car en cette occasion, la matrice qui est située sur l'intestin *rectum*, reçoit une grande commotion par ces épreintes continuelles. Si les menstruës fluent beaucoup à la femme grosse, il est impossible que son enfant soit sain, comme il est dit en l'Aphorisme 60. du 5. Livre; car outre que pour lors l'enfant est privé de sa nourriture, la matrice estant aussi trop humectée par ces menstruës, se relâche & s'ouvre facilement. La saignée immoderée fait encore la mesme chose pour pareil sujet, & d'autant plutost si l'enfant est grand, suivant l'Aph. 31.

du mesme Livre. Mais un des plus fâcheux accidens qui causent l'avortement, c'est la perte de sang qui vient par le détachement de l'arriere-faix d'avec la Matrice, dont nous avons parlé au Chapitre 21. de ce premier Livre. L'hydropisie de Matrice empêche que l'enfant ne puisse acquerir sa perfection ; car la trop grande abondance des eaux éteint sa chaleur naturelle, qui est deja debile en ce temps ; & la maladie venerienne de la mere l'infecte, & le fait mourir souvent en son ventre, comme nous avons fait connoître au precedent Chapitre. Tout ce qui agite & secouë grandement le corps de la femme grosse, est capable de luy exciter l'avortement, comme le grand travail, & une forte contorsion, ou violent mouvement, de quelque maniere que ce soit, en tombant, sautant, dansant, & courant à pied ou à cheval, allant en coche ou en charrette, criant & riant à gorge déployée, ou quelque coup donné sur le ventre ; dautant que par ces agitations & commotions, les ligamens de la Matrice se relâchent, & même se rompent quelquefois, comme aussi l'arrierefaix, & les membranes du *fœtus* se détachent dans elle : le grand bruit entendu subitement & inopinément, peut encore faire avorter quelques femmes ; soit que ce bruit procede de la décharge des grosses artilleries ou principalement des grands éclats du tonnerre, à quoy la grande peur qu'elles ont de ces choses, contribuë beaucoup ; ce qui arrive plûtost aux jeunes qu'aux vieilles ; dautant que le corps des jeunes étant plus tendre & plus transpirable, l'air qui est fortement poussé par la cause de ces grands bruits, s'introduisant dans tous ses pores, fait bien plus de violence par son impulsion à la Matrice, & au *fœtus* qui est dedans, qu'aux vieilles qui l'ont plus robuste, & plus dense & plus serré : les longues veilles faisant dissipation des forces de la femme, & les grands jeûnes faute de nourriture, empêchent que l'enfant ne puisse acquerir sa perfection ; les odeurs fetides & puantes peuvent beaucoup contribuër à l'avortement, & entr'autres la vapeur du charbon, comme j'ay fait remarquer par l'histoire de cette Blanchisseuse que j'ay rapportée au Chapitre onziéme de ce premier Livre. Il y a aussi des indispositions de la Matrice qui produisent le mesme accident ; comme quand elle est calleuse, ou si petite, ou tellement comprimée par *l'épiploon*, qu'elle ne peut pas s'étendre autant qu'il seroit necessaire, pour loger librement l'enfant avec l'arrierefaix & les eaux qu'elle contient ; ce qui peut encore arriver, si la femme se serre trop le corps, & presse son ventre avec des buses forts & roides, pour se rendre la taille plus dégagée, ou pour celer par cette ruse sa grossesse, comme quelques-unes font; le frequent usage du coït, principalement vers les derniers mois, peut faire pareille chose; dautant que pour lors la Matrice extrémement pleine, s'affaisse fort vers le bas, & son orifice interne étant tres-proche, est poussé avec violence dans l'action par la verge tenduë, qui l'excite quelquefois par ce moyen à s'ouvrir plûtost qu'il ne seroit necessaire.

Si la femme grosse avorte, sans avoir souffert aucun de tous ces accidens, & qu'on souhaite en sçavoir la cause, *Hipocrate* nous la declare en l'Aphorisme 45. du 5. Livre, où il dit, *Quæ verò mediocriter corpulentæ abortum faciunt secundo mense, aut tertio, sine occasione manifestâ, iis acetabula uteri muco plena sunt, nec præ pondere fœtum continere possunt, sed abrumpuntur.* Les femmes de moyenne corpulence (c'est-à-dire bien faites de corps) qui avortent au second ou au troisiéme mois, sans cause manifeste, c'est que les cotyledons de la Matrice, qui sont les embouchures internes de ses vaisseaux, sont pleins de glaires morveuses, pour raison dequoy ils ne peuvent retenir le *fœtus*; les femmes pituiteuses sont fort sujettes à cét accident, & celles qui ont quantité de fleurs blanches, lesquelles par leur affluence continuelle humectent tant la Matrice interieurement, & la rendent si glissante, que le *placenta* n'y peut assez adherer; ce qui la relâche aussi tellement, & son orifice interne, que l'avortement en est causé à la moindre occasion. La mesme chose arrive aux femmes qui sont trop sanguines, comme sont celles qui avoient leurs menstruës en grande abondance devant leur grossesse; parce que le sang supprimé ne se pouvant pas entierement consumer pour la nourriture de l'enfant durant les premiers mois, à cause de sa petitesse, il s'en fait pour lors tout d'un coup une irruption qui le suffoque, & fait ouvrir la Matrice pour le mettre dehors.

Mais si les passions du corps font tant de degât en la femme grosse, celles de l'ame ne luy produisent pas moins de ravage, & principalement la colere; laquelle agite, enflamme, disperse, & trouble tous les esprits, & toute la masse du sang, ce qui nuit extrémement à l'enfant, à cause de la delicatesse de son corps; mais sur tout, la peur subite, & le recit d'une mauvaise nouvelle sont capables de faire avorter les femmes sur l'heure, comme il arriva à la mere de mon cousin, dont j'ay parlé au Chapitre II. de ce premier Livre; c'est ce que peuvent aussi causer les autres passions, selon qu'elles seront plus ou moins fortes; mais non pas si facilement que la peur, qui est une des plus dangereuses de toutes : ce fut elle qui sans aucun sujet qu'en imagination, fit avorter en l'année 1674. la femme du Comte *Monterey*, Gouverneur des Païs-bas pour le Roy d'Espagne, aussi-tost qu'elle eût appris que nôtre invincible Monarque estoit à la teste de son épouvantable armée aux portes de la ville de Bruxelles, dans la croyance qu'elle avoit qu'il estoit venu pour assieger cette ville où elle estoit. Il y a encore des causes d'avortement, qu'on peut dire venir de la part des enfans, comme quand ils sont monstrueux ; car pour lors ils ne suivent pas la regle de nature, comme aussi quand ils ont une situation contraire à la naturelle, qui les tourmente tant par l'incommodité qu'ils en reçoivent, qu'ils obligent la matrice à les mettre dehors, ne pouvant pas endurer les douleurs qu'ils luy causent par leur remuement extraordinaire, ce qu'elle fait encore quand ils sont si gros qu'elle ne les peut pas contenir jusques à terme, ny la mere leur fournir suffisamment de la nourriture.

Toutes les causes d'avortement que nous avons specifiées cy-dessus, le provoquent seulement par accident ; mais il y en a encore une autre qui est volontaire, dont *Avicenne* & *Aëtius* font mention, nous enseignant plusieurs remedes propres à faire avorter la femme quand on le juge necessaire ; mais ce sont des profanes, dont il ne faut pas suivre en cela le damnable conseil ; car comme dit tres-bien *Tertullien* au 9. Chap. de l'Apol. l'écoulement même de la semence conçuë est un homicide par avance, qui est aussi criminel que s'il estoit effectif ; dont tous Chrétiens doivent entierement s'abstenir. *Etiam conceptum utero, dum adhuc sanguis in hominem delibatur, dissolvere non licet : Homicidij festinatio est prohibere nasci ; nec refert, natam quis eriptat animam, aut nascentem disturbet. Homo est & qui futurus est.* Plusieurs femmes & filles sont neanmoins si méchantes, qu'elles ne font aucun scrupule de faire écouler la semence qu'elles ont conçuë, ny mesme de se faire avorter dans les premiers mois de leur grossesse, par des medecines fortes, & autres choses qu'elles pratiquent pour venir à bout de leur mauvais dessein ; les unes le faisant (disent-elles) pour mettre leur honneur à couvert, les autres pour se conserver la taille du corps bien faite, & empêcher que leur ventre ne devienne ridé, comme il est ordinairement aux femmes qui ont eu des enfans. *Scilicet, ut careat rugarum crimine venter.* Mais souvent ces mal-heureuses croyant seulement se faire avorter, se causent elles-mesmes une cruelle mort qu'elles ont justement meritée ; car en effet est-il pas bien

bien juste, *Necis artifices arte perire suâ*, que les autheurs de la mort perissent eux-mesmes par leur propre artifice. C'est ce qu'*Ovide* exprime admirablement bien par ces vers. *Eleg.14. l.2. amor.*

Quæ prima instituit teneros avellere fœtus,
Militiâ fuerat digna perire suâ.

Il dit un peu aprés,

Hæc neque in Armeniis tigres fecere latebris,
Perdere nec fœtus ausa leæna suos.
At teneræ faciunt, sed non impunè puellæ:
Sæpè suos utero quæ necat, ipsa perit.

Hipocrate au 5. & 7. Liv. des maladies populaires, parle d'une femme de vingt ans, qui mourut en convulsion quatre jours aprés avoir pris un breuvage pour se faire avorter; & on ne voit que trop d'exemples de cette nature. C'est pourquoy quand ces sortes de femmes ne considereroient seulement que leur interest particulier, elles devroient entierement avoir horreur de tout ce qui leur peut provoquer l'avortement: car outre que, comme dit *Hipocrate* au 1. Liv. des maladies des femmes. *Corruptiones graviores sunt quam partus*; Les avortemens sont plus dangereux que les accouchemens; C'est que l'avortement qui procede d'une cause violente, est encore bien plus perilleux que celuy qui vient comme de soy-mesme sans avoir esté excité.

Si nous voyons aprés quelqu'un, ou plusieurs des accidens specifiez cy-dessus, que la femme ait grande douleur dans le ventre & vers les reins, & qu'avec cela il sorte quelques grumeaux de sang caillé de la Matrice, & que les membranes de l'enfant soient rompuës, & laissent écouler les veritables eaux dans lesquelles il est contenu, ce sont des signes tres-certains d'un prochain avortement; lequel en ce cas ne peut estre empesché par aucun remede tel qu'il puisse estre; & si la femme ressent une grande pesanteur dans le ventre, & qu'il tombe comme une boule du costé qu'elle se couche, & qu'il luy sorte de la Matrice des humiditez puantes & cadavereuses, c'est signe qu'elle doit bien-tost avorter d'un enfant mort: de plus, ses mammelles le témoigneront encore, si ayant esté dures & pleines au commencement, elles viennent ensuite à se vuider, & à devenir tout d'un coup flêtries, ainsi qu'il est specifié en l'Aphor. 37. du 5. Livre, & par le 38. du même Livre, il est dit, que si une des mammelles de la femme qui a deux enfans vient à se fletrir, c'est signe qu'elle doit avorter de celuy qui est du même costé, & de tous deux, si l'une & l'autre sont semblables à cela.

Il est neanmoins impossible, qu'une femme ayant avorté d'un des deux enfans qu'elle auroit conçus, puisse conserver l'autre jusques à terme ; car la matrice s'estant une fois ouverte pour mettre dehors le premier de ces enfans, ne se referme jamais qu'elle n'ait aussi expulsé le second, comme elle fait toujours peu d'heures, ou pour le plus tard tres-peu de jours aprés le premier sorti : c'est pourquoy je tiens pour fabuleuses toutes les histoires qu'on me pourroit alleguer contraires à cette verité.

Il est certain que la femme qui avorte est en bien plus grand hazard de sa vie que celle qui accouche à terme ; dautant que, comme nous avons dit, l'avortement est tout-à-fait contre nature, & qu'il est fort souvent accompagné d'une perte de sang, qui est d'autant plus grande & plus dangereuse, que la cause de l'avortement est violente, soit qu'il ait esté provoqué par des remedes pris interieurement, ou causé par quelque blessure exterieure : de plus, les premiers avortemens mettent les femmes en danger de pareille recidive ; & mesme il y en a beaucoup qui apprehendent ne pouvoir avoir d'enfans, quand elles ont avorté la premiere fois, à quoy sont assez sujettes les nouvelles mariées ; ce qui leur vient pour l'ordinaire en ce tems, à cause de la violente émotion de tout le corps, excitée par les ardens & frequens coïts ; neanmoins elles ne laissent pas de conserver leur fruit, quand leurs plus grands coups sont ruez, & leurs amours un peu temperées. *Aëtius* dit que l'avortement est plus perilleux à la femme robuste qui a sa matrice dure & dense, qu'à aucune autre. *Hipocrate, lib. de septim.* nous assure qu'il se fait plus d'avortemens dans la premiere quarantaine, que dans toutes les autres, & au I. Liv. des maladies des femmes, il dit que comme il y a des femmes qui conçoivent facilement, aussi elles avortent facilement au troisiéme ou au quatriéme mois, sans aucune cause manifeste, & que pour ce sujet, il est besoin d'une grande science & precaution, pour faire en sorte qu'elles puissent porter leur enfant, & le nourrir en leur ventre jusques à un heureux accouchement. J'ay vû certaines femmes avoir de la sorte quatre ou cinq avortemens consecutifs, sans cause évidente, qui n'auroient jamais pû sauver aucun de leurs enfans, comme elles ont fait dans la suite, si elles n'avoient esté saignées cinq ou six fois par precaution dans le tems de leur grossesse, aprés quoy elles sont accouchées heureusement d'enfans vivans.

Nous avons montre en chacun des precedens Chapitres le moyen de remedier à tous les accidens dont nous avons parlé, lesquels peuvent tous, chacun en particulier, causer l'avortement, & d'autant plus facilement s'ils sont plusieurs joints ensemble ; c'est pourquoy afin d'éviter une repetition qui seroit ennuyeuse & inutile, on aura recours aux remedes que nous y avons enseignés, par lesquels la femme estant garantie, évitera le grand risque de mourir qu'elle y court toujours ; & on procurera la vie eternelle à son enfant, par le moyen de la grace du Baptême, qu'il recevra venant à terme, dont il pourroit estre privé à jamais par l'avortement, qui le fait presque toûjours perir avant que de venir au jour. La femme qui y sera sujette, observera sur tout un grand repos, & que ce soit au lit, si faire le peut, usant d'un bon regime de vivre ; & mesme pour plus grande seureté elle s'abstiendra du coït, aussi-tost qu'elle se connoistra estre grosse, évitant aussi l'usage de toutes choses aperitives & diuretiques, qui luy sont tres-pernicieuses pour lors, comme pareillement toutes sortes passions de l'ame ; car elles sont grandement préjudiciables aux femmes grosses. Il faut encore que la femme soit fort au large dans ses habits, afin de pouvoir plus librement respirer, & non pas serrée & gehennée comme beaucoup sont ordinairement, avec ces buscs qu'elles fourrent sous leurs vestemens pour se rendre le corps droit ; & entr'autres choses, elles doivent bien prendre garde en cheminant de ne point faire quelques faux pas, ou mesme de tomber, à quoy toutes les femmes grosses sont fort sujettes ; dautant que l'éminence de leur ventre les empêche de voir où elles posent leurs pieds ; c'est pourquoy elles doivent porter des souliers à talons bas, & larges d'assiette, afin d'éviter de se blesser, ainsi qu'il arrive à plusieurs journellement. I'admire à ce sujet la superstition de toutes les Sages-femmes, & mesme de quelques Auteurs, qui ordonnent à une femme grosse, aussi-tost qu'elle s'est blessée au ventre par ces sortes de chûtes, de prendre de la soye rouge-cramoisy découpée menu, pour l'avaler dans un œuf, ou bien de la graine d'écarlate, & des germes d'autres œufs mis dedans le jaune d'un ; comme si cela entrant dans l'estomac pouvoit avoir la vertu de fortifier la matrice, & l'enfant qui est dedans, & de l'y retenir, à quoy il n'y a aucune raison, verité, ny apparence ; mais bien y sert assurément le repos qu'on leur fait ordinairement garder au lit pour ce sujet durant neuf jours ; neanmoins telle en a besoin de quinze, & mesme davantage pour sa blessure ou commotion, & à telle autre cinq ou six suffisent ; pendant lesquels on peut appliquer chaudement sur le ventre, des compresses trempées en vin aromatique & astringent : mais comme il y a bien des femmes qui sont tellement infatuées de cette superstitieuse coutume, qu'elles ne croiroient pas estre hors de danger, si elles ne prenoient de cette soye cramoisie, ou de ces germes d'œuf (ce qui est une pure niaiserie) on en donnera à celles qui le souhaittent, afin de les contenter ; dautant que ces remedes quoy qu'inutiles, ne peuvent pas faire grand mal.

Il me reste à dire une chose qui merite bien d'estre observée par tous ceux qui sont appellez pour traiter les femmes grosses en leurs maladies ; qui est qu'il faut sur tout qu'ils empeschent, autant qu'ils peuvent, par tous leurs remedes, que la femme grosse qui a la fiévre continuë (laquelle pour lors est ordinairement avec des redoublemens,) n'avorte durant sa maladie : car presque toutes les femmes à qui cét accident arrive, meurent tres-peu de tems ensuite. C'est en quoy j'ay veu plusieurs personnes se tromper, & estre frustrez de la vaine esperance qu'ils avoient que l'évacuation des vuidanges de la couche pourroit faire cesser la fiévre, & que la femme pourroit aussi faire plus facilement dans la suite les remedes convenables : car bien loin de cela cette mesme fiévre s'augmente incontinent, & se redouble plus fortement par l'entiere suppression des vuidanges qui se fait pour lors presque toujours, lesquelles refluent aussitost, & vont faire un dépost subit sur les parties internes qui ont causé la premiere indisposition, aprés quoy la malade tarde peu à mourir : parce que la nature qui estoit déja presque accablée par une maladie qui estoit de soy mortelle, ne peut pas jamais bien regir ny achever l'évacuation necessaire des vuidanges. C'est, à ce que je crois, ce qu'*Hipocrate* nous a voulu enseigner au livre de la nature de l'enfant, où il dit ; *si mulier uterum gestans, morbum habuerit non cognatum, in puerperij purgatione perit.* Si la femme grosse a quelque maladie qui n'ait aucun rapport à l'estat où elle est, elle perit dans le tems de la purgation de son accouchement. C'est ainsi que j'ay vû mourir la seconde femme de Monsieur *Mounier*, Notaire devant le Palais, celle de Monsieur *Furet*, mon Confrere, celle de Monsieur *Copinot*, Procureur de la Cour, celle de Monsieur *Quarré*, Marchand de bois, & plus de trente autres qui sont toutes peries tres-peu de tems aprés estre avortées de la sorte.

CHAPITRE XXVII.

Ce qu'il faut que la femme grosse fasse quand elle est à terme.

LA femme grosse ayant esté preservée & garantie durant tout le cours de sa grossesse de toutes les maladies dont nous avons cy-devant parlé ; il nous reste seulement pour finir ce premier Livre à declarer ce qu'il faut qu'elle fasse estant à terme.

Ie ne suis pas de l'opinion de presque toutes les Sages-femmes, qui recommandent aux femmes grosses (afin, disent-elles, d'accoucher plus facilement) de faire un plus grand exercice qu'à l'ordinaire, lorsqu'elles sont sur les derniers mois de leur grossesse; & encore moins du sentiment de *Liebaut*, qui ordonne qu'elle aillent en coche, ou sur un cheval de trot ; ce qui est un tres-dangereux conseil, & qui cause journellement beaucoup de fâcheux accouchemens ; car comme nous avons dit au Chapitre II. de ce premier Livre, & demontrerons encore au Chapitre 5. du second Livre, c'est ordinairement en ce tems que l'enfant se tourne, & qu'il fait la culbute, en portant sa teste en bas, & ses pieds en haut, pour venir ainsi naturellement ; & souvent les pauvres femmes croyant se procurer un facile accouchement, le rendent tres-mauvais par ces exercices extraordinaires, qui à cause de l'agitation & commotion du corps, excitent quelquefois des pertes de sang dangereuses, & font prendre à l'enfant une situation contre nature, ou font tellement abbaisser & engager la Matrice dans la cavité de l'hypogastre, qu'il n'a plus ensuite la liberté de se tourner quand il est tems ; ce qui le fait souvent venir dans sa premiere situation, c'est-à-dire, par les pieds ; outre que l'accouchement (qui doit estre l'œuvre de nature, lorsque l'enfant vient bien) en est excité avant le terme tout-à-fait accomply ; & quand mesme ce ne seroit que de cinq ou six jours, cela ne laisse pas de luy estre aussi préjudiciable que nous le voyons estre à la saveur, à la bonté, & à la conservation des fruits qu'on cueille quelques jours avant leur parfaite maturité. C'est pourquoy il seroit inutile de m'objecter l'autorité d'*Aristote*, qui dit au 6. Chap. du 4. Liv. de la gener. des anim. que la femme qui a coutume de travailler se porte mieux durant sa grossesse, & accouche plus facilement que celle qui mene une vie sedentaire; car cela se doit entendre des autres tems de la grossesse, & d'un travail qui soit moderé & convenable à sa disposition presente.

Pour ce sujet je conseille à la femme (quoique presque tout le monde soit de contraire avis) de se tenir plus en repos qu'à l'ordinaire, quand elle approche des derniers mois de sa grossesse; afin que son enfant puisse plus directement se tourner à chef; & dans ce tems principalement, elle ne sera aucunement serrée ny contrainte dans ses habits; afin qu'il puisse encore prendre plus facilement la posture qui luy est convenable à sortir. Elle observera aussi pour lors un bon regime de vivre, en usant de viandes de bon suc, & de facile digestion, plutost bouïllies que rôties, afin d'humecter davantage, & de se tenir par leur moyen le ventre libre, plutost que par clysteres, qui pourroient en ce tems accelerer l'accouchement; elle oindra ses parties genitales pendant les huit ou dix derniers jours de graisses émollientes, comme de celle d'oye, ou de chapon, d'axonge de porc, ou de beurre frais; ou bien elle se servira de fomentations qui en les amolissant & relâchant, puissent rendre le passage plus libre & plus glissant: c'est ce que doivent faire principalement celles qui sont grosses de leur premier enfant; dautant qu'elles ont ces lieux beaucoup plus estroits que celles qui ont accouché d'autrefois; mais particulierement celles qui sont déja un peu avancées en âge, ont beaucoup plus de peine, & sont bien plus long-tems en travail, si c'est aussi pour la premiere fois, que celles qui sont mediocrement jeunes; parce que la substance de leur matrice est plus dure & plus seche; ce qui fait qu'elle ne peut pas prêter, & son orifice interne se dilater si facilement; outre qu'elles ont encore l'articulation des petits os de leur *coccix*, ou croupion, beaucoup plus ferme; à cause dequoy ce *coccix* n'obeït pas si aisément dans la sortie de l'enfant, qu'il fait aux jeunes.

Il y a des Auteurs qui pour relâcher davantage ces parties, ordonnent l'usage des bains; mais il y auroit danger que par leur trop grande humidité, & par l'émotion qu'ils causent à tout le corps, ils ne fissent accoucher la femme avant qu'il en fût tout-à-fait tems. Beaucoup de femmes se font aussi saigner par précaution, lorsqu'elles sont, ou croyent estre à terme, dont je ne trouve pas l'usage fort bon, quand ce n'est que par la seule precaution; mais bien lors qu'avec elle quelque necessité le requiert, à moins dequoy on s'en doit abstenir aprés le septiéme mois, & pareillement de la purgation ; parce que l'émotion & l'agitation que ces remedes causent en ce tems à l'enfant, qui est déja grand, le font mouvoir quelquefois si fortement, que la matrice pourroit estre contrainte de s'ouvrir pour le laisser sortir, avant qu'elle y fût entierement disposée. La femme grosse qui observera ces choses, aura lieu d'esperer une bonne issuë de son accouchement ; & en attendant cela elle s'assurera d'une Sage-femme, ou d'un Chirurgien expert & adroit, qu'elle mandera pour la secourir aussi-tost qu'elle sentira quelques douleurs de ventre un peu fortes, de quelque nature qu'elles puissent estre ; car comme il ne faut qu'un petit vent ou un leger ébranlement de l'arbre, pour en faire tomber le fruit qui est meur, aussi ne faut-il que la moindre colique, ou quelqu'autre fausse douleur, pour faire venir ensuite celles de l'accouchement, qui la pourroient surprendre dépourvuë d'assistance.

Il est tems maintenant de mettre fin à ce premier Livre, dans lequel je n'ay fait mention que des maladies les plus ordinaires, qui ont des indications particulieres en leur curation, pendant que la femme est grosse, dont je n'ay pas aussi traité tout-à-fait exactement ; dautant qu'il est à presupposer, qu'on en doit avoir d'ailleurs une plus ample connoissance, avec toutes leurs circonstances : Passons à present au second Livre, pour parler de l'accouchement, non seulement de celuy qui est naturel, mais aussi de tous ceux qui sont contre nature ; car c'est-là le principal sujet qui m'a obligé d'écrire, pour faire connoistre le mieux qu'il m'est possible, la maniere la plus veritable & la plus methodique pour bien secourir les femmes, & leurs enfans en ces occasions.

Fin du premier Livre.

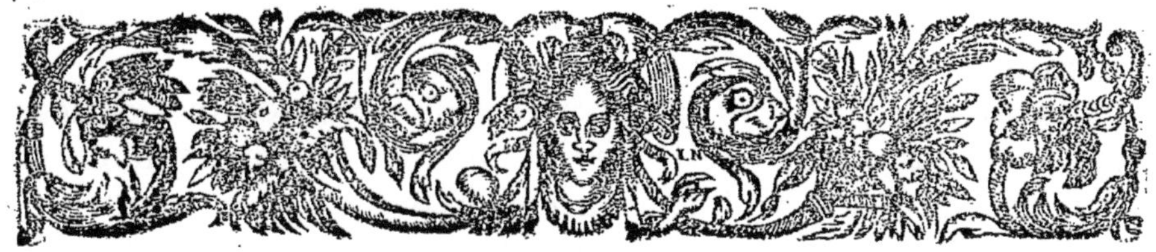

LIVRE II.

DE L'ACCOUCHEMENT NATUREL, & de ceux qui sont contre nature ; avec la maniere d'aider les femmes au premier, & les veritables moyens de remedier aux autres.

COMME il est bien inutile à ceux qui s'embarquent sur la mer pour faire un grand voyage (tel qu'est par exemple celuy des Indes, ou quelqu'autre semblable) si aprés avoir évité par leur prudence tous les dangers qu'ils peuvent rencontrer pendant une longue navigation, ils font naufrage en arrivant au port ; de mesme ce n'est pas assez que la femme grosse ait esté garantie durant neuf mois entiers, de toutes les maladies dont nous avons parlé au Livre précedent, si à la fin de ce tems, elle n'est entierement delivrée par un heureux accouchement. C'est ce qui fera le sujet de tout ce second Livre, où nous traiterons tant de l'accouchement naturel ; que de ceux qui sont contre nature, & où nous enseignerons la maniere d'aider & soulager la femme au premier, & les moyens de bien remedier à tous les autres.

CHAPITRE I.

Ce que c'est qu'accouchement, ses differences, & ses differens termes.

PAr *Accouchement* nous entendons une émission, ou une extraction de l'enfant à terme hors de la matrice. Cette définition peut comprendre tant le naturel qui se fait par émission, quand la la Matrice met dehors, sans violence extraordinaire, l'enfant qui vient en figure naturelle, que celuy qui est contre nature, qu'on est obligé de faire souvent par extraction avec l'operation de la main.

Toutes les fois que la Matrice laisse sortir ou met dehors, ce qui avoit esté retenu & formé ensuite de la conception, on ne doit pas dire que ce soit un accouchement; car suivant ce que j'ay fait déja connoistre cy-devant, & que je repeteray en ce lieu, pour une plus claire intelligence, si la femme vuide ce qui estoit contenu en la Matrice dans les premiers jours aprés la conception, cela s'appelle proprement *effluxion*, ou *écoulement*; dautant qu'en ce tems, il n'y a rien de formé ny de figuré, & que les semences n'ont encore aucune consistance ferme; ce qui fait qu'elles s'écoulent facilement, pour le peu que l'orifice interne vienne à s'entrouvrir, comme il arrive assez souvent depuis le premier jour de la conception jusques au septiéme seulement; aprés quoy jusques au troisiéme mois les femmes jettent quelquefois de faux-germes, qui se convertissent en moles, s'ils demeurent plus long-temps dans la Matrice; alors on doit nommer cela *expulsion*; & si le *fœtus* tout formé, quelque petit qu'il soit, & en quelque tems que ce soit, est mis dehors avant le septiéme mois, en ce cas c'est un avortement, qui est toûjours cause, ou que l'enfant vient mort, ou qu'il perd la vie peu de tems aprés estre né de la façon. Mais nous appellons proprement *accouchement*, toute sortie de l'enfant qui arrive depuis la fin du septiéme mois jusques au reste du tems aprés, parce qu'il a pour lors une suffisante perfection; comme aussi assez de force pour venir au monde, & pour y pouvoir vivre; ce qu'il fait neanmoins d'autant plûtost, qu'il est arrivé plus prés du terme le plus naturel, qui est la fin du neuviéme mois.

Quant aux differences generales de l'accouchement, on doit sçavoir que l'un est legitime, c'est à dire, naturel, & l'autre illegitime, ou contre nature. Pour venir à la connoissance de l'un & de l'autre, nous dirons que quatre conditions se doivent absolument rencontrer en l'accouchement, pour pouvoir estre veritablement dit naturel: la premiere qu'il arrive à terme; la seconde, qu'il soit prompt & sans aucuns accidens considerables; la troisiéme, que l'enfant soit vivant; & la quatriéme qu'il vienne en bonne figure & situation; car si quelqu'une de ces quatre choses manque ; l'accouchement sera contre nature ; & d'autant plus que plusieurs de ces circonstances ne s'y remarqueront pas.

Pour ce qui est du terme de l'accouchement, la plufpart des Auteurs assurent avec *Aristote*, que la nature a donné à tous les autres animaux un certain tems limité pour porter leurs petits, & pour les mettre au jour ; mais que la femme seule, par une faveur particuliere de la mesme nature, n'en a aucun qui soit prefix, tant pour concevoir, que pour porter & enfanter. A l'égard de la conception, il est bien vray que la femme peut concevoir en tout tems, soit le jour ou la nuit, en Hyver ou en Esté, & en toute autre saison telle qu'elle soit ; parce qu'elle peut user du coït à toute heure qu'il luy plaist ; ce qui n'est pas de mesme à beaucoup d'autres animaux, qui ne s'accouplent qu'en certaines saisons, où ils deviennent en chaleur : mais quant à ce qui est du tems auquel ils ont accoutumé de faire leurs petits, il ne leur est pas plus precisément determiné qu'à la femme ; car comme elle met au jour son enfant au septiéme, au huitiéme, au neuviéme, au dixiéme, & mesme quelquefois au onziéme mois (ce qui est tres-rare) mais le plus souvent à la fin du neuviéme ; de mesme quoyque, par exemple, l'ordinaire des chiennes soit de porter leurs petits au ventre, durant l'espace de dix semaines ou environ ; neanmoins aucunes les font plutost, & les autres plus tard : & les brebis qui ne rendent leurs agneaux qu'au bout de cinq mois, avancent ou reculent de ce terme ordinaire, selon la nature du terroir où elles paissent, & selon la qualité de leurs pâturages, à quoy contribuent beaucoup les dispositions particulieres de chacun de ces animaux ; ce qui arrive de mesme à tous les autres, aussi-bien qu'à la femme. Nous pouvons encore reconnoistre la semblable chose aux fruits ; car les saisons, & les differens climats aident toujours plus ou moins à leur prompte maturité qui dépend aussi beaucoup de l'agritulture.

Il y a neanmoins une grande contestation entre plusieurs Auteurs touchant les differens termes jusques ausquels la femme peut porter son enfant : mais tous demeurent d'accord que les termes les plus ordinaires sont le septiéme & le neuviéme mois, & principalement le neuviéme ; ce qui est connu & approuvé aussi d'un chacun. *Hipocrate* veut que l'enfant qui vient à huit mois ne soit pas vital ; dautant qu'il ne peut pas supporter deux si puissans efforts, si proche l'un de l'autre, ayant déja tâché de sortir au septiéme mois, qui est (à ce qu'il dit) le premier terme legitime de l'accouchement ; ce que n'ayant pas pû faire, & venant à reïterer les mesmes efforts au huitiéme, s'il naist en ce tems, il en est tellement debilité, qu'il est impossible qu'il puisse vivre, ; ce qu'il fait bien plutost s'il vient à la premiere tentative qu'il fait au septiéme, ses forces n'ayant pas esté épuisées auparavant par de vains efforts. Cela paroist vray-semblable à beaucoup de gens ; mais si ceux qui pratiquent les accouchemens y font une veritable reflexion, ils connoistront qu'il n'y a que la seule matrice, aidée de la compression des muscles du bas ventre & du diaphragme, qui fasse l'expulsion de l'enfant, lorsqu'étant irritée par sa grosseur & pesanteur, elle ne peut s'estendre davantage pour le contenir ; ce qui ne se fait pas, comme on croit ordinairement ; qui est que l'enfant n'y pouvant rester plus long-tems, faute de nourriture & de rafraîchissement, fait ces pretendus efforts, afin d'en sortir, & que pour ce sujet, venant à pietiner fortement, il rompt de ses pieds les membranes qui contiennent ses eaux ; dautant que si l'enfant naist naturellement, ces membranes se rompent toujours au devant de sa teste, laquelle pressant & poussant à chaque douleur de l'accouchement les eaux au devant d'elle, les fait enfin crever avec effort. Le mesme *Hipocrate* admet aussi le dixiéme mois, comme encore le commencement du onziéme, ausquels il dit que les enfans vivent, & il ne veut pas qu'ils puissent vivre devant le septiéme ; dautant qu'ils sont pour lors encore trop foibles, & qu'ils ne sont pas capables de supporter les injures externes, comme à la verité, nous le voyons & le reconnoissons tous les jours.

I'avouë bien, & aussi est-il vray, que le terme de la portée des enfans est de neuf mois entiers pour l'ordinaire ; mais je ne puis pas demeurer d'accord, que ceux qui naissent au septiéme mois, vivent plutost que ceux qui viennent au huitiéme ; car au contraire, j'ay toujours connu par experience qu'ils sont d'autant plus robustes, qu'ils approchent du terme le plus naturel, qui est celuy de neuf mois, & que pour ce sujet les enfans de huit mois vivent encore bien plutost, que ceux qui sont nez à sept mois ; ce qui est tout-à-fait contraire à l'opinion de beaucoup de personnes, qui suivent aveuglément en cela le sentiment d'*Hipocrate*, & de tous les Auteurs, sans faire aucune reflexion à la chose, pour se pouvoir desabuser de cette opinion vulgaire, fondée sur ces pretendus vains efforts, qu'on dit estre faits par l'enfant au septieme mois, dont j'expliqueray tres-particulierement la cause au cinquiéme

Chapitre de ce second Livre : car comme nous voyons, non seulement en une mesme contrée, & en un mesme champ, mais aussi en un mesme sep de vigne, des raisins murs plus de six semaines quelquefois, avant le tems ordinaire, & d'autres ne l'estre que plus d'un mois aprés ; ce qui se fait selon les terroirs, selon les differens regards du Soleil ; & selon que la vigne est cultivée ; aussi voyons-nous des femmes accoucher de leurs enfans six semaines & deux mois devant, & quelquefois aussi long-tems aprés le terme ordinaire ; mais cela est assez rare ; car la matrice n'étant capable d'extension que jusques à un certain degré, ne peut supporter son fardeau que peu de tems aprés que le terme de neuf mois est passé, quoy qu'il se voye des femmes, comme l'a reconnu *Hipocrate*, porter leurs enfans jusques à dix ou onze mois ; ce qui est neanmoins d'autant plus rare, que le terme le plus ordinaire, qui est celuy de neuf mois entiers, est excedé. Ces choses arrivent aussi à la femme selon les differentes dispositions de tout son corps, ou de sa matrice seule, ou bien selon son regime de vivre, & l'exercice plus ou moins grand qu'elle fait ; elles peuvent encore venir de la part de l'enfant ; car, par exemple, si à sept mois il est si gros que la matrice ne puisse plus le contenir ny se dilater davantage, pour lors elle sera excitée par la douleur que luy cause cette violente extension, à s'en décharger ; & au huitiéme mois pareillement, si les mesmes dispositions s'y rencontrent ; & ainsi plutost ou plus tard, selon plusieurs autres circonstances ; ou bien par quelque cause exterieure, comme par une violente secousse de tout le corps, par quelque coup, chute, sault, ou autres choses qui peuvent accelerer les douleurs de l'accouchement ; ce qui fait que ces enfans vivent plus ou moins, selon qu'ils estoient en ce tems forts & parfaits, & que la femme approchoit de son terme ordinaire, qui est la fin du neuviéme mois : & j'ay toûjours remarqué que les enfans qui naissent effectivement à sept mois, sont si petits & si foibles, que je n'en ay jamais vû un seul vivre plus de quinze jours ; c'est ce qui me pourroit faire croire, que la naissance de l'enfant au septiéme mois participe beaucoup plus de l'avortement que de l'accouchement naturel : Mais je connois des hommes parfaits, & plusieurs enfans de tous âges, & de l'vn & de l'autre sexe, qui se portent assez bien, que je sçay certainement estre nez à huit mois. Outre cela j'ay souvent observé que les femmes qui sont grosses de deux enfans ; ne les portent pas si long-temps, que si elles n'en avoient qu'un ; à cause que la grande distension qu'ils font à la Matrice, & l'irritation, qu'ils luy causent par leurs frequens mouvemens, excitent plûtost les douleurs de l'accouchement, que lorsqu'elles n'ont qu'un enfant.

Il y a beaucoup de femmes qui croyent estre accouchées à sept & à huit mois, comme aussi d'autres avoir porté leurs enfans dix & onze mois entiers (ce qui peut bien arriver quelquefois) quoy qu'elles soient effectivement accouchées à neuf mois. Ce qui les trompent ordinairement est, qu'elles croyent estre grosses depuis le temps de la retention de leurs menstruës, les ayant euës durant les deux premiers mois de leurs grossesse, ou mesme quelquefois plus long-tems; & d'autres sont pareillement deçuës, à cause qu'elles leur étoient supprimées deux mois avant que de concevoir. Il est aisé semblablement de connoître que la femme, quoyque bien reglée, ne peut pas mesme sçavoir justement par cette seule suppression le tems de sa grossesse; car, par exemple, si elle habite avec son mary sur le point que ses mois son prests de couler, & qu'elle devienne grosse, alors elle fera son compte de l'estre depuis le tems de leur suppression, ce qui sera à peu prés veritable; mais si elle conçoit incontinent aprés avoir eu ses ordinaires (comme il arrive le plus souvent) & qu'elle use pendant un mois entier tous les jours du coït, & qu'au bout de ce tems ses menstruës ne luy viennent pas, ponr lors elle s'estimera bien estre grosse; toutefois elle ne sçaura pas par ce signe, quel coup aura porté, & à trois semaines, ou un mois plus ou moins, de quand elle le peut estre: c'est pourquoy on ne doit pas se fonder trop sur cette indication, qui ne nous doit servir que de simple conjecture, à moins que la femme ne se fût entierement abstenuë du coït, depuis le moment qu'elle a crû avoir conçu. C'est ce que justifie tres-bien la Liste suivante, que j'ay faite exprés moy-mesme tres-fidellement en l'année 1674. d'un suffisant nombre d'experiences touchant les differens termes de l'accouchement, à compter seulement le tems de la grossesse, depuis que les menstruës des femmes avoient entierement cessé de couler; dans laquelle Liste (que j'ay reduite en ordre en maniere de table pour une plus facile intelligence de la chose) je n'ay mis que les accouchemens où les enfans avoient toute sorte d'apparence, par la consideration de la juste grandeur & grosseur de leur corps, de pouvoir vivre jusques à un âge parfait, afin de ne pas confondre les avortemens avec les veritables accouchemens. Cette Liste monstre manifestement, que l'enfant qui naist au huitiéme mois est plus vital, que celuy qui naist au septiéme; & en un mot qu'il l'est d'autant plus qu'il approche du terme le plus parfait, qui est la fin du neuviéme mois, ou le commencement du dixiéme; car dans cette mesme Liste le nombre des accouchemens de huit mois surpasse de beaucoup celuy des accouchemens de sept mois: C'est ce qui fait que pour persuader cette verité, il n'est pas besoin d'un si long discours qu'est celuy de *Federic Bonaventure*, qui a fait un volume plus gros que la Bible, pour nous prouver seulement que l'enfant de huit mois estoit quelquefois vital.

Explication de la Liste suivante.

C*Hacun des chiffres de cette* Liste *qui sont au dessous de ce mot* Mois, *marque le nombre des mois de chaque grossesse, & ceux qui sont au dessous du mot* Iours, *marquent le nombre des jours de la mesme grossesse, lequel estant joint avec le nombre des mois, fait connoistre tous les differens termes de l'accouchement, à compter seulement le tems de la grossesse comme nous avons dit depuis le jour que les menstruës avoient cessé de couler. Suivant cette explication les premiers chiffres 7. & 23. signifient que le terme de cette grossesse a esté de sept mois & vingt-trois jours; & tous les autres chiffres suivans font connoistre la mesme chose. I'ay aussi mis en cette* Liste *les garçons separément des filles, & marqué les premiers accouchemens d'un* p, *afin de les distinguer des autres: outre cela les accouchemens qui ont esté de deux garçons en mesme tems sont marquez par deux* g. g. *& ceux de deux filles, par deux* f. f. *& quand l'accouchement a esté d'un garçon & d'une fille ensemble, les deux lettres* g. f. *y ont esté mises, afin qu'on puisse en mesme tems par la consideration de toutes ces circonstances, s'éclaircir plus facilement de plusieurs autres choses concernant les differens termes de l'accouchement, qui n'ont pas encore esté assez connuës jusques à present.*

GARCONS.						FILLES.					
	Mois.	Iours.		Mois.	Iours.		Mois.	Iours.		Mois.	Iours.
	7	23	g.g.	8	12		7	9	f. f.	8	15
	7	26	*p*.g.f.	8	12		8	5		8	17
	8	3	*p*.	8	13		8	8		8	18
g.g.	8	4	g.f.	8	13	f.f.	8	13	*p*.	8	20
	8	5	*p*.	8	15	f.f.	8	15		8	20

GARCONS.				FILLES.			
Mois.	Iours.	Mois.	Iours.	Mois.	Iours.	Mois.	Iours.
8	15	9	7	8	20	9	10
p. 8	16	9	7	p. 8	22	p. 9	11
g. f. 8	18	9	7	8	23	9	11
g. g. 8	19	p. 9	8	8	26	9	11
8	20	9	8	p. 9	0	9	11
8	23	9	8	9	0	p. 9	12
8	25	9	8	9	1	9	12
p. 8	27	9	8	9	2	9	12
p. 8	27	9	10	9	2	9	13
8	27	9	10	9	2	9	13
8	27	p. 9	11	9	2	9	13
9	0	9	12	9	3	9	13
9	0	9	12	9	3	9	14
9	1	9	12	p. 9	4	p. 9	15
9	2	9	12	9	4	p. 9	15
9	2	9	13	9	4	9	15
9	2	9	13	9	4	9	15
9	2	9	13	9	4	9	16
9	2	p. 9	14	9	4	9	17
9	3	9	15	p. 9	5	9	17
9	3	9	15	p. 9	5	9	17
9	3	9	15	9	5	9	18
9	3	9	15	9	5	9	18
9	3	9	16	9	5	9	18
9	3	9	16	9	5	9	18
9	4	9	17	p. 9	7	p. 9	19
p. 9	4	9	18	9	7	9	19
9	4	9	19	9	7	9	20
9	4	9	23	9	7	9	20
9	4	9	23	p. 9	8	9	20
9	4	9	25	p. 9	8	9	22
p. g. g. 9	4	9	25	9	8	9	23
9	5	9	28	9	8	9	23
9	5	10	0	9	8	9	23
9	6	10	2	9	8	9	23
9	6	10	2	9	8	9	23
9	6	10	26	p. 9	9	9	24
p. 9	7	11	2	9	10	9	25

FILLES.	
Mois.	Iours.
9	25
9	25
9	27
9	28
10	0
p. 10	2
10	3
10	3
p. 10	8

Or comme nous avons dit que les enfans sont plus ou moins vitaux, selon qu'ils approchent davantage de la fin du neufiéme mois, nous pouvons facilement connoistre, que ceux de six mois, & encore moins les autres qui sont au dessous, ne peuvent pas rester long-temps en vie, à cause qu'ils sont encore trop foibles pour resister au injures externes. Il est souvent arrivé grande contestation parmy les Medecins, pour sçavoir si un enfant qui vient au monde 11. ou 12. mois aprés la mort de son prétendu pere, peut estre legitimement né, & par consequent admis à son heredité, ou s'il en doit estre frustré comme un enfant supposé : la question en a esté agitée bien des fois parmy les Romains, aussi bien qu'entre nous, & il y a eû des partisans pour & contre l'une & l'autre opinion ; quant à moy, pour éviter prolixité, je la laisseray indécise, & n'ajoûteray rien sur ce fait à ce que j'ay dit cy-dessus, me contentant seulement d'envoyer les plus curieux consulter le 4. Liv. des Observ. de *Schenckius*, qui rapporte plusieurs exemples touchant cette difficulté ; & *Alphonse Acarranza* qui traitte cette matiere en Iurisconsulte aux 14. & 15. Chapitres du Livre de l'accouchement naturel & legitime. Neanmoins je diray qu'il est tres constant, que les hommes peuvent bien en cela rendre leurs loix conformes aux regles de la nature ; mais je soûtiens qu'il leur est impossible de luy en prescrire d'autres que les siennes propres, ny de l'assujettir à celles qu'ils font.

Si le terme entier & parfait est necessaire, comme nous avons dit, afin que l'accouchement puisse estre legitime & naturel, la bonne situation de l'enfant n'y est pas moins requise ; car il doit venir au monde la teste la premiere, & en droite ligne, ayant la face tournée vers le bas, c'est-à-dire, vers le cul de sa mere, les bras couchez le long de ses costez ; & les jambes étenduës vers le haut. Cette figure est la meilleure & la plus convenable, dautant qu'aprés que la teste (qui est la partie de l'enfant la plus ferme & la plus grosse) est passée, toutes les autres sortent facilement

ment : & dans cette posture, toutes les jointures de son corps ne se pouvant recourber, ne donnent aucun empeschement à sa sortie : mais toute autre partie qui se presente la premiere dans l'accouchement, le rend fâcheux, & contre nature ; auquel cas il y a souvent grand danger pour la mere, ou pour l'enfant, & quelquefois pour tous deux, s'ils ne sont bien promptement & adroitement secourus.

Ceux qui n'ont pas une parfaite connoissance des parties du corps de la femme, qui s'acquiert par l'Anatomie, se contentent d'admirer, & ne sçauroient (à ce qu'ils disent) concevoir comment il est possible, que l'enfant qui est si gros, passe au tems de l'accouchement par l'ouverture de la Matrice qui est si petite ; dequoy *Galien*, & beaucoup d'autres Auteurs se sont si fort étonnez, que plusieurs veulent que les os *pubis* de la femme, se separent dans ce tems l'un de l'autre, pour faire cette voye plus large, sans quoy ils soustiennent qu'il seroit impossible que l'enfant eût assez d'espace pour pouvoir sortir ; & que pour ce sujet les femmes qui sont déja fort avancées en âge, souffrent beaucoup plus que les autres dans leur premier accouchement, dautant que leurs os *pubis* ne peuvent pas si facilement se separer ; ce qui fait souvent mourir leurs enfans au passage. D'autres pretendent que ce sont les os des *Iles* qui se disjoignent d'avec l'os *sacrum* pour le mesme sujet ; & les uns & les autres disent, que ces os qui se separent ainsi à l'heure de l'accouchement, y ont esté disposez peu à peu auparavant, par des humiditez glaireuses qui s'écoulent des environs de la Matrice, lesquelles amollissent pour lors le cartilage qui les joint fermement en d'autre tems : mais ces deux opinions sont aussi éloignées de la verité que de la raison ; car l'Anatomie nous fait voir tres-manifestement que ces os sont tellement joints, qu'il est même difficile de les separer l'un de l'autre avec le scalpelle, principalement ceux des *Iles* d'avec l'os *sacrum*, & presque impossible en quelques femmes un peu vieilles, sans grande violence ; quoyqu' *Ambroise Paré* (citant plusieurs témoins qui furent pour lors presens à la chose) nous rapporte l'histoire d'une femme, qui fut penduë 15. jours aprés estre accouchée, à laquelle il trouva (suivant ce qu'il dit) l'os *pubis* separé en son milieu, de la largeur d'un demi-doigt, & mesme les os des *Iles* disjoints d'avec l'os *sacrum*. Ie ne veux pas l'accuser d'imposture en cette rencontre ; car j'ay trop de deference pour luy, & je l'estime trop sincere pour cela ; mais je croy qu'il peut s'estre trompé en la cause de cette separation d'os ; parce qu'il n'y auroit pas d'apparence, que s'étant ainsi faite dans le tems de l'accouchement, elle eût encore restée quinze jours aprés, de la largeur d'un demi-doigt; pour lequel sujet on auroit aussi esté obligé de porter cette femme au supplice; car elle n'auroit pas pû se soutenir pour monter elle-mesme à l'échelle de la potence, & s'y tenir debout, suivant la coutume de tous les autres patiens, dautant que le corps n'est appuyé que sur la stabilité de ces os; ce qui nous doit faire croire qu'il est bien plus vray-semblable, que cette separation avoit esté causée, ou pour avoir laissé tomber le cadavre de cette femme, du haut du gibet à terre aprés son execution, ou bien pour l'avoir fait heurter en cét endroit avec impetuosité, contre quelque chose dure & solide.

Mais comment pourrons nous refuter l'autorité de *Riolan*, qui s'appuyant encore de celle de *Paré*, dit au 12. Chap. du 6. Livre de son Antropogr. qu'il a vû luy-mesme, en presence de Medecins & de Chirurgiens, plus de trente fois les os *pubis* separez de la largeur du petit doigt, en des femmes mortes incontinent aprés estre accouchées. Il n'est pas neanmoins difficile de juger, qu'il ne les a jamais vûs de la sorte qu'en imagination, puisqu'il offre de se dédire, & se soumet à croire que ces os ne se separent pas, si on luy peut faire voir que la teste d'un enfant nouveau né puisse sortir par ce large espace qui est entre les os *pubis*, l'os *sacrum*, & ceux de l'*ischion*: c'est pourquoy donnons-luy la satisfaction qu'il desire, & à tous ceux qui sont de son opinion, qui est tres-facile à refuter par l'experience qu'il demande: car si nous examinons de prés la differente figure, & la structure de ces os, entre le squelet d'une femme & celuy d'un homme, nous trouverons, qu'il y a un plus grand espace vuide, & une distance de l'un à l'autre de ces os, bien plus considerable aux femmes qu'aux hommes, & que pour ce sujet la plus petite femme a les os de l'*ischion* plus éloignez l'un de l'autre, que le plus grand homme; elles ont toutes aussi l'os *sacrum* plus en dehors, & les os *pubis* plus applatis; ce qui rend la sortie de cette capacité bien plus large, & suffisante pour donner issuë à l'enfant dans le tems de l'accouchement: elles ont encore outre cela les os des *Iles* beaucoup plus renversez en dehors, afin que dans la grossesse la matrice ait plus de lieu pour s'étendre vers les costez, & qu'elle soit supportée plus à son aise, par cette disposition qu'on peut voir representée en la figure suivante.

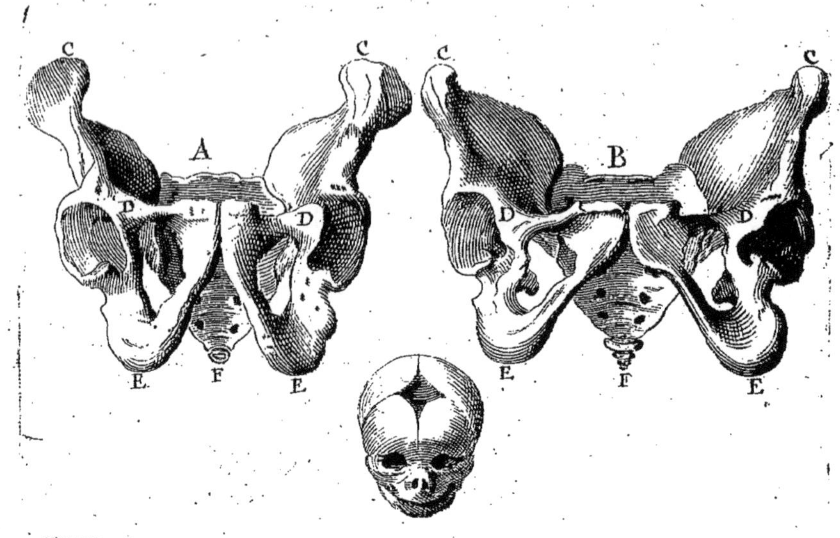

Ces deux Figures d'os assemblés representent les os qui forment toute la capacité hypogastrique.

La Figure marquée A. *montre ceux d'un homme, & celle qui est marquée* B. *fait voir ceux de la femme, pour en faire connoistre la difference; qui est que cette capacité est bien plus spatieuse aux femmes qu'aux hommes, ainsi qu'on peut facilement voir: Car* C. *&* C. D. *&* D. E. *&* E. *sont bien plus distans en largeur l'un de l'autre aux femmes, qu'ils ne sont pas aux hommes; & outre cela, les femmes ont le* COCCYX *marqué* F. *bien plus courbé en dehors que celuy des hommes; ce qui fait que la teste de l'enfant peut sans grande difficulté sortir par le large passage qu'elles ont entre les deux os* Ischions *marquez* E. *&* E. *sans qu'il soit necessaire que les os* pubis *se separent, comme plusieurs se sont imaginez contre la verité.*

La vessie & le *rectum* ayant esté vuidez des excrémens qu'ils contenoient, n'empêchent point aussi aucunement, que la matrice qui a esté faite membraneuse tout exprés, ne se puisse assez dilater, comme elle fait, pour laisser sortir l'enfant dans l'accouchement, par ce grand espace vuide qui est suffisant pour cét effet, sans qu'il soit besoin que ces os se disjoignent & separent; car si cela arrivoit, les femmes ne pourroient pas se tenir debout, ainsi que plusieurs font, incontinent aprés estre accouchées, dautant qu'ils servent d'appuy, comme il est dit, & de jonction métoyenne à tous les autres, tant à ceux de la partie superieure du corps, qu'à ceux de l'inferieure : j'ay bien remarqué cela autrefois dans l'Hostel-Dieu de Paris en un grand nombre d'accouchemens que j'y ay faits. Quand les femmes qui y sont pour faire leur couche, commencent d'estre en travail, elles vont en une chambre qu'elles appellent le *chauffoy*, auquel lieu on les accouche toutes, sur un petit lit fort bas & fait exprés, où on les met devant le feu ; puis aussi tost que leur besogne est faite, on les mene couche, dans leur lit, qui est quelquefois assez éloigné de cette chambre, auquel elles vont toutes fort bien à pied ; ce qu'elles ne pourroient jamais faire, si leurs os *pubis*, ou ceux des *iles*, avoient esté separez l'un de l'autre. Bien plus, nous voyons souvent ces filles qui accouchent en cachette, se remettre incontinent aprés (pour celer mieux leur faute) à leur occupation ordinaire, comme si de rien n'étoit; & dans tous les accouchemens que j'ay faits, je ne me suis jamais apperçu de cette pretenduë disjonction, en mettant la main sur le *pubis* de la femme lors que l'enfant estoit au passage ; mais bien ay-je seulement senty le *coccyx*, ou croupion, qui est joint par une articulation un peu laxe, avec l'extremité inferieure de l'os *sacrum*, se recourber en dehors pendant ce tems, auquel lieu les femmes ressentent souvent beaucoup de douleur ; parce que la sortie de l'enfant y fait une grande violence, & à cause que sa teste presse fort pour lors le *rectum* contre cette partie : de plus ayant vû faire & fait aussi moy-mesme l'ouverture de plusieurs femmes qui estoient mortes peu de jours aprés estre accouchées, j'ay trouvé qu'il estoit mesme difficile de separer ces os avec un fort scalpelle bien tranchant, où je n'ay aussi jamais remarqué la moindre apparence qu'il y eut eu aucune separation precedente ; & si les vieilles accouchent de leur premier enfant avec plus de peine que ne font pas les jeunes, cela ne procede point de ce que les os sont plus difficiles à se separer (ce qu'ils ne font jamais pour les raisons susdites) mais à cause qu'elles ont les membranes de leur matrice bien plus seches, dures, & calleuses, & particulierement son orifice interne, qui pour ce sujet ne peut pas se dilater si facilement qu'il fait aux jeunes, qui l'ont plus humide ; & outre cela, les vieilles ont encore l'articulation du *coccyx* plus ferme, ce qui fait qu'il ne cede pas si aisément à la sortie de l'enfant. Ayant suffisamment fait connoistre ce que c'est que l'accouchement, & toutes ses differences, il nous faut examiner quels signes ont coutume de preceder l'accouchement naturel, & ceux qui l'accompagnent : c'est ce que nous allons montrer au Chapitre suivant.

CHAPITRE II.

Les signes qui precedent, & ceux qui accompagnent l'accouchement naturel.

Lorsque les femmes grosses, principalement celles qui le sont pour la premiere fois, ressentent quelques douleurs extraordinaires dans le ventre, elles envoyent au plus vîte querir la Sage-femme, croyant que ce soit pour accoucher; laquelle estant venuë, doit bien reconnoistre la chose, & prendre garde à ne pas les mettre en travail sans qu'il y ait de la disposition; car il y va quelquefois de la vie de la mere, ou de celle de l'enfant, & souvent mesme de celle de tout deux, si elle l'excite devant qu'il en soit tems. Les douleurs qu'on peut appeller fausses, sont causées pour l'ordinaire par quelque colique faite de vents, qui vont & viennent en bruissant par tout le ventre, sans neanmoins répondre aucunement en bas vers la matrice, comme font celles qui precedent & qui accompagnent l'accouchement; & cette colique est dissipée par linges chauds appliquez sur le ventre, & en prenant un ou plusieurs lavemens, par lesquelles choses les vrayes douleurs de l'accouchement s'augmentent au lieu de diminuer; & les douleurs de la colique nephretique se denotent & se distinguent assez par les propres signes de cette maladie. La femme peut encore sentir quelqu'autre sorte de douleurs dans le ventre, qui procedent de l'émotion que luy cause le flux de ventre qui se dispose à venir; ce qu'on connoistra facilement par les frequentes déjections qui surviendront ensuite.

Les signes qui precedent l'accouchement naturel, & qui arrivent peu de jours auparavant, sont que la femme commence à sentir quelques douleurs de reins qui ne luy estoient pas ordinaires, & la tumeur de son ventre qui estoit élevée vers le haut, est tout-à-fait affaissée sur le bas; ce qui fait que pour lors elle ne peut pas marcher si facilement qu'elle avoit accoutumé, & il s'écoule de la matrice des humiditez glaireuses, que la nature a destinées pour humecter le passage, & le rendre glissant, & afin que son orifice interne se puisse plus facilement dilater, quand il en est besoin; lequel commençant à s'entr'ouvrir un peu en ce tems, laisse écouler ces glaires, qui proviennent des humiditez qui transudent à travers la foible ſubſtance des membranes de l'enfant, leſquelles acquierent une conſiſtance ainſi glaireuſe par la chaleur des lieux.

Les ſignes qui accompagnent l'accouchement preſent, c'eſt-à-dire, qui montrent que la femme eſt effectivement en travail, ſont qu'elle reſſent de grandes douleurs vers la region des reins & des lombes, leſquelles venant & ſe redoublant par intervalles, luy répondent au bas du ventre avec des épreintes reïterées. Elle a le poux plus frequent, plus plein, & plus élevé qu'à l'ordinaire, & le viſage rouge & enflammé; à cauſe que ſon ſang eſt beaucoup échauffé, par les continuels efforts qu'elle fait pour mettre ſon enfant au monde; comme auſſi à cauſe que pendant ces fortes épreintes, la reſpiration eſt toûjours interceptée; pour raiſon de quoy le ſang ſe porte à la face en grande abondance: toutes ſes parties honteuſes ſe tumefient; ce qui arrive à cauſe que la teſte de l'enfant (quand elle eſt proche du paſſage) vient à pouſſer & faire écarter en dehors les parties voiſines, qui en paroiſſent ainſi tumefiées; il luy ſurvient auſſi tres-ſouvent un vomiſſement, lequel fait croire à pluſieurs qui n'en connoiſſent pas la cauſe, que les femmes auſquelles il arrive, ſont en danger; mais au contraire, c'eſt ordinairement un ſigne qu'elles enfanteront bien-toſt; dautant que les bonnes douleurs en ſont pour lors excitées, & ſe redoublent coup ſur coup juſques à ce que la beſogne ſoit faite. Ce vomiſſement eſt cauſé par la ſympathie qui eſt entre la Matrice & l'eſtomac, au moyen des ramifications de la ſixiéme paire de nerfs du cerveau, qui ſe diſtribuënt à l'un & à l'autre, par leſquelles elle luy communique la douleur qu'elle reſſent en ce tems, qui vient de l'agitation & commotion que luy cauſent les violens & frequens remuëmens de l'enfant, & de la forte compreſſion que luy font les muſcles du bas ventre pendant les épreintes, pour aider à le mettre dehors: De plus, quand l'accouchement eſt fort proche, il arrive aux femmes un tremblement univerſel, & principalement des cuiſſes & des jambes, non pas avec froid, tel que celuy qui vient au commencement de l'accez des fiévres intermittentes; mais il ſe fait avec chaleur de tout le corps; & ſouvent les humiditez qui coulent en ce tems de la Matrice, ſont teintes de ſang; ce qui joint aux ſignes cy-deſſus déclarez, eſt une marque infaillible de l'accouchement prochain (c'eſt ce que les Sages-femmes appellẽt vulgairement *marquer*) & alors ſi l'on met le doigt dans le col de la Matrice, on trouve ſon orifice interne ouvert, à l'embouchure duquel ſe preſentent les membranes de l'enfant qui contiennent les eaux, leſquelles membranes ſont fortement pouſſées en bas, à chaque douleur qui vient à la femme, pendant quoy on les ſent reſiſter, & paroiſtre au doigt d'autant plus ou moins dures & tenduës, que les douleurs ſont plus ou moins fortes. Ces membranes avec les eaux qu'elles contiennent, quand ces eaux ſont formées (c'eſt à dire, quand elles ont gagné le devant de la teſte de l'enfant, qui eſt ce qui fait dire aux Sages-femmes que les eaux ſe forment) ſe preſentant à cét orifice interne, reſſemblent pour lors aſſez bien par l'attouchement du doigt, à ces œufs avortifs qui n'ont point de coquille, & qui ſont ſeulement couverts d'une ſimple membrane : Enſuite de cela les douleurs ſe redoublant continuellement, les membranes ſe rompent par la forte impulſion des eaux, qui s'écoulent dans le meſme moment; aprés quoy on peut facilement ſentir à nud la teſte de l'enfant, qui ſe preſente à l'ouverture de l'orifice interne de la matrice.

Quand toutes ces choſes, ou la plus grande partie, ſe rencontrent enſemble, de quelque tems que la femme puiſſe eſtre groſſe, qu'elle ſoit à terme, ou qu'elle n'y ſoit pas, on peut s'aſſurer qu'elle accouchera bien-toſt : mais on ſe doit bien garder de la mettre en travail, devant que d'en reconnoiſtre la neceſſité par ces ſignes; car autrement ce ſeroit tourmenter en vain la mere & l'enfant, & les mettre tous deux au hazard de leur vie, ainſi que je trouvay que cette Sage-femme faiſoit, en voulant faire accoucher à ſix mois, une femme qui avoit quelques douleurs de ventre & de reins, qui luy répondoient en bas ſans aucun autre accident, de laquelle j'ay rapporté l'hiſtoire, au ſeptiéme Chapitre du premier Livre, pour montrer qu'il ne faut pas quelquefois aller ſi vîte en beſogne; & bien qu'on trouve quelquefois l'orifice interne de la matrice dilaté pour y introduire facilement le doigt, & qu'on touche meſme la teſte de l'enfant à travers ſes membranes, & que la femme ait auſſi des douleurs dans le ventre, il ne faut pas pour cela toujours conclure qu'elle ſoit pour lors effectivement en travail; car quoy qu'il y en ait grande apparence, quand ces diſpoſitions ſe rencontrent, la choſe n'eſt pas neanmoins entierement certaine, ſi ces douleurs ne répondent point en bas, comme nous avons dit, & (ce qui merite d'être bien obſervé) ſi on ne ſent que les eaux ſe preparent entre les membranes & la teſte de l'enfant. C'eſt pourquoy on doit bien remarquer cette circonſtance, pour éviter de n'eſtre pas trompé en ſon prognoſtic, ainſi que furent deux Sages-femmes en l'occaſion que je vais dire. Il y a environ deux ans que la femme d'un Marchand me manda chez elle pour luy donner mon avis sur la difficulté de son accouchement, dans l'opinion qu'elle avoit d'estre effectivement en travail, comme luy assuroient ces deux Sages-femmes: l'ayant touchée pour reconnoistre la chose, je trouvay l'orifice de sa matrice dilaté de la largeur du pouce, & je sentis aisément avec le doigt la teste de son enfant à travers ses membranes, qui estoient moilasses, & tapissées contr' elle, sans estre aucunement tenduës: mais comme cette femme m'eut dit, que depuis six jours entiers elle avoit des douleurs dans le ventre qui toutefois ne répondoient aucunement en bas, ainsi que doivent faire les veritables douleurs de l'accouchement, & que je ne sentis point aucune preparation des eaux de son enfant, je luy conseillay de se contenter seulement de prendre quelque simple clystere, & de se tenir en repos chaudement en son lit; ce qu'ayant fait ses douleurs cesserent, aprés quoy elle fut encore un mois entier à faire toutes les fonctions de son negoce & de son ménage, & accoucha au bout de ce tems tres-heureusement d'un enfant vivant. Or il est tres-certain que pour le peu qu'on eût contribué à mettre cette femme en travail, elle seroit accouchée à huit mois; ce qui luy auroit pû causer un grand prejudice, & à son enfant, en avançant d'un mois sa naissance.

Ce que nous avons dit suffit pour connoistre l'accouchement qui est naturel: nous parlerons cy-aprés assez amplement des accouchemens laborieux & difficiles, & de tous ceux qui sont contre nature, en traitant de chacun d'eux en particulier: Venons maintenant à la recherche de certaines choses, dont il est tres-necessaire d'avoir connoissance, sans lesquelles il seroit impossible de pouvoir surement aider les femmes dans l'accouchement naturel, & de remedier à ceux qui sont contre nature: Examinons donc à ce sujet tout ce qui se rencontre avec l'enfant dans la matrice au tems de la grossesse, & faisons premierement la description des choses qui se presentent les premieres à son orifice pour sortir, lorsque la femme est preste d'accoucher, qui sont les membranes & les eaux dans lesquelles l'enfant est contenu.

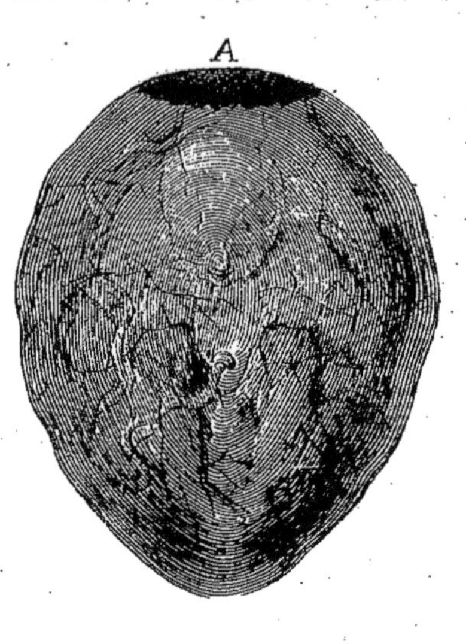

Cette Figure represente les membranes de l'enfant tout-à-fait separées de la Matrice, dans lesquelles il est contenu avec ses eaux. Ces membranes ressemblent en quelque façon à une grosse vessie, au travers dequoy on entrevoit un peu la figure de l'enfant : On y voit aussi à la partie superieure l'arrierefaix marqué A. du costé qu'il doit estre attaché au fond de la Matrice.

CHAPITRE III.

Des Membranes de l'enfant, & de ses eaux.

AUssi-tost que les deux semences ont esté mêlées confusement, & qu'elles ont esté retenuës par l'action de la conception, la Matrice commence dans ce mesme moment d'en débroüiller le chaos par le moyen de sa chaleur, pour en faire la delineation & la formation de toutes les parties du corps de l'enfant; car quoy que ces semences semblent estre similaires & uniformes à la veuë, elles contiennent neantmoins en elles plusieurs parties dissemblables en effet, à qui la chaleur particuliere de la matrice donne le premier mouvement, les separant & les distinguant toutes les unes des autres, renfermant au dedans les plus nobles, & les enduisant par dehors des plus gluantes & visqueuses, desquelles sont premierement formées les membranes, qui empêchent que les esprits, dont la semence écumeuse de l'homme est toute remplie, ne viennent pour lors à se dissiper, & qui servent aprés cela pour contenir l'enfant & les eaux au milieu desquelles il nage, afin qu'elles ne s'écoulent pas.

Comme les membranes du *fœtus* sont les parties qui paroissent les premieres formées, aussi sont-elles avec les eaux, celles qui dans le temps de l'accouchement se presentent les premieres au passage au devant de la teste de l'enfant. La pluspart des Auteurs sont si obscurs dans la description qu'ils font de ces membranes, qu'il est tres-difficile de concevoir la chose comme elle est, par l'explication qu'ils en donnent : ils ne sont pas mesme d'accord touchant leur nombre ; car plusieurs en mettent trois pour l'enfant, aussi-bien que pour les bestes ; sçavoir, le *chorion*, *l'amnios*, & *l'allantoïde* : Mais si on examine de prés ce qui en est, par l'inspection, comme j'ay fait plusieurs fois, on connoîtra qu'il ne s'y en trouve jamais que deux, qui sont tellement jointes & contiguës l'une à l'autre, qu'on pourroit dire que ce n'en est qu'une double, laquelle se peut veritablement separer & diviser en deux. J'explique la chose de cette maniere, afin de la faire mieux concevoir à ceux qui ne la sçavent pas ; parce que bien des gens croyent comme *Galien*, que ces membranes sont separées & distantes l'une de l'autre, & que l'une entoure seulement une partie du corps de l'enfant & que l'autre l'environne entierement, & contient ses eaux, dont partie sont engendrées de sa sueur, & partie de son urine (à ce qu'ils s'imaginent) & ils veulent mesme que ces eaux soient separées l'une de l'autre par differentes membranes ; ce qui est tout au contraire ; car les membranes sont toutes deux jointes l'une à l'autre de telle sorte, qu'elles ne composent que comme un mesme corps & une commune envelope, qui sert, ainsi que nous avons dit, à contenir tout ensemble l'enfant & ses eaux, qui sont toutes d'une mesme nature, & enfermées en mesme membrane, comme je feray connoître cy-aprés en parlant de l'origine de ces eaux. Il n'importe pas à la verité de quelle façon la chose soit expliquée, pourvû qu'elle soit entenduë comme elle est.

La partie exterieure de cette membrane, ou envelope double, ou bien si on en veut conter deux, la premiere membrane qui se presente au dehors, est appellée *chorion*, parce qu'elle contient & environne immediatement l'autre, qu'on nomme *amnios*, c'est-à-dire, agnelette, à cause qu'elle est fort mince & fort deliée. *Galien* au 15. Livre *de l'usage des parties*, appelle l'arrierefaix *chorion* :

mais afin de rendre la choſe plus intelligible, nous prenons pour *chorion* cette premiere membrane, laquelle eſt un peu rude & inégale par toute ſa partie exterieure, où l'on peut remarquer quantité de petits vaiſſeaux capillaires qui courent tout autour, comme auſſi beaucoup de petits filamens, avec leſquels elle eſt attachée de tous coſtez à la Matrice; mais elle eſt un péu plus polie en dedans, & elle ſe joint de toutes parts, & s'unit avec l'*amnios*, de ſorte qu'il ſemble que ce ne ſoit qu'une meſme membrane, ainſi que nous avons dit. Ce *chorion* recouvre le *placenta*, & y eſt fort adherent par toute ſa face qui regarde l'enfant; ce qui ſe fait au moyen de l'entrelaſſement d'une infinité de vaiſſeaux: il vient auſſi vers toute la circonference de ce *placenta*, faire ſa principale attache avec la matrice, auquel endroit cette membrane eſt un peu plus épaiſſe.

L'*amnios*, qui eſt la ſeconde membrane, eſt ſix fois plus mince que le *chorion*; elle eſt fort polie par ſa partie interne; mais elle ne l'eſt pas juſtement tant, du coſté qu'elle s'unit & ſe joint au *chorion*. Cette membrane eſt ſi mince, qu'elle en eſt tout-à-fait tranſparante, il ne s'y voit aucun vaiſſeau, ce qui fait qu'elle eſt ſi deliée, qu'on ne peut preſque ſe l'imaginer qu'en la voyant. Cette *amnios* ne touche en aucune façon au *placenta*; quoiqu'elle le recouvre; mais elle tapiſſe ſeulement toute la partie interne du *chorion* qui luy eſt interpoſé, duquel on la peut ſeparer entierement, ſi on y va bien doucement.

Pour faire encore mieux concevoir la choſe comme elle eſt, je diray qu'il eſt tres-facile de connoiſtre de quelle maniere ſont ces membranes dans la matrice, ſi on conſidere la compoſition d'un balon, s'imaginant que le cuir qui le recouvre ſoit la matrice de la femme groſſe, & que la veſſie remplie de vent qui eſt au dedans du balon ſoit cette membrane double du *chorion* & de l'*amnios*, dans quoy l'enfant & ſes eaux ſont contenus enſemble; & comme l'exterieur de cette veſſie touche de toutes parts interieurement par ſon enflure le cuir du balon, de-meſme les membranes du *fœtus* ſont jointes de tous coſtez à la matrice, ſinon à l'endroit où l'arriere-faix y eſt adherent, auquel lieu elles paſſent par deſſus, & en recouvrent entierement la partie qui regarde l'enfant.

A l'égard de cette pretenduë troiſiéme membrane (ou plutoſt imaginaire) que les Auteurs ont nommée *allantoïde*, & qu'ils diſent eſtre comme une ceinture, qui entoure & reveſt l'enfant en maniere d'un gros boyau, depuis le cartilage xiphoïde juſques au deſſous des flancs ſeulement, il eſt certain qu'elle ne ſe remarque jamais au *fœtus* humain, ny mesme à tous les animaux qui ne font ordinairement qu'un petit aussi-bien que la femme, comme aux brebis, aux vaches, aux cavales, aux ânesses, & aux autres, ainsi que j'ay reconnu la chose, aprés l'avoir plusieurs fois curieusement recherchée.

Quelquefois les enfans apportent en naissant ces membranes sur leur teste, ce qui fait dire qu'ils seront heureux; mais c'est une pure superstition; dautant que cela vient de ce qu'elles étoient d'une substance si forte, qu'elles n'ont pas pû estre crevées par l'impulsion des eaux, & par les efforts que la femme fait en accouchant; ou de ce que ses passages estant bien larges, & l'enfant fort petit, la sortie en a esté tres-facile & sans aucune violence : C'est veritablement pour ce sujet, qu'on doit dire qu'ils sont heureux d'estre venus si à leur aise, comme aussi la mere l'est-elle bien d'estre ainsi delivrée; car dans les accouchemens difficiles, les enfans ne naissent jamais coiffés de la façon, à cause qu'estant tourmentez & fort pressez au passage, ces membranes s'y rompent & y demeurent toujours jusques à ce que le *placenta*, où elles sont attachées, soit sorti de la matrice.

Au dedans des membranes de l'enfant, disposées comme je l'ay expliqué, les eaux sont contenuës, au milieu desquelles il nage & est situé : l'origine de ces eaux paroistra fort incertaine, si on considere aussi sur ce sujet les differens sentimens des Auteurs. Quelques-uns veulent qu'elles viennent de l'urine, qui est vuidée de la vessie par l'ouraque, & se fondent sur ce qu'il ne se rencontre pas d'autre voye plus droite & plus facile pour ce faire; & disent qu'il est aisé de connoistre que c'est de l'urine, par la couleur, & par la saveur que ces eaux ont toute semblable à celle qui est contenuë dans la vessie. Il est neanmoins bien certain que cela ne peut pas estre ainsi qu'ils disent; dautant que l'ouraque n'est pas percé au *fœtus*, & qu'il ne sort pas hors de son nombril; car par l'endroit qu'il y est attaché, il se trouve toujours nerveux, & assez semblable à une petite corde de luth, au travers dequoy il ne peut tres-assurément rien passer, tant subtil puisse-t-il estre, comme je l'ay observé, & vû aussi remarquer par plusieurs fois à deffunt Monsieur *Gayant*, qui estoit avec l'approbation universelle, l'Anatomiste le plus exact & le plus expert qui ait esté depuis long-tems à Paris, pour le merite duquel sa Majesté luy avoit fait l'honneur de le choisir par preference à tous autres, pour faire les curieuses recherches, & plusieurs belles experiences anatomiques, à quoy s'occupent continuellement quantité de gens d'élite & tres-sçavans, dont l'Academie Royale est composée. Or cette conformation naturelle de l'ouraque nous fait bien voir que *Dulaurens* s'est abusé, quoyque pour confirmer son opinion, il rapporte l'histoire d'une certaine fille, qui aprés une suppression d'urine durant plusieurs jours, vuida enfin beaucoup d'eau par l'umbilic ; inferant de là que cette eau venoit de la vessie par l'ouraque, qui n'estoit pas refermé ; & que l'eau qui estoit contenuë dans les membranes de l'enfant, y estoit ainsi amassée. Il rapporte encore pour le mesme sujet une autre histoire presque semblable, dont *Fernel* fait mention au treiziéme Chapitre du 6. Livre de sa Pathologie : Mais cette eau venoit assurément de la capacité du bas ventre, & non pas de la vessie : parce qu'il ne se rencontre point de cavité dans l'ouraque, comme nous venons de dire, à moins qu'elle ne soit contre l'ordre de nature ; surquoy en ce cas il ne faut pas faire son fondement, pour affirmer que la chose doit estre de mesme à tous les autres sujets.

Il y en a d'autres qui ont bien aussi l'opinion que ces eaux viennent des urines ; mais ils veulent qu'elles sortent par la verge, de laquelle le chemin se trouve toujours ouvert, & non point par l'ouraque, qui n'est jamais percé. Pour moy je croy (ce me semble) avec bien plus de raison, que ces eaux sont seulement engendrées des humiditez vaporeuses, qui transudent & s'exhalent perpetuellement du corps de l'enfant, lesquelles venant à rencontrer ses membranes, au travers dequoy ne pouvant passer, à cause qu'elles sont tres-denses & serrées, se convertissent en eau qui s'amasse ainsi petit à petit, aussi-bien dans le commencement de la grossesse, lorsque l'enfant n'estant point tout-à-fait formé, n'a pas encore de vie manifeste, que durant les autres tems ausquels il est vivant ; car il sort & s'exhale continuellement des vapeurs de tous les corps poreux qui sont chauds & humides, comme est celuy de l'*embrion* ; & la raison est assez foible, par laquelle on soutient que ces eaux doivent provenir de l'urine, à cause qu'elles ont une saveur salée qui luy est toute semblable ; car les sueurs, les larmes, & autres humiditez qui distilent & transudent du corps, sont pareillement salées aussi bien que l'urine, dont l'enfant, durant qu'il est au ventre de sa mere, ne peut pas avoir beaucoup, non plus que de matiere dans les intestins ; dautant qu'il ne prend en ce tems aucuns alimens par la bouche, & que toutes ses humiditez superfluës passent facilement par transpiration, au travers de la substance de toutes les parties de son corps qui est fort tendrelet. C'est pourquoy je ne conçois pas la necessité qui le pourroit obliger à vuider plutost l'urine qui est dans sa vessie en petite quantité, que les excrémens qui sont dans ses intestins; ce qu'il ne fait aussi pour lors, ny d'une façon ny d'autre, mais seulement aprés qu'il est né. *Bartholin*, & quelques autres veulent neanmoins que l'enfant rende l'urine par la verge, & que ses eaux en proviennent; mais il y a bien plus d'apparence qu'elles sortent par la seule transpiration, comme j'ay dit; car lorsqu'il n'est pas tout-à-fait formé, & qu'il n'a pas encore de vie manifeste, on ne laisse pas de trouver ces eaux en quantité proportionnée à la grosseur de son corps, & mesme il s'en rencontre aussi dans les grossesses de faux-germes; ce qui fait bien voir pour lors que ce n'est point de l'urine renduë par l'ouraque, ou par la verge, ainsi que tout le monde s'imagine: & ce qui le prouve encore tres-manifestement, c'est l'exemple de quelques enfans qu'on voit naître sans avoir la verge percée, lesquels ne laissoient pas d'avoir ces mesmes eaux en aussi grande abondance que les autres, lorsqu'ils estoient au ventre de leur mere.

Il faut observer quand il y a plusieurs enfans, qu'ils ne sont jamais en une mesme envelope, à moins qu'ils n'ayent leurs corps joints & adherens l'un à l'autre (ce qui est tres-rare & monstrueux lorsqu'il arrive;) mais chacun d'eux a toujours ses membranes & ses eaux distinctes & separées, dans lesquelles il est envelopé en particulier.

Ces eaux ainsi amassées dans ces membranes, ont plusieurs usages tres-considerables. Elles servent à l'enfant pour se mouvoir, en nageant plus facilement d'un costé & d'autre, & afin que par ses mouvemens frequens il ne vienne à blesser la matrice, en heurtant à sec contre elle; ce qui luy causeroit de grandes douleurs, & pourroit fort souvent exciter l'avortement; elles le deffendent encore des injures exterieures, en éludant la violence des coups que la femme grosse peut recevoir sur le ventre; & elles servent grandement aussi à faciliter sa sortie dans le tems de l'accouchement, dautant qu'elles rendent le passage fort glissant; & par ce moyen l'orifice de la matrice en estant humecté, s'estend & se dilate bien mieux, quand elles viennent à s'écouler lorsque l'enfant est tout prest à sortir, ou peu devant; car autrement demeurant à sec, il auroit bien plus de peine à venir au monde, & la mere en seroit aussi beaucoup plus tourmentée.

Iean Claude de la Corvée, Medecin de la Reine de Pologne derniere decedée, en son Livre intitulé, *De nutritione fœtus*, veut que ces eaux servent principalement à nourrir l'enfant, & qu'il les succe avec la bouche, & les avale (à ce qu'il s'est imaginé) durant tout le tems qu'il est dans la matrice: mais la verité du contraire estant connuë des moindres apprentifs, ce seroit se fatiguer en vain, que de s'arrester à refuter toutes les raisons qu'il apporte pour prouver & soutenir son dire; car elles se détruisent assez d'elles-mesmes, & correspondent toutes à la fausseté de leur principe, qui n'est fondé que sur un passage d'*Hipocrate* au Livre *de principiis aut carnibus*, où il est dit que l'enfant comprimant ses lévres succe l'aliment de la matrice; auquel on peut opposer l'autorité d'*Aristote* qui refute bien cette erreur au 5. Chap. du 2. Liv. de la gener. des anim. joint à cela qu'on ne doit pas avoir égard à ce premier passage d'*Hipocrate*, puisque luy-mesme se contredit, & soutient le contraire au Livre *de octimestri*, où il dit precisément, que l'umbilic de l'enfant est la seule partie de son corps par où il reçoit l'aliment de la matrice, & que toutes ses autres parties sont exactement fermées, & ne s'ouvrent pas devant qu'il soit sorty du ventre de sa mere. Mais pour faire connoistre que ces eaux n'ont aucune qualité propre à nourrir l'enfant, c'est que si on en met sur le feu dans quelque vase, comme j'ay fait plusieurs fois, on verra qu'elles s'évaporeront entierement, sans acquerir aucune consistance épaisse par la chaleur du feu, à mesure qu'elles diminuëront, comme font toutes les humeurs qui sont capables de nourrir; ainsi qu'il arrive en la serosité de sang, laquelle estant separée de sa masse, se coagule comme fait un blanc d'œuf, aussi-tost qu'on la met chauffer au feu; ce qui fait bien voir que ces eaux ne sont pas de cette espece, & qu'elles ne pourroient pas servir de nourriture à l'enfant, quand mesme il les succeroit & avaleroit par la bouche.

Ayant fait suffisamment l'explication des membranes, & des eaux du *fœtus*, il nous faut ensuite de cela, rechercher la connoissance des parties, par le moyen desquelles il reçoit sa veritable nourriture, lorsqu'il est dans la matrice; c'est dequoy nous allons presentement discourir.

Ces trois Figures reprefentent le *Placenta*, ou l'arrierefaix, & les vaiffeaux umbilicaux de l'enfant.

La premiere montre l'arrierefaix, au milieu duquel eft attaché le cordon de l'umbilic ; on voit auffi autour de cét arrierefaix les membranes de l'enfant, qui reftent ainfi ridées quand il en eft dehors.

A.A.A. *Montrent le corps de l'arrierefaix.*

B. B. B. *Les membranes qui y font attachées tout autour.*

C.C.C. *Le cordon de l'enfant, qui contient fes vaiffeaux umbilicaux, lefquels fortans de fon nombril, vont s'inferer au milieu de l'arrierefaix, où ils produifent une infinité de rameaux.*

D. D. *Certaines éminences appellées* neuds, *qui fe rencontrent au cordon, provenant de la dilatation des vaiffeaux umbilicaux plus grande en un lieu qu'en un autre.*

La feconde Figure reprefente l'arrierefaix retourné de l'autre cofté, & le ventre de l'enfant ouvert, pour y confiderer la diftribution des vaiffeaux umbilicaux.

E.E.E *Montrent l'arrierefaix du cofté par lequel il eft attaché contre la Matrice ; on ne voit en cette face aucune apparence de vaiffeaux comme en l'autre ; mais feulement quelques fimples entre-coupures, & de petites embouchures, par où le fang qui tranfude de la Matrice, diftile dans toute la fubftance de l'arrierefaix.*

F. F. F. *Les membranes.*

G. *Vne partie du* Chorion, *qui a efté feparée de l'*Amnios, *qui eft marquée par* H.

H. *Vne portion de l'*Amnios, *feparée du* Chorion *marquée par* G.

I. I. *Le cordon de l'umbilic, où l'on voit auffi plufieurs neuds.*

K. *L'umbilic, dans lequel entrent les vaiffeaux.*

L. *La veine umbilicale, qui entre dans la fciffure du foye.*

M. *Les deux arteres umbilicales, qui fe conduifans le long des coftez de la veffie, vont s'inferer dans les arteres iliaques, & quelquefois dans les hypogaftriques.*

N. *L'ouraque, qui du fond de la veffie, couché entre les deux arteres umbilicales, va s'attacher à l'umbilic, fans paffer outre, auquel endroit*

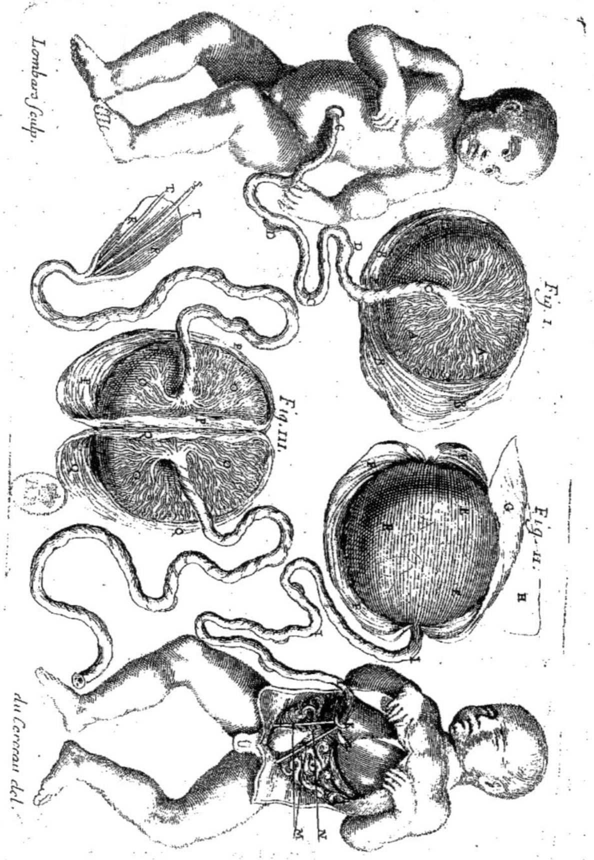

Fig. I.

Fig. II.

Fig. III.

Lombars sculp.

du Cerceau del.

endroit il est extrémement délié, & n'est aucunement percé.

La troisiéme Figure fait voir un arriere-faix de deux enfans, auquel il se rencontre pour lors autant de cordons, & chaque enfant y a aussi ses membranes separées.

O.O.O.O. *Le corps de l'arriere-faix, qui est commun à tous les deux enfans.*

P.P.P. *Les membranes qui servent à enveloper particulierement l'enfant qui est de ce costé-là.*

Q.Q.Q. *Les autres membranes qui servent à contenir separément l'autre enfant.*

Quant aux cordons qui tiennent à cet arriere-faix double, celuy du costé droit est dissequé en son extremité, pour faire voir qu'il ne s'y rencontre que trois vaisseaux seulement.

R. R. *Montrent une forte membrane dont sont révêtus ces trois vaisseaux umbilicaux.*

S. *La veine qui est bien plus grosse que les arteres.*

T. T. *Les deux arteres qui sont beaucoup plus petites que la veine.*

L'autre cordon est coupé en l'autre extremité, où l'on voit seulement les orifices des vaisseaux.

CHAPITRE IV.

Du Placenta, *& des vaisseaux umbilicaux de l'enfant.*

COmme l'enfant doit estre nourri du seul sang de sa mere, durant le tems qu'il est dans la matrice, & que toutes les femmes grosses ne l'ont jamais ny beau ny bon, la nature providente a formé le *placenta* pour luy en servir de reservoir, afin qu'il en eût toujours suffisamment, & qu'il y fût derechef élabouré & perfectionné, pour estre rendu convenable à sa nourriture; parce qu'il n'eut pas pû sans doute, convertir en sa substance delicate un sang si grossier qu'est celuy de la mere, s'il n'avoit esté auparavant purifié dans ce *placenta*, d'où il luy est envoyé ensuite par le moyeñ de la veine umbilicale, & est rapporté, comme nous dirons cy-aprés, par les arteres, qui sont les trois seuls conduits dont est composé le cordon de l'umbilic. Disons donc que le *placenta* n'est autre chose qu'une masse charnuë & spongieuse, semblable en quelque façon à la substance de la rate, tissuë & entrelassée d'une infinité de veines & d'arteres, qui composent la plus grande partie de son corps, faite pour recevoir & purifier le sang de la mere, destiné à la nourriture de l'enfant qui est dans la matrice. Cette masse de chair spongieuse est ainsi appellée, parce qu'elle ressemble en figure à un gâteau ; quelques-uns la nomment le *délivre*, à cause qu'estant sortie aprés l'issuë de l'enfant, la femme est tout-à-fait delivrée du fardeau de la grossesse : On l'appelle aussi vulgairement l'*arriere-faix*, parce que c'est comme un second faix dont la femme ne se décharge qu'aprés que l'enfant est hors de la matrice : Il y en a qui luy donnent le nom de *foye uterin*, dautant qu'elle sert comme un foye, pour preparer le sang destiné à la nourriture de l'enfant ; & *Dulaurens* aime mieux l'appeller le *pancreas* de la matrice, & luy donne le mesme usage qu'au *pancreas* du bas ventre, sçavoir est d'appuyer & soutenir les vaisseaux du nombril, qui viennent répandre un nombre infini de rameaux dans toute sa substance.

Ce *placenta* est fait du sang menstruel de la mere qui afflüe dans la matrice, par l'accumulation duquel sa masse parenchymateuse est formée ; sa figure est plate & ronde, de la largeur d'une assiette, & de l'épaisseur de deux travers de doigt vers son milieu, auquel endroit sont attachez les vaisseaux umbilicaux ; mais il est un peu moins épais vers les extremitez de toute sa circonference. Il est couvert du *chorion* & de l'*amnios* du costé seulement qui regarde l'enfant, & de l'autre il est joint & attaché au fond de la partie interne de la matrice : Sa plus forte attache avec elle (qui est en sa circonference) est faite par le moyen de ce *chorion*, comme nous avons dit au Chap. precedent, lequel adhere si fortement au *placenta*, par l'entrelassement d'une infinité de vaisseaux qui paroissent fort gros en sa surface, qu'il n'en peut pas estre separé sans laceration de sa substance.

Si on considere de bien prés, comme j'ay fait, le *placenta* du côté qu'il se joint avec la matrice, on remarquera qu'il semble y estre aussi enduit d'une espece de legere membrane tres-poreuse, qui est si déliée, qu'il ne paroist presque pas qu'il y en ait : On la verra toutefois manifestement, en essuyant bien le sang dont cette partie est toujours teinte. On observera encore, que toute la face de ce costé est comme entrecoupée de plusieurs lignes, semblables en quelque façon à celles qui se remarquent en la surface des reins de bœuf : Il y paroist aussi plusieurs petites embouchures, par où le sang qui transude à travers la substance poreuse de la marice, distile dans cette masse charnuë.

Quoy qu'il y ait deux enfans dans la matrice, & mesme quand il y en a trois, s'ils sont veritables jumeaux, c'est à dire, engendrez d'un mesme coït, ils n'ont pour l'ordinaire qu'un arriere-faix commun, lequel a seulement autant de cordons qui s'y terminent, qu'il y a d'enfans; lesquels neanmoins sont entierement separez l'un de l'autre par leurs membranes particulieres, dans lesquelles chaque enfant est contenu avec ses eaux à part; à moins qu'ils n'ayent, comme j'ay dit au precedent Chapitre, leurs corps joints & adherens l'un à l'autre; auquel cas les jumeaux de cette nature, qui sont pour cela monstrueux, ont aussi leurs eaux communes, & sont envelopez en mesmes membranes. Mais s'il s'est fait superfetation, il y aura autant d'arriere-faix que d'enfans; & comme la superfetation (si tant est qu'elle se puisse faire) arrive rarement, aussi voit-on peu de femmes avoir plusieurs délivres separez, quand elles accouchent de plusieurs enfans. Mais quoy qu'un seul arriere-faix soit le plus souvent commun à plusieurs enfans, j'ay remarqué que les vaisseaux du cordon de chaque enfant, tant la veine que les arteres, qui se distribuent dans la substance de cét arriere-faix commun, sont toujours entierement separez les uns des autres, en telle sorte que les vaisseaux qui servent à la nourriture d'un enfant, n'ont aucune communication par anastomose, ny autrement, avec ceux qui sont destinez à la nourriture des autres enfans: c'est ce qui fait que chacun des enfans ayant son principe de nourriture & de vie separement l'un de l'autre, & estant logé en des membranes & en des eaux differentes, un de ces enfans peut quelquefois estre mort dans le ventre de sa mere, durant un tems assez considerable, sans que l'autre enfant qui est vivant, soit immediatement infecté de la corruption de celuy qui est mort.

Nous ne voyons quasi que la femme seule qui ait un arriere-faix de la sorte que je viens de décrire, & qui s'en décharge comme de chose inutile, losque l'enfant est sorty; car la pluspart des autres animaux ne jettent rien aprés avoir fait leurs petits, sinon les seules eaux ou quelques glaires, & les membranes qui les entouroient; mais au lieu de cette masse charnuë, ceux qui ne font ordinairement qu'un petit, comme la femme, ont seulement des cotyledons, qui sont plusieurs glandules spongieuses, jointes interieurement à la propre substance de leur matrice, où vont aboutir tous les rameaux des vaisseaux umbilicaux de leurs petits: lesquelles glandules, comme j'ay remarqué plusieurs fois par l'ouverture des brebis, ne sont pas plus grosses que des grains de chenevy, lorsqu'elles n'ont point de petit dans le ventre; mais quand elles sont pleines, elles se tumefient extrémement, & deviennent de la grosseur du pouce, les unes plus & les autres moins: elles ressemblent pour lors assez bien en figure à un champignon, qui ne seroit pas encore épanouy, le regardant par l'envers, aprés luy avoir coupé toute la queuë; & à chacun de ces cotyledons ou glandules, sont attachées les ramifications des vaisseaux umbilicaux: neanmoins il est certain que les animaux qui font ordinairement plusieurs petits d'une portée, comme les chiennes, les lapines, & autres, n'ont point ces cotyledons, au lieu dequoy chaque petit a dans sa cellule une espece de *placenta* particulier, que la mere mange aussi-tost qu'elle l'a vuidé, aprés avoir rongé & coupé avec les dents les vaisseaux umbilicaux qui y tiennent.

Lorsque la femme grosse a quelque indisposition de toute l'habitude, quelque legere qu'elle soit, il y en a presque toujours quelque marque & impression, soit en la couleur, soit en la substance de l'arriere-faix qu'elle vuide en son accouchement; dautant que cette partie estant d'une substance fort molle & spongieuse, s'abreuve facilement des mauvaises humeurs du corps, qui avoient coutume de se décharger par la matrice. Sa couleur naturelle doit estre d'un rouge d'autant plus beau & vermeil, que la femme se porte bien, & sa substance doit estre saine & également molle, sans aucune dureté scyrrheuse.

Du milieu de l'arriere-faix sort un cordon, composé de plusieurs vaisseaux joints ensemble, qui servent à conduire le sang destiné à la nourriture de l'enfant, le nombre desquels est en controverse parmy les Auteurs: Aucuns en mettent quatre, sçavoir deux veines, & deux arteres, d'autres en comptent cinq, y ajoutant l'ouraque, comme fait *Galien*; mais il est tres-certain qu'il ne s'en rencontre que trois seulement au *fœtus* humain, comme je l'ay reconnu par la dissection que j'ay faite de plusieurs, sçavoir une veine & deux arteres. La veine ayant jetté dans le *placenta* une infinité de rameaux semblables aux racines d'un arbre, se conduit par un seul canal tout le long du cordon jusques au nombril de l'enfant, qu'elle traverse pour se terminer enfin au milieu de la scissure qui est en la partie inferieure du foye; & les deux arteres naissant du mesme *placenta*, par un grand nombre de semblables racines, vont par deux conduits le long de ce mesme cordon, en perçant pareillement le nombril de l'enfant, aboutir dans ses arteres iliaques, & quelquefois dans les hypogastriques. La veine est beaucoup plus grosse que ne sont pas les arteres; sa cavité est bien large pour y mettre une plu-

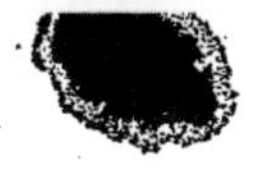

me à écrire; & celle des arteres, comme pour y fourrer le fer d'une mediocre aiguillette, c'est-à-dire, plus petite de la moitié que celle de la veine. Les arteres font plusieus replis tortueux & inégaux le long de leur chemin; mais la veine est conduite bien plus directement dans tout son progrez.

Ces trois vaisseaux qui composent le cordon, sont envelopez d'une membrane assez forte & épaisse, provenant du *chorion*, laquelle est aussi revêtuë d'une production de l'*amnios*, qui s'en peut facilement détacher: mais outre que cette premiere leur sert comme d'une gaîne, dans laquelle ils sont tous trois logez, elle les separe encore l'un de l'autre par ses redoublemens. Quand les vaisseaux de ce cordon sont pleins de sang, il est environ de la grosseur du doigt, & de la longueur d'une grande demi-aune ordinairement, selon nostre mesure de Paris, & quelquefois de deux tiers, ou de trois quartiers qui font environ quatre grandes palmes de main. Il est necessaire qu'il ait cette longueur, afin que l'enfant puisse avoir la liberté de se mouvoir dans la matrice, & d'en sortir dans le tems de l'accouchement sans tirailler l'arriere-faix auquel il est attaché, comme il arrive quelquefois lors que ce cordon est trop court, ou que sa longueur est beaucoup diminuée, par les tours dont l'enfant a souvent le col embarrassé; ce qui fait que le travail de la femme en est bien plus penible, & plus dangereux; dautant que l'enfant estant ainsi arresté, & comme bridé par ce cordon, demeure suspendu, & ne peut pas si facilement descendre au passage, ny y estre poussé par les douleurs de la femme, sans tirailler en mesme tems l'arriere-faix, & sans en causer un détachement, qui est toujours suivi d'une dangereuse perte de sang, si ce détachement precede la sortie de l'enfant. Il y a des enfans qui ont ce cordon si extraordinairement long, que j'ay vû celuy d'une Demoiselle, que j'accouchay le 2. Avril 1675. venir au monde ayant le cordon de l'umbilic noüé d'un veritable neud, qui ne s'estoit pû faire que par la grande longueur de son cordon, qui avoit plus d'une aune & un quart, & dont il s'estoit fait un cercle, en flotant au milieu des eaux, dans lequel il falloit necessairement que tout le corps de l'enfant eut passé, en se tournant au ventre de sa mere. Ce neud estoit estroitement serré; mais vrai-semblablement son resserrement n'estoit arrivé que dans le moment de la sortie de l'enfant, & en tirant ce cordon pour delivrer la mere; car s'il eut esté ainsi serré dans le ventre de la mere, l'enfant auroit certainement peri; à cause que le sang dont il estoit pour lors nourry, n'auroit pas pû avoir son mouvement libre au travers de ce neud. On voit ordinairement en ce cordon plusieurs inégalitez assez éminentes, qui semblent estre comme des neuds, lesquelles ne procedent que du repliement tortueux de ses vaisseaux, qui estant variqueux & plus pleins de sang en un endroit qu'en l'autre, font ces éminences. Il y a des Sages-femmes qui croyent superstitieusement, ou veulent faire croire, que le nombre de ces pretendus neuds est proportionné à celuy des enfans que la femme doit porter ensuite; ce qui est sans raison, dautant que celle qui accouche à quarante cinq ans & pour la derniere fois, ainsi qu'on voit journellement, a autant de neuds au cordon de son enfant, que celle qui accouche à l'âge de quinze ans de son premier enfant, & qui en doit encore avoir plus d'une douzaine: elles disent outre cela, que si le premier neud du costé de l'arriere-faix est rouge, le premier enfant que la femme fera ensuite, doit estre un garçon, & que s'il est blanc, ce sera une fille; mais cette opinion n'a pas un fondement plus solide ny plus raisonnable que l'autre; car ces neuds paroissent seulement rouges, ou pour mieux dire d'un bleu obscur, selon que les vaisseaux sont plus ou moins pleins de sang, qui est ce qui leur donne une telle couleur, laquelle est aussi d'autant plus manifeste que ces vaisseaux sont superficiels en cét endroit.

Il y a bien des Auteurs qui mettent, comme nous avons dit, l'ouraque au nombre des vaisseaux umbilicaux, & disent qu'il sert à vuider l'urine de l'enfant dans ses membranes; neanmoins l'experience nous montre que ce n'est pas un vaisseau, & qu'il ne sort pas du nombril; mais que c'est seulement un ligament au *fœtus* aussi-bien qu'à l'homme, qui du fond de la vessie vient se terminer à l'umbilic, sans le traverser comme ils ont crû avec abus. I'ay ouvert & dissequé plus de quarante *fœtus*, ausquels je ne l'ay jamais trouvé percé; mais toujours solide & nerveux vers l'endroit où il s'attache au nombril, & fort semblable, comme j'ay déja dit, à une petite corde de luth. Toutefois je l'ay toujours vû manifestement cave aux brebis, lequel se terminoit avec les autres vaisseaux umbilicaux à leurs cotyledons, ausquels animaux se voyent aussi deux veines umbilicales qui vont au foye, toutes deux l'une proche de l'autre, ce qui fait que leur cordon est composé de cinq vaisseaux; mais il n'en est pas de mesme au *fœtus* humain, car il n'a qu'une seule veine & deux arteres umbilicales; c'est ce qui me fait croire que *Galien* disant au Liv. de la dissect. de la matrice, que le cordon de l'umbilic est composé de cinq vaisseaux, a plutost fait la description de celuy de ces sortes d'animaux, que de celuy de l'enfant.

Pour bien sçavoir comment la nourriture est portée à l'enfant par les vaisseaux umbilicaux, il est fort necessaire de concevoir & connoistre de quelle maniere la circulation du sang se fait ; ce qui arrive ainsi à son égard. Le sang ayant esté apporté par les arteres de la mere, qui aboutissent au fond de la matrice dans le *placenta*, qui y est attaché, il s'en fait une transfusion naturelle par la veine umbilicale dans le foye de l'enfant ; ensuite de quoy il est porté dans la veine cave, & de là au cœur ; où estant il est envoyé à toutes les parties du corps par le moyen des arteres ; & une portion pareille à peu prés en quantité, estant dans les arteres iliaques, est conduite dans les umbilicales qui viennent y aboutir, pour estre reportée dans le *placenta* ; où ce sang estant encore elabouré, retourne faire le mesme chemin par la veine umbilicale, allant derechef au foye de l'enfant, & de là au cœur, & ainsi toujours successivement sans aucune discontinuation. Mais pour concevoir bien facilement comme le sang circule dans le *placenta*, & comme par le moyen de cette partie il s'en fait une mutuelle transfusion de l'un à l'autre ; tant à l'égard de la mere, qu'à celuy de l'enfant, il ne faut que s'imaginer que ce soit une partie commune & dépendante du corps de l'un & de l'autre ; car quant à la mere, la circulation s'y fait comme dans son bras, ou dans une autre partie telle qu'elle soit ; pour ce qui est de l'enfant, il en est aussi de mesme.

On ne trouve aucunes valvules dans la veine umbilicale, ainsi que je l'ay observé aprés l'avoir curieusement examiné, aussi n'y sont-elles pas necessaires : Ces valvules sont fort frequentes dans les veines des bras & dans celles des jambes ; à cause que ces parties sont obligées de faire quantité de differens mouvemens, qui en comprimant les vaisseaux troubleroient la circulation du sang, s'il n'étoit ainsi soutenu & empêché de reculer ; mais la veine umbilicale n'en a eu aucun besoin, parce que le cordon de l'enfant flote au milieu de ses eaux, où ne pouvant pas estre comprimée, le mouvement du sang n'y peut pas aussi estre intercepté, comme il est quelquefois dans les bras & dans les jambes, ou dans les autres parties qui font quelque forte contraction.

Aussi-tost que l'enfant est né, ces vaisseaux qui sont plus gros au *fœtus*, à cause de leur cavité, qu'ils ne sont en l'homme, se dessechent, & leur partie qui est hors du ventre tombe, & se separe

tout

tout proche du nombril cinq ou six jours aprés ; pour raison dequoy ils perdent leur premier usage, & commencent ensuite à degenerer en ligamens suspensoires ; sçavoir la veine en celuy du foye, & les deux arteres servent à estendre & soutenir la vessie par les costez en s'y joignant, le fond de laquelle est encore suspendu par l'ouraque, qui ne sort point du nombril, comme il a esté dit ; ce qui demeure ainsi pendant tout le reste de la vie. Nous avons jusques icy fait mention de toutes les choses qui se trouvent avec l'enfant dans la matrice ; faisons maintenant connoistre qu'elles sont les differentes situations naturelles qu'il y tient, selon les differens tems de la grossesse ; c'est une chose qui est d'assez grande consequence pour y faire quelque reflexion.

Les trois Figures suivantes representent les differentes situations naturelles de l'enfant dans la matrice.

Celle qui est marquée B. *montre comme il est situé durant les sept ou huit premiers mois de la grossesse.*

Celle qui est marquée A. *fait voir la mesme situation par la partie posterieure,*

Et la troisiéme marquée C. *represente de quelle façon l'enfant est situé vers le dernier mois de la grossesse, & dans le tems qu'il est disposé à sortir.*

Explication de toutes les matrices, dans lesquelles sont contenus tous les enfans qui sont representez en differentes postures, tant en ce lieu qu'en tous les autres cy-aprés.

A. A. A. A. *montrent la substance de la matrice.*

B. *La membrane appellée* chorion, *qui tapisse interieurement toute la matrice.*

C. C. C. C. *La membrane* amnios, *qui est tellement jointe & unie au* chorion, *qu'il semble que toutes les deux ne soient qu'une seule membrane.*

D. D. D. D. D. *Montrent tout le vuide qui est remply d'eau, au milieu de laquelle l'enfant nage & est situé.*

E. E. *L'arriere-faix situé au fond de la matrice.*

F. F. *Le cordon de l'umbilic, qui est ondoyant deçà & delà dans les eaux.*

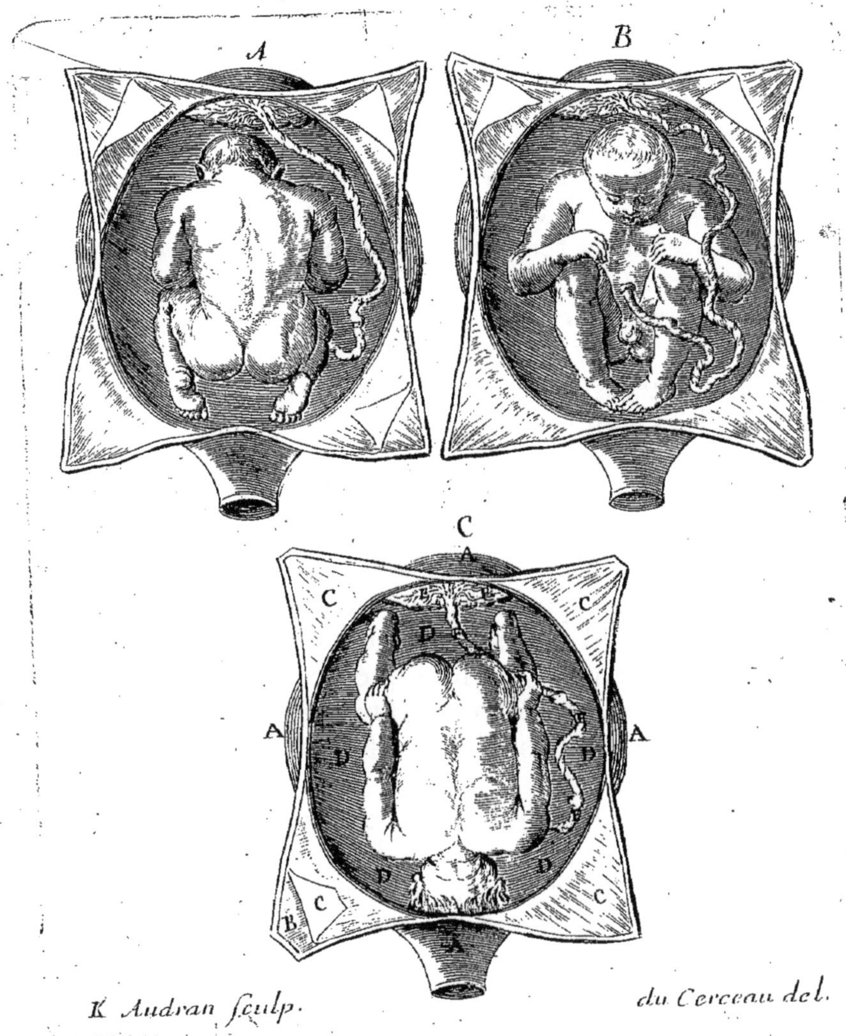

CHAPITRE V.

Des differentes situations naturelles de l'enfant au ventre de sa mere, selon les differens tems de la grossesse.

Lorsque nous aurons expliqué quelles sont les differentes situations naturelles de l'enfant, on aura facilement la connoissance de celles qui estant contre nature causent la pluspart des mauvais accouchemens. On peut dire en general que les enfans, tant les mâles que les femelles, sont pour l'ordinaire toujours situez au milieu de la matrice; car quoy qu'on remarque quelquefois le ventre de la femme grosse plus élevé d'un costé que de l'autre, cela ne vient que de ce que le globe de la matrice y incline davantage; & cette situation de costé se doit entendre seulement eû égard au ventre de la mere, & non au respect de la matrice, dans le milieu de laquelle l'enfant est toujours placé; à cause qu'il ne se rencontre en la matrice de la femme qu'une seule cavité, qui est simplement marquée d'une petite ligne en sa longueur, & non pas deux ou plusieurs separations, comme on voit en celle des autres animaux.

Il y a des Auteurs qui veulent que ces deux cavitez imaginaires soient le sujet pour lequel la femme porte quelquefois deux enfans, & parfois mesme davantage; & que les mâles s'engendrent plutost au costé droit, & les femelles au gauche, comme le témoigne *Hipocrate* en l'Aphor. 48. du 5. Livre, où il dit, *fœtus mares dextrâ uteri parte, fœminæ sinistrâ magis gestantur*; mais sans qu'il y ait aucune regle certaine pour cela, quelques femmes portent les mâles au costé gauche, d'autres les femelles vers le droit; & quand il se rencontre deux enfans, ils sont quelquefois tout deux d'un même sexe, d'autres fois non, & sont indifferemment situez à droit ou à gauche. Voilà ce qu'on peut dire de la situation generale des enfans dans la matrice.

Mais quant à la particuliere, que nous considerons par les diverses postures & figures de l'enfant, elle est differente selon les differens tems de la grossesse; car dans les premiers mois, le petit *fœtus* qu'on appelle *embryon*, est toujours trouvé de figure ronde & un peu oblongue, ayant l'épine du dos mediocrement courbée en dedans, les cuisses pliées & un peu élevées, ausquelles les jambes sont jointes, en sorte que les talons s'approchent des fesses, & les bouts de ses pieds sont tournez en dedans, ses bras sont fléchis, & ses mains sont prés des genoux, vers lesquels vient s'incliner sa teste panchée en devant, de telle façon que son menton touche à sa poitrine. Il ressemble assez bien, en cette posture, à un chieur accroupi, qui baisse la teste pour regarder ce qu'il fait. Il a pour lors l'épine du dos tournée vers celle de la mere, la teste en haut, la face en devant, & les pieds en bas, & à mesure qu'il vient à croître & à grandir, il estend peu à peu ses membres qu'il avoit presque exactement fléchis pendant les premiers mois. Il ne faut pas croire neanmoins que l'enfant soit toujours precisément dans cette posture que nous venons de dire ; car il change quelquefois celle de ses bras & de ses jambes, en les fléchissant ou estendant plus ou moins, & les portant d'un costé & d'autre, selon qu'il y est excité par plusieurs differentes causes, comme le peuvent bien témoigner toutes les femmes grosses, qui luy sentent mouvoir ces parties differemment ; aprés quoy il revient presque toujours comme à son centre reprendre à peu prés la figure que nous avons décrite, en laquelle il se repose facilement ; à cause que toutes les parties de son corps ont pour lors une figure moyenne entre l'extréme extension & l'exacte flexion ; laquelle figure moyenne est la plus naturelle & la plus indolente qu'elles puissent avoir : C'est pourquoy *Columbus* doit estre repris luy-mesme de la temerité dont il accuse tous les autres Auteurs qui ont décrit des situations de l'enfant, qu'il dit n'avoir pas trouvé par experience conformes à la description qu'ils en ont faite, nous marquant pour cela une autre situation particuliere de l'enfant, qu'il nous assure avoir vû en l'ouverture du corps de quelques femmes aprés leur mort : mais ne sçait-on pas bien que la mort de la mere & de l'enfant causant d'extrémes & de differentes agitations à l'un & à l'autre, fait souvent changer de situation tous les membres de l'enfant, qui demeurent dans la mesme figure qu'ils estoient lorsqu'il est venu à mourir au ventre de sa mere? L'enfant garde ordinairement cette premiere situation jusques au septiéme ou huitiéme mois ; auquel tems sa teste estant devenuë fort grosse, est portée par son poids en bas, contre l'orifice interne de la matrice, en luy faisant faire une culbute en devant, au moyen de laquelle ses pieds se trouvent aprés en haut, & sa face regarde alors le cul de sa mere. Quelques-uns croyent que les seuls mâles l'ont ainsi tournée en dessous lors qu'ils naissent, & que les femelles l'ont en dessus : *Fernel* est de ce sentiment ; mais c'est sans raison, puisque les uns & les autres l'ont toujours tournée en dessous vers le cul de leur mere, comme il est dit ; quand le contraire arrive, cela n'est pas naturel ; car outre que le visage de l'enfant venant en dessus, seroit grandement meurtri, à cause de la dureté des os du passage de la femme, les douleurs de l'accouchement ne pousseroient pas si facilement l'enfant hors de la matrice, qu'elles le font lors qu'il a le corps & la face en dessous ; auquel cas la matrice, aussi-bien que les muscles du ventre de la mere, se contractant dans le mesme tems de la douleur, sur le dos de l'enfant, qui se roidit par cette situation contre la douleur, sa teste en est bien plus aisément poussée au passage.

On doit remarquer que lors que l'enfant a changé sa premiere situation par cette culbute, n'étant pas encore accoutumé à cette derniere, il se remuë & se tourmente quelquefois tant, que la femme croit en devoir accoucher pour les douleurs qu'elle en ressent, comme je l'ay souvent veu arriver, & particulierement à la femme de Monsieur *Delanos* mon Confrere, laquelle aprés avoir senti subitement de grandes douleurs dans le ventre au huitiéme mois de sa grossesse, à cause que son enfant s'étoit ainsi tourné (ce qui l'obligea de me mander promptement chez elle, & de preparer toutes choses necessaires à son açcouchement, qu'elle croyoit devoir arriver en ce mesme tems) ne laissa pas neanmoins de porter encore son enfant durant un mois entier, ensuite dequoy je l'en accouchay heureusement.

Si on fait bien reflexion à cette circonstance, on connoistra que c'est là cette premiere pretenduë tentative, que les Auteurs se sont imaginée que l'enfant faisoit pour sortir au septiéme mois; ce que ne pouvant faire, il demeuroit ainsi jusques au neuviéme, & que la reïterant au huitiéme, s'il y naissoit, il ne vivoit pas longtems; dautant qu'il ne pouvoit endurer deux tels puissans efforts si proches l'un de l'autre. Mais c'est un pur abus; car si l'enfant se tourne ainsi la teste en bas, ou plutost est tourné, ce n'est que par une disposition naturelle de la pesanteur des parties superieures de son corps; & s'il se remuë beaucoup dans ce tems, & incontinent aprés, ce n'est pas qu'il desire encore sortir; mais c'est à cause de l'incommodité qu'il souffre en cette nouvelle situation, à laquelle il n'est pas accoutumé comme je viens de dire. C'est ce qu'*Hipocrate* nous enseigne au Livre de l'accouchement à huit mois; *Incipit autem laborare puer ante partum, & interitus periculum subit, quum in utero vertitur.* L'enfant, dit-il, commence à souffrir devant l'accouchement, & est en danger de mourir dans le tems qu'il se tourne dans la matrice. Il se tourne ainsi quelquefois dés le septiéme mois, rarement devant sans accident, le plus souvent vers le huitiéme, & parfois au neuviéme seulement, & d'autrefois il ne se tourne point du tout; comme nous font bien voir ceux qui viennent dans leur premiere situation, c'est-à-dire, les pieds devant. Or par là il est tres-facile de juger, & c'est une verité que je tiens pour constante & assurée, que les enfans sont d'autant plus forts & plus robustes, & peuvent par consequent mieux vivre, qu'ils approchent plus du terme le plus naturel & le plus parfait, qui est la fin du neuviéme mois ; car, comme dit tres-bien *Aristote, Topicor. Lib. 3. Cap. 1. Quod ad bonum propius accedit, quodque bono similius est, id & optabilius & melius est.* Ce qui approche plus du bien, & ce qui luy est plus semblable, est ce qui est le meilleur, & par consequent ce que nous devons plus desirer.

L'enfant tourne donc de cette maniere sa teste en bas vers les derniers mois de la grossesse, afin seulement d'estre disposé à estre plus facilement mis hors de la matrice au tems de l'accouchement, qui n'est pas éloigné pour lors : car par cette figure toutes ses jointures s'étendent sans peine en sortant ; & de cette façon ses bras & ses jambes ne pouvant se courber contre l'orifice interne de la matrice, ne donnent aucun empêchement à son issuë, & le reste de son corps qui est assez souple passe tres-aisément, quand la teste qui est fort grosse & dure, est entierement sortie.

Lorsqu'il y a plusieurs enfans, ils doivent garder une pareille figure pour estre naturelle, que s'il n'y en avoit qu'un : mais pour l'ordinaire, ils se nuisent tellement l'un à l'autre par leurs differens mouvemens, & ils sont si pressez dans la matrice, qu'il y en a presque toujours quelqu'un qui prend une mauvaise situation dans le tems de l'accouchement, ou mesme devant ; ce qui fait que souvent l'un vient par la teste, & l'autre par les pieds, ou en autre posture encore plus fâcheuse, & quelquefois tous deux se presentent mal.

De quelque maniere que soit situé l'enfant au ventre de sa mere, & de quelque figure qu'il se puisse presenter, c'est toujours contre nature, si ce n'est de la façon que nous avons dite : & la situation naturelle de l'enfant est si necessaire au bon & legitime accouchement, que celles qui sont contre nature sont cause de la plus grande partie des mauvais travaux.

Quand la femme grosse est heureusement arrivée jusques au port, elle doit prendre garde à ne pas faire naufrage à son debarquement ; c'est ce qu'elle évitera, si on observe exactement, quand elle commence d'estre en travail, les choses que nous allons dire.

CHAPITRE VI.

Ce qu'il faut faire quand la femme commence d'estre en travail.

LE travail de la femme grosse n'est autre chose que plusieurs douleurs avec des épreintes reïterées, par lesquelles elle s'efforce de mettre son enfant au jour : Il est ainsi appellé, parce que la mere & l'enfant souffrent, & sont beaucoup travaillez en cette action. La pluspart du monde croit, qu'il n'y a pas d'autre raison de la cause de ce mal, sinon parce que Dieu l'a ordonné ainsi ; & que la femme, suivant sa parole, doit enfanter avec douleur, à cause de son peché, comme il est dit au troisiéme Chapitre du Livre de la Genese. *Multiplicabo ærumnas tuas, & conceptus tuos : in dolore paries filios, & sub viri potestate eris, & ipse dominabitur tui.* Ie multiplieray tes miseres, & tes conceptions ; tu enfanteras avec douleur, & tu seras sous la puissance de l'homme, & il aura domination sur toy. Cette malediction fut à la verité bien grande, puisqu'elle s'est étenduë sur toutes les femmes qui ont enfanté depuis ce tems-là, & s'étendra sur toutes celles qui viendront cy-aprés. Nous voyons neanmoins que toutes les femelles des autres animaux souffrent autant, & sont en aussi grand danger de leur vie que la femme, quand elles mettent leurs petits au jour ; c'est ce qui fait qu'outre cette volonté precise de Dieu, à l'égard de la femme, il y a encore une raison naturelle, par laquelle nous connoissons que cela ne peut pas arriver autrement ; qui est, qu'il est impossible que l'orifice interne de la matrice, qui est tres-étroit en comparaison de la grosseur de l'enfant, & tres-sensible, à cause de sa composition nerveuse & membraneuse, reçoive la dilatation necessaire à sa sortie, & qu'il luy soit fait une si grande violence, sans en souffrir des douleurs considerables. *Aristote* dit, que la femme souffre plus en accouchant que tous les autres animaux, à cause qu'elle mene une vie plus sedentaire ; mais c'est principalement à cause que l'homme entre tous les animaux, a la teste plus grosse à proportion de son corps ; ce qui fait que celle de l'enfant ne passe pas si facilement que celle des autres animaux qui l'ont plus petite, & d'une figure plus oblongue. Or comme la femme pour ce sujet ne peut pas éviter ces douleurs, elle tâchera seulement de les endurer avec patience, dans l'esperance d'en estre bien-tost delivrée par un heureux accouchement.

Aussi-tost qu'on aura reconnu que la femme est effectivement en travail, par les signes que nous avons specifiez au Chapitre second de ce deuxiéme Livre, en parlant de ceux qui précedent, & qui accompagnent l'accouchement, dont les principaux sont, qu'elle a des douleurs & de fortes épreintes au ventre, qui poussent en bas vers la matrice, & qu'en la touchant avec le doigt, on sent son orifice interne dilaté, comme aussi les eaux de l'enfant se preparer & se former, c'est-à-dire, venir au devant de sa teste, & pousser les membranes qui l'envelopent, au travers desquelles dans l'intervalle des douleurs, on peut en quelque façon connoistre du doigt la partie qu'il presente, & principalement si c'est la teste, dautant qu'on la sent en rondeur resister par sa dureté; pour lors on aprêtera tout ce qui est requis pour soulager la femme dans son accouchement; & pour l'y aider d'autant plus facilement, on prendra garde que son ventre ne soit aucunement serré par ses juppes, ou par autres vêtemens; on luy donnera un clystere un peu fort, ou mesme plusieurs, s'il est besoin; ce qu'on doit faire du commencement, & avant que l'enfant soit trop avancé au passage; car pour lors il est bien difficile qu'elle en puisse prendre, à cause que l'intestin est trop comprimé: cela servira pour l'exciter à se décharger de ses excremens, afin que le *rectum* estant vuide, il y ait plus d'espace pour la dilatation du passage de l'enfant, comme aussi afin d'exciter par ce moyen les douleurs à pousser d'autant plus en bas, par les épreintes que la femme fait pour aller à la selle; & cependant on disposera les choses necessaires à son accouchement, tant pour elle que pour son enfant; & on luy preparera une chaise propre à cét usage, ou plutost un petit lit, qu'on mettra proche du feu, si la saison le requiert; lequel lit doit estre dégagé de l'embarras, en telle sorte qu'on puisse tourner tout autour, afin de pouvoir plus commodement aider la malade en ce qu'elle aura besoin. Il se rencontre quelquefois des femmes, dont on ne peut au commencement toucher l'orifice interne de la matrice, quoyqu'elles soient effectivement en travail; à cause qu'elles ont cét orifice situé fort haut vers le *rectum*; ce qui fait que pour lors on ne peut pas precisément predire le tems de l'accouchement; & que mesme on se pourroit tromper, ne croyant pas la femme estre en travail, si on n'avoit égard aux autres signes que nous avons declarez, qui nous le peuvent fare certainement connoistre; neanmoins lorsque l'enfant

fant

fant eſt bien tourné ſi la femme eſt veritablement en travail on ſent ordinairement, au travers de la ſubſtance de la matrice, la teſte de l'enfant s'abbaiſſer peu à peu, & reſiſter aſſez fortement à l'attouchement dans le tems des douleurs.

Si la femme qui eſt en travail eſt d'une habitude replete, il ſera pour lors fort à propos de luy tirer du ſang du bras ; car par ce moyen, ſa poitrine eſtant dégagée, & ayant la reſpiration plus libre, elle aura bien plus de force à pouſſer ſes douleurs en bas ; ce qui ſe fera ſans aucun danger ; dautant qu'en ce tems l'enfant étant preſt à ſortir, n'a plus de beſoin du ſang de la mere pour ſa nourriture : c'eſt une choſe que j'ay pratiquée beaucoup de fois avec un fort heureux ſuccez : outre cela cette évacuation empeſche ſouvent que la femme n'ait quelque perte de ſang, ou la fiévre aprés ſon accouchement ; en attendant l'heure duquel elle ſe promenera dans ſa chambre, ſi ſes forces le permettent ; & pour les conſerver il ſera aſſez à propos de luy faire prendre quelque bon conſommé, ou un œuf frais, & quelques cuillerées de vin de tems en tems, ou bien une petite rôtie trempée dedans, ſans uſer pour lors d'aucuns alimens ſolides, ny boire avec excez des vins de liqueur, ou autres, comme beaucoup de femmes ont coutume de faire en ce tems, par le mauvais conſeil de leur Sage-femme, qui croyant augmenter, par ce moyen, les forces de la femme en travail, luy fait boire pour lors du vin d'Eſpagne, ou du roſſoly en telle abondance, qu'elle ne manque pas d'avoir pour ce ſujet une groſſe fiévre immediatement aprés ſon accouchement. On luy recommandera ſur tout, de faire bien valoir ſes douleurs, en retenant ſon haleine, & pouſſant le plus fortement qu'elle pourra vers le bas, dans le moment qu'elles lui prendront. La Sage-femme touchera du doigt l'orifice interne de tems en tems, pour reconnoiſtre ſi les eaux ſont preſtes à percer, & ſi l'accouchement les doit bien-toſt ſuivre : elle oindra auſſi toutes les parties genitales de quelque huile émolliente, ou d'axonge, ou de beurre frais, ſi elle voit qu'elles ayent de la peine à ſe dilater ; & cependant elle ſe tiendra toujours proche de la malade, afin d'en obſerver attentivement les geſtes, les plaintes, & les douleurs ; car par ces choſes on juge bien à peu prés ſi la beſogne s'avance, ſans eſtre obligé de toucher la femme tant de fois par bas. Defunt Monſieur *Delacuiſſe*, qui dormoit ſouvent auprés des femmes en travail, étoit ſi ſtilé à cela, qu'il ne s'éveilloit ordinairement que quand l'enfant eſtoit au paſſage ; auquel tems les femmes convertiſſent leurs plaintes en grands cris, qu'elles redoublent fortement, à cause des douleurs beaucoup plus grandes & plus frequentes qu'elles en ressentent. La malade pourra aussi par intervalles se reposer un peu sur son lit, pour reprendre ses forces; mais il faut bien prendre garde qu'elle n'y soit trop long-tems, & c'est ce que doivent observer principalement les petites trapuës; car elles accouchent toujours plus difficilement, si on les laisse couchées durant tout leur travail, & encore d'autant plus si c'est de leur premier enfant, que quand on les fait un peu promener par la chambre, les soutenant dessous les bras, s'il est besoin; à cause que par ce moyen, la pesanteur de l'enfant (la femme estant debout) fait bien plutost dilater l'orifice interne de la matrice, que lorsqu'elle est couchée; cela fait aussi que leurs douleurs en sont bien plus fortes & plus frequentes, & que leur travail n'en est pas de beaucoup si long; pourveu qu'on observe bien qu'elles ne ressentent aucun air froid, durant qu'on les fait ainsi promener dans la chambre : neanmoins lorsque les femmes commencent seulement d'estre en travail, & que leurs douleurs sont petites & lentes, sans aucune preparation des eaux de leur enfant, il ne faut pas d'abord les fatiguer en les faisant tenir trop long-tems debout; car souvent on leur fait perdre inutilement de la sorte leurs forces dans le commencement du travail, ensuite dequoy elles sont si debiles qu'elles ont beaucoup de peine à faire valoir leurs douleurs sur la fin: c'est pourquoy il est mieux de faire coucher bien chaudement dans leur lit ces sortes de femmes, pour meurir leur travail, jusques à ce que les eaux de leur enfant commencent à se bien preparer, aprés quoy on les peut faire lever, si on le juge à propos, pour augmenter par cette situation les bonnes douleurs qui leur viennent en ce tems.

On ne se doit pas estonner du mal de cœur, ou du vomissement qui survient quelquefois pour lors à la femme; car bien au contraire, il aide à pousser d'autant plus en bas, & à provoquer les douleurs de l'accouchement: nous avons parlé de la cause de ce vomissement au Chapitre second de ce present Livre, & du sujet pour lequel il n'est pas dangereux.

Quand les eaux de l'enfant sont bien preparées & formées (lesquelles on sentira au travers des membranes, se presenter à l'orifice interne, de la grosseur de toute sa dilatation) la Sage-femme les doit laisser percer d'elles-mesmes, & ne pas faire comme aucunes, qui s'impatientant de la longueur du travail, viennent à rompre ces membranes pour les faire écouler; mais croyant par ce moyen bien avancer leur besogne, au contraire elles la retardent ainsi faisant, devant que l'enfant soit tout-à-fait au passage; car par l'écoulement precipité de ces eaux, qui devoient servir à le faire glisser avec plus de facilité, il vient à demeurer à sec; ce qui empesche aprés, que les douleurs & les épreintes le puissent si facilement pousser qu'elles auroient fait. Il sera donc bien plus seur de les laisser percer d'elles-mesmes; ce qu'estant arrivé, la Sage femme pourra aisément toucher l'enfant à nud, par la partie qu'il presente la premiere, & reconnoistre avec certitude, s'il vient naturellement, c'est-à-dire par la teste, qu'elle sentira dure, grosse, ronde & égale; mais si c'est une autre partie, elle touchera quelque chose d'inégal, & raboteux, & de dur, ou mollasse, plus ou moins selon la partie que c'est. Incontinent aprés cela elle se dépêchera de faire coucher la femme, si elle ne l'estoit pas, pour luy aider en son accouchement, qui arrive pour l'ordinaire peu de tems ensuite, s'il est naturel; ce qu'elle fera de la maniere que je le diray au Chapitre suivant. Mais si elle s'apperçoit que l'enfant vienne en toute autre posture qu'en la naturelle, & qu'elle ne se trouve pas assez capable de faire l'operation ainsi qu'il est requis, pour subvenir au defaut de la nature, & pour sauver par ce moyen, la mere & l'enfant du peril de leur vie, où ils sont tout deux, elle mandera pour lors le plus promptement qu'elle pourra un Chirurgien pour la secourir, qui soit adroit, connoissant, & expert en ces operations; & elle n'attendra pas que les choses soient à l'extremité, comme plusieurs font le plus souvent.

Il y a certaines Sages-femmes qui ont si peur que les Chirurgiens leur ostent leur pratique, ou de paroistre ignorantes devant eux, qu'elles aiment mieux tout risquer, que de les envoyer querir dans la necessité: quelques autres sont si presomptueuses, qu'elles croyent estre aussi capables qu'eux de tout entreprendre. Il s'en voit aussi, qui à la verité n'ont pas ces vices, mais qui faute de connoissance & d'experience en leur art, esperent toujours en vain que l'enfant pourra reprendre avec le tems une bonne situation, & que les accidens cesseront (s'il plaît à Dieu, comme elles disent) & quelques-unes font malicieusement une telle peur, & donnent tant d'apprehension des Chirurgiens aux pauvres femmes, les qualifiant de bouchers & de bourreaux, qu'elles aiment mieux quelquefois mourir en travail, avec leur enfant dans le ventre, que de se mettre entre leurs mains: mais en verité, elles ne peuvent meriter à juste titre ce beau nom de Sage-femme qu'on leur a donné, à ce que je croy, parce qu'au rapport de *Diogene Laërce*, & de *Valere le Grand*, la mere de *Socrate*, qui avoit la reputation d'estre le plus sage de toute la Grece, exerçoit l'art des accouchemens; duquel nom elles se rendent tout-à-fait indignes, si elles ne se comportent avec beaucoup de prudence, & avec une grande équité de conscience en une occasion si importante; car quand elles appelleront de bonne heure quelqu'un pour les secourir au besoin, & avant qu'un enfant (comme il arrive tres-souvent) soit si engagé au passage dans une mauvaise situation, qu'il est presqu'impossible de luy en donner une autre, sans faire une extréme violence à la femme, qui est aussi cause de la mort de l'enfant, bien loin pour lors de perdre leur reputation, elles l'augmenteront par ce moyen; dautant qu'ainsi faisant on sera persuadé qu'elles ont bien sçu reconnoître le danger en tems & lieu; & le Chirurgien estant appellé aussi-tost que la necessité le requiert, ne pourra point (si ce n'est à tort) trouver aucun sujet de leur attribuer la mauvaise suite de l'accouchement, quand le cas y échet, dont leur conscience sera aussi déchargée; parce qu'en cette rencontre, il y va (ainsi qu'il est dit) de la vie de la mere, & de celle de l'enfant, comme encore à son égard de la privation du Baptéme, pour raison dequoy il est frustré à jamais de la jouïssance de la Beatitude eternelle: c'est pourquoy celles qui par leur imprudence ou méchanceté, sont cause d'un tel mal-heur, meriteroient de porter elles mesmes la peine qu'elles font souffrir à ces pauvres innocens. Aussi-tost donc que les eaux auront percé les membranes, & que la Sage-femme reconnoistra que l'enfant ne vient pas bien, elle ordonnera à la malade de ne plus tant s'efforcer, de peur que le faisant par ce moyen trop engager dans le passage, le Chirurgien n'ait bien plus de peine à le retourner; & elle l'envoyera querir au plus viste, pour y travailler selon qu'il sera necessaire; ce qu'il fera de la maniere que je montreray dans la suite de ce Livre. Il est tems maintenant, aprés avoir dit ce qu'il faut faire quand la femme est en travail, de faire connoistre comment elle pourra estre aidée & soulagée dans son accouchement naturel.

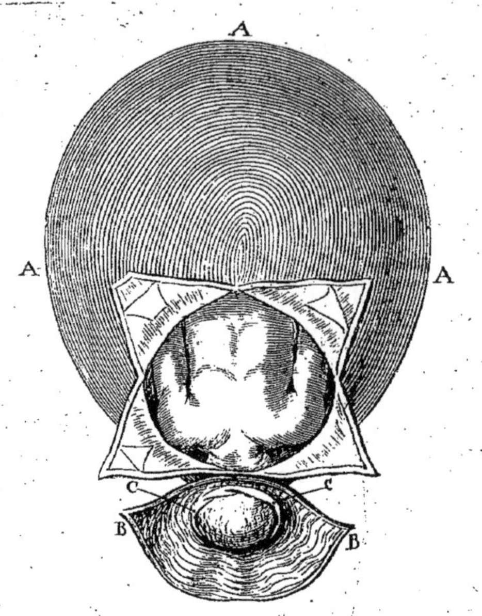

Cette Figure represente fort bien tout le globe de la Matrice, qui est seulement ouvert en partie, pour faire voir de quelle maniere l'enfant en sort dans l'accouchement naturel.

A. A. A. *Montrent le corps de la matrice.*
B. B. *Une portion du* vagina, *ou col de la matrice, ouvert jusques à son orifice interne.*
C. C. *L'orifice interne, qui ceint la teste de l'enfant comme une couronne, pour raison dequoy il est appellé le* couronnement.

CHAPITRE VII.

Le moyen d'aider la femme en l'accouchement naturel, quand il y a un ou plusieurs enfans.

NOus avons cy-devant fait connoistre, que quatre choses estoient requises en l'accouchement, pour pouvoir estre vrayement dit legitime & naturel; sçavoir, qu'il soit à terme, qu'il soit prompt & sans aucuns fâcheux accidens, que l'enfant soit vivant, & qu'il vienne en bonne figure; ce qu'ayant esté reconnu devoir estre ainsi, aprés que les eaux de l'enfant auront percé d'elles-mesmes leurs membranes, comme nous avons dit, on fera mettre aussi-tost la femme sur le petit lit qui luy aura esté preparé devant le feu à ce sujet, ou bien elle sera couchée dans le sien ordinaire, si elle le desire; car toutes les femmes n'ont pas coutume d'accoucher en mesme posture; les unes veulent que ce soit en se tenant sur les genoux, comme font certaines femmes aux villages, d'autres estant debout, & ayant seulement les coudes appuyez sur quelque oreiller mis sur une table, ou sur le bord du lit, & d'autres estant couchées sur quelque matelas mis à terre au milieu de la chambre; mais le meilleur & le plus seur est, qu'elles soient accouchées dans leur lit ordinaire, pour éviter l'incommodite & l'embarras de les y transporter aprés; auquel cas on le doit bien garnir de matelas plûtost que de lit de plumes, y ajustant des linges & des draps pliez en plusieurs doubles, & autres garnitures qu'on rechangera selon la necessité, pour empêcher que le sang, les eaux, & autres immondices qui sortent en l'accouchement, ne viennent à les incommoder ensuite.

Ce lit doit estre fait en telle façon, que la femme ainsi prête d'accoucher y soit couchée sur le dos, ayant le corps de moyenne figure; c'est-à-dire, la teste & la poitrine un peu élevées, & de telle sorte qu'elle ne soit pas entierement couchée, ny tout-à-fait assise; car par cette situation elle respirera plus à son aise, & elle aura bien plus de force à faire valoir ses douleurs, que si elle estoit enfoncée dans son lit. Estant en cette posture, elle écartera ses cuisses l'une de l'autre, en pliant les jambes & approchant un peu les talons contre les fesses, qui seront mediocrement élevées par un petit oreiller mis dessous, s'il est besoin, afin que le *coccyx*, ou croupion ait plus de liberté de se reculer en arriere; & ses pieds seront appuyez contre quelque chose qui resiste; outre cela elle tiendra quelque personne de ses mains, afin de se mieux roidir pendant ses douleurs. La femme ainsi située proche du bord de son lit (auprés duquel sera la Sage-femme, qui par ce moyen aura plus de facilité pour luy aider au besoin) prendra courage, & fera valoir ses douleurs le plus qu'il luy sera possible, en s'efforçant de les pousser en bas lorsqu'elles luy viendront; ce qu'elle fera en retenant son haleine, & s'épreignant de tout son pouvoir, comme si elle vouloit aller au bassin; car par tels efforts le diaphragme estant fortement poussé en bas, pousse luy-mesme la matrice & l'enfant qui est dedans; quoy faisant, elle sera consolée de sa Sage-femme, & priée de supporter patiemment son mal, luy faisant esperer qu'elle sera bien-tost delivrée. Il y en a qui veulent aussi, qu'il y ait pour lors quelqu'autre femme, qui luy presse avec les mains les parties superieures du ventre, en poussant doucement l'enfant en bas, dont je ne suis pas d'avis, dautant que telles compressions seroient plus nuisibles que profitables; à cause du danger qu'il y auroit de faire quelque contusion à la matrice, qui est extrémement douloureuse en ce tems: j'ay vû des femmes s'estre fort mal trouvées ensuite, pour avoir esté traitées de la maniere. Mais la Sage-femme se contentera seulement (aprés avoir oint sa main d'huile ou de beurre frais, à laquelle elle ne doit avoir aucune bague ny aucun brasselet) d'aider à dilater tout doucement l'orifice interne de la matrice, en mettant l'extremité de ses doigts à son entrée, & les écartant les uns des autres, dans le moment que les douleurs prennent, pour tâcher de faire avancer l'enfant, en poussant peu à peu les costez de cét orifice vers le derriere de sa teste, oignant aussi de tems en tems de beurre frais toutes ces parties, s'il en est besoin.

Quand la teste de l'enfant commence à s'avancer dans cét orifice interne, on dit vulgairement qu'elle est au couronnement; à cause qu'il la ceint, & embrasse tout au tour comme une couronne; & quand elle est si avancée qu'on commence d'en voir manifestement l'extremité hors de la partie honteuse, on dit en ce tems que l'enfant est au passage; & pour lors les femmes principalement celles qui accouchent de leur premier enfant, s'imaginent que leur Sage-femme (quoy qu'il ne soit pas vray, & qu'elle ne les touche pas seulement) les blesse avec ses doigts, comme si elles estoient égratignées ou piquées d'épingles en ces parties; ce qui leur arrive, à cause de la violente distension & laceration que leur y fait quelquefois la teste de l'enfant par sa grosseur.

Lorsque les choses seront en cét estat, la Sage-femme se mettra en posture commode pour recevoir l'enfant qui doit bien-tost venir; & avec l'extremité des doigts de ses mains, dont les ongles seront bien rognez, elle tâchera de repousser doucement comme il est dit, ce couronnement de la matrice vers le derriere de la teste de l'enfant; & aussi-tost qu'elle sera avancée jusques à l'endroit des oreilles, ou environ, elle la prendra par les deux costez avec ses deux mains, glissant quelques-uns de ses doigts sous les mâchoires; ce qu'ayant fait en se servant de l'occasion d'une bonne douleur, elle tirera dans ce moment l'enfant dehors; prenant garde sur tout en ce tems, que le cordon de l'umbilic ne soit entortillé autour de son col, ou de quelque autre partie, de peur qu'elle ne vint aussi à tirer avec violence l'arriere-faix, comme encore la matrice à laquelle il est attaché; ce qui seroit pareillement cause d'un grand flux de sang, ou pourroit mesme faire rompre ce cordon, pour lequel sujet la femme seroit ensuite bien plus difficilement delivrée. Il faut observer aussi de ne pas tirer tout-à-fait directement cette teste, mais comme en vacillant un peu, & l'agitant legerement de costé & d'autre; afin que les épaules puissent plutost & plus facilement prendre sa place incontinent aprés qu'elle sera passée; ce qui se doit faire sans perdre aucun tems, de peur qu'étant sortie, l'enfant ne demeure arresté par leur largeur & grosseur, & qu'il ne soit en danger d'estre étranglé & suffoqué, estant ainsi pris au passage: mais d'abord que les épaules seront dehors, ayant coulé pour ce faire, s'il estoit besoin, quelques doigts au dessous des aisselles, le reste du corps sortira sans aucune difficulté.

Aussi-tost que la Sage-femme aura tiré l'enfant de la sorte, elle le mettra sur le costé, luy tournant la face vers elle, pour éviter que le sang & les eaux qui sortent immediatement aprés, ne viennent à l'incommoder, ou mesme à le suffoquer en luy tombant dans la bouche & dans le nez, comme il pourroit arriver si elle le posoit sur le dos; ensuite dequoy elle delivrera la femme accouchée de la maniere que j'enseigneray au Chapitre suivant; mais devant cela, elle prendra garde exactement s'il n'y a pas encore quelqu'autre enfant qui soit resté dans la matrice; car il arrive assez souvent qu'il y en a deux, & quelquefois mesme davantage; ce qu'elle pourra facilement reconnoistre, en ce que les douleurs de l'accouchement ne laissent pas de continuer aprés la sortie de l'enfant, & le ventre de la femme est encore extrémement gros; outre cela elle en sera tout-à-fait assurée, si mettant sa main à l'entrée de la matrice, elle y sent d'autres eaux dans leurs membranes, avec un autre enfant se presenter au passage; en ce cas, il faut bien se garder de délivrer la femme avant qu'elle soit accouchée de son deuxiéme enfant, & des autres encore, s'il y en avoit un plus grand nombre; dautant que les jumeaux n'ayant le plus souvent qu'un mesme délivre pour tous, auquel il y a seulement plusieurs cordons,

avec

avec autant de separations de membranes, si on venoit à le tirer dehors aprés la sortie du premier enfant, les autres seroient en grand danger de leur vie; parce que cette partie leur est absolument necessaire tant qu'ils sont dans la matrice; & on causeroit par ce moyen une grande perte de sang à la mere. C'est pourqnoy on retranchera le cordon de l'umbilic du premier sorty, l'ayant auparavant lié avec un bon fil, mis en quatre ou cinq doubles, de la façon que nous dirons plus precisément cy-aprés; & on attachera son bout restant avec un petit cordon à la cuisse de la femme, non pas de peur qu'il ne rentre dans la matrice; mais pour empêcher qu'elle n'en soit incommodée en luy pendant entre les cuisses; faisant aussi une autre ligature à son extremité, pour empêcher que le sang n'en sorte; aprés quoy ayant osté cét enfant, on ne fera aucune difficulté de rompre aussi-tost les membranes de l'autre enfant, pour en faire écouler les eaux (au cas qu'elles ne le fussent pas encore) parce que le premier ayant fait le passage, on accelere par ce moyen la sortie du second, dont on aura soin de l'accoucher, observant toutes les mesmes circonstances qu'au premier sorty; ce qu'étant fait, on la pourra surement delivrer comme nous allons dire.

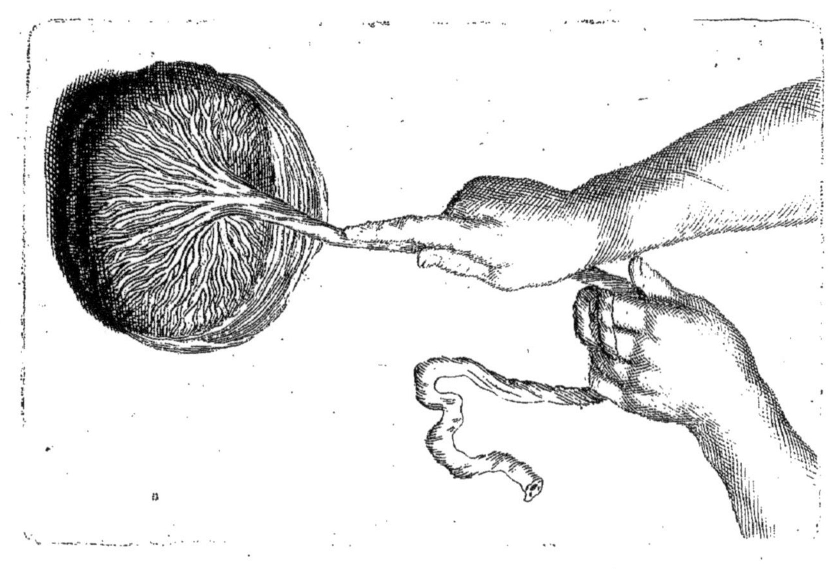

CHAPITRE VIII.

La maniere de délivrer la femme en l'accouchement naturel.

LA plusſpart des animaux, aprés avoir mis leurs petits hors de leur ventre, ne jettent rien que quelques eaux, & les membranes qui les envelopoient; mais la femme a un arriere-faix qu'elle doit vuider aprés ſon accouchement, comme choſe alors tout-à-fait inutile & incommode; c'eſt pourquoy auſſi-toſt que l'enfant ſera hors de la matrice, avant meſme que de luy noüer & couper le cordon de l'umbilic, de peur qu'elle ne vienne à ſe refermer, il faut ſans perdre aucun tems delivrer l'accouchée de cette maſſe charnuë, qui eſtoit deſtinée pour fournir du ſang pour la nourriture de l'enfant, pendant qu'il eſtoit dans la matrice, & qu'on appelle en ce tems avec aſſez de raiſon *arriere-faix*, parce qu'il vient aprés l'enfant, & qu'il eſt comme un autre faix à la femme, ou délivre, parce qu'eſtant ſorty, elle eſt tout-à-fait delivrée. Pour ce faire, la Sage femme ayant pris le cordon, en fera un ou deux tours à deux doigts de ſa main gauche joints enſemble, afin de le tenir plus ferme, de laquelle pour lors elle le tirera mediocrement; ou bien elle le prendra de cette mesme main gauche avec un linge sec, afin qu'il ne glisse pas entre ses doigts, & de la main droite elle le prendra simplement au dessus de la gauche, tout proche de la partie honteuse, tirant pareillement avec elle fort doucement, en appuyant cependant le bout de deux doigts joints ensemble, ou seulement celuy du doigt indice de cette mesme main, étendu & porté à l'entrée du *vagina* sur ce cordon selon sa longueur, comme on peut voir en la figure qui est icy representée; observant aussi toujours, pour rendre la chose plus aisée, de tirer & appuyer principalement vers le costé où l'arriere-faix est moins adherent.

Il faut bien prendre garde sur tout de ne pas tirer & traiter avec trop de violence le cordon, de peur que venant à se rompre, comme il fait quelquefois, tout proche de l'arriere-faix, on ne soit obligé de porter ensuite la main dans la matrice, pour delivrer la femme, ou bien mesme que la matrice, à laquelle cét arriere-faix est quelquefois tres-fortement attaché, ne soit attirée avec luy au dehors, ainsi qu'il est arrivé à quelques personnes que je connois, comme aussi qu'en estant separé avec trop grand effort, il ne survienne au mesme moment une excessive perte de sang, qui seroit certainement d'une dangereuse suite. On observera donc bien pour ces raisons de l'ébranler, & tirer doucement, & peu à peu de la maniere que nous venons de dire; pendant quoy, pour en faciliter d'autant plus aisément l'expulsion, la femme soufflera fortement dans une de ses mains fermée, de la façon qu'elle feroit dans l'embouchure d'une bouteille, pour sçavoir si elle n'est pas cassée; ou bien elle mettra un de ses doigts au fond de sa bouche, comme pour s'exciter à vomir; ou elle s'épreindra de mesme que si elle vouloit aller à la selle, poussant aussi toujours en bas, en retenant son haleine, comme elle faisoit pour mettre son enfant dehors. Tous ces mouvemens, & ces differentes agitations produisent le mesme effet, & font détacher & expulsent l'arriere-faix de la matrice. Outre l'observation de toutes ces circonstances, s'il se rencontroit une plus grande difficulté à la chose, on pourra au besoin, aprés avoir reconnu de quel costé cét arriere-faix est situé, commander à une Garde bien avisée, de presser legerement avec le plat de sa main le ventre de l'accouchée, la menant doucement en bas comme par maniere de friction, & ayant égard sur tout à ne le pas faire trop rudement: mais si pour tout cela on ne peut encore l'avoir, on sera obligé de porter la main dans la matrice pour l'en détacher, & l'en tirer de la façon que je diray au Chapitre suivant, où je montreray la maniere de le tirer quand le cordon en est rompu.

Aussi-tost qu'on aura delivré l'accouchée, & fait sortir l'arriere-faix de la sorte, on doit bien considerer s'il est tout entier, & prendre garde qu'il n'en reste aucune portion dans la matrice, ny de ses membranes, ou quelques caillots de sang, lesquels on doit aussi tirer dehors; car ils seroient ensuite cause de tres-grandes douleurs par leur retention: & si la femme s'estoit plainte durant sa grossesse de quelque douleur, dureté, ou pesanteur extraordinaire du ventre, plus grande en un endroit particulier du ventre qu'en l'autre; on examinera encore s'il n'est point resté en sa matrice quelque corps estrange en maniere de mole ou faux germe, afin de le tirer dans ce mesme tems; car j'ay vû quelques femmes qui ayant eu les signes que je viens de specifier, ont vuidé des corps étranges de la sorte, aprés avoir esté bien délivrées de leur arriere-faix, qui estoit tout entier & tres-bien figuré: ensuite de cela on songera aux choses necessaires à la mere & à l'enfant, qui sont en cét estat, dont nous ferons mention en leur lieu.

Quand la femme a deux enfans, on la delivrera de la mesme façon que si elle n'en avoit eu qu'un; observant seulement, pour les raisons que nous avons fait remarquer au precedent Chapitre, de ne le pas faire devant que tous les enfans soient sortis; aprés quoy on le pourra sans aucun danger, en ébranlant & tirant toujours doucement, tantost un des cordons, tantost l'autre, & quelquefois tout deux ensemble, & ainsi alternativement tant que tout vienne, y procedant comme j'ay dit cy-dessus; observant toutefois en tirant de la sorte ces cordons de faire toujours preceder un peu celuy de l'enfant qui est le premier sorti; afin que par ce moyen l'arriere-faix auquel il est attaché, soit plus aisément tiré hors de la matrice.

Lorsque l'enfant vient naturellement, la femme accouche, & est delivrée avec fort peu d'aide, en s'y comportant de la maniere que j'ay enseignée dans ces deux derniers Chapitres; dequoy les moindres Sages-femmes sont capables, & souvent mesme faute d'elles, une simple Garde y peut supléer; mais il y a bien d'autres choses à faire quand l'accouchement est contre nature; car pour lors, l'addresse & la prudence d'un Chirurgien expert y sont le plus souvent requises. C'est dequoy nous allons maintenant traiter dans toute la suite de ce deuxiéme Livre.

CHAPITRE IX.

De la maniere de tirer l'arriere-faix resté dans la matrice aprés que le cordon est rompu.

ON peut mettre la maniere presente de faire l'extraction de l'arriere-faix au nombre des accouchemens contre nature ; à cause qu'il ne suffit pas, afin que l'accouchement soit dit naturel, que l'enfant soit bien sorty ; car il faut encore que la femme soit bien delivrée. A l'égard de l'enfant, celuy-cy peut bien estre dit naturel, dautant qu'il n'a plus besoin de cette partie aussi-tost qu'il est hors de la matrice ; mais quant à la mere, il luy est tout-à-fait contre nature. Nous parlerons donc en premier lieu de ce fâcheux accouchement, parce qu'il participe du naturel, comme nous venons de dire, du costé de l'enfant, qui n'y est en aucun peril, à cause qu'il est déja sorty ; aprés quoy nous traiterons de ceux ausquels la mere & l'enfant sont en tres-grand danger, s'ils n'y sont promptement & adroitement secourus.

I'ay déja montré au Chapitre precedent, comme on doit delivrer la femme qui accouche naturellement, auquel on peut recourir pour en voir la methode ; mais quelquefois la Sage-femme le voulant faire, vient à rompre le cordon de l'umbilic en le tirant trop fort, ou à cause qu'il est quelquefois si foible, & d'autres fois mesme si corrompu, quand l'enfant est mort, que le peu qu'on y touche en tirant, le fait quitter prise, & separer tout proche de l'arriere-faix, qui reste ensuite dans la matrice, ou pour y estre trop adherent, ou à cause de la foiblesse de la femme qui n'a pas la force de l'expulser au dehors, pour avoir esté extrémement debilitée par la longueur d'un mauvais travail, ou parce que ne l'ayant pas tiré promptement aprés l'accouchement, la matrice s'est tellement refermée, qu'elle ne luy peut plus donner passage, laquelle ne peut aussi estre dilatée pour ce sujet, si ce n'est avec une grande difficulté ; car elle demeure à sec, quand les glaires & les humiditez naturelles qui ont coutume de sortir dans l'accouchement, sont écoulées il y a déja long-tems.

Puisque c'est une verité qui ne reçoit point de doute, que l'arriere-faix demeuré dans la matrice aprés la sortie de l'enfant, est un corps estrange, qui seroit capable en y restant de causer la mort à la femme, nous devons faire en sorte qu'il n'y sejourne aucunement, s'il est possible. C'est pourquoy ayant essayé de la delivrer, comme nous avons montré au susdit Chapitre, si le cordon vient à se rompre ainsi proche de l'arrierefaix, il faut aussi-tost, devant que la matrice se soit refermée, porter la main dedans, qui soit bien ointe d'huile, ou de beurre frais, & qui ait les ongles des doigts rognez fort prés, pour l'en separer doucement avec elle, & le tirer dehors avec les grumeaux de sang qui y peuvent estre. Quand le cordon de l'umbilic n'est point rompu, il nous conduit facilement en le suivant de la main, au lieu où cét arriere-faix est situé; mais l'estant, & ayant tout-à-fait quitté prise, nous n'avons plus ce guide, pour lequel sujet on doit bien prendre garde pour lors à ne pas se tromper, en prenant une partie pour l'autre, comme j'ay vû faire une fois à une Sage-femme, qui croyant tirer l'arriere-faix ainsi resté dans la matrice, tiroit fortement la matrice mesme, tenant avec la main son orifice interne, qui est ordinairement fort pendant & allongé dans le col de la matrice aussi-tost que l'enfant en est sorti: mais voyant que tous les efforts qu'elle faisoit ne servoient qu'à faire extrémement souffrir la pauvre malade, elle fut contrainte de me ceder sa place, & d'avoüer qu'elle n'en pouvoit pas venir à bout, quoy qu'elle se fût auparavant temerairement vantée d'estre plus capable en son Art qu'aucun Chirurgien.

Aussi-tost donc qu'on aura porté la main, comme j'ay dit, dans la matrice vers son fond, on y trouvera l'arriere-faix, qu'on connoîtra par un grand nombre de petites inégalitez, qu'y font toujours les racines des vaisseaux umbilicaux, du costé qu'ils y viennent aboutir; lesquelles le feront aisément distinguer d'avec la matrice, s'il y est encore adherent, quoy qu'elle soit en ce tems un peu rugueuse & inégale; parce que ses membranes, qui étoient grandement estenduës, viennent à se contracter incontinent aprés que l'enfant & ses eaux qui les tenoient dilatées en sont dehors; mais ceux qui se connoissent bien en l'Art, peuvent facilement juger de la chose. Si on trouve que l'arriere-faix soit entierement détaché de la matrice, il ne sera pas difficile de le tirer quand on aura la main dedans; mais s'il y est adherent, ayant reconnu de quel costé il l'est moins, on commencera par cét endroit à le separer tout doucement, en mettant pour ce sujet quelques doigts entre la matrice & la partie de l'arriere-faix qui en est un peu détachée, quoy faisant, le reste se détachera bien mieux; ce qui se fait de mesme que nous le pouvons concevoir par l'exemple d'une carte collée contre quelque chose ; car elle en est bien plus facilement separée si elle est tirée par l'endroit où elle commence à se détacher, que si elle est prise par celuy où elle est tout-à-fait jointe : on continuera donc à prendre ainsi peu à peu l'arriere-faix jusqu'à ce qu'il soit entierement détaché, aprés quoy on le tirera dehors ; prenant bien garde à n'y pas aller trop rudement, & observant cependant, si on ne peut pas faire autrement, de laisser plutost quelque legere portion de cét arriere-faix, que d'écorcher ou égratigner la moindre partie de la substance de la matrice, de peur qu'il n'y survint grand flux de sang, ou une inflammation & gangrene, dont la mort s'ensuivroit ; se gardant bien aussi de ne le pas tirer trop fortement avant qu'il soit tout-à-fait separé, afin de ne pas amener la matrice avec luy, & le conservant autant entier que le pourront permettre ces reflexions, pour le montrer ensuite aux assistans, & leur faire connoistre que l'operation aura esté bien faite. Mais le plus souvent ce n'est pas tant l'adherence de l'arriere-faix à la Matrice qui le retient ainsi au dedans, que c'est la seule contraction de son orifice interne, en la partie interieure duquel il se fait un fort étranglement, semblable à celuy qu'on voit au milieu d'une calebasse ; car cét orifice n'estant pas dilaté à proportion de la grosseur du corps de l'arriere-faix, l'arrête, & ne luy pouvant pas donner passage, fait souvent rompre & détacher entierement le cordon de l'umbilic.

Lorsque le Chirurgien sera mandé, si la matrice n'est pas assez ouverte pour y pouvoir mettre sa main dans l'abord, il oindra aussi-tost d'axonge les parties genitales de la femme, afin qu'il les puisse plus facilement dilater ; aprés quoy il l'y introduira petit-à-petit, sans neanmoins user de grande violence, ou bien seulement deux ou trois de ses doigts, avec lesquels il prendra une portion du corps de l'arriere-faix qui se presente presque toujours à l'orifice interne, & tirera doucement, & un peu obliquement de costé & d'autre ce qu'il en tient, tâchant toujours, en conservant sa premiere prise sans la rompre, autant qu'il le pourra faire, d'en reprendre une autre plus avant, à proportion qu'il fait avancer peu à peu le corps de l'arriere-faix, faisant toujours en sorte que dans la prise qu'il tiendra il y ait une partie de ses membranes ; car s'il tiroit seulement la substance spongieuse de l'arriere-faix, elle ne manqueroit pas de se rompre par morceaux, à cause de son extréme mollesse ; & cependant, la femme de son costé contribuera beaucoup à cette dilatation, comme aussi à l'expulsion de l'arriere-faix, si elle pousse fortement en bas, retenant son haleine, & s'excitant à vomir ou à éternuer, & faisant les autres choses dont nous avons fait mention au precedent Chapitre. Mais si pour tout cela elle ne peut vuider cét arriere-faix ; & si sa matrice, à cause qu'elle est trop enflammée, ne peut estre assez dilatée pour l'aller querir sans violence, ou s'il y est tellement adherent qu'il n'en puisse estre separé ; pour lors, afin d'éviter un plus grand mal, on commettra l'operation à la nature, luy aidant par le moyen des remedes qui le feront suppurer : pour ce sujet on fera des injections dans la matrice avec la decoction de mauves, guimauves, parietaire, & graine de lin ; dans laquelle on ajoutera de l'huile d'amandes douces, & de l'huile de lis, ou un bon morceau de beurre frais. Cette injection la lenira & temperera, & en l'humectant & amollissant rendra son orifice plus facile à se dilater, & aidera par la suppuration qu'elle fera de l'arriere-faix à le détacher plus facilement. Pour en procurer encore plutost l'expulsion, il faudra donner à la femme quelque clystere un peu fort, afin que les epreintes qu'elle fera pour aller à la selle luy puissent faire vuider ; ce qui arrive à plusieurs qui le rendent dans le bassin, & quelquefois même lorsqu'elles n'y songent pas.

On peut aussi en ce tems, pour éviter que la fiévre ne survienne, comme elle a accoutumé, & beaucoup d'autres accidens, luy tirer du sang du bras, ou du pied, selon qu'il sera jugé plus à propos & necessaire ; & cependant il faut principalement fortifier la femme, pour empescher que les vapeurs fetides & cadavereuses provenant de la pourriture de l'arriere-faix, ne se communiquent aux parties nobles ; ce qu'on fera par de bons cardiaques, desquels on luy fera user souvent, non pas composez de ces confections de theriaque, de mitridat, ou d'autres de pareille nature, dont on ne peut donner aucune raison qu'en admettant leurs facultez specifiques, ou plutost imaginaires ; lesquelles choses sont plus propres à faire vomir qu'à conforter le cœur : mais les veritables cardiaques qu'on luy donnera, seront de ceux qui font bonne nourriture, & qui en mesme tems réjouissent l'estomac, sans le dégoûter, comme font ces sortes de drogues qui ne sont bonnes que pour ceux qui les vendent ; car comme *Pline* nous enseigne tres-bien au 1. Chap. du 29. Liv. de son hist. nat. parlant de ces precieuses compositions, & principalement de la theriaque. *Ostentatio artis, & portentosa scientiæ venditatio manifesta est.* Ce n'est autre chose qu'une ostentation de l'art, & une prodigieuse vanité manifeste d'une science ridicule.

ridicule. *Ac ne ipsi quidem illam novere*, laquelle n'est pas mesme connuë de ceux qui l'ordonnent, comme il le prouve fort bien par plusieurs raisons qu'il allegue en ce mesme Chapitre. Neanmoins il y a des personnes tellement infatuées de ces sortes de remedes (qui dans la verité servent plutost d'empêchement à la nature) qu'elles ne croiroient pas bien guerir si on ne leur en ordonnoit: mais, *qui vult decipi decipiatur*; c'est-à-dire en bon François, qui voudra estre trompé soit trompé.

On preferera donc pour le sujet que nous venons de dire, de donner à la femme des boüillons & consumez faits avec chairs de veau & de volaille, dans lesquels on mettra le jus d'une orange devant que de luy faire prendre, & elle pourra aussi boire un peu de limonade, ou de l'orangeade, ou bien on mélera dans sa ptisane ordinaire un peu de syrop de limon, ou de celuy de grenade (car ces syrops qui sont tres-agreables au goût, sont fort propres à réjouir l'estomac, & à fortifier le cœur contre les vapeurs malignes, dautant qu'ils resistent à la pourriture des humeurs) ou mesme on luy fera prendre de tems en tems (si elle étoit debile & sans fiévre considerable) quelque peu de bon vin bien trempé, lequel nous pouvons dire estre le meilleur & le plus naturel de tous les cardiaques: au surplus on fera d'autres remedes selon les accidens qui surviendront, à cause de la retention de l'arriere-faix, tâchant toujours de le faire sortir le plutost qu'on pourra; car tant qu'il demeurera dans la matrice, la femme y ressentira continuellement de grandes douleurs presque semblables à celles qui precedoient l'enfantement, quand mesme il n'y en seroit resté qu'une portion; & jusques à ce qu'elle ait tout-à-fait vuidé ce corps étrange, elle reïterera toujours ses efforts; qui neanmoins luy seront vains, si les choses n'y sont bien disposées auparavant. Mais d'autant plus que l'arriere-faix ainsi retenu est petit, d'autant plus difficilement peut-il assez souvent estre jetté dehors; à cause que l'impulsion que la femme peut faire de sa part en s'épreignant n'est pas si grande, quand le corps qui est contenu dans la matrice est petit, que quand il est d'une grosseur considerable; car pour lors elle est bien plus fortement poussée & comprimée; outre cela, c'est qu'il en arrive de mesme qu'aux fruits qui se détachent & qui tombent d'eux-mesmes de l'arbre quand ils sont meurs, & qui au contraire en sont difficilement separez lorsqu'ils sont encore verts: c'est ce qui fait que la femme qui avorte est souvent bien plus difficilement delivrée que celle qui accouche à terme.

Il y a beaucoup de Sages-femmes, qui aprés avoir rompu le cordon de la façon dite cy-dessus, laissent souvent leur besogne imparfaite, & remettent le reste à l'œuvre de nature; mais quelquefois aussi les pauvres femmes meurent, à cause des grands accidens qui arrivent ordinairement avant l'entiere suppuration de l'arriere-faix ainsi retenu. Mais si elles veulent éviter ce malheur, lorsqu'elles se rencontrent en pareille occasion, il faut qu'elles fassent leur possible de delivrer aussi-tost la femme, comme nous avons dit; ou si elles ne s'en sentent pas capables, parce qu'il faut porter la main dans la matrice pour le faire, ce qui est plutost le fait du Chirurgien, qui en a une parfaite connoissance, elles doivent le mander promptement, afin qu'il trouve lieu, n'estant pas encore tout-à-fait refermée, d'y introduire la sienne; car plus elles differeroient, d'autant plus la chose seroit-elle aprés difficile.

Il y en a d'autres qui ont bien assez de hardiesse pour entreprendre cette operation; mais faute d'industrie & de connoissance necessaire elles n'en peuvent pas venir à bout, & laissent parfois la chose en pire estat que si elles n'y eussent pas touché; comme il estoit arrivé à une femme du fauxbourg S. Marcel, que je fus délivrer, trois jours aprés avoir esté accouchée à demy-terme par une Matrone du mesme Fauxbourg, sur la requisition que m'en fit Monsieur *Bessier*, mon Confrere, qui me conduisit & accompagna chez elle; où estant, je trouvay qu'elle ressentoit de continuelles douleurs par tout le ventre, qui la tenoient comme si elle eût encore voulu accoucher, vuidant par sa matrice des humiditez noirâtres, plus fetides & plus puantes six fois que ne seroit l'essence d'un retrait, & qu'elle avoit outre cela une grande douleur de teste avec la fiévre, qui dans peu se seroit sans doute bien augmentée, si je ne l'eusse délivrée en ce tems comme je fis; pour lequel sujet m'étant informé tant d'elle que des assistans qui estoient dans sa chambre de quelle maniere elle estoit accouchée, & depuis quel tems, on me dit qu'il y avoit déja trois jours entiers; mais que sa Sage-femme n'ayant pas pû la délivrer tout-à-fait, avoit seulement tiré quelques petites portions de l'arriere-faix, & dit qu'on ne se devoit pas mettre en peine de ce qui estoit resté, faisant toujours vainement esperer qu'il viendroit bien de luy-mesme, & qu'au surplus il n'y avoit rien à faire qu'à se donner patience. A la verité, elle n'étoit pas si blâmable, pour ne pouvoir pas délivrer cette pauvre femme, qu'elle l'estoit pour ne la pas faire secourir, aussitost qu'elle reconnut que la difficulté passoit sa capacité, par une personne qui l'entendît mieux qu'elle: Aprés ce recit, ayant mis pour connoistre l'estat des choses presentes, deux de mes doigts dans le *vagina*, je trouvay l'orifice interne de sa matrice presque exactement fermé, dans lequel neanmoins j'introduisis le doigt indice, où estant, en le fléchissant de costé & d'autre sans le retirer, je dilatay peu à peu avec luy cét orifice, en telle sorte que j'y fis entrer le doigt suivant, avec lesquels deux seuls, n'y en pouvant pas mettre davantage, je tiray trois morceaux de l'arriere-faix, gros comme des noix, qui y estoient restez, les prenant l'un aprés l'autre entre mes deux doigts, de la maniere que font les écrevisses, lors qu'elles veulent serrer quelque chose avec une de leurs pattes fourchuës; au moyen dequoy en peu de tems je délivray entierement cette femme, laquelle incontinent aprés ne ressentit plus aucune douleur, & se porta tres-bien ensuite, comme aussi plus de cinquante autres, ausquelles j'ay donné un pareil secours: mais sans cela, cette femme auroit indubitablement couru le hazard de la vie, à cause de la grande corruption de ce qui estoit retenu dans sa matrice; car ce que j'en tiray ainsi, sentoit si mauvais, que plus de deux jours aprés, il me sembloit que ma main en avoit encore une puante odeur, quoyque je l'eusse lavée trois ou quatre fois avec du vinaigre.

Mais il arrive souvent dans les avortemens des premiers mois, qui se font toujours avec quelque perte de sang, que l'enfant qui est petit, est expulsé de la matrice avec quelques membranes farcies de caillots de sang, dans le tems que la Sage-femme n'est pas auprés de la malade pour la secourir, & que les personnes qui ne se connoissent pas à la chose, n'examinent pas precisément si parmy ces excretions la femme a vuidé l'arriere-faix; lequel est pour lors retenu au dedans, à cause que la matrice se referme aussi-tost que l'enfant en est sorty; à quoy la Sage-femme ne prend pas aussi quelquefois garde quand elle est arrivée; ce qui fait que la chose se rend d'autant plus difficile par cette negligence: ensuite dequoy la femme qui n'est pas promptement delivrée de l'arriere-faix ainsi resté dans sa matrice, est sujette à plusieurs fâcheux accidens, & principalement à des pertes de sang, qui ne cessent pas ordinairement devant que ce corps étrange en ait esté mis dehors; comme il arriva il y a quelques années à la femme du Concierge de nostre maison de S. Cosme, laquelle avorta d'un petit enfant de deux mois, long comme le doigt, & vivant; lequel fut baptisé à l'instant par un Prêtre qui se trouva là par bon-heur; incontinent aprés quoy on laissa ce petit enfant encore palpitant sur une table avec quelques caillots de sang que la femme avoit vuidez, afin de songer à elle qui estoit tombée en foiblesse ; mais durant qu'on étoit occupé auprés de la mere, un chat vint aussi-tost qui le mangea, & l'avala entierement comme si c'eût esté une souris, avec tous les caillots de sang ; ce qui fut cause que la Sage-femme ne pût pas examiner si l'arriere-faix n'étoit pas sorty parmy ces excretions ; pour lequel sujet se contentant de la toucher, & ayant reconnu que sa matrice s'étoit refermée, elle crût qu'il n'y étoit rien resté ; mais comme l'arrierefaix de ce petit enfant y étoit neanmoins demeuré tout entier, la femme sentit de continuelles douleurs dans le ventre durant deux jours, avec une perte de sang, qui vint en si grande abondance au bout de ce tems, que si je ne fusse arrivé dans ce moment pour luy tirer cét arriere-faix, comme je fis, elle n'auroit pas esté assurément encore deux heures sans mourir.

Ie ne veux pas oublier d'avertir les Chirurgiens & les Sages-femmes, & mesme les jeunes Medecins, d'une chose qui merite bien d'estre observée, qui est, qu'il faut toujours preferer de faire plutost l'extraction de l'arriere-faix par l'operation de la main, autant qu'il est possible, sans aucune violence, que d'en exciter l'expulsion, comme on fait souvent tres-mal à propos avec des remedes pris interieurement ; car toutes les drogues qui peuvent produire cét effet, estant extrémement chaudes, contribuent fort à faire venir la fiévre à la malade, & souvent luy faisant faire de grands efforts inutiles, luy font venir des pertes de sang, ou augmentent celle qu'elle a déja, ou luy causent des flux de ventre, des inflammations, ou des descentes & des cheutes de matrice, qui sont toujours beaucoup plus prejudiciables à la femme, que ne pourroit estre le peu de violence qu'un Chirurgien bien entendu en son Art luy pourroit faire, en tirant l'arriere-faix par l'operation de la main : c'est à quoy on doit bien prendre garde. Mais comme il arrive ordinairement que dans les avortemens qui se font aux premiers mois, l'orifice interne de la matrice ne s'ouvre qu'à proportion de la petitesse & de la mollesse du corps de l'enfant qui en est expulsé, il n'y a souvent pas lieu d'y pouvoir introduire plus d'un seul doigt ; en ce cas il vaut quelquefois bien mieux, s'il n'y a pour lors aucun accident pressant, commettre entierement l'expulsion de ces petits arriere-faix à l'œuvre de nature, en l'aidant par les injections & les autres remedes que j'ay enseignez cy-dessus, que d'user d'aucune violence trop considerable pour les tirer avec la main.

Ce que nous avons dit dans ce Chapitre doit suffire pour faire connoistre comment on se doit comporter en pareille occasion. Montrons maintenant ce qu'il faut faire en chacun des autres accouchemens contre nature.

CHAPITRE X.

Des accouchemens laborieux & difficiles, & de ceux qui sont contre nature; de leurs causes, de leurs differences, & le moyen d'y remedier.

POur mieux faire entendre les choses, nous dirons qu'il se rencontre trois sortes de fâcheux accouchemens; sçavoir, le laborieux, le difficile, & celuy qui est tout-à-fait contre nature. Le laborieux est un accouchement fâcheux, par lequel la mere & l'enfant (quoyqu'il vienne dans une situation naturelle) ne laissent pas tout deux de beaucoup souffrir, & d'estre plus travaillez qu'à l'ordinaire: le difficile se peut encore rapporter à ce premier, & outre cela, il est accompagné de quelques accidens qui le retardent, & y causent de la difficulté; mais l'accouchement contre nature est celuy qui à cause de la mauvaise situation de l'enfant, ne peut jamais se faire sans l'aide de l'operation de la main. Dans l'accouchement laborieux, & dans le difficile, la nature travaille toujours un peu y estant assistée; mais en celuy qui est entierement contre nature, tous les efforts qu'elle peut faire sont vains & inutiles, & il n'y a pour lors que le Chirurgien expert qui soit capable de la delivrer, sans lequel elle ne manqueroit pas de succomber.

Les difficultez qui se rencontrent aux accouchemens, arrivent ou de la part de la mere, ou de la part de l'enfant, ou mesme de celle de tout deux. De la part de la mere, à cause de la mauvaise disposition de tout son corps, ou seulement de quelques-unes de ses parties, & principalement de la matrice, ou bien à cause de quelque forte passion de l'ame, dont elle peut estre préoccupée. Pour raison de tout son corps, comme si elle est trop jeune, ayant le passage trop étroit, ou trop vieille étant grosse de son premier enfant; dautant que pour lors ses parties qui sont plus seches & plus dures, ne peuvent pas si facilement prêter à la dilatation necessaire, comme il arrive aussi à celle qui est trop maigre; & outre cela les vieilles ont l'articulation du *coccyx* ou croupion plus ferme; ce qui fait qu'il ne cede pas si aisément à la sortie de l'enfant, qu'aux jeunes, qui ont cette partie encore cartilagineuse. Celle qui est petite & trapuë, ou contrefaite, comme la bossuë, n'a pas la poitrine assez forte pour bien faire valoir ses douleurs, & les pousser en bas, comme aussi celle qui est foible, soit naturellement, ou par accident; & les boiteuses ont quelquefois les os du passage mal conformez; la delicate & trop sensible, ou apprehensive de la douleur, a encore bien plus de peine qu'une autre; car cela l'empêche de s'efforcer; comme aussi celle dont les douleurs sont petites, & qui viennent de loin à loin, ou qui n'en a point du tout; les grandes coliques nuisent pareillement à l'accouchement, en empêchant les veritables douleurs : toutes maladies grandes ou aiguës le rendent trespenible, & d'une fâcheuse suite, selon le sentiment d'*Hypocrate*, en l'Aphor. 30. du 5. Livre, *Mulierem gravidam morbo quopiam acuto corripi, lethale.* Comme quand elle est surprise de quelque fiévre violente, d'une pleuresie, d'un grand flux de sang, de frequentes convulsions, de dysenterie, ou de quelque autre grande maladie. Les excremens retenus causent aussi beaucoup de difficulté à la femme qui accouche; comme s'il y a quelque pierre en la vessie, ou qu'elle soit extrémement pleine d'urine, sans s'en pouvoir décharger, ou que l'intestin *rectum* soit remply de matieres endurcies, ou si la femme a de grosses hemorrhoïdes & fort douloureuses; & sa mauvaise situation y apporte encore quelquefois un grand retardement. Les fortes passions peuvent encore beaucoup contribuer à rendre l'accouchement difficile; comme la crainte, la peur, la tristesse, la timidité & autres; & la femme qui avorte a bien plus de peine que celle qui accouche à terme; comme aussi celle qui s'est blessée, quoyqu'elle soit à peu prés proche de son tems.

Quant à la difficulté qui se rencontre à raison de la matrice seule, c'est, ou de ce qu'elle n'est pas bien située, ou de sa mauvaise conformation, ayant son col trop étroit, ou trop dur & calleux; soit naturellement, ou par quelque accident survenu, comme par quelque tumeur ou aposteme, ou ulcere, ou chair superfluë, soit dans son col, ou à son orifice interne, ou à cause de quelque dure cicatrice, provenant de quelque violent accouchement qui aura precedé.

Outre cela les choses qui sont contenuës dans la matrice avec l'enfant rendent aussi l'accouchement difficile; comme si ses membranes sont si fortes qu'elles ne se puissent rompre, ce qui l'empesche quelquefois de pouvoir s'avancer au passage ; ou si foibles que les eaux les percent trop tost ; car estant écoulées devant le tems, il demeure à sec dans la matrice ; s'il s'y rencontre quelque mole ; si l'arriere-faix vient à sortir le premier, ce qui cause une grande perte de sang à la mere, & certainement la mort à l'enfant, à moins qu'il ne soit mis hors de la matrice, ou qu'il n'en soit tiré tout aussi-tost ; & mesme la sortie du cordon de l'umbilic luy cause une suffocation soudaine, si on n'y remedie promptement par l'accouchement.

Pour ce qui est des empéchemens qui arrivent de la part de l'enfant ; c'est quand il a la teste trop grosse, ou tout le corps, quand il a le ventre hydropique, quand il est monstrueux, ayant deux têtes, ou étant joint à un autre enfant, ou bien avec quelque mole, avec un autre corps étrange ; quand il est mort, ou si foible qu'il ne peut aucunement contribuer à sa sortie, & quand il se presente en mauvaise figure & situation ; comme aussi quand il s'en trouve deux ou davantage. Outre toutes ces differentes difficultez d'enfanter, il y en a encore une qui est quelquefois causée par l'ignorance de la Sage-femme, qui faute de bien sçavoir son Art, empêche la nature de faire son operation, au lieu de l'aider au besoin.

Parlons à present des moyens par lesquels nous pourrons remedier à toutes ces choses, & secourir la femme dans l'accouchement laborieux & difficile ; à quoy nous reüssirons, si nous avons une parfaite connoissance des causes de la difficulté ; comme si elle vient de la part de la mere qui est trop jeune, étant aussi trop étroite, on la traitera fort doucement, & on luy amollira les passages avec huiles, graisses, ou beurre frais, en les oignant de ces choses longtems avant l'heure de son accouchement, pour les relâcher & les rendre plus faciles à se dilater, de peur qu'il ne se fasse ruption de quelques parties par la sortie de l'enfant ; car il arrive quelquefois qu'il s'y fait une dilaceration jusqués à l'*anus*, par laquelle les deux trous sont exterieurement mis en un. Si la femme est avancée en âge lorsqu'elle est grosse de son premier enfant, elle s'oindra pareillement les parties basses, pour amollir l'orifice interne de la matrice, qui étant plus dur & calleux, a bien plus de peine à prêter à la distension necessaire à l'accouchement ; ce qui est cause que le travail de ces sortes de femmes est toujours beaucoup plus long que celuy des autres, & que leurs enfans à force d'estre poussez contre cét orifice interne, & aussi de demeurer long-tems au passage, viennent ordinairement avec de grosses tumeurs contuses sur leur teste. Les femmes petites & contrefaites ne seront mises au lit pour accoucher, que le plus tard qu'on pourra, & seulement lorsque leurs eaux auront percé les membranes ; mais elles se doivent tenir debout, & se promener dans la chambre, si leurs forces le permettent, estant soutenues par dessous les bras ; car ainsi faisant, elles respireront plus facilement, & feront bien mieux valoir leurs douleurs, que si elles étoient au lit, où elles demeurent tout accroupies & entassées. Celle qui est fort maigre humectera aussi ses parties, les oignant des mesmes huiles & axonges, pour les rendre plus molles & plus glissantes, afin que la teste de l'enfant ne demeurant pas trop long-tems à sortir, ne soit pas tant comprimée, ny meurtrie par la dureté des os de la mere qui forment le passage ; La femme foible sera fortifiée, afin qu'elle puisse supporter les douleurs de l'accouchement, luy donnant quelque bon consumé, comme aussi un peu de vin, ou une rôtie trempée dedans, ou autres confortatifs, selon l'exigence des cas : si elle est apprehensive de la douleur, on la consolera, l'assurant qu'elle n'en souffrira plus gueres, & luy donnant courage par l'esperance d'estre bien-tost delivrée ; si au contraire ses douleurs ne sont que petites & legeres, venant de loin à loin, ou si elle n'en a aucunes, on les luy provoquera, en luy donnant un ou plusieurs clysteres qui soient un peu forts, afin de les exciter par les épreintes qui viennent en allant à la selle ; aprés quoy elle se promenera aussi dans sa chambre, afin que la pesanteur de l'enfant y puisse encore contribuer. Si la femme a grand flux de sang, ou des convulsions, on y remediera en l'accouchant au plus viste, comme nous avons déja dit autre part, & repeterons en son lieu cy-aprés ; si les excrémens sont retenus, la femme ne les pouvant rendre d'elle-mesme, on en provoquera l'expulsion ; ce qu'on fera par lavemens, pour ceux du *rectum*, lesquels serviront aussi à dissiper les coliques qui sont pour lors fort incommodes ; car elles causent de grandes douleurs, qui sont inutiles & mauvaises, parce qu'elles sont vagues par tout le ventre sans répondre en bas, comme elles devroient faire ; & si elle ne peut uriner, à cause de la compression que la matrice fait au col de la vessie, elle soulevera pour ce faire elle-mesme un peu son ventre avec ses mains, ou s'il ne se peut autrement, on introduira une sonde creuse dans la vessie, pour en tirer l'urine ; si le retardement ou la difficulté de l'accouchement vient à raison de la mauvaise situation de la femme, on luy en fera prendre une meilleure

&

& convenable à ſon habitude & à ſa ſtature, en obſervant les circonſtances que nous avons marquées dans le ſeptiéme Chapitre de ce ſecond Livre; ſi elle eſt ſurpriſe de quelque maladie, elle en ſera traitée ſelon ſa nature, avec beaucoup plus de precaution que ſi c'étoit en d'autres tems, ayant toujours égard à l'état preſent; ſi c'eſt à raiſon des indiſpoſitions de la ſeule matrice, comme de ſa ſituation oblique, on y remediera le mieux qu'on pourra par celle du corps; ſi c'eſt par ſa vicieuſe conformation, ayant ſon col trop dur & calleux, & trop étroit, on l'oindra d'huile & de graiſſe, comme nous avons dit cy-deſſus; ſi c'étoit par quelque forte cicatrice qui ne ſe pût amollir, provenant d'un ulcere qui auroit precedé, ou de quelque ruption faite par un autre violent accouchement, qui ſe ſeroit ainſi agglutinée, on en fera la ſeparation avec un inſtrument propre; de peur que ſe faiſant derechef une laceration en un autre endroit, la maladie ne fût encore pire enſuite; ce qu'on fera au lieu que le requierera la choſe pour le mieux, prenant garde que ce ne ſoit pas vers la partie ſuperieure, à cauſe de la veſſie; ſi les membranes des eaux ſont ſi fortes qu'elles ne puiſſent ſe crever au tems de l'accouchement, on les peut rompre avec les doigts, pourvû que l'enfant ſoit pour lors fort avancé au paſſage, & qu'il ſuive de fort prés, & que l'orifice interne de la matrice ſoit ſuffiſamment dilaté & bien amolly; car autrement il y auroit danger que ces eaux s'écoulant trop toſt, il ne demeurât long-tems à ſec, & qu'on ne fût obligé pour ſuppléer à leur defaut, d'humecter ces paſſages, avec fomentations de décoctions & d'huiles émollientes; ce qui ne fait jamais ſi bien que quand la nature fait elle-meſme ſon operation avec ces eaux & ces glaires ordinaires, à quoy elle reüſſit fort bien, lorſqu'elles ſortent en tems & lieu.

Quelquefois ces membranes s'avancent tellement au dehors de la partie honteuſe avant la ſortie de l'enfant, qu'elles pendent de la longueur de plus de quatre travers de doigt, reſſemblant à une veſſie pleine d'eau: il n'y a pas pour lors grand danger de les percer ſi elles ne le ſont; car l'enfant eſt toujours au paſſage bien preſt à ſortir quand cela arrive ainſi; mais il faut bien prendre garde à ne pas tirer ces membranes avec la main; dautant qu'on détacheroit par ce moyen, avant qu'il en fût tems, l'arriere-faix, auquel elles ſont fortement adherentes; d'autrefois auſſi les eaux s'écoulent inſenſiblement par une rupture qui ſe fait interieurement aux membranes de l'enfant, leſquelles demeurant entieres au devant de ſa teſte, à laquelle elles ſervent comme de bandeau,

& la tapissant immediatement, la retiennent, & l'empêchent de pouvoir estre poussée dehors par les douleurs ; en ce cas il faut rompre ces membranes, pourvû que le passage soit suffisamment dilaté, afin que la teste de l'enfant ait la liberté de s'y avancer. Si l'umbilic tombe hors de la matrice, pour lors on le repoussera aussitost au dedans, l'empêchant de retomber, si faire se peut, sinon il faudroit accoucher la femme au plus viste ; mais si c'est l'arrierefaix, on ne doit jamais le remettre : dautant qu'estant sorti, il est tout-à-fait inutile à l'enfant, & il luy serviroit d'obstacle & d'embarras si on le remettoit ; en ce cas on le doit retrancher, aprés en avoir lié le cordon, & tirer ensuite l'enfant le plus promptement que faire se pourra, à moins dequoy il suffoqueroit subitement, s'il n'estoit déja mort, comme il est presque toujours en cette occasion. Si la femme est tombée & qu'elle se soit blessée, elle se mettra aussi-tost au lit, pour y prendre le repos de toutes manieres ; si ce sont quelques passions de l'ame, qui retardent l'accouchement, on essayera de les luy faire passer, ou à tout le moins de les adoucir & temperer ; si c'est la honte ou la pudeur, on fera sortir de devant elle les personnes qui en sont la cause ; & si c'est la timidité & la crainte de la douleur, on luy representera que c'est la volonté de Dieu qui l'a ainsi ordonné, & que son travail ne sera pas si rude qu'elle se l'imagine, la faisant resoudre à cette necessité par la consolation des mal-heureux, ausquels la peine semble toujours un peu plus supportable, lorsqu'ils font reflexion qu'elle est commune, luy remontrant que toutes les autres femmes endurent les mesmes douleurs, & encore plus grandes qu'elle ne fait pas ; si elle est triste on tâchera de la réjoüir, luy disant quelque bonne nouvelle, & luy faisant esperer qu'elle aura l'enfant qu'elle souhaite, & en un mot (quoy qu'elle souffre beaucoup) on luy fera considerer que ce n'est qu'un mal passager, qu'un quart-d'heure de bon-tems luy fera oublier aussi-tost qu'elle sera accouchée, l'assurant sur tout qu'elle est hors de danger, à moins qu'on ne le connoisse bien pressant ; car en ce cas, il la faudroit avertir de mettre ordre à ses affaires spirituelles & temporelles.

Quand la difficulté vient seulement de la part de l'enfant mort, on doit observer la methode que nous avons specifiée en l'accouchement naturel, outre laquelle la femme doit s'efforcer le plus qu'elle pourra pour le mettre dehors au plutost ; car il ne peut plus contribuer à sa sortie, comme aussi quand il est extrémement foible : Elle prendra cependant quelques confortatifs, de crainte que ses vapeurs putrides provenant de son enfant mort, ne luy causent des syncopes ; mais s'il est tellement hydropique du ventre ou de la teste, qu'il ne puisse jamais sortir, à cause de la grande distension & grosseur de ces parties ; pour lors on sera obligé de les percer, pour en évacuer les eaux ; & s'il est énorme en grosseur de tout le corps, ou de la teste seule, ou qu'il en ait deux, ou bien qu'il soit joint à un autre enfant, ou à une mole tres-grosse, il faut necessairement en ce cas pour sauver la mere, faire de deux choses l'une ; c'est-à-dire, ou dilater les passages à proportion de la grosseur de l'enfant monstrueux, s'il est possible de le faire, à moins dequoy il vaut mieux suivre l'autre, qui est de le tirer par pieces, & par morceaux, afin d'empêcher que la mere ne perisse avec son enfant ; ce qui arriveroit infailliblement, si on n'y agissoit de la façon ; & si la femme a deux enfans, on y procédera comme il a esté dit au Chapitre huitiéme de ce deuxiéme Livre. Mais si la Sage-femme ne peut pas remedier à toutes ces choses, elle doit promptement appeller un Chirurgien expert, pour luy demander son avis, ou luy laisser faire ce qui y convient, si elle ne s'en trouve pas assez capable. Passons à present aux accouchemens contre nature, qui ne se feroient jamais sans l'operation de la main, & montrons exactement de quelle maniere il s'y faut comporter.

CHAPITRE XI.

Des accouchemens contre nature, ausquels la main du Chirurgien est absolument requise, & les observations qu'il doit faire avant que de les entreprendre.

LEs accouchemens contre nature qui requierent absolument l'operation de la main, sont ceux ausquels l'enfant se presente en mauvaise situation. *Hipocrate* au Livre de la nature de l'enfant, & en celuy de la superfetation, n'admet que trois postures generales, dans lesquelles l'enfant se peut presenter pour venir au monde ; sçavoir, la teste la premiere (qui est la seule figure naturelle, quand elle vient directement) la seconde, par les pieds, & la troisiéme, de costé ou de travers ; lesquelles deux dernieres sont tout-à-fait contre nature. Mais pour rendre la chose plus intelligible, nous dirons que l'enfant peut se presenter en posture contre nature en quatre façons generales, qui sont premierement par toutes les parties anterieures du corps, secondement par les posterieures, troisiémement par les laterales, & quatriémement par les pieds. Or ainsi que nous ne remarquons que quatre vents principaux, ausquels on peut rapporter un chacun de trente-deux, que comptent ceux qui navigent, & ce, à l'un plus qu'à l'autre, suivant qu'ils participent plus ou moins de ces quatre principaux; de mesme toutes les particulieres & differentes figures contre nature, ausquelles l'enfant se presente pour sortir, se peuvent rapporter à ces quatre manieres generales que nous venons de dire, selon qu'elles approchent plus de l'une que de l'autre: Et comme le nombre des differens accouchemens contre nature est fort grand, nous nous contenterons de traiter de chacun des plus principaux en particulier; car on viendra facilement à bout des autres qui ne sont pas de si grande consequence, si on est capable de remedier à tous ceux dont nous parlerons cy-aprés: Mais avant que d'en declarer les moyens, il est à propos de faire connoistre les conditions requises au Chirurgien, qui veut pratiquer ces operations, avec les observations qu'il doit faire avant que de les entreprendre.

Ces conditions consistent, ou en ce qui regarde son corps, ou en ce qui concerne son esprit: Pour ce qui est de sa personne, il doit estre sain, fort & robuste, dautant que celle-cy est la plus rude, & la plus laborieuse & penible de toutes les operations de Chirurgie, en laquelle le Chirurgien suë quelquefois à grosses goutes, mesme au plus grand froid de l'hyver, pour la peine & difficulté qu'il y rencontre ordinairement; ce que nous témoigne bien *Fabrice d'Aquapendente*, quand il dit s'y estre toujours tant lassé & fatigué, que souvent il estoit obligé de la laisser achever à ses serviteurs: c'est ce qui fait que certains Chirurgiens laissent aussi tres-souvent mourir les femmes avec leur enfant dans le ventre, sans leur donner aucun secours, refusant par une espece de politique tres-blâmable d'entreprendre l'operation quand ils y voyent une trop grande difficulté, afin de s'exempter de l'extréme peine & fatigue qu'elle leur pourroit donner, l'éludant par un specieux pretexte d'impossibilité de la pouvoir faire, & aimant mieux que les pauvres femmes perissent, suivant le prognostic qu'ils en font, que de consentir que d'autres qu'eux entreprennent de les accoucher; de peur que si elles venoient heureusement à réchapper aprés l'operation, on ne crût que ceux qui l'auroient faite fussent plus capables qu'eux: mais tout Chirurgien qui a sa conscience bien reglée, ne doit jamais en user de la sorte ; car autrement il seroit luy-mesme l'homicide de ces pauvres mal-heureuses, qui requierent son assistance dans cette extréme necessité. *Occidit enim quisquis servare potest, nec servat.* C'est pour ce sujet que le Chirurgien qui veut pratiquer les accouchemens, ne doit pas estre d'un âge si avancé, que son corps en soit rendu debile & caduque ; mais il faut principalement qu'il ait les mains petites, afin qu'il les puisse plus facilement introduire dans la matrice quand il est necessaire ; qu'elles soient neanmoins fortes, & leurs doigts un peu longs, & particulierement l'*index*, afin de pouvoir plus facilement atteindre & toucher l'orifice interne ; qu'il n'y ait aucune bague, au tems de l'accouchement, & que ses ongles soient rognez bien prés de la chair, sans qu'il y reste aucunes asperitez, de crainte que la matrice n'en soit blessée : Il doit estre de bon & agreable aspect, propre en ses vêtemens, aussi-bien qu'en sa personne, afin de ne pas effrayer les pauvres femmes qui ont besoin de son assistance. Il y a des gens qui disent, qu'un Chirurgien qui veut pratiquer les accouchemens, doit au contraire estre mal propre, ou à tout le moins fort negligé, se laissant venir une longue barbe sale, afin de ne pas donner aucune jalousie aux maris des femmes qui l'envoyent querir pour les secourir. A la verité on en voit qui croyent que cette politique leur peut faire donner beaucoup de pratiques ; mais qu'ils s'en désabusent, car une semblable mine ressemble plutost à un Boucher, qu'à un Chirurgien, dont les femmes ont déja assez de peur, sans qu'il se déguise ainsi. Il doit principalement estre tres-sobre, non sujet au vin, afin d'avoir toujours une entiere presence d'esprit, discret, modeste, & garder tres-fidelement le secret qui luy est confié, ne divulgant à personnes étranges les incommoditez & maladies des femmes, qui seront venuës à sa connoissance ; & sur tout qu'il soit sage, prudent, & de bon jugement, pour se conduire toujours avec raisonnement en son operation. Il doit avoir une veritable pitié, sans toutefois qu'elle puisse le distraire ny empescher de faire son devoir, selon que la chose le requiert ; comme aussi estre patient, autant qu'il est besoin pour ne rien precipiter, se donnant le tems de bien reconnoistre ce qu'il est necessaire de faire : il ne doit pas aussi se fâcher des injures que luy peuvent dire la malade & les assistans pendant l'operation ; car c'est la douleur de l'une, & la compassion des autres qui les obligent à cela sans sujet. Il doit estre bon Chrêtien, & avoir la conſcience bien reglée, pour ne pas fruſtrer au beſoin les enfans du bien que leur communique la grace du Baptême ; & à ce deſſein il faut qu'il faſſe tout ſon poſſible pour les amener vivans : il doit aſſiſter charitablement & gratuitement les pauvres femmes qui ont beſoin de ſon ſecours, & les traiter auſſi doucement & humainement que les riches, deſquelles il ne doit rien extorquer, mais ſeulement ſe contenter du ſalaire honnête qu'elles luy voudront donner de bonne volonté, ſans les traiter en Arabe, comme il y en a qui font, leſquels n'ont pas ſi-toſt fait leur operation, ſoit bien ou mal, qu'ils veulent eſtre payez ſans aucun delay, & avec tant de mauvaiſe grace & d'importunité, qu'ils obligent ſur le champ la pauvre malade d'envoyer emprunter de l'argent, quand elle n'en a pas aſſez pour les ſatisfaire ſelon leur deſir, & tirent d'elle quelquefois juſques au dernier ſol, pour contenter leur avarice tyrannique ; lequel procedé eſt tout-à-fait indigne d'un honnête homme : enfin, le Chirurgien doüé de toutes ces bonnes qualitez, doit pour ſon accompliſſement & pour ſon entiere perfection, eſtre ſçavant & expert en ſon Art, & particulierement en ces operations.

Il y a bien des gens qui croyent qu'il n'y a pas grande difficulté à pratiquer les accouchemens, puiſque ce ſont des femmes qui s'en mêlent ordinairement ; en effet, il n'y a pas grand myſtere quand toutes choſes viennent naturellement : mais quand l'accouchement eſt contre nature, il eſt tres-certain, comme dit fort bien *Celſe*, que c'eſt la plus difficile, la plus laborieuſe, & la plus dangereuſe de toutes les operations de Chirurgie; ce qu'ils connoiſtroient bien facilement, s'ils l'avoient pratiquée. Il eſt fort aiſé d'en remarquer la conſequence ; car dans toutes les autres pour leſquelles on a recours au Chirurgien, il agit au dehors, & voit à découvert les parties ſur leſquelles il opere ; mais en celle-cy, il travaille au dedans, & il ne doit point, ny ne pourroit pas meſme quand il voudroit, ſe ſervir de la veuë pour conduire ſes mains en ſon operation ; outre que dans les autres operations il ne s'agit que de la vie de la ſeule perſonne qui ſe met entre ſes mains ; mais dans l'accouchement, il y va de celle de la mere, & de celle de l'enfant ; & bien plus, de ſon ſalut eternel, quand il meurt ſans Baptême ; & il s'eſt ſouvent vû, qu'une ſeule faute en cette operation a cauſé tous ces deſordres en meſme tems ; de ſorte que c'eſt en faiſant les accouchemens contre nature, qu'on peut dire avec juſte raiſon, *hoc opus, hic labor eſt.* Car comme dit *Hipocrate* au Livre de l'ancienne Medecine ; la pluſpart des Medecins reſſemblent aux mauvais Pilotes, dont les fautes ne ſont pas manifeſtes, quand leur vaiſſeau vogue durant la bonaſſe; mais elles ſont connuës d'un chacun quand ils viennent à faire naufrage par leur ignorance durant la tempête; ainſi en eſt-il des fautes de la pluſpart des Chirurgiens & des Sages-femmes, qui ne paroiſſent pas dans les accouchemens naturels; mais qui ſont tres-manifeſtes dans les accouchemens contre nature, auſquels tres-peu ſont capables de remedier, s'ils n'en font une profeſſion particuliere, & s'ils n'ont toutes les conditions requiſes pour y bien reüſſir.

Or pour s'y comporter, le Chirurgien qui aura les conditions que nous avons dites, lequel ſeul y eſt propre, fera quelques obſervations avant que de les entreprendre, dont la premiere eſt de prendre garde ſi les forces de la femme ſont ſuffiſantes pour endurer l'operation; ce qu'il fera en luy tâtant le poux, obſervant s'il eſt fort, ou debile, inégal, & intermittent, conſiderant encore ſon viſage, & principalement ſes yeux, s'ils ſont tout-à-fait abbatus, ſi ſa parole eſt languiſſante, ſi ſa matrice & tout ſon bas ventre ſont extraordinairement tendus & enflammez, ſi elle a toutes les extrémitez du corps froides, s'il luy prend ſouvent des ſyncopes avec ſueurs froides, ſi elle tombe en convulſion avec perte de toute connoiſſance; enfin ſi toute ſa contenance nous ſignifie que l'operation ſeroit vaine, on ne la doit pas entreprendre; de peur qu'elle ne vienne à mourir entre les mains du Chirurgien, dont il pourroit recevoir un grand blâme, avec la qualité de bourreau, qu'on ne manque pas de luy donner, quand ce mal-heur arrive: neanmoins lorſqu'il y a encore quelque peu d'eſperance, tant petite puiſſe-t-elle eſtre, ſoit pour la mere, ſoit pour l'enfant, on eſt obligé en conſcience de faire ce que l'Art commande; & non pas comme ces politiques, qui aiment mieux laiſſer mourir les perſonnes ſans leur donner aucun ſecours, que de ſe charger de mauvaiſes cures. C'eſt pourquoy, il vaut encore mieux tenter pour lors l'operation dont la ſuite eſt incertaine, que de laiſſer la malade dans un deſeſpoir tout aſſuré; car quelquefois la nature ſe releve de bien loin: mais avant que de l'entreprendre, le Chirurgien fera ſon prognoſtic du grand danger de la vie, où la femme & l'enfant ſont tout deux; ce qu'il fera connoiſtre au mary & aux aſſiſtans, & meſme à la malade, s'il eſtoit jugé à propos pour l'y pouvoir reſoudre; & il luy fera en ce cas recevoir ſes derniers Sacremens, de peur qu'elle n'en ſoit plus capable aprés l'operation, qui eſt toujours bien laborieuſe, dans laquelle auſſi elle pourroit meſme mourir, comme il s'est quelquefois vû : mais quand la femme a toutes ses forces, le Chirurgien fera en sorte de ne les pas laisser perdre ny diminuer, en differant l'occasion de luy aider. Pour ce sujet, aprés avoir connu qu'elle est capable de supporter l'operation, il s'informera si elle est à terme ou non, & si elle ne s'est point blessée; ce qu'il sçaura par le recit de la malade, de la Sage-femme, & des assistans, comme aussi par les signes qui luy en apparoistront, observant de quelle figure se presente l'enfant, & avec quelles circonstances, s'il est mort ou vivant (car quelquefois le mort est autrement tiré que le vivant) & s'il n'y en a qu'un, ou s'il y en a plusieurs : aprés avoir examiné toutes ces choses, il tâchera de faire concevoir à la malade l'impossibilité qu'il y a qu'elle puisse accoucher sans son aide, & il la fera resoudre à se mettre avec confiance entre ses mains, par des paroles douces, sans l'intimider, luy persuadant que l'operation ne sera pas si douloureuse qu'elle se l'est imaginée; & enfin qu'elle est obligée selon Dieu de la souffrir, tant pour elle mesme que pour l'amour de son enfant, qui periroit certainement avec elle, sans ce seul & dernier secours.

La femme y estant resoluë, il faudra qu'il la fasse situer au travers du lit, afin de travailler plus commodement, couchée sur le dos, ayant les fesses un peu plus hautes que les épaules, ou à tout le moins le corps également situé, quand il est besoin de repousser ou retourner l'enfant, pour luy faire prendre une autre situation; mais lorsqu'il s'agit d'en faire l'extraction, il faut remettre la femme en la situation que nous avons dite en parlant de l'accouchement naturel; c'est-à-dire, en telle sorte qu'elle ait la teste & la poitrine un peu plus élevées que le reste du corps, afin qu'elle puisse respirer plus facilement, & mieux aider de sa part à l'expulsion de l'enfant, en poussant & s'épreignant elle-mesme en bas, dans le tems que le Chirurgien luy commandera. Il faut qu'étant ainsi située, elle ait les jambes pliées, & recourbées en telle façon que ses talons soient assez proches de ses fesses, & les cuisses écartées l'une de l'autre, & tenuës en cét état par deux personnes assez fortes : Il y en aura aussi quelqu'autre qui la retiendra par dessous les bras, afin que son corps ne vienne à suivre en faisant l'attraction de l'enfant, pour laquelle il est quelquefois besoin d'une tres-grande force; & on luy mettra le drap & la couverture de son lit sur les cuisses, pour la couvrir autant que le requiert une decence honneste, à cause des assistans, comme encore afin qu'elle ne ressente aucun froid; le Chirurgien ayant aussi pour regle en cela sa commodité,

modité, jointe avec la consideration de ces choses, & principalement la facilité & la seureté de son operation; pour lequel sujet je luy conseille de faire toujours, autant qu'il pourra, les accouchement contre nature, estant assis sur un siege d'une hauteur proportionnée à la situation de la femme, qui doit estre couchée en telle sorte, que l'entrée exterieure de sa matrice réponde environ à la hauteur du coude du Chirurgien assis, afin qu'il les puisse faire plus seurement, & plus commodement, sans se fatiguer avec excez; car lors qu'il s'est une fois lassé en operant, il ne peut plus ensuite travailler si adroitement, ny si promptement.

Quelques-uns veulent qu'on lie la femme en cette posture, afin qu'estant ainsi tenuë ferme & stable, on puisse travailler avec plus de seureté: mais bien loin que cette ligature y pût servir, au contraire elle y seroit tout-à-fait nuisible; car la femme dans cette posture immobile, & contrainte comme à la gehenne, ne pourroit pas se hausser, se baisser, ou se soulever quand le Chirurgien luy diroit, selon qu'il le trouve necessaire, pour rendre son operation plus facile, qu'il fait ordinairement, partie en repoussant, & partie en fléchissant, étendant, & tirant quelquefois directement, & parfois obliquement: c'est pourquoy on luy doit laisser le corps libre, sans la lier; la faisant seulement tenir en posture commode à toutes ces differentes intentions par des personnes, selon qu'il leur sera prescrit; & si on la veut lier & garrotter, il faut que ce soit avec la langue pour toute bande; c'est-à-dire, la faisant résoudre par bonnes raisons à endurer son mal le plus patiemment qu'elle pourra, & à contribuer de toutes ses forces à l'operation, luy representant la prompte délivrance qu'elle en doit recevoir. Ensuite de toutes ces choses, le Chirurgien oindra d'huile ou de beurre frais toute l'entrée de la matrice, afin d'y pouvoir plus facilement introduire sa main, qui doit pareillement estre ointe, & avoir les conditions specifiées cy-dessus, aprés quoy il se conduira en son operation de la maniere que je le diray dans chacun des Chapitres suivans, lorsque j'auray declaré les signes qui nous font connoistre que l'enfant est vivant, ou mort dans la matrice.

Mais dans tous les accouchemens contre nature qui procedent seulement de la mauvaise situation de l'enfant, sans estre accompagnés d'aucun autre accident considerable, il faut attendre, pour faire extraction de l'enfant, que la matrice soit passablement ouverte, & que son orifice interne soit assez preparé,

& amolli, principalement si c'est un premier enfant. C'est pourquoi lors qu'on s'apperçoit que l'enfant se presente en mauvaise situation dans le commencement du travail de la femme, il ne faut rompre les membranes de ses eaux, que dans le tems qu'on sent les passages assez disposez à permettre l'extraction de l'enfant sans une trop grande violence; & si les eaux de l'enfant estoient écoulées par la rupture des membranes avant une suffisante ouverture de la matrice, il ne faudroit pas laisser d'attendre quelque peu la preparation des passages, autant qu'il est possible de l'esperer, sans toutefois laisser trop dessecher les parties par l'entier écoulement des eaux: car quoique l'enfant soit en mauvaise situation, il ne laisse pas d'estre suffisamment vivifié par le cordon de l'umbilic, durant qu'il est dans la matrice, & qu'il n'est pas encore fortement engagé au passage dans sa mauvaise situation; & la mere de son costé n'en est pas autrement incommodée, sinon par la longueur de son travail. Si l'on n'agissoit pas de la sorte, l'enfant seroit bien plus en danger de perir au passage dans le tems de l'operation, à cause du petit espace des lieux qui l'y retiendroit bien plus long-tems, & le Chirurgien auroit beaucoup plus de peine à faire son operation, qui causeroit aussi bien plus de violence à la mere.

CHAPITRE XII.

Les signes qui font connoître que l'enfant est vivant ou mort dans la Matrice.

S'Il y a occasion où le Chirurgien doive faire une plus grande reflexion, & apporter plus de précaution aux choses qui concernent son Art, c'est en celle où il s'agit de juger si l'enfant qui est dans la Matrice est vivant, ou mort; car il s'est quelquefois rencontré, par des exemples tout-à-fait déplorables, que des enfans aprés avoir esté estimez morts, ont esté tirez vivans, & tronquez des deux bras, ou de quelques autres parties de leurs corps, & d'autres ont esté tres-miserablement tuez avec les crochets, qu'on auroit pû avoir vifs, si on ne s'y fut pas trompé. C'est pourquoy, avant que de resoudre la maniere de faire l'extraction de l'enfant, pour éviter un pareil malheur, & la disgrace de se voir auteur d'un spectacle si pitoyable, & si affreux tout ensemble, le Chirurgien prendra bien garde à n'estre pas ainsi deçu, faisant tout son possible pour connoître veritablement si l'enfant est vivant ou mort, & se ressouvenant toûjours en cette rencontre, que la timidité est beaucoup plus pardonnable que la temerité; c'est-à-dire, qu'il vaut mieux se tromper en traitant comme vivant l'enfant mort, que de traiter comme mort celuy qui ne l'est pas.

On sçaura que l'enfant est vivant, s'il est à terme, si la femme n'a pas esté blessée, si elle s'est toûjours bien portée durant sa grossesse, & si elle est en bonne santé pour le present, & tres-assurément si elle le sent remuër; ce qui se reconnoîtra par le recit de la mere; outre que le Chirurgien en sera encore plus certain s'il le sent mouvoir luy-mesme, en mettant sa main sur le ventre de la femme, au recit de laquelle il ne faut pas toûjours se fier; car j'ay accouché plusieurs femmes dont les enfans étoient morts en leur ventre, il y avoit plus de quatre jours, selon qu'il estoit facile de juger par leur corruption, qu'elles disoient neantmoins (quoy qu'il ne fût pas vray) avoir senty remuër tres-peu de tems devant leur accouchement; & quelques autres dont les enfans étoient vivans, qu'elles n'avoient aucunement senty pendant deux ou trois jours auparavant, suivant leur recit; car aprés l'écoulement des eaux de l'enfant, il est quelquefois si comprimé par la contraction de la Matrice, qu'elle ne luy laisse plus la liberté de mouvoir ses membres, comme il faisoit, avant que les eaux qui la tenoient plus étenduë en fussent evacuées. Si par le mouvement de l'enfant, le Chirurgien ne peut pas estre certain qu'il soit vivant, quand les eaux auront percé les membranes, il doit couler sa main doucement dans la Matrice, aussi-tost qu'il le pourra faire; où étant il sentira la pulsation des arteres umbilicales, qui sera d'autant plus forte qu'il les touchera proche du ventre de l'enfant; ou bien ayant trouvé une des mains de l'enfant, il tâtera l'artere du poignet; mais elle n'a pas pour lors un mouvement si sensible que celuy des arteres umbilicales, à quoy il le connoîtra mieux: s'il sent donc ainsi le batement de ces arteres, il peut alors s'assurer, qu'il est vivant comme pareillement, si luy ayant mis l'extremité du doigt dans la bouche, il luy sent remuër la langue, & le Chirurgien observera de toucher l'une ou l'autre de ces parties de l'enfant, selon qu'il jugera le pouvoir faire plus facilement; ce qui dépend des differentes postures ausquelles il se peut presenter.

Mais au contraire, l'enfant sera mort, s'il ne se remuë point il y a fort long-tems; s'il sort de la Matrice des humiditez fetides & cadavereuses, si la femme ressent de grandes douleurs, & une grande pesanteur dans le ventre, s'il n'a aucun soûtien, tombant comme une boule toujours du costé qu'elle se couche, s'il luy arrive des syncopes & des convulsions frequentes, s'il y a long-tems que le cordon de l'umbilic ou l'arrierefaix est sorty; & si mettant la main dans la matrice, on trouve l'enfant froid, son umbilic sans pulsation, & sa langue immobile, & si en touchant sa teste on la sent toute mollasse, & ses os fort vacilans, & chevauchans l'un sur l'autre à l'endroit des sutures; à cause que le cerveau s'affaisse, & est sans pulsation lorsque l'enfant est mort; lequel se corrompt plus en deux jours qu'il reste ainsi dans la matrice, aprés ses eaux écoulées, qu'il ne feroit en quatre estant dehors; ce qui arrive à cause de la chaleur & de l'humidité du lieu, qui sont les deux principes de pourriture. Ie dis aprés ses eaux écoulées; car on voit quelquefois des enfans morts, rester des semaines entieres dans la matrice, sans grande corruption, quand il n'y a eu aucun écoulement de leurs eaux, dans lesquelles ils se conservent pour quelque tems, comme dans une espece de saumure. Mais on peut seulement tirer des conjectures de la mort de l'enfant, si la femme a esté blessée, si elle a une grande perte de sang, si elle n'est pas à terme, s'il y a fort long-tems, comme quatre ou cinq jours que ses eaux sont percées, si ses mammelles sont flétries, si elle a le visage de couleur plombée, les yeux fort enfoncez, & le regard languide & abbatu, & si son haleine est fort mauvaise. Nous disons que ces choses le signifient seulement par conjecture, & non pas certainement comme font les autres, qui se rencontrant la plufpart ensemble en une personne, & en un mesme tems, nous dénotent assurément que l'enfant est mort; à moins dequoy la chose ne peut pas estre tout-à-fait certaine; pour lequel sujet on y doit faire (comme j'ay dit) une reflexion bien attentive, avant que d'entreprendre l'operation, afin d'éviter les accidens specifiez cy-dessus. C'est pour ce sujet que j'ay fait remarquer precisément qu'il faut que la plufpart de ces signes se rencontrent ensemble, pour nous certifier que l'enfant est mort; car plusieurs d'entr'eux sont équivoques, lorsqu'ils sont seuls; comme est par exemple celuy des excretions fetides & cadavereuses, qui pourroit facilement tromper ceux qui ne considereroient pas qu'il se rencontre quelquefois deux enfans dans la matrice dont l'un est mort & corrompu, & l'autre est vivant & sain; ce que j'ay vû arriver plusieurs fois, & particulierement en une occasion où la femme d'un Avocat m'envoya querir pour la secourir en son accouchement, & pour terminer un grand differend qu'elle avoit avec sa Sage-femme, qui estoit fondé sur ce que nonobstant qu'elle sentoit manifestement son enfant remüer en son ventre, sa Sage-femme luy vouloit faire croire qu'il estoit mort, à cause des excretions puantes & cadavereuses qu'elle vuidoit de la matrice depuis deux jours : mais lorsque j'eus examiné ce qui en estoit, je trouvay qu'elles avoient toutes deux fortuitement dit la verité ; car j'accouchay sur l'heure cette femme de deux enfans mâles, dont le premier estoit mort & entierement corrompu, duquel procedoient ces excretions puantes que la mere avoit vuidées, & l'autre estoit vivant. Ie les tiray tout deux par les pieds, à cause qu'ils se presentoient en mauvaise posture, ayant esté obligé pour ce sujet de percer les eaux du dernier, qui estoit vivant, afin de le tirer incontinent aprés que j'eus fait extraction de ce premier qui estoit mort. Il faut encore observer que les excretions de la matrice peuvent aussi estre renduës fetides & cadavereuses par la seule corruption de quelques caillots de sang extravasé, qui ont sejourné durant quelque tems dans la matrice ; ce qui n'empêche pas que l'enfant ne soit vivant : & quant à ce qui est du signe qui se tire de la longueur du tems qu'il y a que la femme n'a point senty remuer son enfant, il est encore incertain ; car il y a des enfans, qui quoique vivans, sont quelquefois deux jours entiers dans la matrice aprés que les eaux sont écoulées, sans que la femme les sente remuer manifestement ; à cause que la matrice par sa contraction ne laisse plus, comme j'ay dit, la liberté à l'enfant de mouvoir ses membres, ainsi qu'il faisoit avant l'écoulement des eaux, à quoy la debilité de l'enfant peut encore beaucoup contribuer. C'est pourquoy on doit bien prendre garde à ces circonstances.

Ie ne croirois pas m'acquiter du devoir d'un Chrêtien, & du service que j'ay dessein de rendre au public, en enseignant fidellement tout ce qui concerne la bonne & veritable methode d'aider & secourir les femmes en leurs accouchemens, si parlant des signes de l'enfant mort en la matrice, je ne refutois la notable erreur d'un Auteur nouveau, le Livre duquel meriteroit plutost d'estre envoyé aux Beurrieres, & aux Espiciers de la Halle, pour servir d'enveloppe à leurs marchandises, que d'estre distribué au public, à cause des dangereuses consequences de ses mauvais preceptes, & de l'ignorance crasse de cét Auteur, dont voicy seulement un échantillon de la pernicieuse doctrine. Dans les pages 75. & 76. de son Livre (qu'on peut dire estre, *Monstrum horrendum, informe, ingens, cui lumen ademptum*) il assure une insigne fausseté, avec plus d'effronterie que s'il disoit une verité incontestable, soutenant *qu'un signe certain & indubitable de la mort de l'enfant en la matrice, & qu'autre que luy*, dit-il, *n'a jamais observé, est que l'enfant a vuidé le meconium* (qui est l'excrément de ses intestins) *& qu'en quelque situation qu'il soit, si le Chirurgien reconnoist ce signe en touchant une femme, & que ses doigts paroissent teints d'une couleur noirâtre* (qui est celle de ce *meconium*) *il pourra assurer pour lors que l'enfant est mort en la matrice, à cause qu'il s'est vuidé.* Mais c'est, comme j'ay dit, une insigne fausseté que l'experience nous fait connoistre tous les jours; car il n'y a rien de si commun dans les accouchemens contre nature, que de voir des enfans vivans qui se sont vuidez dans la matrice, comme font tous ceux qui se presentent le cul devant; lesquels vuident toujours le *meconium*, aussi-bien que plusieurs autres qui se presentent en d'autres mauvaises postures, qui le rendent pareillement; à cause que leur ventre est grandement comprimé en ces occasions, & principalement quand le Chirurgien est obligé de les retourner pour en faire extraction. Monsieur *Doye*, & Monsieur *de Mailly*, tout deux mes Confreres, que je cite, parce qu'ils ont connoissance de la chose, peuvent bien témoigner que j'ay accouché en leur presence, il y a quelques années, leurs femmes, d'enfans vivans, qui venoient en mauvaise posture, & qui avoient vuidé quantité de ce *meconium* avant que je fusse arrivé pour les secourir, lesquelles se portent encore bien à l'heure presente, aussi-bien que plus de cent autres de la sorte que je pourrois nommer. Que l'on prenne donc bien garde en ces occasions à ne pas traitter comme morts des enfans qui sont effectivement vivans; & que l'on ne se laisse pas abuser par l'ignorance de cét Auteur, sous le specieux pretexte d'une authentique approbation, que quatre Doyens, & un autre Docteur en Medecine ont donné à son miserable Livre, aprés l'avoir eû entre leurs mains durant quatre mois pour l'examiner; de laquelle il se glorifie à leur prejudice, en sa Preface au Lecteur: disant *qu'elle luy sert d'un assez puissant bouclier pour le mettre à couvert, & pour le deffendre de l'attaque des Critiques*: car je veux croire pour l'honneur de ces cinq doctes Messieurs, que cét Autheur a surpris d'eux cette approbation, ne pouvant pas me persuader qu'ils soient si peu connoissans en cette matiere, que d'avoir avoüé par leurs ſignatures une ſi mauvaiſe doctrine que celle qui paroiſt en tout ce Livre, laquelle rejailliſſant ſur eux, eſt capable de faire diminuer en meſme tems l'eſtime qu'on doit avoir pour leur celebre *Faculté*.

Or ayant ſuffiſamment enſeigné en ce Chapitre les ſignes qui nous peuvent faire connoiſtre ſi l'enfant eſt vivant ou mort dans la matrice, montrons à preſent ce qu'il faut faire en chacun des accouchemens contre nature, que le Chirurgien ne doit pas entreprendre, ſans avoir auparavant ondoyé l'enfant ſur la premiere partie qu'il preſente, lorſqu'il y a quelque ſigne qu'il eſt vivant, & apparence d'un trop rude travail, de peur qu'il ne ſoit plus tems de le faire aprés l'operation, en laquelle pluſieurs, qui ſont déja tres-foibles d'ailleurs, meurent, pour la difficulté qui s'y rencontre aſſez ſouvent.

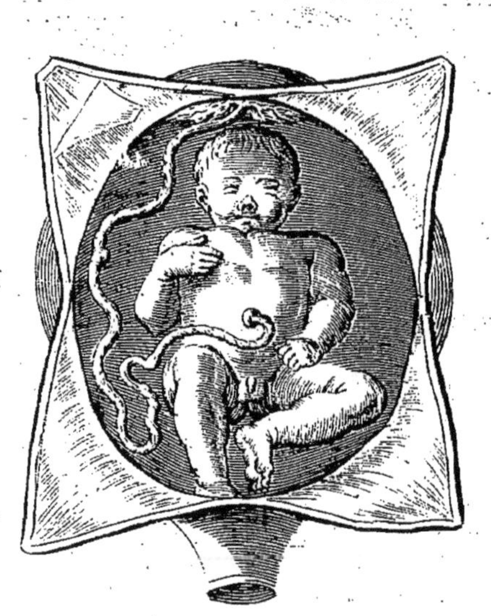

CHAPITRE XIII.

Le moyen d'accoucher la femme, quand l'enfant preſente un ou deux pieds les premiers.

C'Eſt une verité tres-conſtante & connuë à tous ceux qui pratiquent les accouchemens, que les differentes poſtures contre nature auſquelles les enfans ſe preſentent pour ſortir de la matrice, ſont cauſe de la plus grande partie des mauvais travaux, & des accidens qui s'y rencontrent, pour leſquels on a ordinairement recours au Chirurgien.

Les ſignes qui ſont connoître que l'enfant ſe doit certainement preſenter en quelque mauvaiſe poſture, telle qu'elle puiſſe eſtre, ſont que les douleurs de la femme ſont ordinairement plus lentes, & ne répondent pas ſi directement en bas, que quand il vient en bonne ſituation; & ſi on la touche par bas devant que les membranes des eaux ſoient percées, on ne ſent ſouvent aucune partie du corps de l'enfant, à cauſe qu'étant en mauvaiſe poſture, les douleurs de la femme ne le peuvent pas faire deſcendre, ny avancer ſi facilement dans le paſſage; & ſi on ſent parfois quelque partie, elle paroît au toucher de figure inégale, & non pas groſſe, dure, ronde, & de figure égale comme la teſte; & quand les membranes des eaux ſont percées, aprés que le premier flot eſt ſorty, le reſte diſtille peu à peu, & continuellement juſques à ce qu'elles ſoient entierement écoulées; parce que les parties que l'enfant preſente, laiſſant quelque vuide au paſſage à cauſe de leurs inégalitez, ne peuvent pas empêcher qu'elles ne s'écoulent toutes, comme fait bien la teſte; laquelle ſe preſentant en droite ligne à l'orifice interne, & en occupant tout le paſſage par ſa groſſeur & par ſa rondeur égale, vient à le boucher exactement, & empêche par ce moyen que ce qui reſte des eaux de l'enfant dans la matrice ne ſe puiſſe écouler; ce qui aide beaucoup à faciliter le paſſage de ſon corps auſſi-toſt que ſa teſte eſt ſortie de la matrice. Or comme on eſt obligé le plus ſouvent, à raiſon de ces mauvaiſes ſituations, de tirer l'enfant par les pieds, c'eſt le ſujet pour lequel j'ay reſolu, avant que de parler des autres accouchemens, à la pluſpart deſquels celuy-cy doit ſervir de guide, de montrer comment on ſe doit comporter, quand l'enfant preſente un ou deux pieds les premiers.

Beaucoup d'Auteurs veulent qu'en cette occaſion l'on faſſe changer la mauvaiſe figure de l'enfant, & qu'on la reduiſe à la naturelle; c'eſt-à-dire, que s'il preſente les pieds, on le retourne pour le faire venir la teſte la premiere: mais s'ils nous en expliquoient des moyens faciles, on pourroit ſuivre leur conſeil, dont il eſt bien difficile (pour ne pas dire impoſſible) de venir à bout, ſi on veut éviter le danger extréme, auquel on mettroit la mere & l'enfant par les violences qu'il leur faudroit faire ſouffrir, pour ce ſujet;

jet, à raison dequoy il vaut mieux le tirer par les pieds, quand il s'y presente, que de le mettre en plus grand hazard de la vie en le retournant.

Aussi-tost donc que le Chirurgien aura reconnu que l'enfant vient en cette situation, & que la matrice est assez ouverte pour donner passage à sa main (sinon il fera en sorte, oignant d'huile ou de beurre frais toute son entrée, de la dilater peu à peu, se servant aussi pour ce sujet des doigts, les écartant les uns des autres, aprés les y avoir introduits joints ensemble, & continuant à ce faire jusques à ce qu'elle le soit suffisamment) pour lors ayant ses ongles bien rognez, ses doigts sans aucune bague, & toute sa main ointe d'huile ou de beurre frais, & disposée, comme aussi la femme située de la maniere que nous avons déja plusieurs fois dite, il l'introduira doucement à l'entrée de la matrice où trouvant les pieds de l'enfant il le tirera dehors en cette posture, de la façon que nous allons décrire; mais s'il ne s'en presentoit qu'un, il faut qu'il considere bien quel il est, si c'est le droit, ou si c'est le gauche, & de quelle figure il se presente; car ces reflexions luy feront facilement connoistre, de quel costé peut estre l'autre pied; ce qu'ayant remarqué, il l'ira chercher, & aprés l'avoir trouvé, il le tirera tout doucemeut dehors avec le premier; avant quoy il doit encore bien prendre garde, que ce second pied ne soit pas celuy d'un autre enfant; parce que cela estant, il creveroit plutost la mere & les enfans, que de les tirer ainsi; ce qu'il connoistra facilement, si ayant coulé sa main au long de la jambe & de la cuisse du premier jusques à l'aine, il trouve que les deux cuisses sont dépendantes d'un seul & mesme corps; ce qui est aussi un moyen facile pour rencontrer l'autre pied, quand il ne s'en presente qu'un dans l'abord.

Plusieurs Auteurs recommandent que de peur de perdre la piste du premier pied, on le lie d'un ruban avec un nœud coulant, afin de n'estre pas obligé de l'aller chercher une seconde fois quand on aura trouvé l'autre; mais souvent il n'est pas beaucoup necessaire; car pour l'ordinaire quand on en tient un, l'autre n'est pas bien difficile à rencontrer; se serve neanmoins qui voudra de cette precaution qui ne peut nuire, sinon en ce qu'elle prolonge le tems de l'operation. Aussi-tost donc que le Chirurgien aura trouvé les deux pieds de l'enfant, il les amenera dehors; puis les prenant de ses deux mains, au dessus des malleolles, & les tenant prés l'un de l'autre, il les tirera également de cette maniere, jusques à ce que les cuisses & les hanches de l'enfant soient sorties; empoignant aussi quelquefois, pour ce sujet, ses cuisses au dessus des genoux d'abord qu'il aura lieu de le pouvoir faire, & observant d'envelopper ces parties d'un linge simple qui soit sec, afin que ses mains qui sont déja grasses, ne viennent à couler sur le corps de l'enfant qui est fort glissant, à cause des humiditez glaireuses dont il est tout couvert, lesquelles l'empêcheroient de le pouvoir tenir ferme; ce qu'étant fait, tenant toujours l'enfant par les deux pieds, ou au dessus des genoux, il le tirera de la sorte jusques au haut de la poitrine, aprés quoy il abaissera de costé & d'autre avec sa main les deux bras de l'enfant le long de son corps, lesquels il rencontrera pour lors aisément; observant de les prendre plutost par les mains vers le poignet, que par aucun autre endroit, & de les dégager adroitement du passage l'un aprés l'autre, sans les trop forcer, de peur de les rompre, comme font souvent ceux qui operent sans methode; & prenant bien garde pour lors qu'il ait le ventre & la face directement en dessous, pour éviter que l'ayant en dessus, sa teste ne vint à estre arrêtée vers le menton par l'os *pubis*: c'est pourquoy s'il n'étoit ainsi tourné, il le faudroit mettre en cette posture; ce qu'on fera facilement, si déslors qu'on commence à tirer l'enfant par les pieds, on les incline en les tournant peu à peu, à proportion qu'on en fait l'extraction, jusqu'à ce que ses talons regardent directement le ventre de la femme; & s'ils n'estoient pas tout-à-fait dans cette situation, quand on a tiré l'enfant jusques au haut des cuisses, il faut devant que de le tirer plus avant, que le Chirurgien glisse une de ses mains applatie jusques vers le *pubis* de l'enfant, & que de son autre main il en tienne les deux pieds, pour luy tourner en mesme-tems le corps du costé où il est plus disposé à recevoir une bonne situation, jusques à ce qu'il soit comme il est requis, c'est-à-dire, la poitrine & la face en dessous: & l'ayant ainsi amené jusques vers le haut des épaules, il faut bien prendre le tems (commandant à la femme de s'efforcer dans cét instant) pour faire en sorte qu'en le tirant, sa teste puisse prendre leur place dans le mesme moment, & qu'ainsi faisant elle ne soit pas arrêtée au passage. Quelques Auteurs recommandent pour empêcher cét inconvenient, de n'abbaisser seulement qu'un des bras de l'enfant, & de laisser l'autre relevé; afin que servant d'éclisse à son col, la matrice ne puisse se refermer devant que la teste de l'enfant soit entierement passée; mais si le Chirurgien sçait bien prendre son tems sans perdre l'occasion, il n'aura pas besoin de cette précaution pour éviter cét accident, qui arriveroit bien plutost, s'il laissoit un bras de l'enfant en haut ; car outre qu'il occuperoit par sa grosseur une partie du passage qui n'est pas déja trop large, c'est que faisant pancher la teste plus d'un costé que d'autre, il seroit cause qu'elle ne manqueroit pas d'estre encore bien plutost arrêtée par celuy où le col de l'enfant ne seroit pas ainsi éclissé : Lors que j'ay quelquefois voulu essayer en tirant des enfans par les pieds à laisser de cette façon un bras elevé, j'ay toujours esté obligé de es abbaisser tout deux, aprés quoy j'ay bien plus facilement aché-é mon operation.

Il y a neanmoins des enfans qui ont la teste si grosse, qu'elle demeure arrêtée au passage aprés que le corps est tout-à-fait dehors, nonobstant toutes les precautions qu'on puisse y apporter pour l'éviter : en ce cas, il ne faut pas s'amuser à tirer seulement l'enfant par les épaules ; car quelquefois on feroit plutost quitter & separer le col que de l'avoir ainsi ; mais durant que quelqu'autre personne tirera mediocrement le corps de l'enfant, le tenant par les deux pieds, ou au dessus des genoux, le Chirurgien dégagera peu à peu la teste d'entre les os du passage : ce qu'il fera en glissant doucement un ou deux doigts de sa main gauche dans la bouche de l'enfant, pour en dégager premierement le menton, & de sa main droite il en embrassera le derriere du col de l'enfant, au dessus de ses épaules, pour le tirer ensuite, avec l'aide d'un des doigts de sa main gauche, mis dans la bouche de l'enfant, comme je viens de dire, pour en dégager le menton ; car c'est cette partie qui contribuë davantage à retenir la teste au passage, duquel on ne la peut tirer devant que le menton en soit entierement dégagé ; observant aussi de le faire le plus promptement qu'il sera possible, depeur que l'enfant ne soit suffoqué, comme il arriveroit indubitablement s'il demeuroit long-tems ainsi pris & arrêté ; parce que le cordon de l'umbilic qui est au dehors, estant refroidi, & fortement comprimé par le corps, ou par la teste de l'enfant, qui reste trop long-tems dans le passage, l'enfant ne peut plus pour lors estre vivifié par le moyen du sang de la mere, dont le mouvement est arrêté dans ce cordon, tant par son refroidissement, qui l'y fait cailler, que par sa compression, qui l'empéche d'y circuler, au deffaut dequoy l'enfant devroit aussi-tost respirer ; ce qu'il ne peut pas faire devant qu'il ait la teste tout-à-fait hors de la matrice ; c'est pourquoy lors qu'on aura une fois commencé de tirer l'enfant, il faut tâcher de le faire sortir entierement le plûtost qu'on le pourra ; ce qu'estant bien & duëment fait, on delivrera incontinent aprés la femme de son arriere-faix, en la maniere que nous avons cy-devant dite.

Il faut remarquer que lorsque l'enfant est vivant, il n'est pas ordinairement difficile de donner à sa teste cette situation en dessous, si elle ne l'avoit pas auparavant, laquelle nous avons dite estre tres-necessaire pour en faciliter l'extraction ; à cause que toutes les parties du corps de l'enfant qui est vivant ayant de l'appui & de la fermeté, sa teste suit ordinairement le corps, & se tourne de son mesme côté, ce qui n'arrive pas de la sorte à la teste de l'enfant mort ; parce que son col estant devenu mollasse & sans fermeté, ne contribuë pas à faire tourner la teste dans une bonne situation, quoique le corps de l'enfant y ait esté mis par le Chirurgien, & qu'il ait observé pour ce faire, tout ce que j'ay dit cy-dessus ; auquel cas le corps de l'enfant mort estant entierement sorty, sa teste vient à estre arrêtee au passage, à cause qu'elle n'est pas située directement en dessous comme le corps : Pour lors il ne faut pas s'amuser à tirer le corps de l'enfant devant que d'avoir pareillement reduit la teste en figure droite, la faisant ainsi regarder en dessous ; ce que le Chirurgien fera en glissant sa main applatie sur la face de l'enfant, pour en couvrir les inégalitez, & pour aider par ce moyen en l'embrassant à la faire tourner plus facilement, & à luy donner une situation commode, luy mettant aussi quelque doigt dans la bouche, afin de dégager le menton hors du passage, comme j'ay dit ; observant cependant de tourner avec son autre main le corps de l'enfant, ou de le faire tourner par une autre personne, pour luy faire suivre en mesme tems le mouvement qu'il donne à la teste ; ce qu'il ne doit pas aussi obmettre quand il arrive que la teste d'un enfant vivant est arrestée de la sorte au passage, à cause de sa mauvaise situation ; car s'il vouloit faire tourner la teste sans le corps, ou le corps sans la teste, il luy torderoit le col, & le feroit mourir dans l'operation s'il ne prenoit bien garde à cette circonstance. J'ay tâché de bien faire observer toutes les plus considerables particularitez de l'accouchement où l'enfant presente les pieds les premiers ; parce qu'il doit, comme j'ay dit, servir de guide & de regle à la pluspart des autres accouchemens contre nature, où on est obligé de retourner l'enfant dans la matrice, pour le tirer ensuite par les pieds, de la maniere que j'ay décrite.

CHAPITRE XIV.

Le moyen de tirer la teſte de l'enfant ſeparée de ſon corps, & demeurée ſeule dans la matrice.

QVoi qu'on prenne toutes les précautions que nous venons de dire, pour faire l'extraction de l'enfant par les pieds, il ſe rencontre quelquefois des enfans qui ſont ſi corrompus & ſi pourris, que pour le peu qu'on faſſe d'effort en les tirant, leur teſte ſe ſepare du corps, & demeure ſeule dans la matrice, dont elle ne peut aprés eſtre tirée qu'avec beaucoup de peine; dautant qu'elle eſt extrémement gliſſante, à cauſe de l'humidité glaireuſe du lieu où elle eſt, comme auſſi parce qu'elle eſt de figure ronde, à laquelle il n'y a pas de priſe: neanmoins ſi la teſte qui eſt ainſi reſtée dans la matrice eſt petite & mollaſſe, comme eſt celle des enfans avortons, on la peut tirer aſſez facilement: mais ſi elle eſt fort groſſe & ſolide, la difficulté en eſt ordinairement ſi grande, qu'on a quelquefois vû juſques à deux ou trois Chirurgiens renoncer l'un aprés l'autre à cette operation, & n'en pouvoir pas venir à bout, aprés y avoir épuiſé en vain toute leur induſtrie, & fait tous leurs efforts; enſuite dequoy la mort des femmes s'eſt enſuivie; mais je croy qu'ils auroient évité ce mal-heur s'ils s'y fuſſent comporté de la maniere que je vais dire.

Quand donc la teſte de l'enfant, ſeparée de ſon corps, ſera reſtée ſeule dans la matrice, ſoit à raiſon de la pourriture, ou pour autre cauſe, il faut auſſi-toſt ſans aucun delay, pendant qu'elle eſt encore ouverte, que le Chirurgien y porte ſa main droite, & qu'il cherche la bouche de cette teſte (car il n'y a pour lors que cette ſeule priſe) & l'ayant trouvée, il mettra un ou deux de ſes doigts dedans, & ſon poulce par deſſous le menton, aprés quoy il la tirera peu à peu, la tenant ainſi par la mâchoire inferieure; mais ſi elle quitte & ſe ſepare de la teſte en la tirant un peu fort, comme il arrive aſſez ſouvent quand il y a de la pourriture; en ce cas, il faudra qu'il retire ſa main droite de la Matrice, pour y gliſſer la gauche avec laquelle il appuira cette teſte, & de la droite il prendra un crochet eſtroit, mais fort, & à une ſeule branche, qu'il coulera le long du dedans de ſon autre main, en mettant ſa pointe vers elle, de peur de blesser la matrice ; & l'ayant ainsi introduit, il le tournera aussi-tost du costé de la teste, pour l'enfoncer dans le creux d'un des yeux, ou dans un des trous des oreilles, ou dans celuy de l'*occiput*, ou bien entre les sutures, selon qu'il trouvera la chose plus facile & plus convenable : tâchant toujours de luy donner une prise la plus ferme & stable qu'il pourra ; aprés quoy tirant cette teste ainsi accrochée, aidant de la main gauche à la conduire, il en fera l'extraction entiere ; observant lorsqu'il l'aura amenée proche du passage, estant fortement tenuë de ce crochet enfoncé, comme il est dit, dans quelqu'un des endroits specifiez, de retirer sa main hors de la matrice, afin que la voye de la sortie n'en estant pas occupée, en soit plus large & plus facile, se contentant seulement de laisser quelques doigts vers le costé de la teste, pour la dégager plus aisément, & pour garantir la matrice d'estre blessée par le crochet, en cas qu'il vint à quitter prise.

On pourroit encore au besoin essayer une chose qui m'est venuë en pensée pour ce sujet, par laquelle on peut venir à bout de cette penible & laborieuse operation ; ce qui se fera en prenant une bande de linge assez doux, large de quatre grands travers de doigt, & longue de deux coudées ou environ, pliée simplement en deux, de laquelle on tiendra les deux bouts avec la main gauche, & de la droite on en prendra le milieu, qui sera oint de beurre frais par dehors, pour l'introduire dans la matrice, en telle sorte qu'on le puisse mettre derriere la teste, pour l'y placer, comme on feroit une pierre dans une fronde ; aprés quoy en tirant la bande par ces deux bouts joints ensemble, on fera fort aisément l'extraction de la teste, sans que cette bande puisse aucunement nuire au passage, à cause qu'elle n'occupe presque pas de place.

Mais si se comportant de ces differentes manieres, le Chirurgien ne peut pas faire sortir, ny tirer la teste, à cause qu'elle est trop grosse ; il faut de necessité, s'il en veut venir à bout, qu'il en diminuë la grosseur avec un couteau courbe, semblable à celuy qui est marqué par la Lettre D. en la representation des instrumens, qui est vers la fin de ce second Livre. Pour ce faire, il introduira sa main gauche dans la matrice, où estant il y coulera ce couteau avec la droite, observant toujours en ce faisant, que sa pointe soit tournée vers le dedans de cette premiere main, de peur que la matrice n'en soit blessée ; aprés quoy il la retournera vers l'endroit des sutures de la teste, & principalement au lieu de leur jonction, c'est-à-dire, vers la fontaine, où il fera incision avec cét instrument; afin qu'en ayant separé quelques morceaux, il puisse plus facilement tirer le reste, ou qu'à tout le moins ayant vuidé une partie du cerveau par l'ouverture qu'il fera de la sorte, la grosseur de cette teste en soit beaucoup diminuée, & par consequent son extraction moins penible.

La main gauche ainsi mise en la matrice, sera tres-utile à faire mieux enfoncer le couteau, pour la division & separation des parties de la teste, selon que le Chirurgien le jugera necessaire, comme aussi pour empêcher que par inadvertance la matrice n'en soit blessée; & la main droite qui sera dehors, avec laquelle il tiendra le manche de cét instrument, qui pour cét effet doit estre assez long, luy servira pour le porter & mouvoir de tel costé qu'il voudra, en le tournant, poussant, attirant, ou biaisant, selon que la chose le requierera. *Ambroise Paré*, & *Guillemeau* veulent que ce couteau soit si petit, qu'il se puisse cacher dans la main droite, pour en faire cette operation, aprés l'avoir ainsi porté dans la matrice; mais il est certain que quand elle est pleine d'un enfant monstrueux en grosseur, ou d'une teste de la sorte, la main du Chirurgien y estant portée, en est tellement comprimée, que bien difficilement se pourroit-il servir adroitement de ce petit couteau avec elle seule, à moins qu'il ne fit une extrême violence à la matrice: c'est le sujet pourquoy il faut (si on m'en veut croire) que cét instrument ait le manche fort long, afin qu'étant introduit dans la matrice, il puisse estre conduit à faire l'operation, par la main gauche du Chirurgien, laquelle sera dedans, comme nous avons dit, & gouverné par la droite, qui en tiendra le manche au dehors; lequel doit estre égal en longueur à celuy des crochets ordinaires. Ceux qui prendront la peine de vouloir concevoir mon raisonnement, & qui éprouveront un pareil instrument dans le besoin, reconnoîtront bien qu'il sera beaucoup plus utile & commode, ayant le manche ainsi long, que d'estre si petit & aussi court que lesdits *Paré* & *Guillemeau* le recommandent. Pour moy m'étant avisé pour ces raisons d'en faire faire un de la sorte, je m'en suis fort bien trouvé dans une occasion où il estoit necessaire de s'en servir.

Or aprés qu'on aura tiré la teste hors de la matrice, de la façon que je viens de dire, on doit bien prendre garde à n'y en laisser aucune portion, comme aussi à bien delivrer ensuite la femme de son arriere-faix, s'il y estoit encore. Mais sur ce sujet on peut fort à propos faire une question d'assez grande consequence; qui est de sçavoir, quand la teste de l'enfant est ainsi demeurée en la matrice, la femme n'estant pas aussi delivrée de son arriere-faix, si on doit commencer l'operation par l'extraction de la teste, avant que d'en tirer l'arriere-faix? A quoy on peut répondre avec distinction, que si cét arriere-faix estoit tout à-fait separé des parois de la matrice, on le doit tirer le premier, à cause qu'il empescheroit de pouvoir bien joüir de la teste; mais s'il y estoit encore adherent, il le faudroit laisser jusques à ce que la teste fût tirée; car si on venoit à le separer pour lors de la matrice, il se feroit un grand flux de sang, qui seroit augmenté par l'agitation de l'operation; parce que les vaisseaux contre lesquels il est joint, demeurent ordinairement ouverts, tant que la matrice est dans la distension que luy cause la teste retenuë, & ne se referment que lors qu'ayant esté vuidée de ce corps estrange, elle vient à les boucher en se retirant, s'affaissant, & se comprimant en soy-mesme, comme j'ay expliqué plus precisément en un autre lieu cy-devant; outre cela, l'arriere-faix restant ainsi attaché pendant l'operation, empêche que la matrice ne soit si facilement contuse & blessée.

Celse au 29. Chap. du 7. Livre, & quelques autres Auteurs nous donnent un moyen pour aider à faire sortir la teste de l'enfant restée seule dans la matrice, que je ne conseille pas de suivre; qui est qu'un homme robuste pese fortement sur le ventre de la femme, avec ses deux mains mises l'une sur l'autre, pour pousser la tête hors de la matrice, comme nous voyons que font à peu prés les cuisiniers, qui pésent fortement sur le ventre d'une volaille qu'ils veulent vuider, pour en faire sortir le juisier: mais ces violentes compressions ne manqueroient pas de faire contusion à la matrice, qui pour lors est tres-douloureuse, & d'y causer ensuite une inflammation, qui mettroit la femme en tres-grand danger de la vie: c'est pourquoy on ne se servira pas de cette mauvaise methode. On peut bien neanmoins, s'il est besoin, faire tenir doucement la tête en estat, en la contenant seulement, pour empêcher qu'elle ne vacille trop, par quelque personne qui aura sa main sur le ventre de la femme, durant que le Chirurgien en fera l'extraction de la maniere que j'ay enseignée.

CHAP.

CHAPITRE XV.

Le moyen d'aider la femme dans son accouchement, quand la teste de l'enfant pousse au devant d'elle le col de la matrice en dehors.

SI nous avons seulement égard à la figure en laquelle l'enfant vient en cét accouchement, nous pouvons dire qu'il est naturel; mais si nous considerons la disposition de la matrice, qui est en danger de tomber dehors dans la sortie, ou dans l'extraction de l'enfant, nous connoistrons qu'il ne l'est pas tout-à-fait; car sa teste la poussant fortement au devant d'elle, peut facilement causer cét accident, si la femme n'est adroitement secouruë. On voit en cette rencontre le *vagina*, ou col de la matrice, tout par grosses rides se forjetter en dehors, à mesure que l'enfant s'avance.

Les femmes à qui la matrice avoit accoutumé de tomber avant leur grossesse, & qui l'ont fort humide, sont tres-sujettes à cét accident, à cause de la relaxation de ses ligamens. Il ne faut pas observer en cét accouchement la mesme methode que nous avons enseignée cy-devant en parlant de l'accouchement naturel; car en celuy-cy on ne doit pas faire promener, ny tenir debout la femme ainsi disposée; au lieu dequoy il faut qu'elle soit couchée au lit, & qu'elle ait le corps presque également situé, & non pas si élevé qu'il seroit requis si l'accouchement étoit naturel: On ne luy doit aussi donner aucun lavement fort ny âcre, de peur de luy exciter de trop grandes épreintes, comme encore ne faut-il pas luy tant humecter la matrice qui n'est déja que trop relâchée: mais pour la bien aider, à chaque moment que les douleurs luy prendront, quand son enfant commencera d'avancer sa teste, & de pousser ainsi le col de la matrice en dehors, la Sage-femme aura toujours à chaque costé de cette teste une de ses mains, pour repousser en resistant aux douleurs de la femme, la matrice seule vers le dedans, & donner lieu cependant à l'enfant de s'avancer, faisant de cette maniere à chaques épreintes qui surviendront, & continuant toujours jusques à ce que la mere pousse d'elle-mesme l'enfant tout-à-fait dehors; car on ne doit en aucune façon le tirer par la teste, comme nous avons dit en parlant de l'accouchement naturel, de peur qu'on ne vint à faire tomber en mesme tems la matrice, qui pour lors y est grandement disposée.

Neanmoins si l'enfant ayant la teste hors du passage venoit à y estre arrêté si long-tems, qu'il fût en danger d'y estre suffoqué, alors on seroit obligé d'appeller une seconde personne pour aider, qui le tireroit tout doucement par la teste, durant que la Sage-femme tiendroit & repousseroit la matrice avec les mains, comme il est dit, de peur qu'elle ne suivît le corps de l'enfant en le tirant de la sorte. Aprés que la femme aura esté ainsi accouchée, on la delivrera de son arriere-faix, en la maniere cy-devant décrite, se gardant bien aussi pour le mesme sujet, de ne le pas tirer & ébranler trop fort, ensuite dequoy on remettra & on tiendra la matrice en sa situation naturelle, si elle en estoit sortie.

Lorsque la Sage-femme n'observe pas la methode que je viens d'enseigner, elle est cause quelquefois que la matrice descend, & sort tout-à-fait hors de la partie honteuse incontinent aprés que la femme est accouchée ; & mesme que son col tombe aussi quelquefois entierement devant l'accouchement, & devient pour lors d'une grosseur & d'une longueur extraordinaire, à cause que les humeurs s'y portent aussi-tost en grande abondance, comme je l'ay vû arriver le 11. May 1669. à la femme d'un Menuisier proche le College des Iesuites, laquelle étant en travail d'enfant, ne pouvoit accoucher, à cause que tout le col de sa matrice estoit entierement renversé & tombé depuis trois heures hors de la partie honteuse, d'une longueur & d'une grosseur si prodigieuse, que sa Sage-femme en fut toute étonnée, ne sçachant pas mesme ce que ce pouvoit estre, tant la chose estoit extraordinaire. Ce col ainsi tombé estoit de la longueur de plus d'un grand demy pied, & une fois plus gros que la teste d'un enfant. On voyoit en son extremité l'orifice interne de la matrice, qui representoit une espece de gros *Phymosis*, dont les bords estoient épais de plus de trois travers de doigts en toute sa circonference ; ce qui en étrecissoit tellement le passage, que l'enfant n'en pouvant sortir, & y estant arresté, poussoit toujours de plus en plus la matrice en dehors, & les humeurs affluant en abondance, à cause des efforts inutiles que la femme faisoit, gonfloient extraordinairement ce col de la matrice, qui en estoit déja tout livide, & disposé à mortification, laquelle seroit indubitablement arrivée dans peu, si je n'eusse promptement accouché cette femme, en m'y comportant de la maniere que je vais dire. Comme il n'y avoit pas lieu pour lors de reduire ce col de la matrice ainsi tombé, non seulement à cause de son extréme grosseur, mais aussi à cause que la teste de l'enfant, étant trop avancée dans le passage, n'auroit pas pû estre repoussée sans une extréme violence, qui auroit esté tres-prejudiciable à la mere & à l'enfant, j'introduisis ma main peu à peu dans l'ouverture de ce gros *Phymosis*, l'ayant trempée auparavant dans l'huile d'olive, aprés quoy je fis efforcer la femme, en conduisant la tête de l'enfant à chaque douleur, & la faisant ainsi avancer peu à peu dans le passage que ma main luy preparoit, sans l'en retirer que pour la retremper de fois à autre dans l'huile, & la remettre aussi-tost comme auparavant. Ainsi faisant, je donnay lieu à la tête de l'enfant de passer par cette ouverture, ma main luy servant toûjours de conduite, pour disposer & entretenir son passage, en écartant tous les doigts les uns des autres en forme de dilatatoire, & les retirant peu à peu, à proportion que la teste s'avançoit, jusques à ce qu'elle eût esté entierement poussée dehors par les seules douleurs de la femme qui estoient tres-fortes, aprés quoy l'ayant prise avec mes deux mains de côté & d'autre, en la maniere ordinaire, je tiray facilement l'enfant qui estoit vivant, & delivray entierement la femme; ensuite de cela, je reduisis aussi-tost sa matrice en sa situation naturelle, recommandant à sa Sage-femme de luy bien étuver tous les jours les parties basses, pour empêcher la pourriture à laquelle elles estoient tres-disposées. Cette femme guerit en fort peu de tems, nonobstant un si grand accident, aprés quoy je luy donnay un pessaire qu'elle porte sans aucune incommodité depuis ce tems, pour retenir en état sa matrice, dont elle souffroit une fâcheuse descente depuis dix ans entiers, sans avoir trouvé personne qui pût y remedier comme je fis.

CHAPITRE XVI.

Le moyen de faire extraction de l'enfant, lorsque venant la teste la premiere, il ne peut sortir, à cause qu'elle est trop grosse, ou parce que les passages ne peuvent pas se dilater suffisamment.

NOus voyons quelquefois des femmes, dont les enfans (quoiqu'ils viennent en une situation naturelle) restent au passage durant des quatre ou cinq jours entiers, & y seroient encore plus long-tems, & n'en sortiroient mesme jamais, si on ne les en tiroit par art, comme on est obligé de faire, si on veut sauver la vie de la mere ; ce qui se voit arriver le plus souvent aux petites femmes dans leur premier accouchement, & principalement à celles qui sont pour lors fort avancées en âge, à cause que l'articulation de leur *coccix* n'est pas si lâche, & que leur matrice qui est beaucoup plus dure & plus seche, ne peut pas estre dilatée si facilement que celle des autres qui ont déja eu des enfans, ou qui ne sont pas si âgées. Quand la chose se rencontre ainsi, aprés que le Chirurgien aura fait tout son possible de relâcher & dilater les lieux, avec fomentations & onctions d'huiles, & axonges émollientes, pour pouvoir faciliter la sortie de l'enfant, & qu'il aura vû que toutes les peines qu'il en aura prises auront esté inutiles, à cause qu'il a la teste beaucoup plus grosse qu'il ne conviendroit, & qu'il est outre cela tres-certainement mort, comme il est presque toujours, quand il demeure quatre ou cinq jours en cét estat, aprés que les eaux se sont écoulées ; ce qu'il sçaura encore plus précisément, par les signes que nous avons cy-devant enseignez pour le bien connoistre, au Chapitre douziéme de ce second Livre, alors il ne fera aucune difficulté de mettre un crochet en quelque endroit de la teste de l'enfant, pour en faire l'extraction. Il semble qu'il seroit plus à propos de mettre la pointe du crochet vers la partie posterieure de la teste qu'en aucun autre lieu, afin de la pouvoir tirer par ce moyen plus directement : mais j'ay toujours trouvé par experience qu'on ne peut pas si facilement porter la main vers cette partie de la teste de l'enfant, qui est ordinairement située au dessous de l'os *pubis*, auquel endroit les os qui forment le passage sont beaucoup plus serrez, que vers les côtez, où l'espace étant bien plus libre, la matrice se peut dilater sans faire aucune violence au col de la vessie ; ce que le Chirurgien ne pourroit pas éviter, s'il vouloit introduire sa main avec son instrument pour en accrocher la teste de l'enfant en sa partie posterieure, dont le col de la vessie est pour l'ordinaire si fort comprimé dans ces sortes d'accouchemens, que les femmes ont une entiere suppression d'urine, qui est encore augmentée par l'inflammation qui ne manque pas d'y arriver, quand l'enfant reste ainsi au passage durant plusieurs jours, aprés que les eaux se sont entierement écoulées. C'est pourquoy le Chirurgien ayant auparavant fait uriner la femme, s'il est besoin, avec une sonde creuse ointe d'huile, qu'il introduira doucement dans la vessie, en repoussant un peu avec sa main la teste de l'enfant, afin de faciliter le passage de cette sonde, pour en faire sortir l'urine, il glissera sa main droite applatie à l'entrée de la matrice, vers le costé de la teste de l'enfant, & de la gauche il introduira un crochet, dont la pointe soit forte & courte, & tournée en l'introduisant, vers le dedans de la main droite, aprés quoy il la retournera du costé de la teste de l'enfant, & l'imprimera en l'appuyant avec la main sur le milieu de l'os *parietal*, & en tirant mediocrement à proportion qu'il fait entrer la pointe de son crochet, jusqu'à ce qu'il luy ait donné une prise ferme & stable, ensuite dequoy il retirera sa main droite pour en prendre le manche de l'instrument, & ayant introduit sa main gauche de l'autre costé de la teste de l'enfant, pour la redresser & soutenir, il la tirera peu à peu, la conduisant toujours avec cette main gauche, à proportion qu'il la fait avancer, en la tirant de la droite jusqu'à ce qu'il l'ait amenée tout-à fait hors du passage, se servant encore, s'il est besoin, d'un second crochet, mis en la mesme maniere que le premier, au côté opposé de la teste, afin que l'attraction se fasse également des deux costez, aprés quoy ayant osté ses instrumens, il la prendra avec ses deux mains pour achever de faire sortir le reste du corps de l'enfant.

Mais si le Chirurgien ne pouvoit pas faire ainsi l'extraction de la teste de l'enfant toute entiere, à cause de son excessive grosseur, pour lors il faudra qu'il y fasse incision avec un couteau droit, ou un peu courbé, selon qu'il conviendra; la faisant à l'endroit des sutures, afin qu'aprés avoir vuidé une partie du cerveau par cette ouverture, la grosseur de cette teste en soit diminuée; ensuite de cela, il introduira aussi par ce mesme lieu son crochet au dedans du crane, avec lequel il accrochera fortement quelqu'un de ses os, au moyen dequoy il fera tres-facilement l'extraction de l'enfant, si la difficulté ne procedoit que de la seule grosseur de sa tête. Mais souvent en ces sortes d'occasions ce n'est pas tant la grosseur de sa teste qui le fait ainsi mourir, & rester au passage durant plusieurs jours aprés l'écoulement des eaux, que c'est la secheresse de la matrice qui empêche qu'elle ne puisse estre suffisamment dilatée par les douleurs de la femme; ce qui fait que ne pouvant pousser l'enfant dehors, elles viennent à cesser entierement aprés plusieurs efforts inutiles; ensuite dequoy la substance de la matrice s'enflamme & se tumefie de telle sorte qu'elle devient comme une espece de moule, dans lequel tout le corps de l'enfant estant fortement enchassé, n'en peut estre tiré que tres-difficilement, quand la teste ne luy a pas premierement fait son passage par sa sortie. C'est pourquoy il faut toujours essayer de la tirer toute entiere, autant qu'il est possible ; car il arrive souvent que l'enfant est encore plus arresté en la matrice par la grosseur de ses épaules, que par celle de sa teste, laquelle venant à s'affaisser aprés qu'on en a vuidé le cerveau, rend encore l'operation plus difficile ; parce que la matrice vient pour lors à se resserrer davantage qu'elle n'étoit ; ce qui luy arrive à mesure que la teste vient à diminuer de grosseur ; & ainsi faisant, le reste du corps de l'enfant est encore plus fortement retenu au dedans, & n'est pas si facilement tiré que quand on a fait passer la teste de l'enfant toute entiere ; outre qu'en dépeçant ainsi la teste, ses os s'écartant les uns des autres, & vacillant de tous costez, à cause qu'ils n'ont plus d'appuy, incommodent beaucoup le Chirurgien en son operation ; & peuvent facilement blesser la matrice, si on n'y prend bien garde. La difficulté qui se rencontre ordinairement en cét accouchement, m'a fait inventer un autre instrument, qui est incomparablement meilleur & plus commode que le crochet, pour faire extraction de la teste de l'enfant mort, restée de la sorte au passage, auquel instrument j'ay donné le nom de *Tire-tête*, à cause de son usage. Il est si propre à cette operation, que je ne doute pas qu'il ne soit approuvé de tous ceux qui s'en serviront de la maniere que je l'enseigne tres-exactement à la fin de ce second livre, auquel lieu j'ay fait representer la figure de cét instrument. I'ay vû quelquefois des Chirurgiens en ces sortes d'accouchemens faire une incision à la partie inferieure & externe de la vulve, s'imaginant que la teste de l'enfant est seulement arrêtée au passage à cause de l'étrecissement de cette partie, & croyant par ce moyen luy faciliter sa sortie, mais ils s'abusoient fort ; car c'est au dedans, & au droit de l'orifice interne que l'enfant est ainsi retenu, pour les raisons que j'ay dites ; & outre que cette incision est entierement inutile, c'est qu'il y arrive souvent mortification aprés l'accouchement, à cause de l'inflammation qui est ordinairement en ces parties, sur lesquelles il se fait ensuite un dépost des superfluitez par l'écoulement des vuidanges.

Il est tres certain que si l'enfant est mort, on se doit comporter de la maniere que j'ay enseignée, pour empêcher qu'il ne fasse aussi perir la mere ; car on ne le peut pas tirer autrement, à cause que la teste est un corps rond & glissant, sur lequel il n'y a aucune prise que par ce moyen, n'y ayant pas lieu aussi de retourner l'enfant pour le tirer par les pieds, quand il y a long-tems que sa teste est ainsi engagée dans le passage aprés l'écoulement des eaux; parce qu'on creveroit plutost la mere que de le pouvoir faire; & quand mesme l'enfant auroit encore quelque peu de vie, il periroit certainement dans l'operation, par l'extréme violence, qu'il faudroit faire à l'un & à l'autre pour en venir à bout. Mais il y a une grande question à examiner pour sçavoir si on doit tirer avec les instrumens, l'enfant qui est vivant, n'y ayant aucune esperance qu'on le puisse avoir autrement que par ce moyen, pour sauver la vie à la mere, dont les passages sont trop estroits, & qu'il est impossible de dilater assez pour luy donner issuë; ou si on doit differer l'operation, & risquer la vie de la mere, jusques à ce qu'on soit tout-à-fait assuré qu'il soit mort. Pour moy, je croy que puisque l'enfant ne peut pas éviter la mort d'une façon ou d'autre (car restant à ce passage sans pouvoir sortir, il y meurt; & estant tiré par les crochets, ou par un autre instrument, il en est tué) on doit l'en tirer mort ou vif, le plutost qu'il y aura lieu de le faire, qui est aprés toute esperance perduë qu'il puisse jamais venir autrement, pour faire en sorte que la mere ne perde pas la vie, comme il arriveroit certainement si on n'y procedoit de la maniere. C'est le sentiment de *Tertullien*, qui dit au 13. Chap. du Livre de l'*Ame*, que c'est une cruauté necessaire de donner en tel cas la mort à l'enfant, plutost que de l'en exempter, puisqu'il feroit certainement perir sa mere s'il demeuroit en vie. Voicy ses paroles: *atquin & in ipso adhuc utero infans trucidatur necessaria crudelitate, quum in exitu obliquatus denegat partum, matricida qui moriturus.* C'est neanmoins ce que le Chirurgien ne doit jamais pratiquer qu'en cette extrémité, & aprés avoir ondoyé la teste de l'enfant, s'il en peut voir & toucher facilement l'extremité, sinon il le fera en y portant de l'eau par le moyen d'une petite seringue, s'il ne le peut pas autrement; ensuite dequoy il fera son operation le plus adroitement qu'il pourra, comme il est dit; observant aussi de s'en faire requerir par les assistans, aprés leur avoir expliqué la necessité de l'entreprendre. Pour moy j'aimerois bien mieux agir de la sorte en pareille occasion, que de me resoudre à la cruauté & barbarie de l'operation cesarienne, de laquelle il est absolument impossible (quoiqu'en assurent plusieurs imposteurs, dont *Rousset* est l'approbateur) que la femme ne puisse jamais réchaper, comme je feray voir plus particulierement en parlant cy-aprés de cette operation; car ainsi faisant, on sauvera souvent la mere qui periroit avec son enfant: &

comme il vaut toujours mieux passer par le moins dangereux de deux chemins, quand il n'y en a pas d'autres, aussi doit-on de deux maux éviter le pire, qui est le sujet pour lequel nous devons toujours preferer la vie de la mere à celle de l'enfant.

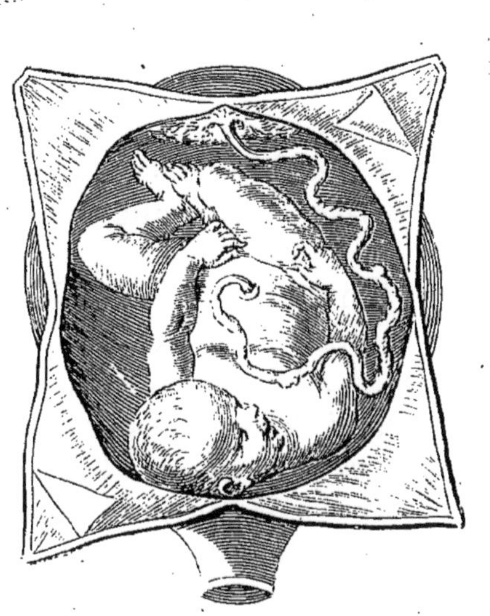

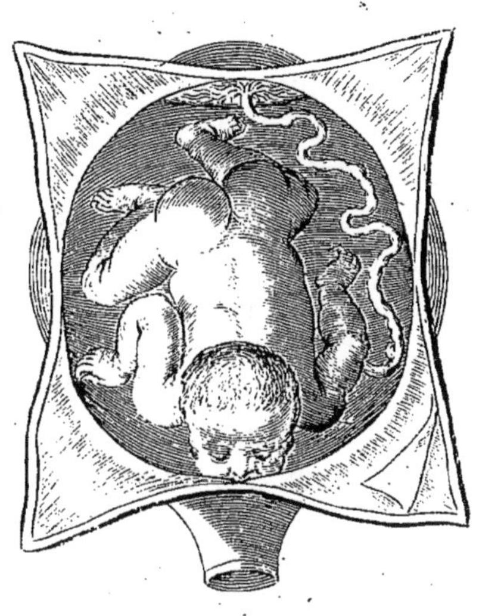

CHAPITRE XVII.

Le moyen d'aider la femme en l'accouchement où l'enfant se presente par le costé de la teste; comme aussi en celuy où il vient la face la premiere.

QVoy qu'il semble que l'accouchement où l'enfant se presente par le costé de la teste soit naturel, parce que la teste vient la premiere, il est neanmoins bien dangereux, tant pour l'enfant que pour la mere, à cause de cette mauvaise posture; car il se romproit plutost le col, que de pouvoir jamais sortir de la façon; & pour lors il est d'autant plus embarrassé dans le passage, que la mere fait d'efforts pour le mettre dehors; ce qui luy est impossible, si on ne redresse la teste de l'enfant pour la faire venir en droite

ligne

ligne. C'est pourquoy aussi-tost qu'on aura reconnu que la chose est ainsi, on fera coucher la femme, de peur que l'enfant s'avançant davantage en cette posture vicieuse, ne fût plus difficilement repoussé, comme on est obligé de faire, pour luy donner la veritable & naturelle, en luy redressant sa teste au passage.

Pour ce faire, la femme sera située en une posture commode, la faisant un peu pancher sur le costé opposite à la mauvaise situation de l'enfant ; aprés quoy le Chirurgien glissera sa main bien ointe d'huile à costé de la teste de l'enfant pour la redresser, la ramenant tout doucement avec ses doigts interposez entre elle & la matrice, dans une situation droite ; mais si cette teste estoit tellement engagée, que la chose ne se pût faire facilement de la maniere ; alors il faudra qu'il coule sa main jusques aux épaules de l'enfant, afin qu'en le repoussant un peu dans la matrice, il le puisse mettre en situation naturelle & convenable.

Il seroit à souhaiter que le Chirurgien pût ainsi repousser l'enfant par les épaules avec ses deux mains ; mais sa teste occupe pour lors tellement le passage, qu'il a souvent bien de la peine d'y en introduire une, avec laquelle il fera son operation, aidée du bout des doigts de l'autre, portez jusques où il sera necessaire ; aprés quoy il excitera & procurera la sortie de l'enfant, comme il a esté dit en parlant de l'accouchement naturel ; observant de redresser de la sorte la teste de l'enfant le plutost qu'il pourra aprés l'écoulement des eaux, quand il aura reconnu qu'elle vient de costé : car s'il n'y remedie promptement, la teste estant renversée sur les épaules, s'engage si fortement dans le passage, & les inégalitez de la face se nichent tellement dans la propre substance de la matrice, qui se tumefie de tous costez par l'inflammation qui y survient, qu'il est bien difficile ensuite de luy donner une bonne situation ; & la secheresse des parties contribuë beaucoup à rendre la chose encore plus difficile. Mais si cette teste ne se pouvoit bien reduire à cause de la mauvaise situation du corps de l'enfant, qui empêche qu'on ne la puisse redresser comme je dis ; pour lors il faudra se servir du dernier remede pour sauver la vie à l'enfant, qui est de le retourner entierement, en luy allant chercher les pieds pour le tirer dans ce mesme moment. C'est ainsi que le vingt-cinquiéme Septembre mil six cent soixante & quatorze, j'ay sauvé la vie à l'enfant de la femme de Monsieur *Gouvot*, Chirurgien du Fauxbourg S. Germain, laquelle j'accouchay en presence de son mary, & de Monsieur

Picart Chirurgien du mesme Fauxbourg, ayant esté obligé de retourner entierement cét enfant pour le tirer par les pieds, à cause que se presentant par le costé de la face qui estoit en dessus, son corps estant outre cela dans une situation tout-à-fait oblique, on luy auroit plutost rompu le col, que de pouvoir placer sa teste dans une bonne situation.

Si les deux Chirurgiens qui furent appellez avant moy, il y a quelques années, pour secourir la femme de Monsieur *Poupart*, nostre Confrere, en son accouchement, eussent reconnu que la teste de son enfant, qui estoit ainsi fortement engagée dans le passage, depuis trois jours entiers aprés l'écoulement de ses eaux, venoit de costé, ils n'eussent pas entretenu, comme ils firent durant tout ce tems, cette pauvre femme d'esperance vaine qu'elle accoucheroit heureusement; & ils luy auroient sauvé la vie, sans doute, & à son enfant, si du commencement ils eussent reduit sa teste dans une bonne situation; ou si trouvant trop de difficulté à la redresser, ils eussent entierement retourné l'enfant pour le tirer par les pieds, comme je fis à celuy de la femme dudit *Gourot*, dont je viens de parler : mais ayant negligé la chose, faute de l'examiner précisement, comme ils devoient faire, ils furent cause que l'operation fut inutile à l'un & à l'autre: car lors que je fus mandé pour en dire mon sentiment, il n'estoit plus tems; parce que l'enfant estoit certainement mort, il y avoit prés de deux jours, & la mere estoit presque à l'agonie, ayant le ventre extraordinairement dur, & tendu quasi jusques à la gorge, & toutes les parties exterieures de la vulve extrémement tumefiées, & entierement disposées à la mortification, à cause de leur inflammation qui commençoit à se communiquer aux parties internes de la matrice; ayant outre cela une grosse fiévre, & une entiere suppression de l'urine & des autres excrémens, dont son ventre ne se pouvoit aucunement décharger, pour raison dequoy elle avoit déja reçu tous ses derniers Sacremens. Neanmoins comme il vaut mieux tenter un remede incertain, que de laisser les malades dans un desespoir assuré, ayant fait connoistre audit *Poupart*, l'impossibilité qu'il y avoit que sa femme accouchast d'elle-mesme, ainsi que ces deux Chirurgiens, qui se piquent d'estre des plus experts au fait des accouchemens, luy avoient toûjours fait esperer vainement, je luy conseillay de la faire accoucher au plutost, à quoy je fis condescendre ces mesmes Chirurgiens qu'il envoya querir dans cét instant, pour sçavoir s'ils avoüeroient en ma presence, que la chose estoit comme je la luy avois declarée ; dequoy ils furent obligez de demeurer d'accord, ne pouvant pas nier la verité du fait, que je leur fis reconnoistre devant plusieurs autres de nos Confreres, qui estoient aussi presens. Mais comme il estoit question de faire l'operation sur l'heure, (car *periculum erat in morâ*, le delay estoit absolument mortel) le plus ancien des deux, qui fuit toujours les mauvaises cures autant qu'il peut, sçachant bien l'extréme difficulté qu'il y avoit de tirer cét enfant, & le mauvais estat où estoit la mere, prit pour pretexte, afin de s'en exempter, que de toute la journée il n'avoit ny beu ny mangé, quoyqu'il fût bien six heures du soir, & prenant ainsi congé de la compagnie, il dit en s'en allant, que ces Messieurs (parlant de cét autre Chirurgien & de moy) feroient bien ce qu'il faudroit sans luy ; mais l'autre vouloit pareillement s'en aller, & user de la mesme politique, avoüant franchement qu'il l'auroit fait, si je n'avois esté present, qui estoit le sujet pour lequel il consentit enfin d'entreprendre l'operation, dans la confiance qu'il avoit que je luy aiderois au besoin quand il se seroit lassé, comme il préjugeoit aussi-bien que moy qu'il arriveroit. En un mot, aprés que ce Chirurgien se fut bien fatigué, se servant inutilement du crochet, pour venir à-bout de cette operation, qui estoit une des plus laborieuses & des plus difficiles, à cause que toutes les parties exterieures de la vulve estoient extrémement tumefiées, & que la matrice, où il y avoit inflammation, estoit entierement à sec, il me ceda sa place, ensuite dequoy j'accouchay cette femme d'un tres-gros enfant mort, ayant esté obligé pour ce faire, de le retourner par les pieds, à cause que les épaules de cét enfant estoient si fortement enchassées dans la substance de la matrice tumefiée, qu'elles ne pouvoient pas estre déplacées par la seule attraction du crochet imprimé sur la teste, qui estant tout de costé, ne pouvoit pas aussi pour lors estre reduite en une figure droite. L'operation luy fut neanmoins infructueuse (sinon qu'elle luy prolongea la vie durant quelques jours) à cause d'une grosse fiévre qu'elle avoit devant que d'accoucher, qui continua toujours ensuite, avec deux ou trois redoublemens par jour, qui estoient ordinairement precedez de frissons ; ayant aussi toujours eu depuis son accouchement un grand flux de ventre ; ce qui la fit mourir neuf jours ensuite. Or il est tres-certain que si on l'eut secouruë d'assez bonne heure, elle seroit rechappée ; veu qu'elle resista encore si long-tems, nonobstant le déplorable estat où elle estoit quand nous luy tirâmes son enfant ; lequel on auroit aussi sauvé, si ces deux Chirurgiens eussent connu dés le commencement qu'il presentoit le costé de la teste ; ce qui estoit le seul sujet pour lequel cette pauvre femme n'avoit pû accoucher d'elle mesme.

D'autres fois l'enfant se presente la face la premiere, ayant la teste renversée en arriere ; en laquelle posture il est encore tres-difficile qu'il vienne ; & s'il y demeure long-tems, le visage luy devient si livide & si bouffi, qu'il en paroît tout-à fait monstrueux dans l'abord ; ce qui arrive tant à cause de la compression qui s'en fait en cette situation, que pour avoir esté quelquefois trop souvent & trop rudement touché avec les doigts, en tâchant de luy faire prendre une meilleure situation. Il me souvient à ce sujet d'avoir accouché, il y a environ dix-huit ans, une femme, de laquelle l'enfant qui s'étoit presenté la face devant, vint au monde si livide & si contrefait (comme c'est toujours l'ordinaire en telles occasions) que son visage en paroissoit tout semblable à celuy d'un Ethiopien, nonobstant quoy je ne laissay pas que de l'amener vivant. Aussi-tost que la mere s'en fut apperçuë, elle me dit qu'elle s'estoit toujours bien doutée que son enfant seroit ainsi hideux, à cause qu'au commencement de sa grossesse elle avoit regardé fixement, & avec grande attention un More, ou Ethiopien, d'entre ceux dont Monsieur *de Guise* avoit toujours grand nombre à sa suite ; pour lequel sujet elle souhaittoit, ou du moins ne se soucioit aucunement qu'il mourût, afin de ne pas voir continuellement un enfant si défiguré qu'il paroissoit pour lors : mais elle changea bientost de sentiment, lorsque je luy eus expliqué que cette lividité ne provenoit que de ce qu'il estoit venu la face devant dans le commencement, & que tres-assurément cela se passeroit, comme il arriva en moins de trois ou quatre jours, aprés luy avoir oint plusieurs fois tout le visage avec l'huile d'amandes douces tirée sans feu ; ensuite dequoy son teint commença à s'éclaircir de telle sorte, que l'ayant vû un an aprés il me parut un des plus beaux enfans & des plus blancs qu'on puisse rencontrer. Or pour se bien gouverner en cét accouchement, on y procedera de la mesme maniere que quand l'enfant presente la teste par le costé ; laquelle on redressera avec les mains, comme nous avons dit cy-dessus, observant toujours de le faire le plus doucement qu'il sera possible, pour éviter de trop meurtrir la face de l'enfant.

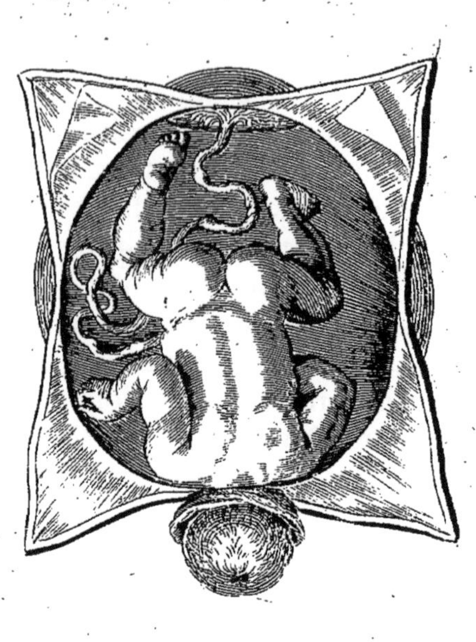

CHAPITRE XVIII.

Le moyen d'accoucher la femme, quand le corps de l'enfant demeure arrêté au passage par les épaules, aprés que la teste est entierement sortie.

L'Enfant vient naturellement la teste la premiere ; afin que par sa grosseur & par sa dureté, le passage soit plus facilement fait aux autres parties du corps, lesquelles pour l'ordinaire passent sans peine où elle a une fois passé. Neanmoins il se rencontre quelquefois des enfans qui ont la teste si petite, & les epaules si grosses & si larges, qu'elles ne peuvent qu'avec une tres-grande difficulté, faire le mesme chemin ; ce qui les fait souvent demeurer au passage, aprés que leur teste en est sortie. Quelquefois la difficulté vient de ce que l'enfant est mort depuis plusieurs jours dans la matrice ; car pour lors sa teste estant devenuë mollasse, s'affaisse & s'alonge en sortant ; & n'ayant plus de fermeté, elle ne peut pas pour ce sujet si bien faire le passage des épaules, que quand l'enfant est vivant. Cét accident arrive aussi quelquefois pour n'avoir pas bien pris le tems à tirer l'enfant par la teste, comme il a esté dit, qu'on doit faire, en parlant de l'accouchement naturel, afin que les épaules puissent prendre dans un mesme instant, la place que la teste occupoit. Beaucoup de femmes croyent que les hommes qui ont les épaules larges engendrent ordinairement de gros enfans, qui leur ressemblent en cela ; & *Forestus* en l'observation 70. de son 28. Livre, dit que sa belle-mere, qui avoit eu de son mary vingt enfans, estoit si fortement attachée à cette opinion, qu'elle ne vouloit point marier aucune de ses filles à des hommes, qui eussent les épaules larges, comme avoit son mary ; de peur qu'elles n'eussent, comme elle, trop de peine dans leurs accouchemens, à cause de la grosseur du corps & des épaules des enfans qu'elles en pourroient avoir.

Quand l'enfant sera ainsi arresté par les épaules, il faut que le Chirurgien se dépêche promptement de le tirer de cette prison, où il est pris par le col comme s'il estoit au carcan ; car il tarderoit peu à y estre estranglé : c'est pourquoy afin de l'éviter, il tâchera de faire suivre & passer les épaules, en tirant mediocrement la teste de l'enfant, tantost par ses costez, tantost aussi la prenant d'une main par dessous le menton, & de l'autre par dessus le derriere de la teste, & ainsi faisant alternativement de costé & d'autre pour mieux faciliter la chose ; prenant bien garde que le cordon de l'umbilic ne soit pas embarassé autour du col, & observant toujours de ne point tirer cette teste avec trop de violence, de peur qu'il n'arrive ce que j'ay vû faire devant moy en une rencontre, où d'un enfant roturier, ainsi pris au passage, on en fit sur le champ un Gentil-homme, en luy arrachant & separant la teste du col, à force de la tirer. Si les épaules ne passent point aprés avoir mediocrement tiré l'enfant de la maniere, il faut glisser un ou deux doigts de chaque main par dessous chacune des aisselles, avec lesquels, les recourbant en dedans, on fera avancer, & on tirera peu à peu les épaules ; mais quand elles seront entrées au passage, & qu'elles en seront tout-à-fait dégagées, si le Chirurgien ne peut encore avoir l'enfant, le tenant ainsi par dessous les aisselles, pour lors il peut estre certain qu'il est arresté par quelque autre empêchement, & qu'il est assurément monstrueux de quelque partie de son corps ; ou comme il arrive le plus souvent en cette occasion, qu'il est hydropique du ventre ; à raison de l'éminence & grosseur duquel il est impossible qu'il soit tiré hors de la Matrice, avant qu'on l'ait percé pour en vuider les eaux ; aprés quoy on en viendra facilement à bout, comme je l'ay pratiqué en pareille rencontre, dont je vais presentement décrire toutes les circonstances, & la maniere avec laquelle nous nous y comportâmes, car nous fûmes deux Chirurgiens, une Sage-femme, & une Apprentisse de l'Hostel-Dieu, à faire cét accouchement, où la chose arriva de cette façon.

En l'année 1660. comme je pratiquois en ce lieu les accouchemens, il se rencontra un jour que l'Apprentisse voulant accoucher une femme, ne put jamais faire passer autre chose que la teste de l'enfant, qui demeura ainsi pris au col, & arresté au droit des épaules, sans pouvoir avancer plus outre. Or voyant qu'il luy estoit impossible d'avoir cét enfant, quoy qu'elle le tirât tres-fortement par la teste, & qu'elle avoit épuisé inutilement toute son industrie, pour tâcher d'en venir à bout, elle appella à son secours la Maîtresse Sage-femme, qui estoit pour lors la nommée Madame *de France*, laquelle y fit aussi tout son possible, mais ce fut encore en vain. Aprés qu'elles se furent bien lassées toutes deux à tirer cette teste de la sorte (ce qu'elles firent tant que les vertebres du col avoient déja quitté, ne restant presque plus que la seule peau qui la tenoit quelque peu) je survins à ces entrefaites, où d'abord elles me prierent d'examiner moy-mesme ce qui estoit cause que cét enfant n'avoit pas pû estre tiré par les efforts qu'elles en avoient faits, qui estoient plus que suffisans pour faire sortir ses épaules, quand elles auroient esté beaucoup plus grosses qu'elles n'étoient pas ; à quoy ayant fait reflexion, je conçus bien aussi-tost qu'il falloit que la difficulté procedât d'ailleurs ; ce qui m'obligea de pousser d'abord ma main applatie à l'entrée de la matrice, jusques aux épaules de l'enfant, lesquelles ne me paroissant pas estre trop grosses pour pouvoir aisément sortir, me firent connoistre que l'empêchement n'estoit pas en cét endroit. I'introduisis aprés cela ma main plus avant, la portant par dessous la poitrine de l'enfant, au bas de laquelle estant arrivée, environ le cartilage xiphoïde, je trouvay que tout son bas ventre estoit tellement hydropique & plein d'eau, qu'il estoit entierement impossible de le tirer, sans l'avoir auparavant percé, pour donner moyen à cette eau de s'écouler : mais il me manquoit alors un instrument propre pour le faire, à faute duquel je fus obligé d'envoyer promptement avertir un Chirurgien dudit Hostel-Dieu ; auquel aprés qu'il fut arrivé je declaray la chose, comme je l'avois reconnuë, & luy fis entendre que pour tirer cét enfant, il falloit necessairement luy percer le ventre, afin d'en vuider les eaux par son ouverture : mais il ne voulut jamais suivre mon sentiment, soit par une espece de politique, à cause qu'il croyoit peut-estre sçavoir assez bien son mêtier sans avoir besoin de mon avis, ou parce qu'il ne vouloit, ou ne pouvoit pas croire que l'enfant fût hydropique, comme je luy disois ; ce qui fut cause qu'il se contenta seulement (sans se mettre en peine d'examiner précisément la chose) de tâcher d'en faire extraction à sa mode ; & pour y parvenir il tira d'abord, & separa entierement la teste du corps, laquelle pour lors n'y tenoit plus que fort peu, pour avoir esté tirée avec trop de violence par les Sages-femmes, comme j'ay dit cy-dessus : Aprés cela introduisant un crochet dans la matrice, il en tira & arracha les deux bras l'un aprés l'autre, & ensuite quelques côtes, une portion des poulmons, & le cœur ; quoy faisant, il se lassa tant à force de tirer pieces, morceaux, & lambeaux l'un aprés l'autre, pendant plus de trois quarts-d'heure, qu'il en suoit à grosses gouttes, quoy qu'il fist extrémement froid en ce tems ; & il s'y tourmenta si fort le corps & l'esprit, qu'il fut contraint de quitter la besogne pour se reposer, laissant à la Sage-femme à y faire aussi son possible, pendant qu'il reprendroit un peu ses forces ; laquelle s'y lassa en vain aussi-bien que luy, en tirant quelques costes de l'enfant qu'elle tenoit avec les mains seulement (car ce n'est pas le fait des Sages-femmes de se servir des crochets,) ensuite dequoy il se remit une seconde fois à tirer de toute sa force, sans pouvoir plus rien avoir ; parce que jusques-là il n'avoit point encore percé le bas ventre, ny le diaphragme, ne le voulant pas faire, comme je luy disois à chaque moment, sans quoy il estoit absolument impossible de tirer le reste du corps.

Or voyant que tous ses efforts estoient aussi inutiles cette seconde fois que la premiere, il me donna enfin son crochet, en me disant de m'y lasser aussi-bien que les autres ; lequel j'acceptay tres-volontiers, & avec joye (car j'estois tres-assuré de venir à bout de l'operation) sçachant bien qu'au lieu de m'amuser à tirer comme il avoit fait, il ne falloit seulement que percer le ventre de l'enfant, pour en évacuer les eaux, aprés quoy le tout viendroit tres-facilement. Pour ce sujet j'introduisis aussitost ma main gauche dans la matrice jusques au droit de ce ventre hydropique ; où estant je coulay par le dedans, & le long d'elle avec ma droite ce crochet, qui estoit semblable à celuy

qui

qui est marqué de la lettre A. en la representation des instrumens qui est vers la fin de ce second Livre ; au lieu duquel on peut encore à ce dessein se servir plus aisément du coûteau courbe marqué par la lettre D. ce qu'ayant fait, je tournay la pointe de cét instrument vers le ventre de l'enfant, dans lequel je l'enfonçay tout d'un coup, en telle sorte qu'il en fut percé d'un trou à y fourrer l'extrémité de deux de mes doigts, que j'y mis aprés l'en avoir retiré ; puis les écartant un peu l'un de l'autre, toutes les eaux contenuës en ce ventre sortirent comme un torrent, & furent évacuées dans le mesme instant ; ensuite de quoy je tiray aussi-tost le reste du corps avec ma seule main sans aucune difficulté, au grand estonnement de ce Chirurgien, auquel je n'avois jamais pû persuader que cét enfant fût hydropique de la sorte.

Aprés l'avoir ainsi tiré, j'eus la curiosité de remplir son ventre d'eau par l'ouverture que j'y avois faite, afin de voir quelle quantité y avoit esté contenuë, & quelle grosseur il pouvoit avoir en estant tout plein. I'y en fis entrer sans exagerer plus de cinq pintes entieres de nostre mesure de Paris ; ce que j'aurois bien difficilement pû croire si je ne l'eusse vû moy-mesme ; & ce ventre estant ainsi rempli d'eau, estoit de la grosseur & de la figure d'un assez gros balon. I'ay mis icy toutes les circonstances de cette histoire, afin que le Chirurgien connoisse comment il se doit comporter en semblable occasion.

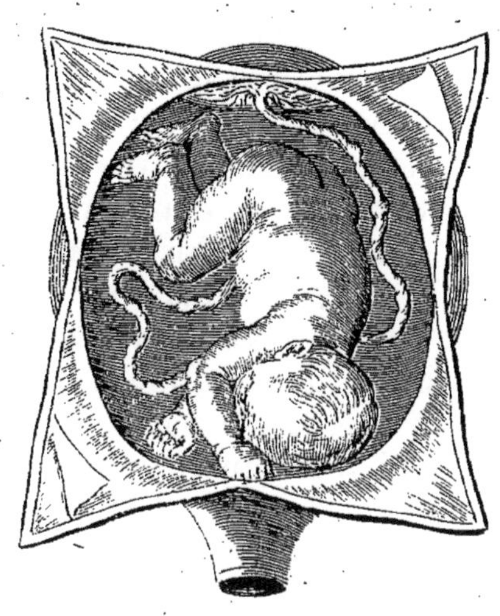

CHAPITRE XIX.

Le moyen d'aider la femme dans l'accouchement, où l'enfant presente une ou deux mains avec la teste.

QUand il y a quelque partie de l'enfant qui se presente avec sa teste, c'est pour l'ordinaire une de ses mains, ou toutes les deux, plutost qu'aucune autre; ce qui l'empêche de pouvoir sortir; à cause que les mains occupent une partie du passage, & qu'elles font aussi souvent pancher la teste de costé. Lorsque l'enfant vient de la sorte, l'accouchement est contre nature, & la femme a besoin d'estre assistée en son travail.

Pour y remedier, aussi-tost qu'on sentira qu'une des mains se presente ainsi avec la teste de l'enfant, on ne luy permettra pas d'avancer, & de s'engager davantage au passage en cette posture; pourquoy faire le Chirurgien ayant fait coucher la femme, en sorte qu'elle ait les fesses un peu élevées, remettra & repoussera le plus avant qu'il pourra avec sa main celle de l'enfant, ou toutes les deux si elles se presentoient, donnant lieu par ce moyen à la teste de s'avancer seule ; ce qu'ayant fait, si elle estoit de costé, il la reduiroit en la figure naturelle au milieu du passage, pour la faire venir en droite ligne, y procedant au reste, ainsi que j'ay enseigné cy-devant au Chapitre dix-septiéme de ce second Livre, en parlant de la teste qui vient de costé.

Si on observe de secourir promptement de la sorte la femme, lorsqu'il y a peu de tems que les eaux de l'enfant se sont écoulées, & si elle a de bonnes douleurs, & que sa matrice soit suffisamment dilatée, elle ne laissera pas d'accoucher assez heureusement ; ce qui arrivera tout au contraire, si ces dispositions ne se rencontrent pas, quand les mains se presentent avec la teste : car si la matrice est à sec, & qu'elle ne soit pas bien dilatée, les mains de l'enfant seront repoussées avec bien plus de difficulté ; ce qui ne se pourra pas faire aussi sans quelque espece de violence pour la mere ; & si elle n'a pas de bonnes douleurs, la teste ne pourra pas si facilement ny si promptement descendre au passage, pour en occuper entierement la place que tenoient les mains, aprés qu'on les aura repoussées : c'est ce qui fait que le Chirurgien doit tâcher, autant qu'il peut, en repoussant ainsi avec sa main celles de l'enfant, de ne retirer la sienne hors de la matrice que dans le tems qu'il surviendra une nouvelle douleur à la femme ; afin que dans ce moment il conduise la teste de l'enfant au passage ; pour empêcher par ce moyen, que ses mains ne viennent à reprendre derechef leur premiere situation.

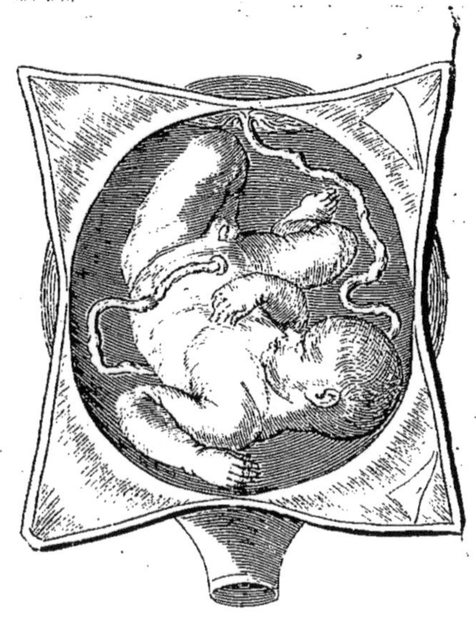

CHAPITRE XX.

Le moyen d'accoucher la femme quand l'enfant preſente une ou deux mains ſeules.

LOrſque l'enfant preſente une ou deux mains ſeules, ou un bras qui ſort quelquefois juſques au coude, & parfois juſques à l'épaule, c'eſt une des plus mauvaiſes & des plus dangereuſes poſtures que puiſſe tenir l'enfant, tant pour luy que pour ſa mere; à cauſe des violens efforts que le Chirurgien eſt toujours obligé de faire à l'un & à l'autre, pour luy aller chercher les pieds qui en ſont fort éloignez, par leſquels il le doit toujours tirer en ces occaſions, aprés l'avoir retourné; pour quoy faire, il ſuë ſouvent à groſſes goutes en plein hyver, à cauſe de la difficulté qui ſe rencontre pour l'ordinaire en cét accouchement, plus grande qu'en tous les autres; dont aucuns ſont à la verité plus dangereux pour l'enfant, comme quand il preſente le ventre avec ſortie de l'umbilic; mais ils ne ſont pas ſi pénibles pour le Chirurgien; parce que les pieds de l'enfant estant plus proches du passage, ne luy sont pas si difficiles à trouver, que quand il vient par les mains; car pour lors il a souvent les pieds en haut, & tout au fond de la matrice, où il les faut aller chercher, pour le retourner & tirer comme je viens de dire : & j'ay mesme remarqué, que les enfans qui presentent un bras devant, fort avancé dans le passage, sont ordinairement plus difficiles à retourner, pour en faire extraction par les pieds, que ceux qui se presentent par la teste, quoy que les pieds en soient plus éloignez que du bras; parce que l'enfant qui presente la teste, est en une situation droite, qui contribuë à faire plus facilement retourner l'enfant, en le tirant par les pieds, que quand il presente le bras; auquel tems son corps qui est situé obliquement ou de travers, est pour ce sujet bien plus difficile à retourner, pour le tirer par les pieds, comme on est obligé de faire.

Lors donc qu'une main seule, ou le bras entier se presente le premier, il faut bien prendre garde à ne pas tirer l'enfant par cette partie; car l'accouchement est toujours d'autant plus difficile, que le bras qui se presente, sort plus avant; & on le separeroit & arracheroit plutost du corps, que de faire sortir ainsi l'enfant; à cause que par ce moyen il seroit tiré obliquement & de travers : Et si les deux bras se presentoient, & qu'on les tirât ensemble, il ne resteroit pas assez de lieu pour laisser passer la teste, qui se renverseroit aussi en arriere. C'est pourquoy ayant situé la femme comme il est requis, on doit promptement repousser au dedans de la matrice, les mains & les bras de l'enfant qui se presentent au passage. Quelques Sages-femmes trempent pour lors en eau froide, ou touchent d'un linge moüillé la main de l'enfant qui est sortie, disant qu'il la retire aussi-tost, s'il est vivant, comme fit un des enfans jumeaux que *Thamar* avoit conçu de son beau-pere *Iuda*, dont il est parlé au 38. Chap. de la *Genese*; mais l'enfant est ordinairement si mal situé, & si pressé & engagé au passage en cette mauvaise posture, qu'il n'a pas assez de liberté pour pouvoir ainsi retirer de luy-mesme sa main, quand elle est une fois entierement sortie : pour ce sujet le Chirurgien la remettra avec la sienne, qu'il coulera ensuite dans la matrice, par dessous la poitrine & le ventre de l'enfant, & si avant qu'il en rencontre les pieds, qu'il attirera doucement à luy, pour le retourner, & en faire l'extraction par eux, ainsi qu'il a esté dit; observant que ce soit avec le moins de violence qu'il pourra ; ce qui sera bien plus aisé & beaucoup plus seur, que de vouloir s'amuser à luy faire prendre une situation naturelle, comme plusieurs Auteurs qui n'ont jamais pratiqué les accouchemens l'ordonnent, sans avoir aucune connoissance de la grande difficulté qu'il y a de suivre leur conseil, qui n'est bon que dans leur imagination : car en effet, il seroit tres-difficile de remettre pour lors l'enfant dans une situation naturelle ; à cause qu'il a le corps tout de travers, quand il presente ainsi le bras seul jusqu'au coude, ou jusques à l'épaule ; outre qu'aprés l'avoir remis en bonne situation (ce qui ne se pourroit sans faire beaucoup de violence à la mere & à lenfant) ils en demeureroient tout deux si debilitez, que la mere de sa part n'auroit plus la force d'achever ensuite de pousser l'enfant dehors, qui de l'autre costé tarderoit peu pour ce sujet à mourir. C'est pourquoy il est toujours bien plus seur, comme j'ay dit, de retourner pour lors l'enfant par les pieds, afin de le tirer incontinent aprés.

Aussi-tost donc que le Chirurgien aura ainsi retourné l'enfant par les pieds, s'il n'en tenoit qu'un, il doit chercher l'autre pour l'amener avec le premier ; aprés quoy les tenant tout deux, il se conduira au reste pour tirer l'enfant, de la façon que nous avons cy-devant dite, au Chapitre treiziéme de ce second Livre, en parlant de l'accouchement où il presente les pieds les premiers : mais si le bras étoit tellement avancé (l'étant presque jusques à l'épaule) & si gros & si tumefié (comme il arrive quand il y a long-tems qu'il est dehors) qu'il ne se pût remettre sans une trop grande difficulté : *Ambroise Paré* recommande en ce cas, si on est bien certain que l'enfant soit mort, qu'on coupe tout le bras sorti, le plus avant qu'on pourra, en incisant premierement les chairs, & coupant l'os aprés encore plus haut, avec des tenailles incisives ; afin que la portion de ces chairs laissées venant à recouvrir les asperitez de l'os, empêche que la matrice n'en soit blessée en retournant l'enfant, pour le tirer ensuite par les pieds, comme il est requis : neanmoins si le Chirurgien, ne pouvant pas repousser le bras au dedans, estoit absolument contraint de le retrancher (ce qu'il ne doit pas faire que dans cette extremité) il en viendra bien à bout sans tant de façon, en le tordant deux ou trois tours ; car à cause de sa tendresse il se separera facilement du corps, au droit de l'articulation de l'*humerus* avec l'omoplate ; au moyen dequoy il ne sera pas besoin de tenailles incisives, ny d'autres instrumens, pour en couper l'os & les chairs, de la maniere que l'enseigne ledit *Paré*; & il n'y restera aucunes asperitez; parce qu'ainsi faisant, la separation s'en fera justement dans l'article. Mais sur tout quand il s'agira de mutiler l'enfant de la sorte, ou de le tirer avec le crochet, que le Chirurgien prenne garde tres-exactement à ne pas se tromper, examinant bien à ce sujet s'il est assurément mort, & qu'il ne procede point de cette façon, qu'il n'en soit tout-à-fait certain, par tous les signes dont nous avons fait mention au Chapitre douziéme de ce second Livre; car quel horrible spectacle seroit-ce, s'il amenoit (comme aucuns que je connois ont quelquefois fait) un pauvre enfant encore vivant, aprés luy avoir ainsi tronçonné les bras, ou quelqu'autre partie du corps? c'est pourquoy qu'il fasse une double reflexion sur son operation, avant que de s'y comporter de la sorte.

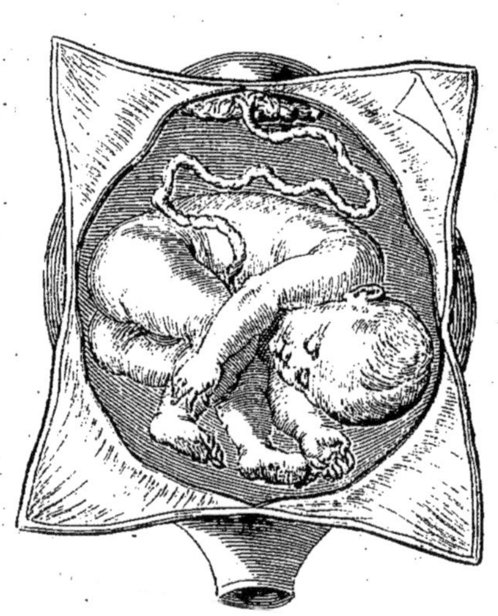

CHAPITRE XXI.

Le moyen de tirer l'enfant, quand il presente les pieds & les mains ensemble.

SI l'enfant presente au passage les pieds & les mains tout à la fois, il est absolument impossible qu'il sorte en cette situation;

& pour lors le Chirurgien portant sa main vers l'orifice de la matrice, n'y sentira que quantité de doigts, les uns proche des autres; & si elle n'est pas encore bien ouverte, il sera un peu de tems sans pouvoir précisément connoistre les pieds d'entre les mains; à cause qu'ils sont quelquefois si serrez & si pressez les uns contre les autres, qu'ils semblent presque tous estre d'une mesme figure : mais d'abord que la matrice sera assez dilatée pour y pouvoir introduire sa main, il distinguera bien facilement quelles sont les mains, & quels sont les pieds; ce qu'ayant bien remarqué, il la glissera & la portera aussi-tost jusques vers la teste de l'enfant, qu'il trouvera assez proche, où estant il la repoussera doucement, & les mains aussi vers le fond de la matrice, laissant les pieds au mesme endroit qu'il les avoit trouvés; ayant pour ce faire mis la femme en situation commode, c'est-à-dire, en sorte qu'elle ait les fesses un peu élevées; laquelle situation doit toujours estre observée, quand il est question de repousser l'enfant vers le dedans de la matrice; aprés quoy il le prendra par les deux pieds, & le tirera de la maniere que j'ay cy-devant dite en son Chapitre.

Il arrive assez souvent, quand il y a tres-peu de tems que les eaux de l'enfant se sont écoulées, qu'en le tirant d'abord simplement par les deux pieds, son corps se retourne de soy-mesme dans la matrice, sans qu'il soit besoin de le repousser & de le redresser comme je viens de dire : mais lorsque la matrice est à sec, ou que l'enfant est fort engagé dans le passage, on est obligé de luy repousser la teste & les mains, ainsi que j'ay enseigné, afin de le retourner plus facilement. Car si on se contentoit pour lors de tirer seulement les pieds, on ne feroit qu'engager d'autant plus le reste du corps au passage. Cét accouchement est à la verité un peu rude; mais il s'en faut beaucoup qu'il le soit tant que celuy dont nous avons parlé au precedent chapitre, où l'enfant presente seulement la main : car en celui-là il faut aller chercher les pieds bien loin, & le retourner tout-à-fait pour le pouvoir tirer; mais en celuy-cy ils sont tout trouvez, dautant qu'ils se presentent d'eux-mesmes; & il ne s'agit que de luy relever & repousser un peu la partie superieure du corps; ce qui se fait presque de soy-mesme en le tirant seulement par les pieds.

Les Auteurs qui ont écrit des accouchemens, sans les avoir jamais pratiquez, comme ont fait plusieurs Medecins (*Medici quidem famâ multi, sed opere valdè pauci*) recommandent tous par un mesme precepte souvent reïteré, de reduire à la figure naturelle chacune

cune de toutes les situations contre nature, dans lesquelles l'enfant se peut presenter ; c'est-à-dire de le faire venir la teste la premiere ; mais s'ils avoient eux-mesmes mis la main à l'œuvre, ils connoîtroient bien que cela est le plus souvent impossible, à moins qu'on ne risquât par l'excés de violence qu'il faudroit faire pour ce sujet, de crever la mere & l'enfant, & qu'on ne se mît en danger de les faire mourir tout deux dans l'operation : un *fiat* de cette maniere est bien-tost dit & ordonné ; mais il n'est pas si facile à executer qu'à prononcer, *Sunt enim facta verbis difficiliora*. Pour moy je suis en cela d'un sentiment tout contraire au leur, & je croy que ceux qui se connoissent en l'Art, seront assurément de mon avis ; qui est que toutes les fois que l'enfant se presente en mauvaise posture, par telle partie du corps que ce puisse estre, depuis les épaules jusques aux pieds, il est plus seur, & c'est plutost fait, de le tirer par les pieds, les allant chercher, s'ils ne se rencontrent pas, que s'amuser à essayer de le mettre en la figure naturelle, luy amenant la teste la premiere ; car les grands efforts qu'il convient souvent faire pour retourner un enfant dans la matrice (ce qui est un peu plus difficile que de retourner une aumelette dans la poële) débilitent tant la mere & l'enfant, qu'il ne leur reste plus assez de force pour commettre ensuite l'operation à l'œuvre de nature ; & la femme n'a plus pour l'ordinaire, aprés avoir esté ainsi travaillée, les épreintes & les douleurs necessaires à l'accouchement ; pour lequel sujet il seroit fort long & tres-difficle, comme aussi l'enfant, qui est tres-foible pour lors, periroit assurément au passage, sans en pouvoir sortir. C'est pourquoy il vaut mieux en ces rencontres le tirer aussi-tost par les pieds, les allant chercher, comme j'ay dit, s'ils ne se presentent pas ; & ce faisant, on épargnera aux meres un tres long travail, & on amenera souvent les enfans vivans, qui sans cela ne manqueroient pas de mourir, avant qu'ils pussent estre mis dehors par les seuls efforts de la nature.

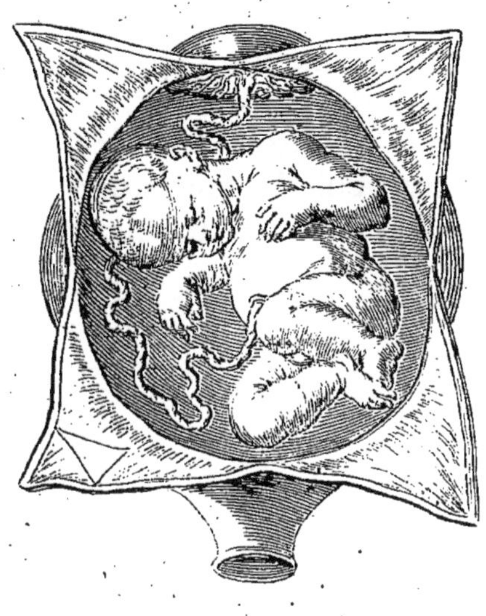

CHAPITRE XXII.

La maniere de tirer l'enfant, quand il presente les genoux.

SI l'enfant, pour n'avoir pas fait la culbute ordinaire, c'est-à-dire, pour ne s'estre pas tourné, comme il doit faire vers les derniers mois, afin de venir la teste la premiere, ainsi que j'ay expliqué dans le Chapitre cinquiéme de ce second Livre, se presente par les genoux, ayant les jambes pliées contre les fesses, pour lors à cause de leur dureté & de leur rondeur, n'en touchant qu'un, on pourroit se tromper, si estant situé encore un peu trop haut, on ne le sentoit seulement que de l'extremité du doigt, estimant que ce seroit la teste; mais le touchant & le maniant mieux, lorsque la matrice sera suffisamment dilatée, & que l'enfant sera plus abaissé, on en fera aisément la distinction.

Aussi-tost donc qu'on aura reconnu la chose, on ne laissera pas avancer davantage l'enfant au passage en cette posture; & ayant mis la femme en situation, on repoussera doucement les genoux de l'enfant en dedans, pour avoir plus de liberté de luy déplier les jambes l'une aprés l'autre ; ce que le Chirurgien fera en luy mettant un ou deux de ses doigts par dessous le jarret, & les conduisant peu à peu tout le long du derriere de la jambe, la tirant toujours un peu obliquement, jusques à ce qu'il ait rencontré le pied, afin qu'en ayant dégagé un, il fasse la mesme chose à l'autre y procedant de mesme façon qu'au premier ; aprés quoy les ayant tirez tout deux dehors, il parachevera l'extraction de l'enfant, comme s'il estoit venu les pieds devant, observant toûjours de le faire venir la face en dessous, avec les circonstances que nous avons fait remarquer en parlant de cét accouchement.

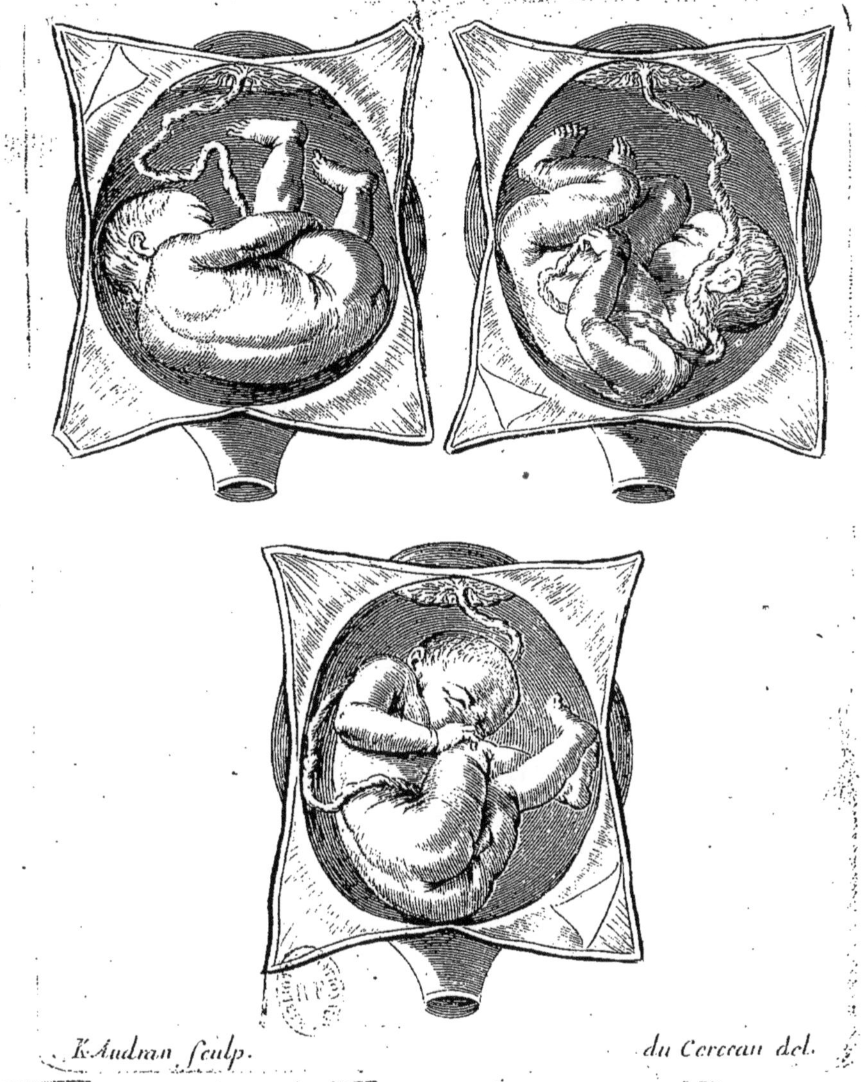

CHAPITRE XXIII.

De l'accouchement auquel l'enfant preſente l'épaule, ou le dos ou le cul.

LA plus mauvaiſe de ces trois ſortes de ſituations dans leſquelles les enfans ſe preſentent quelquefois, eſt celle de l'épaule; à cauſe qu'elle eſt plus éloignée des pieds de l'enfant, que le Chirurgien doit aller chercher pour le tirer dehors par eux ; celle du dos tient le milieu ; & le cul par mesme raison cause moins de peine ; non seulement parce que les pieds en sont plus proches, mais aussi à cause que dans cette figure, la teste & le col de l'enfant ne sont pas si contraints ny si gehennez que dans les autres situations.

Pour remedier à l'accouchement où l'épaule se presente la premiere, quelques-uns veulent qu'on la repousse, afin de faire prendre sa place à la teste de l'enfant, & qu'on reduise ainsi faisant, cette mauvaise figure à la naturelle : mais il vaut bien mieux pour les raisons cy-devant dites, au Chapitre vingt-uniéme de ce second Livre, essayer à le tirer par les pieds ; pour quoy faire le Chirurgien repoussera un peu l'épaule avec sa main, afin d'avoir plus de facilité à l'introduire dans la matrice, & la coulant ensuite le long du corps de l'enfant, du costé qu'il trouvera la chose plus facile, il cherchera les pieds, pour le tourner tout-à-fait en les amenant au passage, aprés quoy il le tirera dehors ainsi qu'il a esté enseigné.

Si c'est le dos que l'enfant presente pour sortir, il est pareillement impossible qu'il en vienne à bout ; & quelques efforts que la mere fasse, elle ne le peut jamais faire avancer au passage en cette posture ; en laquelle l'enfant ayant le corps plié en dedans, & comme en double, sa poitrine & son ventre en sont tellement comprimés, qu'il tarde peu ordinairement d'en estre suffoqué ; mais pour éviter cela, il faut au plutôt que le Chirurgien glisse sa main le long du dos vers sa partie inferieure, jusques à ce qu'il ait rencontré les pieds de l'enfant, pour le tirer aprés cela, comme s'il les avoit presenté les premiers.

Mais quand l'enfant vient le cul devant, s'il est petit, & que la mere soit grande, ayant les passages fort larges, il peut quelquefois sortir en cette situation, avec un peu d'aide ; car quoy qu'il ait pour lors le corps en double, les cuisses estant pliées vers le ventre qui est mollasse, se font faire place au droit de luy, sans trop grande difficulté. Neanmoins aussi-tost que le Chirurgien connoît que ce sont les fesses de l'enfant qui se presentent les premieres, il ne doit pas le laisser avancer ny engager dans le passage ; car il seroit difficile qu'il vint de la façon, à moins qu'il ne fût petit & la voye fort large, comme nous venons de dire : S'en estant donc apperçu de bonne heure, il repoussera le cul, si faire le peut, & ensuite ayant glissé sa main le long des cuisses, jusques aux jambes & aux pieds de l'enfant, il les amenera tout doucement l'un aprés l'autre hors de la matrice, en les pliant, estendant, tournant,

& tirant vers le costé le plus facile; prenant bien garde à n'y pas faire trop grande contorsion, ny aucune dislocation, aprés quoy il tirera le reste du corps de la mesme façon que s'il estoit venu les pieds devant.

I'ay dit que le Chirurgien s'étant apperçu que l'enfant vient le cul devant, le doit repousser, si faire le peut; car il s'avance quelquefois tellement dans le passage, qu'il creveroit plutost la mere & l'enfant, que de le repousser en dedans, quand il y est une fois fortement engagé; ce qu'arrivant ainsi, il ne pourra pas l'empêcher de venir en cette situation, en laquelle il a le ventre si comprimé, qu'il en rend toujours pour ce sujet le *meconium* par le fondement. Il luy aidera neanmoins beaucoup à sortir de la maniere, en glissant un ou deux de ses doigts de chaque main à costé des fesses, pour les introduire vers les eines, & les ayant courbez en dedans, il en attirera le cul au dehors jusques aux cuisses; aprés quoy les tirant un peu obliquement de costé & d'autre, il les dégagera du passage, comme aussi les jambes & les pieds l'un aprés l'autre, se gardant bien d'y faire aucune fracture ny dislocation; & ensuite il achevera l'extraction du reste du corps comme s'il estoit venu les pieds devant. Le premier accouchement que j'ay fait, fut d'un enfant que je tiray ainsi le cul devant, il y a vingt-deux ans, y ayant esté contraint, parce qu'il s'étoit tellement avancé au passage, incontinent aprés que les eaux eurent percé les membranes (ce qui s'estoit fait devant que j'y fusse arrivé pour l'en empêcher) qu'il estoit impossible de l'avoir autrement; je fis fort bien cette operation, & en peu de tems, sans causer aucun préjudice à la mere ny à l'enfant, en m'y comportant comme je viens de dire.

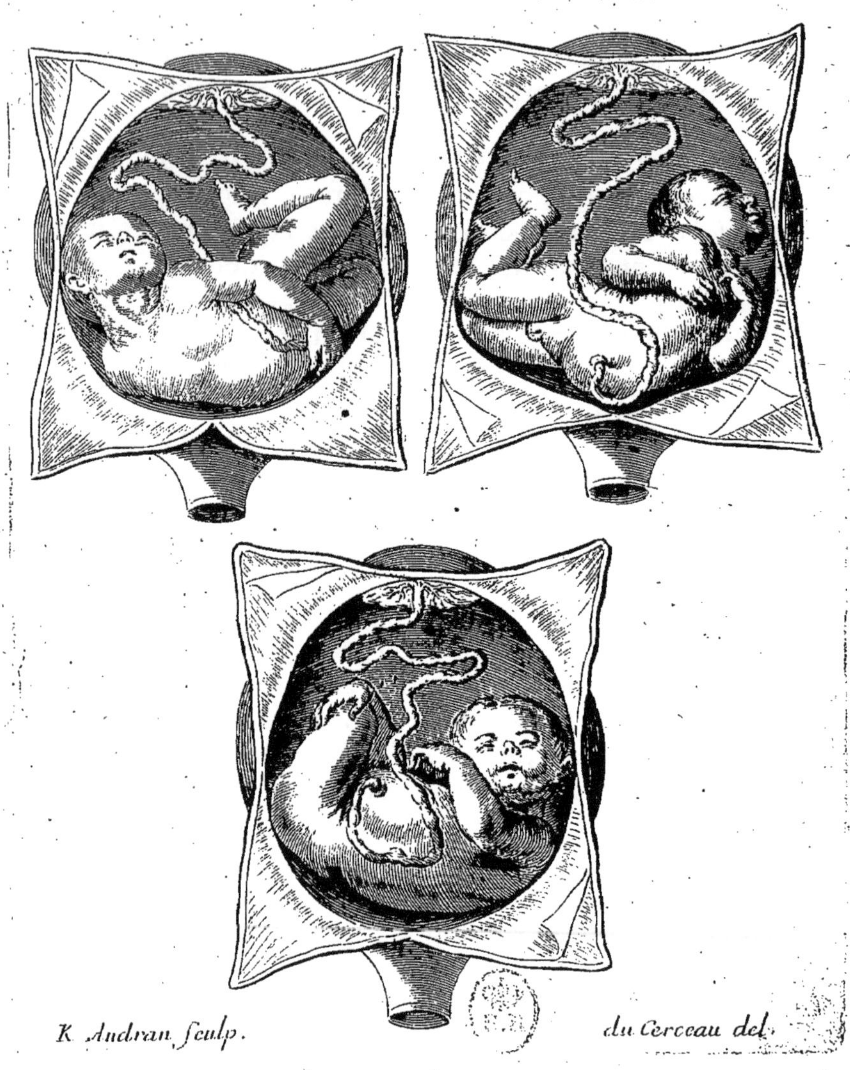

CHAPITRE XXIV.

De l'accouchement auquel l'enfant presente le ventre, ou la poitrine, ou le costé.

L'Espine du dos peut bien se courber & se fléchir un peu en devant, mais non pas en arriere, sans qu'il luy soit fait une excessive violence : c'est pourquoy la plus mauvaise & la plus dangereuse situation que l'enfant puisse tenir dans la matrice, est celle en laquelle il presente le ventre ou la poitrine ; car pour lors son corps est contraint de se recourber en arriere, & quelques efforts que la femme fasse pour le pousser dehors, elle n'en peut jamais venir à bout, & elle se creveroit plûtost & son enfant, que de le faire avancer au passage en cette situation ; ce qui fait qu'il y est en tres-grand peril de sa vie, & qu'il y meurt le plus souvent, s'il n'est tres-promptement secouru ; & s'il en réchappe, pour le peu qu'il ait resté de la sorte, il pourra demeurer long-tems aprés estre né sans avoir l'épine du dos bien affermie : mais ce qui augmente encore d'autant plus le danger, est que le cordon de l'umbilic tombe presque toujours hors de la matrice, quand l'enfant presente ainsi le ventre le premier. Or d'abord que la chose aura esté connuë telle, il faut que le Chirurgien y apporte le seul & unique remede, qui est de tirer l'enfant par les pieds sans aucun delay, & le plûtost qu'il sera possible, en s'y comportant de cette façon.

Aprés avoir fait situer la femme, il coulera doucement sa main applatie, bien ointe d'huile ou de beurre frais, vers le milieu de la poitrine de l'enfant, qu'il repoussera en dedans pour achever de le tourner (car il l'est à demy dans cette situation, ayant les pieds aussi proches du passage que la teste, quand il presente le milieu du ventre) aprés quoy il glissera sa main par dessous le ventre, jusques à ce qu'il ait trouvé les pieds de l'enfant, lesquels il amenera au passage pour le tirer dehors, en la mesme maniere que s'il les avoit premierement presentez ; prenant bien garde que la poitrine & la face viennent en dessous, & observant toujours de le mettre en cette situation, avant que d'en faire sortir la teste, pour la raison qui a déja esté dite plusieurs fois, & qu'on ne doit jamais oublier.

Lorsque l'enfant presente la poitrine ou le ventre, le Chirurgien procedera de la mesme façon en l'une & l'autre occasion ; dautant qu'elles requierent semblables circonstances.

L'enfant peut encore se presenter de costé ; pour lors il est aussi impossible qu'il sorte en cette situation que dans les deux autres ; mais il n'en est pas tant tourmenté, & elle ne luy est pas si cruelle ; car il y peut rester bien plus long-tems sans mourir, que dans les deux precedentes, dans lesquelles il est beaucoup plus gehenné qu'en celle-cy, où son corps peut estre courbé en

devant

devant sans grande violence, & non en arriere comme il est dans les autres : de plus aussi, le cordon de l'umbilic n'en sort pas si-tost que quand l'enfant presente le ventre le premier, auquel tems il tombe presque toujours dehors. Pour remedier à cét accouchement, il faut aussi-bien qu'aux deux premiers, tirer par les pieds l'enfant qui se presente par le costé du ventre ou de la poitrine; ce qu'on fera de cette maniere. Ayant situé la femme comme il est requis, le Chirurgien repoussera un peu le corps de l'enfant avec sa main, afin qu'il la puisse introduire plus facilement, laquelle il glissera le long des cuisses jusques à ce qu'il en ait trouvé les jambes & les pieds, par lesquels il le tournera, & le tirera ensuite, ainsi qu'il est dit des autres, avec les mesmes observations ; & il ne faut pas en ces trois sortes d'accouchemens, qu'il s'amuse à vouloir faire venir l'enfant par la teste, en tâchant de le reduire en la figure naturelle ; car pour le peu qu'il reste en ces situations estranges, il est en tres-grand danger d'y mourir, si on ne le tire au plutost, ce qu'on ne peut pas faire si ce n'est en luy allant chercher les pieds, comme j'ay enseigné.

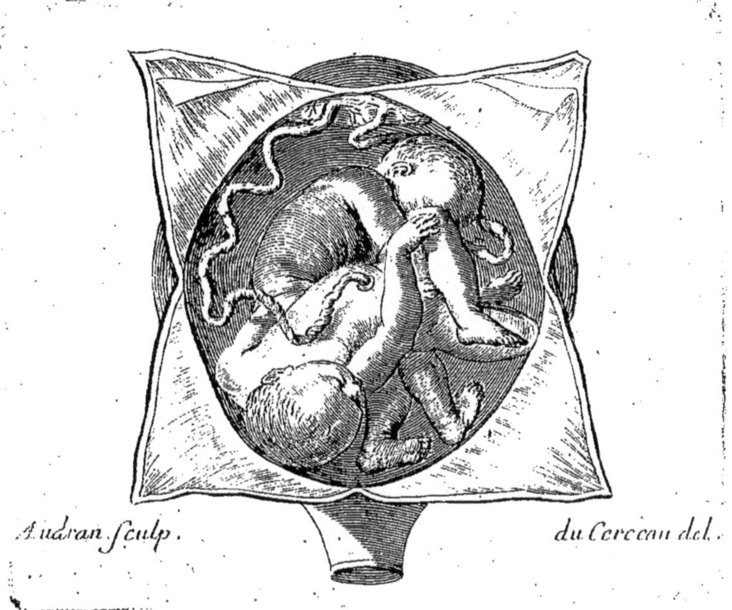

CHAPITRE XXV.

De l'accouchement auquel il y a plusieurs enfans qui se presentent ensemble dans les differentes postures cy-devant dites.

SI toutes les figures & situations contre nature que nous avons jusques icy décrites, dans lesquelles l'enfant estant seul, se peut presenter pour venir au monde, causent toutes les difficultez & tous les dangers dont nous avons parlé, l'accouchement auquel il y a plusieurs enfans ensemble, qui viennent en ces mauvaises situations, est encore beaucoup plus penible, non seulement à la mere & aux enfans, mais aussi au Chirurgien ; car ils y sont tellement contraints & pressez, que le plus souvent ils s'embarrassent l'un l'autre, & s'empêchent de sortir ; & pour lors la matrice en est si pleine, que le Chirurgien ne peut qu'avec beaucoup d'effort y introduire sa main, comme il est necessaire de faire, quand il est besoin de les retourner, ou de les repousser, pour leur faire prendre une autre ſituation que celle en laquelle ils ſe ſont premierement preſentez.

Quand la femme a deux enfans, ils ne ſe preſentent pas ordinairement tout deux enſemble au paſſage pour ſortir, car il y en a ſouvent un plus avancé que l'autre; ce qui fait qu'en ce tems on n'en ſent qu'un, & on ne s'apperçoit quelquefois que la femme a deux enfans, que lorſque la voulant délivrer de ſon arrierefaix, aprés la ſortie du premier, on ſent venir le ſecond. Il ne faut pas croire auſſi, quand il y a deux enfans dans la matrice, que la nature ſoit reglée à en faire ſortir l'un plutoſt que l'autre, le premier ou le dernier, ſelon qu'il luy ſeroit plus convenable; c'eſt-à-dire que ſi l'un eſt plus fort, & l'autre plus foible, le plus robuſte vienne le premier; comme auſſi quand l'un eſt mort, & l'autre vivant, que le vif chaſſe le mort; car il eſt conſtant qu'il n'y a pas d'ordre certain pour cela, dequoy voicy un exemple. J'accouchay il y a quelque tems, à huit jours prés l'une de l'autre, deux differentes femmes, chacune deſquelles eſtoit groſſe de deux enfans, dont l'un eſtoit mort & l'autre vivant; à la premiere, l'enfant vivant vint devant le mort, & à la deuxiéme le mort fut expulſé devant le vif; & la même choſe ſe rencontre tous les jours à l'égard des enfans forts ou foibles; car celuy qui eſt le plus proche du paſſage, ſoit le mort ou le vif, le fort ou le foible, eſt toujours celuy qui ſort le premier, ou qu'on doit tirer dehors, s'il ne pouvoit pas venir de luy-meſme; à moins dequoy on augmenteroit encore la difficulté de l'accouchement, tant pour la longueur du travail de la mere, que pour la violence qu'il luy faudroit faire, & à ce premier enfant, en le repouſſant au dedans pour faire venir l'autre devant luy.

Nous avons enſeigné au Chapitre ſeptiéme de ce ſecond Livre, en parlant de l'accouchement naturel, comment on doit accoucher la femme qui a deux enfans, quand ils viennent tout deux naturellement: maintenant il nous reſte à faire connoiſtre de quelle façon l'on ſe doit comporter, quand ils ſe preſentent tout deux en mauvaiſe ſituation, ou quand il n'y en a ſeulement qu'un, comme il arrive le plus ordinairement, le premier venant par la teſte, & le ſecond par les pieds, ou en quelqu'autre poſture encore plus mauvaiſe; auquel cas on doit au plutoſt procurer la ſortie du premier, afin d'aller à l'inſtant querir le ſecond, qui a beaucoup ſouffert en ſa ſituation contre nature, pour le tirer par les pieds, ſans eſſayer de luy en faire prendre une naturelle, quand meſme il y ſeroit quelque peu diſpoſé; à cauſe qu'il a eſté tellement fatigué & debilité, comme aussi la mere, durant la sortie du premier, qu'il seroit souvent en danger de mourir avant qu'il vint de luy-mesme.

Quelquefois aussi aprés que le premier est sorty naturellement, le second se presente pareillement la teste la premiere : en ce cas il faut laisser achever une si bonne œuvre à la nature, à condition qu'elle n'y soit pas trop long-tems; car l'enfant pourroit bien mourir, quoy qu'en situation naturelle, par la trop grande longueur du travail, & la femme qui a esté beaucoup tourmentée à mettre le premier de ses deux enfans au monde, est pour l'ordinaire si fatiguée & si déconfortée, quand elle sçait qu'aprés avoir tant souffert elle n'a encore fait que la moitié de sa besogne, qu'elle perd aussi-tost courage, estant outre cela tellement affoiblie & abbatuë qu'elle n'a plus de douleurs, ou fort peu, & tres-lentes, ny d'épreintes considerables pour pouvoir pousser le second dehors comme le premier. C'est pourquoy voyant que sa venuë tire trop en longueur, & que les forces de la mere diminuent beaucoup, le Chirurgien sans attendre davantage, portera sa main dans la matrice pour aller chercher les pieds de ce second enfant, afin de le tirer dehors; ce qu'il fera facilement en cette occasion; à cause que la voye est assez large, ayant esté tracée par la sortie du premier; & si les eaux de ce dernier enfant n'estoient encore écoulées, comme elles ne le sont pas quelquefois, pour lors ayant intention de le tirer sur l'heure par les pieds, il ne fera aucune difficulté d'en rompre les membranes avec ses doigts; & si nous avons dit autre part qu'on ne le doit jamais faire, si ce n'est en quelques occasions particulieres que nous avons fait observer en leur lieu, cela se doit entendre avec distinction; car quand il s'agit de commettre entierement l'accouchement à l'œuvre de nature, on les doit laisser percer d'elles-mesmes; mais lorsqu'il est question de faire extraction de l'enfant par Art, en ce cas il n'y a aucun danger, & au contraire il le faut faire, afin de le retourner; ce qui autrement seroit impossible.

Il faut sur toutes choses que le Chirurgien prenne bien garde à ne pas se tromper, quand les enfans presentent tout deux ensemble les mains ou les pieds les premiers, & qu'il avise bien en operant s'ils ne sont pas joints l'un à l'autre, ou monstrueux de quelque maniere que ce soit; comme aussi quelles parties sont de l'un, & quelles parties sont de l'autre, afin de les tirer l'un aprés l'autre, & non pas tout deux à la fois, comme il pourroit faire en n'examinant pas bien la chose, si tenant le pied droit d'un enfant avec le gauche d'un autre, il les tiroit ainsi tout deux, croyant qu'ils seroient d'un mesme corps, à cause qu'il y en auroit un gauche & un droit; quoy faisant, il luy seroit absolument impossible de les avoir ainsi: Mais il reconnoistra bien facilement ce qui en est, si lorsque deux ou trois pieds de differens enfans se presentent au passage, en ayant pris deux à part; des plus avancez, & de differens costez, c'est-à-dire un droit & un gauche, & glissant sa main le long de leurs jambes & de leurs cuisses jusques vers les eines, si c'est par devant, ou vers les fesses, si c'est par derriere, il trouve qu'ils sont d'un mesme corps; dequoy estant tres-certain, il commencera premierement de tirer par les pieds celuy qui est le plus avancé, ayant pour laisser la voye plus facile, un peu rangé du passage ceux de l'autre enfant, sans avoir aucun égard si c'est le plus fort ou le plus foible, le plus gros ou le plus petit, le mort ou le vif; mais il tirera seulement ce premier tel qu'il soit, le plus promptement qu'il pourra, en observant pareilles choses que s'il n'y en avoit qu'un; c'est-à-dire de faire en sorte qu'il vienne la poitrine & la face dessous, avec les circonstances dites en l'accouchement auquel les pieds se presentent les premiers, & de ne pas tirer aussi l'arrierefaix avant que le second enfant soit sorti; car le plus souvent il n'y en a qu'un qui est commun à tout deux, lequel estant détaché des parois de la matrice, seroit cause d'un tres-grand flux de sang; parce que, comme il a déja esté dit autre part, les orifices des vaisseaux contre lesquels il est joint, demeureroient ouverts par cette separation, tant que la matrice seroit dans la distension qu'en fait l'autre enfant qui est encore dedans, & ne se refermeroient (comme il arrive ordinairement) que lors qu'ayant esté tout-à-fait vuidée elle viendroit à se contracter, & à se retirer (s'il faut ainsi dire) en soy-mesme.

Aussi-tost donc que le Chirurgien aura tiré le premier enfant, il le separera de l'arriere-faix, en luy liant & coupant le cordon de l'umbilic: ensuite de cela, il prendra les pieds de l'autre, pour en faire extraction de la mesme maniere; aprés quoy il tirera l'arriere-faix avec ses deux cordons, comme il a esté dit & montré au huitiéme Chapitre de ce second Livre. Mais si les enfans presentent quelques autres parties que les pieds il se gouvernera & comportera avec la mesme methode que nous avons enseignée aux precedens Chapitres, en parlant de chacune des differentes postures contre nature; observant toujours pour les raisons alleguées cy-dessus, de commencer l'operation par l'enfant qui sera le plus avancé au passage, & en la figure la plus commode pour en faire l'extraction.

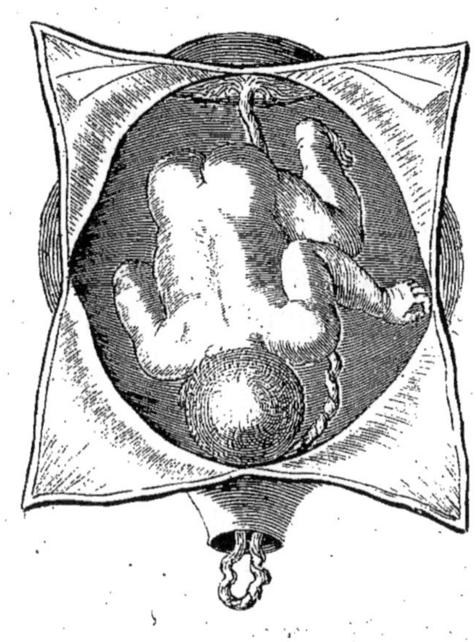

CHAPITRE XXVI.

De l'accouchement auquel le cordon de l'umbilic sort avant l'enfant.

TOutes les fois que le cordon de l'umbilic sort le premier, l'enfant ne presente pas toujours le ventre ; car quoy qu'il vienne naturellement, quant à la figure du corps, c'est-à-dire la teste la premiere, ce cordon ne laisse pas de tomber quelquefois & de sortir au devant d'elle ; pour lequel sujet il est en tres-grand danger de sa vie, à moins que l'accouchement ne soit bien prompt ; à cause que le sang qui doit aller & venir dans les vaisseaux qui le composent, pour nourrir & vivifier l'enfant pendant qu'il est dans la matrice, y estant coagulé, bouche & étoupe la voye de la circulation qui s'y doit faire ; ce qui arrive tant à raison de la compression que reçoivent ces vaisseaux au passage, lorsqu'ils se presentent avec la teste de l'enfant, ou avec quelques autres parties, qu'aussi parce que le sang s'y coagule, comme il est dit, à cause du refroidissement qu'il reçoit par la sortie de ce cordon. Mais si un tel accident est cause de la mort soudaine de l'enfant, ce n'est pas tant à cause du defaut de nourriture, dont il se passeroit bien pour un jour, & mesme pour davantage, luy restant encore assez de sang au corps pour ce sujet, que c'est parce que ce sang ne peut plus estre vivifié & renouvelé par la circulation, comme il a continuellement besoin, laquelle estant empêchée cause toujours la mort subite à l'animal, & plutost ou plus tard, suivant qu'elle l'est plus ou moins; ce qui fait que quelquefois l'enfant, dont le cordon de l'umbilic sort ainsi, n'est pas seulement un quart d'heure sans mourir, si ce cordon est entierement comprimé par la teste de l'enfant, qui est fortement engagée dans le passage, & que d'autresfois il ne laisse pas d'estre encore vivant, quoy qu'il soit sorty durant plusieurs heures; à cause que n'estant pas tout-à-fait exactement comprimé, le sang ne laisse pas d'y passer pour vivifier l'enfant dans l'intervalle des douleurs de la femme, ainsi que je l'ay observé particulierement en deux femmes que j'ay accouchées d'enfans vivans, quoy que le cordon de leur umbilic fût sorty durant plus de quatre heures, avant que j'eusse esté mandé pour les secourir; ayant esté obligé de les retourner entierement dans la matrice pour les tirer aussi-tost par les pieds, afin de leur sauver la vie qu'ils couroient grand risque de perdre.

En touchant le cordon de l'umbilic qui est sorti, on peut facilement connoistre si l'enfant, qui est encore dans la matrice est vivant ou mort; car s'il est vivant, l'umbilic est chaud, il est gros, plein de sang, & assez ferme, & on y sent le batement des arteres: mais lorsqu'il est mort, ce cordon est ordinairement vuide, mollasse, flétry, petit, refroidy, & on n'y sent aucun mouvement d'artere.

Je sçay bien qu'on me peut objecter, qu'encore que la circulation du sang soit ainsi empêchée, & interceptée par cette sortie de l'umbilic, ce ne doit pas estre pour cela, un sujet de mort si soudaine à l'enfant, à cause que le sang ne laisse pas de pouvoir circuler dans toutes les autres parties de son corps; à quoy je réponds, qu'à son égard il faut absolument, ou que son sang au défaut de respiration soit élabouré & préparé dans le *Placenta*, pour lequel sujet il y doit avoir une libre communication, ou bien que faute de cela l'enfant respire aussi-tost par la bouche, tant pour rafraîchir ses poulmons & son cœur, que pour en mettre dehors par l'expiration les vapeurs fuligineuses; ce que ne pouvant faire tant qu'il est dans la matrice, il est de necessité qu'il soit suffoqué, & qu'il meure en tres-peu de tems, si l'un & l'autre luy manquent ensemble. C'est pourquoy il faut au plutost en cette rencontre, exciter & procurer la sortie de l'enfant, ou bien l'aller querir par les pieds, pour le tirer incontinent dehors, si on voyoit qu'il ne pût pas venir promptement.

Les femmes dont les enfans ont beaucoup d'eaux, & le cordon de l'umbilic fort long, sont tres-sujettes à cét accident; car ces eaux venant à s'écouler en grande abondance dans le tems que les membranes se crevent, entraînent souvent tout d'un coup au moment de leur sortie, ce cordon qui flottoit au milieu d'elles, & d'autant plus facilement que la teste de l'enfant n'est pas encore bien abbaissée & avancée dans le passage, pour l'empêcher de tomber & sortir ainsi devant elle: & souvent aussi le cordon de l'umbilic sort quand l enfant vient en une posture contre nature; parce que l'enfant ne peut pas bien descendre dans le passage, lorsqu'il est dans une mauvaise situation, qui fait que les parties qu'il presente n'occupant pas bien exactement toute l'entrée de la matrice, à cause de leur inégalité, il y reste ordinairement du vuide, dans lequel le cordon se glisse.

D'abord qu'on s'apperçoit de la chose, la femme doit se tenir couchée bien chaudement en son lit, & il faut au plutost remettre ce cordon en dedans, pour empécher qu'il ne se refroidisse, & tâcher de le repousser tout-à-fait derriere la teste de l'enfant, si c'est elle qui se presente la premiere, de peur qu'il n'en soit pressé & contus comme nous avons dit, & que par ce moyen le mouvement du sang n'en soit entierement intercepté, le tenant sujet au lieu où on l'aura repoussé: ce qu'on fera par le moyen du bout des doigts d'une main, les tenant toujours du costé qu'il est sorti, jusques à ce que la teste estant tout-à-fait descenduë, & logée au passage, le puisse empêcher de retomber une autre fois, prenant l'occasion d'une bonne douleur, afin de l'y conduire plus facilement; ou si on en retire la main, qu'on mette un petit morceau de linge bien doux, entre le costé de la teste & la matrice, pour en étouper l'endroit par où il estoit tombé, observant de laisser passer au dehors un bout de ce linge ainsi mis, afin de le pouvoir retirer quand il sera necessaire; comme aussi de mettre une bonne compresse trempée dans du vin chaud au devant de l'entrée de la matrice, pour empêcher que cét umbilic ne se refroidisse par l'air exterieur, au cas qu'il vint à resortir.

Mais quelquefois on a beau remettre ce cordon, & user de toutes ces précautions, il ne laisse pas de retomber toujours à toutes les douleurs qui viennent à la femme, par lesquelles il est derechef poussé dehors. En ce cas, il ne faut plus differer l'operation, & le Chirurgien doit le plutost qu'il pourra, tirer l'enfant par les pieds, lesquels il faut qu'il aille chercher, quand mesme il presenteroit la teste la premiere; car il n'y a que ce seul remede pour luy sauver la vie, qu'il perdra indubitablement, si on le laisse ainsi un peu long-tems. C'est pourquoy ayant mis la femme en situation commode, il repoussera doucement la teste de l'enfant qui se presente, si elle n'est pas trop avancée entre les os du passage, & qu'il le puisse faire sans violenter la femme avec trop d'excez, (auquel cas il vaudroit mieux laisser l'enfant en danger de mourir que de risquer la vie de la mere) aprés quoy il coulera sa main bien ointe d'huile ou de beurre frais par dessous la poitrine & le ventre, pour aller chercher les pieds, par le moyen desquels il le retournera, pour le tirer en suite comme il est dit; ce qu'estant fait il prendra garde aussi-tost à l'enfant, qui est toujours bien foible en cette occasion, afin de l'ondoyer promptement, s'il ne l'avoit pas esté au passage, comme on est toujours obligé de faire pour une plus grande seureté. En me comportant de la sorte, j'ay sauvé la vie, & fait recevoir, ou donné moy-mesme le Baptesme à plus de soixante enfans, qui auroient esté tres-certainement privez de l'un & de l'autre, si pour m'exempter (comme font tous les jours les Politiques) de la fatigue d'une si penible operation, j'avois laissé l'accouchement de leur mere à l'œuvre de nature.

CHAPITRE XXVII.

De l'accouchement auquel l'arriere-faix se presente le premier, ou est tout-à-fait sorti devant l'enfant.

LA sortie de l'umbilic avant l'enfant dont nous venons de parler au précedent Chapitre, est souvent cause de sa mort, pour les raisons que nous avons dites; mais celle de l'arriere-faix est encore bien plus dangereuse; car outre que pour lors l'enfant meurt ordinairement, si on ne le secoure presque dans le mesme instant, la mere y est aussi tres-souvent en peril de sa vie, à raison de la grande perte de sang qui a coutume d'arriver, quand il se détache de la matrice avant qu'il en soit tems; parce qu'il laisse tous les orifices des vaisseaux ouverts contre lesquels il étoit adherent, dont le sang coule en abondance sans discontinuation jusques à ce que l'enfant soit dehors; à cause que pendant qu'il est dans la matrice, elle fait toujours des efforts à chaque moment pour tâcher de l'expulser, par le moyen desquels elle exprime & fait sortir continuellement le sang des vaisseaux, lesquels sont toujours ouverts, comme nous avons déja expliqué plusieurs fois, quand l'arriere-faix en est ainsi détaché, tant qu'elle demeure dans sa distension, & ne se referment que lors qu'estant vuidée de tout ce qu'elle contenoit, elle vient par la contraction de sa substance membraneuse à les boucher en les comprimant. C'est pourquoy si on doit estre diligent à secourir l'enfant quand le cordon de l'umbilic sort le premier, il faut estre encore bien plus prompt à le faire, quand l'arriere-faix est tout-à-fait détaché & sorty de la matrice, & le delay, pour petit qu'il soit, est toujours cause de la mort soudaine de l'enfant, si on ne le tire au plutost dehors; car pour lors, il n'y peut rester long-tems sans estre suffoqué, dautant qu'il a besoin de respiration par la bouche (comme j'ay expliqué au susdit Chapitre précedent) aussi-tost que son sang n'est plus vivifié par la préparation qui s'en fait dans l'arriere-faix, dont la fonction & l'usage cessent, dés l'instant qu'il est séparé des vaisseaux de la matrice avec lesquels il estoit joint; à raison dequoy il survient aussi tout incontinent ce grand flux de sang, qui est si dangereux pour la mere, que si on n'y remedie promptement, elle tarde peu sans perdre la vie par ce fâcheux accident.

I'ay remarqué en plusieurs femmes qui ne s'étoient aucunement blessées, que leur arriere-faix s'estoit ainsi détaché, & entierement separé de la matrice, à cause que le cordon de l'umbilic de leur enfant estoit embarassé, & entortillé autour de quelques parties de son corps, & particulierement autour du col; ce qui faisoit que pour le peu que l'enfant pût se mouvoir pour se disposer à sortir, ce cordon n'ayant plus sa longueur & sa liberté ordinaire, tirailloit continuellement l'arriere-faix, & le faisoit ainsi détacher entierement de la matrice, devant le tems.

Lorsque l'arriere-faix se presente ainsi le premier au passage, on ne sent qu'un corps mollasse par tout, sans resistance à l'attouchement par aucune partie solide, & le sang sort en abondance de la matrice avec plusieurs caillots, & la femme tombe souvent en foiblesse. Aussi tost donc que le Chirurgien aura reconnu que la chose est de la sorte, il faut qu'il se dépêche promptement d'accoucher la femme, s'il luy veut sauver la vie, & à son enfant, s'il est encore vivant. Pour ce sujet, si l'arriere-faix se presentoit seulement sans estre sorti, & que les membranes des eaux ne fussent pas encore percées, comme il arrive quelquefois, il rangera un peu de costé la partie de l'arriere-faix qui se presente, jusqu'à ce qu'il soit au droit de ses membranes, qu'il rompra aussi-tost avec ses doigts, pour en faire écouler les eaux, & pour retourner l'enfant dans le mesme tems, au cas qu'il se presentât en toute autre posture que les pieds devant, par lesquels il le doit promptement tirer : car il faut observer, qu'encore que l'arriere-faix qui se presente ainsi le premier, ne soit plus qu'un corps estrange, dans la matrice, quand il en est entierement separé, comme il est pour lors, & que pour ce sujet on devroit, ce semble, achever de le tirer dehors avant l'enfant ; neanmoins comme il est fortement attaché aux membranes qui l'environnent, on n'en pourroit pas facilement venir à bout ; parce qu'on ne peut tirer le corps de l'arriere-faix, qu'on ne tire en mesme tems les membranes qui envelopent le corps de l'enfant ; outre cela, c'est que ces membranes qui tapissent interieurement toute la matrice, servent par leur substance polie & glissante, à faire retourner plus aisément l'enfant, & à empêcher par leur interposition que la matrice ne soit si facilement offensée dans le tems de l'operation ; ce qui ne reüssiroit pas si bien, si on tiroit premierement l'arriere-faix. C'est pourquoy il est bien plus seur pour ces raisons de tirer d'abord l'enfant, qui d'ailleurs est toujours si foible en ces occasions, qu'il tarde peu à mourir, si on ne le secoure tres-promptement : mais si le Chirurgien voyoit que l'arriere-faix fût presque entierement sorty de la matrice, & que ses membranes fussent tout-à-fait rompuës & déchirées, en ce cas il doit achever de le tirer : car outre qu'il seroit inutile pour lors de le repousser au dedans de la matrice, il incommoderoit grandement le Chirurgien en son operation, & luy feroit cependant perdre le tems de pouvoir promptement secourir l'enfant.

Si on ne doit pas repousser au dedans l'arriere-faix qui est presque tout-à-fait hors de la matrice, & dont les membranes sont toutes rompuës, à plus forte raison ne faut-il pas remettre celuy qui en est entierement sorty. On doit seulement observer de ne pas s'amuser à en lier & couper le cordon, avant que d'avoir aussi tiré l'enfant, non point pour l'esperance qu'il en reçoive encore quelque vivification, pendant qu'on est à parachever l'accouchement ; mais afin de ne pas perdre aucun moment de tems à faire au plutost l'extraction de l'enfant, qui est toujours pour lors en tres-grand danger de sa vie ; comme aussi afin d'arrêter au plutost le flux de sang de la mere, qui cesse ordinairement aussi-tost qu'elle est accouchée ; pour lequel sujet on se doit dépêcher le plus promptement qu'il est possible.

Il se peut faire quelquefois, que nonobstant un si grand accident l'enfant soit amené vivant, s'il a esté secouru d'assez bonne heure, comme je puis assurer l'avoir fait plusieurs fois ; mais il est pour l'ordinaire si foible, quon ne peut presque pas juger dans l'abord s'il est mort, ou s'il vit encore. Les Sages-femmes en cette occasion, comme en d'autres, pour le mieux faire revenir, font au plutost chauffer du vin dans un poëlon, où elles mettent ensuite l'arriere-faix, avant que d'en separer l'enfant, s'imaginant avec assez de superstition, quand il vient à reprendre un peu ses forces, que ce sont les vapeurs de ce vin chaud, qui se portant par le moyen des vaisseaux umbilicaux jusques dans son ventre, luy donnent ainsi de la vigueur ; mais il est bien plus croyable que c'est parce qu'ayant esté presque suffoqué, pour n'avoir pas pû respirer aussi-tost qu'il en avoit besoin, il commence à le faire pour lors, moyennant quoy il revient peu à peu de cette foiblesse : neanmoins, quoi qu'il en soit, il n'y a pas grand mal à observer la coutume, bien que superstitieuse, quand elle ne peut pas estre préjudiciable, & qu'elle se pratique pour contenter les esprits qui en sont préoccupez, pourvû qu'on n'obmette pas les choses necessaires, pour se laisser aller aveuglément de son costé.

CHAPITRE XXVIII.

De l'accouchement qui est accompagné de grande perte de sang, ou de convulsion.

DE quelque tems que la femme puisse estre grosse, qu'elle soit à terme, ou qu'elle n'y soit pas, le plus expedient & le plus salutaire remede qu'il y ait à la grande perte de sang, pour sauver la vie à la mere & à l'enfant, qui y sont toujours tout deux en tres grand danger de la perdre, est de l'accoucher au plutost & sans aucun delay, en allant chercher les pieds de l'enfant pour le tirer dehors. I'ay assez amplement décrit au Chapitre vingt & un du premier Livre, en parlant de la perte de sang qui arrive à la femme grosse, la maniere avec laquelle on se doit comporter dans cét accouchement, & l'histoire de la mort sanglante de ma sœur, que je ne repeteray point, parce que le ressouvenir m'en est trop sensible; lequel Chapitre convient fort bien à cét endroit-cy: c'est pourquoy on y aura recours, afin de voir ce que j'y ay enseigné, pour remedier à un si fâcheux & si dangereux accident: Mais lorsque la perte de sang est fort mediocre, & qu'elle ne fait que commencer à la femme qui est en travail, on peut en ce cas, commettre l'accouchement à l'œuvre de nature; pourveu, comme je viens de dire, que la perte de sang soit tres-mediocre, & que la femme ait aussi de suffisantes douleurs, pour donner lieu d'esperer qu'elle puisse accoucher d'elle-mesme: neanmoins, si dans le tems que la perte de sang commence à paroistre, les membranes des eaux de l'enfant ne sont pas encore percées, il les faut percer aussi-tost que la matrice est un peu dilatée, sans attendre que ces membranes se rompent d'elles-mesmes; car comme les pertes de sang qui passent la mediocrité, procedent toûjours du détachement de l'arriere-faix, si on laissoit entieres ces membranes, qui sont attachées de toutes parts à l'arriere-faix, elles en causeroient encore un plus grand détachement, estant agitées, & poussées fortement en devant, dans le tems des douleurs de la femme: mais estant percées, elles donnent lieu à l'enfant de s'avancer dans le passage au travers de leur rupture, sans tirailler, comme elles faisoient auparavant, ny faire détacher davantage l'arrierefaix d'avec la matrice.

La convulsion est un autre accident qui fait souvent perir la mere & l'enfant, aussi-bien que la perte de sang, si la femme n'est tres-promptement secouruë par l'accouchement, qui est le meilleur remede qu'on puisse apporter à l'un & à l'autre: mais quelquefois la matrice n'estant pas suffisamment ouverte, quand la convulsion arrive, on ne peut faire autre chose que les remedes ordinaires, jusqu'à ce qu'il y ait lieu de tirer l'enfant; comme de saigner la femme du bras, & mesme du pied (en cas que la convulsion ne procedât pas d'une grande perte de sang) & de luy donner de tems en tems des clysteres un peu forts, tant afin de dégager le cerveau de la trop grande abondance de sang échauffé qui s'y est porté, que pour procurer des épreintes à la femme, qui puissent faire dilater sa matrice, laquelle on humectera aussi pour ce sujet, avec fomentations émollientes, & onctions d'huile souvent reïterées. I'ay vû quelques Medecins, faire prendre en ces sortes de rencontres du vin emetique aux femmes ; tant pour remedier à la convulsion (à ce qu'ils pretendoient) que pour procurer l'expulsion de l'enfant ; mais ils n'ont presque jamais reüssi comme ils le souhaitoient ; car ces sortes de convulsions arrivent toujours pour l'ordinaire aux femmes en travail, par quelqu'une de ces trois causes ; sçavoir, ou par la trop grande abondance du sang extrémement échauffé par l'agitaton du travail, ou à raison de la grande quantité qui s'en est évacuée par une perte de sang, ou bien comme il arrive souvent dans les premiers accouchemens, à cause de la grande douleur que la matrice qui est toute nerveuse ressent, qui est excitée par l'extréme distension qu'en fait l'enfant, laquelle douleur se communiquant au cerveau avec le sang échauffé qui s'y porte aussi en abondance, cause par compassion ces convulsions, qui pour ce sujet, bien loin de cesser ou diminuer, sont encore augmentées par tous les violens efforts des vomissemens, & par l'extrême agitation que cause pour lors ce dangereux remede ; lequel fait aussi augmenter la perte de sang qui avoit precedé les convulsions, ou ne manque pas de la faire venir, en faisant entierement détacher l'arriere-faix, si elle n'estoit pas encore arrivée. C'est pourquoy je ne conseille pas de se servir de ce remede, que j'ay toujours reconnu tres-pernicieux en ces occasiont à la mere & à l'enfant, & pouvoir mesme par les violens efforts qu'il fait faire à la femme, luy causer une mortelle ruption de la propre substance de la matrice, si son orifice n'estoit suffisamment dilaté pour en laisser sortir l'enfant.

I'ay vû quelques femmes accoucher d'elles-mesmes d'enfans vivans, & se porter bien ensuite, quoy qu'elles eussent eu auparavant cinq ou six accés de tres-fortes convulsions ; mais dans l'intervalle de ces accés elles revenoient à connoissance ; ce qui faisoit que les forces de la mere, & celles de l'enfant, qui avoient esté bien affoiblis par l'accés de la convulsion, venoient à se restablir aussitost que la convulsion avoit cessé. Mais quand la femme ne revient point à connoissance ensuite de l'accés de la convulsion, & qu'elle reste toute assoupie, & qu'on voit qu'elle écume de la bouche en ronflant fortement, pour lors la mere & l'enfant perissent presque toujours, s'ils ne sont tres-promptement secourus par l'accouchement. I'ay sauvé la vie à plusieurs femmes de la sorte, & à leurs enfans ; mais quelques autres n'ont pas laissé de mourir aprés avoir esté bien & deuëment accouchées, quoy que je les eusse promptement secouruës ; I'en attribuë particulierement la cause à la corruption de leur enfant mort en leur ventre depuis plusieurs jours, dont il s'estoit élevé des vapeurs malignes, qui se portant au cerveau, avec le sang extrémement échauffé par la grande agitation du travail, y avoient fait une trop mauvaise impression; joint à ce, que la convulsion est de soy le plus souvent mortelle; à quoy aidoit encore beaucoup quelque prise de vin emetique, que des gens qui venoient à la traverse faisoient prendre à la femme, à cause qu'il revenoit encore parfois quelque accés de convulsion aprés l'accouchement, ce qui procedoit de ce que la forte impression qui avoit esté faite au cerveau, ne pouvoit pas cesser d'abord tout d'un coup, quoyque la principale cause en fût ostée.

Or puisque l'accouchement est le plus salutaire remede qu'on puisse apporter à la femme qui est en convulsion, bien que l'évenement en soit douteux, le Chirurgien tâchera neanmoins de luy donner ce secours, & à son enfant, le plutost qu'il pourra. C'est pourquoy s'il juge que l'enfant soit vivant, quoyqu'il se presente en posture naturelle, il doit le retourner entierement dans la matrice, pour le tirer par les pieds, aprés avoir promptement percé les membranes des eaux, pour ce faire, si elles ne l'estoient pas, comme je l'ay fait avec heureux succés en presence de plusieurs Chirurgiens & Sages-femmes. C'est ce qui me fait croire, que si la femme d'un de mes jeunes Confreres, laquelle mourut l'année derniere en convulsion avec deux enfans dans le ventre, en la presence de son propre pere, & de son mari (qui tout deux faisoient neanmoins profession particuliere des accouchemens) eut esté accouchée de la sorte par l'un d'eux, ou que n'ayant pas le courage de le pouvoir entreprendre eux-mesmes, ils eussent mandé quelque autre de leurs Confreres pour les assister en ce besoin, il y auroit eu sans doute beaucoup plus d'esperance de sauver la vie à cette pauvre femme par cette voye, que de la laisser mourir comme ils firent sans secours, qui luy estoit absolument necessaire. Mais si le Chirurgien reconnoît que l'enfant soit mort, & que sa teste soit trop fortement engagée dans le passage, il ne fera aucune difficulté de le tirer avec le crochet, en se comportant de la maniere que j'ay enseignée au seiziéme Chapitre de ce second Livre, en parlant de la teste de l'enfant mort qui reste au passage, sans pouvoir sortir à cause de sa grosseur. Monsieur *Boileau* mon frere, peut témoigner que j'ay accouché en sa presence, il y a environ douze ans, la femme d'un de ses amis, qui estant en travail de son premier enfant, avoit de continuelles convulsions depuis un jour & demi, qui l'avoient reduite à l'agonie, avec perte de toute connoissance, pour raison dequoy elle avoit esté abandonnée de plusieurs Chirurgiens, qui n'avoient pas voulu entreprendre de l'accoucher : mais nonobstant le mauvais estat où elle estoit, & le peu d'esperance qu'il y avoit qu'elle en pût réchaper, elle ne laissa pas de se porter bien en suite ; & je l'ay encore accouchée plusieurs autres fois depuis ce tems-là.

Le dernier jour de l'année 1672. je fus en poste au Bourg de *Chambly*, proche de *Beaumont-sur-Oyse*, pour accoucher Madame *De saint Iu*, fille de Monsieur de *Chambly*, laquelle étant en travail de son premier enfant, fut surprise au commencement du deuxiéme jour de son travail, de convulsions tres-violentes, qu'elle eut durant vingt heures : mais ayant esté averty trop tard, quelque diligence que je fisse, je ne pus arriver assez à tems pour la secourir ; car elle estoit déja morte il y avoit plus d'une heure, & avoit esté auparavant accouchée par trois Chirurgiens du païs, qui apparemment ne s'entendant pas trop bien en ces operations, avoient trop differé pour la secourir, & l'avoient extrémement tourmentée durant plus d'une grande heure pour luy tirer le mieux qu'ils purent son enfant par morceaux, luy ayant outre cela laissé une partie de l'arriere-faix dans la matrice ; ce qui fut cause que la convulsion ne laissa pas de continuer, & que leur operation fut entiérement infructueuse à cette pauvre femme, qui mourut quelques heures ensuite. Mais le plus grand mal procedoit principalement du delay de l'operation, qui fut causé par le Curé du lieu, qui soutenoit positivement qu'on ne pouvoit pas baptiser un enfant au ventre de sa mere, & que dans le soupçon qu'on avoit qu'il pouvoit estre encore vivant, on ne devoit pas hazarder sa vie pour sauver celle de sa mere : mais un Religieux qui estoit apparemment meilleur Theologien que ce Curé, & qui faisoit la fonction de Predicateur au mesme lieu, assuroit avec raison le contraire ; qui est qu'on peut baptiser l'enfant au ventre de sa mere sans le voir ; pourveu qu'on le puisse toucher, & que l'eau soit effectivement versée sur quelqu'une des parties de son corps ; & qu'aprés cela fait, on devoit toujours preferer la vie de la mere à celle de l'enfant, quand il n'y avoit pas moyen de les sauver tout deux ; lequel sentiment fut suivi comme le meilleur ; mais ce fut trop tard, comme j'ay dit ; car la plus grande partie du jour, & toute la nuit, se passerent à consumer le tems inutilement, pour vuider la contestation du Curé & du Predicateur, & pour faire venir des lieux circonvoisins

convoisins ces trois Chirurgiens qui l'accoucherent comme ils pûrent.

Il y a certaines femmes qui n'accouchent jamais qu'elles ne tombent en convulsion, soit devant, soit aprés leur accouchement. Mais pour éviter, & prévenir un si fâcheux accident, il faut saigner ces sortes de femmes deux ou trois fois durant le cours de leur grossesse, outre quoy il les faut encore saigner aussi-tost qu'elles commencent d'estre en travail, afin de diminuer la quantité du sang, dont leurs vaisseaux sont trop pleins; parce qu'il s'en fait pour lors une ébulition, à cause des douleurs de l'accouchement, qui l'échauffant, & l'agitant extraordinairement, le transportent en trop grande abondance à la teste, & causent ordinairement par ce moyen, la convulsion: Plusieurs femmes se sont tres-bien trouvées d'avoir suivy en cela mon conseil, qui a esté cause qu'elles ne sont aucunement tombées en convulsion, comme elles avoient coutume dans leurs precedens accouchemens; & il faut les saigner plutost du bras que du pied, parce qu'y ayant une grande plenitude au corps, le sang qui se porte en abondance à la teste, est bien plus promptement évacué par la saignée du bras, que par celle du pied.

CHAPITRE XXIX.

Le moyen d'accoucher la femme, quand l'enfant est hydropique, ou monstrueux.

L'Enfant peut estre hydropique dans la matrice, ou de la teste, qui est ce qu'on nomme *Hydrocephale*, ou de la poitrine, ou du ventre: & si ces parties sont tellement remplies d'eau (comme je l'ay vû en quelques rencontres) qu'elles en soient beaucoup plus grosses que n'est large le passage qui doit donner issuë à l'enfant; pour lors quelques efforts que la femme puisse faire pour le pousser d'elle-mesme dehors, il est absolument impossible qu'elle en vienne à bout, si elle n'est secouruë & assistée de l'Art; comme encore s'il est monstrueux, ou pour l'estre simplement en grosseur, soit de tout le corps, soit de quelque partie seulement, ou pour estre joint à quelqu'autre enfant.

Si celuy qui est hydropique est vivant à l'heure de l'accouchement, on ne peut pas s'exempter de le faire mourir pour sauver la mere, en luy perçant la teste, ou le ventre, ou la poitrine lorsque les eaux y sont contenuës, afin que les ayant évacuées par l'ouverture qu'on y aura faite, il puisse aprés estre tiré dehors; à moins dequoy, il faut necessairement qu'il meure dans la matrice, n'en pouvant pas sortir, & qu'y restant il tuë aussi la mere : c'est pourquoi pour la sauver, il sera de necessité indispensable de tirer l'enfant par Art, puisqu'il est impossible qu'il vienne de luy mesme ; ce qu'on doit faire avec un couteau crochu, & trenchant à son extrémité, tel qu'est celuy qui est marqué par la lettre D. en la représentation des instrumens qui est vers la fin de ce second Livre, le Chirurgien y procedant de cette façon.

Aprés avoir situé la femme selon que la commodité de l'operation le requierera, il introduira doucement sa main gauche au droit de la teste de l'enfant, si les eaux y sont contenuës ; où estant, il la sentira fort grosse & estenduë, ses sutures fort separées, & ses os grandement éloignez les uns des autres, à cause de la distension qu'en font ces eaux enfermées au dedans ; ce qu'ayant reconnu, il coulera avec sa main droite, le long du dedans de sa gauche ce couteau crochu, observant en l'introduisant, que sa pointe soit tournée vers elle, de peur de blesser la matrice ; & l'ayant conduit jusques proche de la teste à l'endroit de quelqu'une de ses sutures, il le tournera vers ce lieu, & y fera une ouverture suffisante pour en faire sortir les eaux, aprés l'évacuation desquelles il luy sera tres-facile de tirer l'enfant ; dautant que pour lors les autres parties du corps sont ordinairement fort grêles & menuës. Si ces eaux estoient dans la poitrine, ou dans le ventre, alors la teste de l'enfant n'estant pas grosse outre mesure, pourroit bien s'avancer jusques hors du passage, sans que le corps qui seroit excessivement tumefié de ces eaux, pût venir plus avant, comme il arriva à cét enfant hydropique du bas ventre, dont j'ay rapporté l'histoire au Chapitre dix-huitiéme de ce second Livre, auquel on aura recours, dautant qu'elle est fort convenable en ce present lieu. La chose estant de la sorte, le Chirurgien coulera, comme il est dit, sa main gauche & l'instrument avec sa droite jusques contre le ventre, ou vers la poitrine de l'enfant, pour en faire ouverture de la mesme façon que je fis en cette rencontre, afin d'en évacuer les eaux, aprés quoy il achevera l'operation sans grande peine.

On doit remarquer qu'il est beaucoup plus difficile de tirer hors de la matrice un gros enfant monstrueux, ou joint à quelque autre, que celuy qui est hydropique comme nous venons de dire;

car la grosseur des parties hydropiques est aisément diminuée par une seule & simple ouverture, laquelle est capable de donner issuë aux eaux qui en font distension, ensuite de quoy le reste de l'operation est assez facile ; mais quand il s'agit de faire extraction d'un gros enfant monstrueux, ou joint à quelque autre, une simple ouverture n'y sert de rien ; car il est necessaire quelquefois de separer de ce corps des membres tout entiers les uns des autres ; ce qui rend la chose beaucoup plus penible & laborieuse, à laquelle il faut aussi plus de tems, & plus d'adresse pour se bien comporter : auquel cas, on introduira la main gauche dans la matrice, & le couteau crochu avec la droite, jusques aux parties qu'on veut diviser & separer : où estant, on observera, autant qu'on le pourra faire, d'inciser les membres du corps monstrueux, au droit de leur articulation ; & s'il se rencontroit deux corps tenans l'un à l'autre, on en fera aussi la separation au lieu où ils sont joints ensemble ; ensuite dequoy on les tirera dehors l'un aprés l'autre, les prenant toujours par les pieds si on peut ; & s'il n'y en avoit qu'un, on en viendra pareillement à bout, aprés avoir diminué sa grosseur par le retranchement de quelques-unes de ses parties.

I'ay déja fait voir au Chapitre quatorziéme de ce second Livre, en parlant de l'extraction de la teste demeurée seule dans la matrice, de quelle façon doit estre l'instrument avec quoy on peut commodément faire cette operation ; & j'ay dit qu'il doit estre de la longueur d'un crochet ordinaire, pour plus grande sureté & facilité ; parce qu'en tenant de la main droite son manche, on le poussera, & tirera directement, ou obliquement, & on le retournera sans peine de tel costé qu'on voudra ; & de la gauche qui est dans la matrice, on le conduira pour le faire couper & trancher plus adroitement, & plus facilement les parties qu'il faut séparer. C'est pourquoy il doit avoir le manche si long, que la main droite du Chirurgien qui est hors de la matrice, le puisse tenir pour le gouverner comme il est dit, & le mieux conduire dans l'operation ; laquelle ne pourroit pas estre surement, ny commodément faite, si cét instrument estoit fort court, comme le recommandent tous les Auteurs ; car en cette occasion la main du Chirurgien est si contrainte & si pressée dans la matrice, qu'à grande peine peut-il avoir la liberté de remuer l'extremité des doigts ; ce qui fait qu'il ne se pourroit que tres-difficilement aider d'un tel instrument avec une seule main, à moins qu'il ne voulût extraordinairement forcer & violenter la matrice, pour raison dequoy la pauvre femme seroit en tres-grand danger de la vie. Venons maintenant à l'extraction de l'enfant mort, dont nous allons enseigner les differentes manieres.

CHAPITRE XXX.

De l'extraction de l'enfant mort.

QUand l'enfant est mort au ventre de sa mere, l'accouchement en est presque toujours tres-long & fort fâcheux, à cause que son corps n'ayant plus de soutien, & étant devenu tout mollasse, ses parties s'affaissent tout en un tas les unes sur les autres; ce qui fait qu'il vient aussi pour l'ordinaire en mauvaise situation, ou quoy qu'il se presente par la teste en figure naturelle, les douleurs de la femme sont si foibles & si lentes en cette occasion, qu'elles ne le peuvent pas faire expulser, & mesme elle n'en a quelquefois aucune; dautant que la nature à demy accablée par la mort de l'enfant, duquel elle ne peut estre aidée, travaille si peu, qu'elle ne sçauroit souvent achever la besogne qu'elle a commencée; ce qui la feroit succomber sans l'assistance de l'Art, dont elle a grand besoin pour lors: neanmoins avant que d'en venir à l'operation de la main, on tâchera d'exciter des douleurs à la femme par clysteres forts & âcres, afin de luy faire venir des épreintes qui poussent en bas, pour faciliter la sortie de l'enfant, au cas qu'il soit en bonne situation; mais si cela n'y fait rien, il en faut faire l'extraction, qui est le plus seur moyen; car je n'approuve aucunement tous ces remedes pris par la bouche, que la pluspart des Auteurs ordonnent pour exciter l'expulsion de l'enfant mort dans la matrice; parce que ce sont toutes drogues extrémement chaudes & purgatives, qui peuvent causer dans la suite plusieurs dangereux accidens, comme fiévre, flux de ventre, dysenterie, pertes de sang, & relaxations & descentes de matrice. Quant à ceux qu'on dit operer par des qualitez occultes, & par des facultez specifiques, ce sont remedes de Charlatans ausquels on ne se doit pas confier.

Tous les Auteurs deffendent precisément de faire extraction de l'enfant mort lorsqu'il y a inflammation à la matrice, & recommandent en ce cas de l'humecter avec des fomentations émollientes, & les demi-bains, & avec onctions d'huile souvent reïterées, afin d'appaiser l'inflammation devant que d'en tirer l'enfant mort:

mais il est entierement impossible que cette inflammation diminuë durant que l'enfant mort, qui en est la veritable cause, reste dans la matrice ; c'est pourquoy aussi-tost que le Chirurgien aura lieu d'y introduire sa main, il faut qu'il en tire l'enfant sans aucun delay ; car c'est le seul moyen de faire cesser l'inflammation, qui s'augmenteroit encore davantage, & feroit certainement venir la gangrene à la partie, si on differoit l'operation, aprés quoy il n'y auroit plus aucune esperance de pouvoir sauver la vie à la femme.

I'ay souvent observé que les femmes qui accouchent d'enfans morts & corrompus, dans le tems qu'elles ont la fiévre, meurent ordinairement peu de jours aprés leur accouchement ; & encore plutost si elles ont un mauvais travail, qui oblige à retourner leur enfant dans la matrice, pour l'en tirer ; à cause que pour lors la matrice, qui avoit déja reçû une maligne impression par la mort & par la corruption de l'enfant, s'enflamme bien plus facilement qu'en d'autres tems.

Nous avons declaré au Chapitre douziéme de ce Livre, les signes qui font connoistre que l'enfant est mort dans la matrice, dont les principaux sont, si la femme ne le sent remuer, & ne l'a point senti il y a fort long-tems, si elle a grande froideur, douleur & pesanteur au bas du ventre, s'il n'a aucun soûtien ; & s'il tombe comme une masse de plomb toujours du costé qu'elle sera couchée, s'il y a long tems que l'arriere-faix ou l'umbilic est sorti de la matrice, s'il est flétri & refroidi, & si on n'y sent aucune pulsation, si la teste de l'enfant est toute mollasse, & si les os en sont sans aucun appui, vacillans & chevauchans beaucoup les uns sur les autres à l'endroit des sutures, & si lorsque quelque partie de son corps sort hors de la matrice, comme quelque bras, ou quelque jambe, on voit que l'épiderme s'en separe facilement, & que des humiditez noirâtres, fort puantes & cadavereuses découlent & sortent de la matrice. Tous ces signes joints ensemble, ou la plus grande partie, nous feront connoistre que l'enfant est assurément mort ; dequoy le Chirurgien estant certain, il fera son possible d'en faire l'extraction le plutost qu'il y aura lieu ; auquel tems il fera situer la femme, comme nous avons souvent dit ; aprés quoy, l'ayant auparavant fait uriner, s'il est besoin, avec une sonde creuse ointe d'huile, qu'il introduira doucement dans la vessie, si l'enfant se presente par la teste, & qu'elle ne soit pas trop engagée au passage, il la repoussera doucement, tant qu'il ait la liberté d'introduire sa main droite dans la matrice, avec laquelle, l'ayant glissée par dessous le ventre, il ira chercher ses pieds, pour le retourner & le tirer en la façon cy-devant dite ; prenant bien garde que la teste n'en demeure accrochée au passage, & qu'elle ne s'y separe du corps ; ce qui pourroit facilement arriver, quand l'enfant estant fort corrompu & pourry, le Chirurgien n'observeroit pas les circonstances que nous avons plusieurs fois repetées ; c'est-à-dire, de luy faire venir (en faisant l'extraction de la maniere) la poitrine & la face tournée vers le dessous ; & au cas que nonobstant toutes ces précautions il arrivât que la teste demeurât separée du corps dans la matrice, à cause de la grande corruption de l'enfant mort, on la tirera comme j'ay cy-devant enseigné au Chapitre quatorziéme de ce second Livre.

Mais si la teste de l'enfant se presentant la premiere, estoit tellement avancée & engagée entre les os du passage, qu'elle n'en pût estre repoussée ; pour lors estant bien certain par tous les signes se rencontrans ensemble, ou par la plus grande partie des principaux, qu'il est assurément mort, on le tirera en cette posture, plutost que de trop violenter la femme en le repoussant pour le retourner par les pieds : mais comme c'est un corps rond, & glissant, à cause de son humidité, le Chirurgien n'y peut pas avoir aucune prise avec ses doigts, qu'il ne sçauroit pas mesme mettre au costé d'elle qu'avec peine, dautant que le passage en est tout-à-fait occupé par sa grosseur : c'est pourquoy il prendra un crochet semblable à l'un des deux qui sont marquez par les lettres A. & B. dans la representation des instrumens, qui est mise vers la fin de ce second Livre, lequel il poussera le plus avant qu'il pourra sans violence, entre la matrice & la teste de l'enfant, observant de le conduire au dedans d'une de ses mains, & de mettre sa pointe vers la teste ; où estant il l'en accrochera, tâchant de luy donner une prise assez forte sur un des os du crane, en telle sorte qu'il ne puisse glisser, y faisant imprimer l'extrémité de cette pointe, laquelle doit estre forte pour ne pas se rebrousser ; aprés quoy, ce crochet estant ainsi bien affermi sur la teste, il la tirera dehors, mettant au costé opposite l'extrémité des doigts de sa main gauche applatie, pour aider à la mieux dégager en l'ébranlant peu à peu, & à la conduire plus directement hors du passage ; se servant encore pour ce faire, s'il est besoin, d'un second crochet, mis de la mesme maniere que le premier, au costé opposite de la teste, afin que l'attraction se fasse également des deux costez.

Il ſeroit à ſouhaiter qu'il fût poſſible de pouſſer tout d'un coup le crochet ſi avant, qu'on luy pût donner une priſe ſuffiſante pour en tirer entierement la teſte de l'enfant; mais comme aſſez ſouvent il n'y a pas lieu de l'introduire d'abord plus avant que le milieu de la teſte, on l'accrochera premierement de la façon que nous diſons, ſur le milieu de l'un des os parietaux, afin de luy donner une priſe ferme & ſtable; & quand par le premier coup de crochet mis de la ſorte, on l'aura un peu tirée à ſoy, & commencé à la dégager, alors on le retirera de l'endroit où on l'aura premierement fiché, pour le remettre plus avant, afin d'avoir la priſe encore plus forte, & ainſi ſucceſſivement l'ôtant & le refichant, juſqu'à ce qu'on ait entierement fait paſſer la teſte; apres quoy, la tirant incontinent avec les mains ſeules, on fera entrer les épaules au paſſage qu'elle occupoit; où eſtant, on coulera, s'il eſt beſoin, un ou deux doigts de chaque main, juſques ſous les aiſſelles, pour tirer l'enfant par ce moyen tout-à-fait dehors; ce qu'étant fait, on délivrera la femme, en parachevant le reſte de l'operation comme on ſçait; prenant garde en ce faiſant, de ne pas tirer trop fort le cordon qui eſt attaché à l'arriere-faix, de peur qu'il ne vienne à quitter priſe, & à ſe rompre, comme il arrive quelquefois, quand il y a corruption: mais le Chirurgien fera encore bien plus facilement l'extraction de la teſte de l'enfant mort, avec un inſtrument de mon invention, auquel j'ay donné le nom de *Tire-teſte*, dont on peut voir la figure repreſentée à la fin de ce ſecond Livre, auquel lieu j'ay enſeigné le moyen de ſe bien ſervir de cét inſtrument, dont l'uſage eſt incomparablement meilleur en cette occaſion que celuy des crochets.

Devant que de tirer ainſi l'enfant mort, qui preſente la teſte la premiere, il faut bien prendre garde qu'elle ſoit en bonne ſituation; car ſi elle eſtoit de coſté, elle ſeroit beaucoup plus difficile à tirer de la ſorte; à cauſe que la teſte de l'enfant mort qui eſt mollaſſe, eſtant plus longue que large, ſa longueur ſe convertit en largeur & groſſeur, quand elle n'eſt pas en figure droite dans le paſſage; ce qui l'empêche par ce moyen de pouvoir ſortir. Il faut encore bien obſerver de la tirer autant qu'on pourra, toute entiere, ſans la dépecer par morceaux, afin que par ſa ſortie, elle trace & faſſe le paſſage au reſte du corps, & pour pluſieurs autres raiſons tres-conſiderables que j'ay expliquées au ſeiziéme Chapitre de ce ſecond Livre, où on aura recours, afin de m'exempter de les repeter en ce lieu-cy.

Mais si l'enfant mort presentoit un bras jusques à l'épaule, tellement bouffi & tumefié, qu'il fallut faire trop de violence à la femme pour le remettre ; en ce cas on le pourroit tronçonner au droit de l'article de l'épaule, en le tordant deux ou trois tours, comme nous avons déja dit en autre lieu ; moyennant quoy il ne sera pas besoin de bistory, ny de scie, ou de tenaille incisive pour le separer, comme veulent les Auteurs ; ce qui se fera fort facilement de la maniere, sans un si grand appareil, à cause de la mollesse & delicatesse de son corps ; ensuite de quoy le bras ainsi separé n'occupant plus le passage, le Chirurgien aura plus de lieu d'introduire sa main dans la matrice, pour aller chercher les pieds de l'enfant, afin de le tirer comme il a esté dit ; observant toujours aprés qu'il aura ainsi fait l'extraction de l'enfant mort, de rassembler en un, toutes les parties qu'il en aura retranchées, afin de voir s'il en peut composer tout le corps, & de connoistre par ce moyen s'il n'en est rien resté dans la matrice.

Quoy que le Chirurgien soit certain que l'enfant soit mort dans la matrice, & qu'il soit necessaire d'en faire extraction par Art, il ne faut pas neantmoins qu'il se serve toujours d'abord des crochets ou d'autres instrumens ; car il ne doit les employer que quand ses mains ne sont pas suffisantes, & quand il n'y a pas lieu de s'en pouvoir exempter, pour garantir la femme du danger où elle est, comme aussi de pouvoir tirer l'enfant autrement ; parce qu'assez souvent, quoy qu'il ait fait tout ce que l'Art commande, les personnes qui ne se connoissent pas à la chose, croyent qu'il a tué luy-mesme avec ses instrumens l'enfant qui estoit mort il y avoit plus de trois jours, & sans autre raisonnement, ny plus grande connoissance de cause, pour recompense d'avoir sauvé la vie à la mere, luy jettent ainsi le chat aux jambes, en l'accusant d'une chose dont il est tout-à-fait innocent, & mesme d'estre cause de la mort de la femme, si elle vient par malheur à deceder ensuite ; & pour toutes loüanges & remercimens, le traitent de boucher & de bourreau ; à quoy aident ordinairement plusieurs Sages-femmes, qui sont les premieres à donner de l'horreur pour les Chirurgiens aux femmes qui ont besoin de leur secours, tant elles ont peur d'estre blâmées d'eux, pour avoir esté elles-mesmes (comme aucunes sont souvent) cause de la mort des enfans, & des fâcheux accidens qui en arrivent aux pauvres femmes, ne les ayant pas fait secourir assez-tost, & dés le moment qu'elles ont connu la difficulté de l'accouchement passer leur capacité. C'est pourquoy le Chirurgien ne ne se servira donc que le plus tard qu'il pourra des instrumens, & il fera aussi son possible, autant que la chose le permettra, d'amener les enfans entiers, quoy que morts, & non par pieces & par morceaux; afin d'oster aux méchans & aux ignorans, tout pretexte de le pouvoir blâmer. Ie dis autant que la chose le permettra, c'est-à-dire, la sureté de la vie de la femme qui est entre ses mains; car pour la luy conserver, il vaut bien mieux quelquefois tirer ainsi l'enfant mort avec les ferremens, que de la faire mourir elle-mesme, en la tourmentant avec une excessive violence, pour le tirer tout entier; mais en un mot, il faut toujours faire en conscience ce que l'Art commande, sans se soucier de ce qu'on peut dire aprés; & tout Chirurgien qui l'aura bien reglée, aura toujours plus d'égard à son devoir qu'à sa reputation; quoy faisant, il en doit esperer de Dieu la recompense.

CHAPITRE XXXI.

De l'extraction de la mole, & du faux-germe.

APrés avoir assez amplement parlé au Chapitre 10. du 1. Livre, des causes, des signes, & des differences de la mole & du faux-germe, & montré comme la mole provient toujours du faux-germe, il ne nous reste qu'à faire connoistre de quelle maniere on doit faire l'extraction de ces corps estranges contenus en la matrice, au cas qu'on n'en puisse pas procurer l'expulsion; laquelle est fort difficile quand ils y sont adherens, & principalement celle de la mole, qui n'estant tirée dehors, y demeure parfois ainsi attachée, durant deux & trois années entieres, & mesme quelquefois durant tout le reste de la vie de la femme, comme nous a fait remarquer *Paré*; au sujet dequoy il recite l'histoire de la femme d'un Potier d'étain, qui en porta une dix-sept ans, de laquelle il dit avoir luy-mesme fait l'ouverture aprés sa mort. *Schenckius* au 4. Livre *de ses Observations*, rapporte encore plusieurs autres exemples de cette nature.

Pour éviter un pareil accident, & une infinité d'incommoditez que la mole apporte, on procurera donc au plutost sa sortie, tâchant s'il n'y a pas lieu d'en venir à l'operation de la main, que la femme la puisse expulser d'elle-mesme; pour lequel sujet on luy fera prendre quelque medicament purgatif, si elle n'a pas de fievre, ny de perte de sang ; & dans le mesme tems qu'on connoistra que le remede commencera d'operer, on luy donnera un clystere un peu fort & âcre, qu'on pourra reïterer autant de fois qu'il sera jugé necessaire, afin de luy exciter des épreintes qui puissent faire dilater la matrice pour donner passage à la mole, observant aussi de faire relâcher la matrice en l'humectant souvent avec onctions d'huiles, & de graisses émollientes ; n'obmettant pas encore la saignée du pied, & le demy-bain, en cas de necessité. La mole ne manquera pas d'estre expulsée par ces remedes, pourveu qu'elle ne soit que de grosseur mediocre, & qu'elle ne soit point adherente, ou tres-peu à la matrice ; mais si elle est fortement attachée en son fond, ou qu'elle soit excessivement grosse, la femme aura bien de la peine d'en estre délivrée, sans l'assistance de la main du Chirurgien ; auquel cas, aprés qu'il aura situé la femme, comme pour extraire l'enfant mort, il coulera sa main dans la matrice, si elle est suffisamment dilatée, avec laquelle il tirera la mole dehors, se servant, si elle est si grosse qu'elle ne puisse pas passer toute entiere (ce qui arrive toutefois rarement, parce que c'est un corps mollasse & tout charnu, qui obeït plus facilement que l'enfant) d'un crochet, ou du couteau, pour la tirer, ou pour la separer en deux, ou en plusieurs parties, selon que la necessité le requierera. Si le Chirurgien la trouve jointe & attachée à la matrice, il l'en séparera doucement avec le bout de ses doigts, dont les ongles seront bien rognez, les mettant peu à peu entre la mole & la matrice, commençant par le costé où elle n'est pas si adherente, & poursuivant ainsi jusques à ce qu'elle soit entierement détachée ; prenant bien garde si elle tient trop, de ne pas déchirer ny interesser la propre substance de la matrice, y procedant de la maniere que nous avons enseignée, en parlant de l'extraction de l'arriere-faix demeuré dans la matrice quand le cordon en est rompu.

La mole n'a jamais aucun cordon qui luy soit attaché, ny pareillement aucun arriere-faix duquel elle puisse recevoir sa nourriture ; mais elle-mesme la tire immediatement des vaisseaux de la matrice, à laquelle elle est presque toujours adherente & jointe en quelque endroit. La substance de sa chair est aussi beaucoup plus dure que celle de l'arriere-faix, & elle est mesme parfois schyrreuse ; ce qui fait qu'elle est bien plus difficilement separée de la matrice ; & quelquefois mesme la substance de la mole & celle de la matrice sont si confuses ensemble, comme j'ay déja dit autre part, qu'elles ne composent toutes deux qu'un mesme corps ; ce qui fait que pour lors la maladie est entierement incurable : car cette espece de mole ne pouvant pas estre expulsée, ny tirée hors de la matrice, augmente toujours en grosseur, jusques à ce qu'elles fassent enfin mourir la femme, aprés luy avoir fait mener long-tems une vie languissante. C'est ce qu'*Hipocrate* a tres-bien remarqué parlant de la mole, au premier Livre des maladies des femmes. *Si quidem una caro fiat, mulier perit, neque enim fieri potest ut superstes maneat.* Il repete encore la mesme chose en mesmes termes, au Livre intitulé *De sterilibus.*

Pour ce qui est du faux-germe, encore qu'il soit bien plus petit que la mole, il ne laisse pas aussi de mettre quelquefois la femme en danger de la vie, à cause d'une grande perte de sang qui survient presque toujours lorsque la matrice s'en veut décharger, & qu'elle tâche de l'expulser, laquelle ne cesse ordinairement qu'aprés qu'il est sorty ; dautant que pour lors elle fait continuellement des efforts pour le mettre dehors, par lesquels le sang est excité à fluer, & comme exprimé des vaisseaux qui en sont ouverts.

Le meilleur & le plus assuré remede qu'on puisse donner à la femme en cette occasion, est de tirer au plutost le faux germe, parce que la matrice a souvent bien de la peine à le pousser dehors, si elle n'y est aidée ; à cause qu'estant toujours assez petit, l'impulsion que peut faire la femme de son costé en s'épreignant, ne fait point tant d'effort, quand le corps qui est contenu dans la matrice n'en fait pas grande distension, que quand il a quelque grosseur considerable ; car pour lors, elle est bien plus fortement comprimée par les épreintes. Il se rencontre souvent aussi qu'on a bien de la peine à faire extraction de ces faux-germes ; parce que la matrice ne s'ouvre & ne se dilate ordinairement qu'à proportion du corps qu'elle contient, & comme il est fort petit, aussi est son ouverture ; mais principalement aux femmes qui n'ont pas encore eu d'enfans ; ce qui fait que le Chirurgien n'a pas lieu quelquefois, non seulement d'y porter la main entiere, mais aussi quelques doigts simplement, avec lesquels il est obligé de faire son operation le mieux qu'il luy est possible, y procedant de cette maniere, quand il les y peut introduire.

Ayant bien huilé sa main, il la glissera dans le col de la matrice jusques à l'orifice interne, qu'il rencontrera quelquefois fort peu dilaté, où estant, il y introduira tout doucement un de ses doigts, qu'il tournera aussi-tost, & fléchira de costé & d'autre, jusques à ce qu'il ait fait en sorte d'y en glisser un deuxiéme, & en suite un troisiéme, ou davantage, s'il le pouvoit faire sans violence; mais souvent on a assez de peine d'y en introduire seulement deux; ce qu'ayant fait, il prendra entr'eux, comme les écrevisses font avec leurs pattes, quand elles veulent serrer quelque chose, le faux-germe qu'il attirera doucement dehors, & les grumeaux de sang caillé qui pourroient y estre; aprés quoy la perte de sang cessera indubitablement, s'il ne laisse aucune portion de ce corps estrange dans la matrice, comme je l'ay vû arriver en beaucoup de rencontres, où je me suis comporté de la façon; mais si son orifice interne ne pouvoit estre dilaté que pour y mettre avec peine un seul doigt, & que pour ce sujet le faux-germe ne pût pas estre tiré de la matrice, alors le Chirurgien y ayant introduit, le plus avant qu'il pourra sans violence, le doigt indice de sa main droite, il le tournera doucement tout autour du faux-germe, pour le détacher d'avec la matrice, afin qu'il en puisse estre aprés d'autant plutost expulsé, ou bien qu'estant mortifié par ce moyen, il puisse peu à peu se dissoudre en suppuration dans la suite, y aidant comme j'ay enseigné qu'il falloit faire à l'arriere-faix qui est resté dans la matrice: car j'ay tres-souvent vû les pertes de sang, causées seulement par de simples faux-germes, s'arrester aussi-tost que ces corps estranges n'avoient plus aucune communication de vie avec la matrice, comme il arrive dés le moment qu'ils n'y sont plus adherens: mais si nonobstant cela le flux de sang estoit si excessif, qu'il mît la femme en danger tres-prochain de la vie; alors le Chirurgien ayant introduit le doigt indice de sa main gauche, prendra de la droite un instrument appellé *Bec de gruë*, ou plutost une tenette, pareille à celle qui est marquée par la lettre H. en la representation des instrumens mise vers la fin de ce second Livre; le bout de laquelle il glissera le long de son doigt, pour tirer dehors avec cét instrument, le corps estrange qui est dans la matrice; prenant bien garde à ne la pas pincer, & observant que l'instrument soit toujours conduit par ce doigt premierement introduit; lequel fera distinguer & connoistre par son attouchement le corps estrange d'entre la substance de la matrice: ainsi faisant, ne le pouvant pas autrement, il ne laissera pas d'en venir à bout. Ie me suis avisé de faire faire un pareil instrument, aprés m'estre trouvé en une occasion où il m'auroit bien servy si je l'avois eû; & je tiray avec cét instrument, il y a quelques années (y procedant comme je viens d'enseigner) un faux-germe de la grosseur d'une noix, à une femme, qui sans doute, seroit morte le mesme jour, pour l'effroyable perte de sang qu'il luy avoit causée; laquelle cessa aussitost que je luy eûs ainsi fait extraction de ce corps étrange, que je n'aurois jamais pû tirer autrement; dautant que l'orifice interne de la matrice n'estoit ouvert, & ne se pouvoit dilater que pour y mettre un seul doigt de la façon que j'ay dite: outre que l'accident pressant extraordinairement, le delay de l'operation eut esté indubitablement mortel à cette femme, qui (graces à Dieu) s'en est depuis fort bien portée.

Mais le Chirurgien doit bien observer, en faisant extraction de la mole ou du faux-germe, de la maniere que nous avons dite, par l'operation de la main, de faire en sorte que la portion du corps estrange qu'il aura premierement prise, ne s'en separe; ce qui arriveroit s'il la tiroit d'abord trop rudement; car c'est pour l'ordinaire la partie la plus fragile, & la plus mollasse qui se presente à l'orifice interne pour sortir. C'est pourquoy l'ayant prise avec ses doigts, il la tirera doucement, & un peu obliquement de costé & d'autre; tâchant toujours, en conservant cette premiere prise sans la rompre, d'en reprendre une autre plus haut, à proportion qu'il fait avancer le corps estrange, jusques à ce qu'il l'ait entierement fait sortir de la matrice; recommandant cependant à la femme de luy aider de son costé; ce qu'elle fera en retenant son haleine, & poussant fortement en bas, dans le mesme tems que le Chirurgien tirera ce corps estrange.

I'ay dit cy-devant que le meilleur & le plus assuré remede qu'on puisse apporter à la femme qui a un faux-germe, est de le tirer avec la main; ce que je conseille de preferer, autant qu'il se peut faire, à tous ces breuvages que la plupart des Sages-femmes, & plusieurs autres personnes font prendre à la malade, pour exciter l'expulsion de ce corps estrange; car avant que ces remedes pris par la bouche à cette intention, puissent produire l'effet qu'on en espere souvent inutilement, il se passe du tems, durant lequel la matrice qui estoit un peu ouverte, se referme quelquefois entierement; ce qui fait que le corps estrange n'en pouvant estre expulsé, s'y corrompt; aprés quoy il cause de tres-pernicieux accidens, ainsi qu'il estoit arrivé à la femme d'un des amis de Monsieur *Ruffin*, mon Confrere, à laquelle je tiray en sa presence un faux-germe tout corrompu, de la grosseur d'un œuf de poule, qui auroit esté capable de la faire mourir, s'il eut resté plus long-tems dans sa matrice. Outre cela, c'est que toutes ces sortes de drogues estant, comme j'ay déja dit autre part, extrémement chaudes, peuvent encore beaucoup augmenter la perte de sang, ainsi que je l'ay vû arriver il y a onze ans ou environ, à la femme d'un Huissier au Châtelet de Paris, laquelle aprés avoir pris un breuvage que sa Sage-femme luy avoit donné pour luy faire vuider un faux-germe, eut une si prodigieuse perte de sang durant deux jours, qu'elle en fut reduite à l'extremité de la vie, qu'elle alloit perdre, si je ne fusse survenu dans ce moment, pour luy tirer ce corps estrange avec la main, comme je fis en presence d'un Medecin, & de cette Sage-femme; aprés quoy la perte de sang cessa incontinent, & la malade revint en bonne santé. C'est ce que j'ay encore vû arriver à quantité d'autres femmes, à qui j'ay donné un pareil secours avec un aussi heureux succez.

Mais sur toutes choses dans l'usage de toutes sortes de remedes, tant pris par dedans, qu'appliquez au dehors, qu'on prenne bien garde que pensant seulement procurer l'expulsion d'une mole, qu'on croiroit faussement estre contenuë dans la matrice, on n'excite au lieu de cela le veritable avortement d'un enfant, comme j'ay quelquefois vû faire à des personnes qui ne se connoissoient pas bien en l'Art.

CHAPITRE XXXII.

De l'operation cesarienne.

LOrsque la femme grosse est effectivement en travail, il arrive tres-rarement que le Chirurgien expert ne puisse pas faire l'extraction de l'enfant, mort ou vif, entier ou par pieces; en un mot, qu'il n'en vienne à bout, s'il s'y comporte, selon que la chose le requiert, de la maniere que nous avons cy-devant fait connoistre dans chaque Chapitre en particulier, en parlant de tous les differens accouchemens contre nature, sans qu'il soit necessaire, que par un trop grand excez d'inhumanité, de cruauté, & de barbarie, il en vienne à la section cesarienne, pendant que la mere est vivante, comme quelques Auteurs par trop temeraires ont ordonné, & quelquefois eux-mesmes pratiqué; ce que plusieurs ignorans font encore tous les jours à la campagne, par un pernicieux abus que tous les Magistrats devroient empêcher.

A la verité, ils sembleroient avoir quelque pretexte d'excuse legitime, de faire ainsi mourir martyres ces pauvres femmes, si c'étoit pour en tirer un second *Scipion l'Afriquain*, (lequel au rapport de *Pline* au 9. Ch. du 7. Liv. de l'Histoire nat. nâquit de la sorte, & fut pour ce sujet surnommé *Cesar*) ou bien pour sauver la vie à quelque grand & nouveau Prophete. Il s'est bien vû du tems des anciens Payens, qu'on a sacrifié des victimes innocentes pour le salut de tout un public, mais non pas pour celuy d'un particulier: je sçay bien qu'ils se couvrent du pretexte de pouvoir donner Baptême à l'enfant, qui autrement seroit en grand danger d'en estre privé; parce que la mort de la mere est ordinairement cause de la sienne; mais j'ignore qu'il y ait jamais eu aucune loy chrêtienne ny civile, qui ordonnât de tuer ainsi la mere pour sauver l'enfant. C'est plutost pour satisfaire à l'avarice de certaines gens, qui se mettent fort peu en peine que leur femme meure, pourveu qu'ils en ayent un enfant qui luy puisse survivre, non tant pour en avoir lignée, qu'afin d'en heriter aprés; pour raison dequoy ils donnent volontiers leur consentement à une si cruelle operation; ce qui est une tres-damnable addresse. S'ils disent, pour rendre en apparence la chose moins horrible, qu'on ne la doit entreprendre que quand la femme est à l'extremité de la vie; à cela je répons que souvent la nature se releve de bien loin, contre toute nostre esperance; & s'ils objectent qu'elle en peut bien réchapper ensuite; c'est ce que je leur nie absolument, par la preuve des plus experts Chirurgiens, qui l'ayant pratiquée, en ont toujours eu une mauvaise issuë, la mort de toutes les femmes s'en estant peu aprés ensuivie. C'est pourquoy je louë grandement *Guillemeau*, qui pour desabuser le public d'une si méchante & si pernicieuse pratique, dit en parlant de cette fatale operation, & avouë (comme s'en repentant) l'avoir faite en deux rencontres, en la presence d'*Ambroise Paré*, & l'avoir vû faire trois autres fois, par trois differens Chirurgiens tres-habiles, qui n'obmirent aucune circonstance pour la faire bien reüssir, dont toutes les femmes moururent. Quant à *Paré*, il ne veut pas témoigner qu'il ait vû faire ces deux fois que *Guillemeau* recite, pour ne pas faire connoistre à la posterité qu'il ait esté capable de consentir à une telle cruauté; mais il se contente seulement de dire qu'on ne la doit jamais entreprendre qu'aprés le decés de la femme; à cause de l'impossibilité qu'il y a qu'elle en réchape, non seulement à raison de l'énorme playe qu'il convient faire pour ce sujet au ventre ; mais principalement pour celle de la matrice, & pour l'excessif flux de sang qui y surviendroit dans le mesme moment, à quoy j'adjouteray que ceux qui pratiquent cette horrible operation, ne l'entreprennent ordinairement qu'aprés qu'une femme a esté durant plusieurs jours en travail, sans pouvoir accoucher ; auquel tems la matrice a beaucoup souffert par quantité de douleurs inutiles, qui luy ont causé une inflammation de toute sa substance, laquelle venant pour lors à estre incisée, s'enflamme encore davantage, & ne manque pas de contribuer toujours à la mort certaine de la femme : toutefois contre le sentiment de ces deux fameux Chirurgiens, on voit des temeraires, qui soutiennent opiniâtrement (comme fait *Rousset*) qu'il n'est pas impossible que la femme en revienne ; parce qu'ils ont vû quelques femmes, à qui les os de l'enfant mort sont sortis par des abscez du ventre, aprés que les chairs s'en estoient allées en suppuration par les voyes naturelles ; lesquels os avoient peu à peu percé la matrice, & mesme le ventre ; ensuite dequoy ayant esté ainsi tirez, les femmes en sont nonobstant cela réchappées ; & que d'autres aussi ne sont point mortes, ausquelles la matrice aprés sa précipitation & son entiere pourriture a esté tout-à-fait extirpée. A la verité, il ne faut pas s'obstiner à ne pas ajouter foy aux choses que l'experience a montrées plusieurs fois, comme celle-là, que je crois estre arrivée, & pouvoir encore arriver, aussi-bien qu'eux (quoy que tres-rarement) mais il ne s'ensuit pas qu'il en soit de mesme de cette operation cesarienne ; car on y fait en un instant une tres-grande playe au ventre & à la matrice, qui cause toujours la mort subite à la pauvre femme, ou fort peu de tems aprés : mais quand la nature vient elle-mesme à separer, & à percer ces parties par le moyen de ces os, pour les jetter dehors par quelque nouvelle voye qu'elle se fait, ne l'ayant pas pû par la naturelle & ordinaire, faute d'avoir esté bien secouruë dans le tems par gens experts en l'Art, elle fait cela peu à peu, & non tout-à-coup ; & à mesure qu'elle chasse ainsi ces corps estranges hors de la matrice, elle la reünit & rejoint en mesme tems, à proportion, & sans aucun flux de sang ; ce qui arrive tout au contraire dans l'operation qui se fait par l'Art ; & s'il est vray qu'il y ait jamais eû quelques femmes qui en soient réchapées, nous devons croire que ç'a esté miraculeusement, & par la volonté expresse de Dieu, qui peut, lorsqu'il le veut ressusciter les morts, comme il a fait le *Lazare*, &

& changer l'ordre de la nature quand il luy plaît, plûtost que par aucun effet de la prudence humaine.

Nous voyons quantité de bonnes femmes, qui pour l'avoir seulement oüy dire de quelques commeres, assurent qu'elles connoissent telles & telles encore vivantes, à qui on a ainsi ouvert le costé pour tirer leurs enfans du ventre. Bien plus il s'en rencontre, qui disent en sçavoir à qui on a fait trois ou quatre fois consecutivement cette operation cesarienne, sans en estre mortes; & pour mieux affirmer une menterie si insigne, qu'elles ont seulement entendu reciter à d'autres, & qu'aprés avoir racontée deux ou trois fois, elles croyent elles-mesmes veritable, comme si elles avoient vû la chose de leurs propres yeux, elles en rapportent tant de circonstances, & tant de tenans & aboutissans, qu'elles en persuadent facilement ceux qui n'en connoissent pas l'impossibilité.

Il s'en voit mesme d'autres, qui montrant des cicatrices de quelques abscez qu'elles ont eus au ventre ensuite de leur couche, veulent persuader qu'on leur a tiré l'enfant par cét endroit; au sujet de quoy je reciteray ce que j'ay une fois vû moy-mesme, touchant une femme grosse qui estoit en l'année 1660. à l'Hostel-Dieu de Paris, lorsque j'y pratiquois les accouchemens. Cette femme, soit par malice, feignant de croire la chose; ou par ignorance, la croyant effectivement, avoit témoigné à toutes les femmes grosses qui estoient audit Hostel-Dieu, comme aussi à une infinité d'autres personnes, & entr'autres à une bonne vieille Religieuse qui les gouvernoit toutes, qu'on nommoit la Mere *Bouquet*, laquelle presidoit pour lors en la salle des accouchées, dont elle estoit comme la Déesse *Lucine*, qu'elle apprehendoit extrémement qu'on ne fût obligé de luy ouvrir le costé pour l'accoucher, ainsi qu'on avoit déja fait deux ans auparavant; pendant lequel tems elle avoit fait ce conte à plus de mille differentes personnes, chacune desquelles l'avoit peut-estre encore recité à autant d'autres; montrant à tout le monde une grande cicatrice, par où elle disoit que les Chirurgiens luy avoient tiré son enfant hors du ventre. Elle pria pour ce sujet la Mere *Bouquet* de me la recommander, desirant estre plutost accouchée par moy qui estois Chirurgien, afin d'en estre plus seurement secouruë au besoin, que par la Sage-femme. Cette bonne Religieuse m'étant venuë dire la chose, comme elle la croyoit estre effective, suivant le recit de l'autre, je luy témoignay que n'estant pas assez credule pour me l'imaginer, je ne pouvois pas croire qu'on eût fait l'operation cesarienne à cette femme, comme elle l'en avoit persuadée. Si vous ne le croyez pas, me dit-elle, je vais tout presentement vous la faire venir, & elle vous en racontera elle-mesme toutes les circonstances. Aussi-tost elle fit appeller la femme, qui me fit recit de pareille chose qu'elle luy avoit contée; mais l'ayant particulierement interrogée, pour sçavoir par quel lieu on luy avoit ainsi tiré son enfant, & si elle avoit senty grande douleur en cette operation; elle me dit que non, ne s'en souvenant pas, à cause qu'elle avoit perdu pour lors toute connoissance, laquelle ne luy estoit revenuë que cinq ou six jours aprés : je luy demanday comment donc elle estoit certaine qu'on luy eût tiré son enfant par incision du ventre, puisqu'elle n'avoit aucune connoissance en ce tems? elle me répondit que les Chirurgiens l'en avoient assurée, & en mesme instant elle me montra une grande cicatrice, située justement à la partie laterale & dextre de la poitrine, environ le milieu des costes, où elle avoit eu un grand abscez, dont cette cicatrice estoit restée & lorsque je luy eus dit que la poitrine n'étoit pas le lieu d'où son enfant devoit avoir esté tiré, & que je luy eus fait connoistre par raisonnement l'impossibilité de la chose qu'elle avoit cruë, & persuadée à toutes ces femmes de l'Hostel-Dieu, comme aussi à la Mere *Bouquet*, elles en furent un peu desabusées; & encore bien plus, quand trois jours aprés cette conference, je l'eus accouchée, comme je fis, avec la plus grande facilité du monde, quoyque ce fût d'un fort gros enfant, qui vint en peu de tems, dautant qu'elle avoit le passage extrémement large. Si on examinoit bien l'origine de toutes les histoires qu'on fait touchant cette operation, la recherchant exactement, comme je fis en cette occasion, on trouveroit toujours que ce sont pures fables, & que celles que nous rapporte ledit *Rousset*, en son enfantement cesarien, n'en ont pas eu d'autre que la réverie, le caprice, & l'imposture de leurs Auteurs.

Mais si pour toutes ces raisons le Chirurgien ne doit jamais faire cette cruelle operation, pendant que la mere est vivante, quoy qu'il soit certain que l'enfant le soit aussi (ce qui neanmoins est quelquefois tres-douteux) car je vous prie, quelle infamie seroit-ce pour luy, si ayant ainsi tué la mere, il trouvoit outre cela l'enfant mort qu'il auroit crû vivant? A plus forte raison s'en doit-il abstenir quand il est bien assuré qu'il est mort : c'est pourquoy il le doit plutost tirer en pieces & par morceaux (s'il ne le peut autrement) par la voye naturelle, que de martyriser ainsi la mere pour l'avoir tout entier ; & si la matrice estoit si peu ouverte qu'il ne pût pas avoir la liberté d'y travailler, & d'y introduire aucun instrument, il doit plutost patienter un peu, en aidant toujours à dilater les passages par Art, comme nous avons dit cy-devant, que de la faire succomber presque en un instant par un tel coup de desespoir, en faisant cette operation cesarienne, qu'on ne doit jamais entreprendre pour ce sujet, qu'incontinent aprés le decés de la mere. C'est une verité dont il faut que tout homme de bon sens demeure d'accord : voicy comme je la prouve facilement, en refutant l'objection la plus forte qu'on puisse faire, pour establir la pretenduë necessité de cette operation cesarienne, durant que la femme est vivante ; qui est qu'on doit considerer en l'enfant deux sortes de vies ; sçavoir, la corporelle & la spirituelle, & que la vie spirituelle de l'enfant, qu'il ne peut recevoir que par le moyen du Baptême, doit estre preferable à la vie corporelle de la mere ; & que pour ce sujet, s'il ne la pouvoit pas recevoir qu'en faisant l'operation cesarienne à la mere, elle seroit obligée de l'endurer, au risque mesme de sa propre vie corporelle, qu'elle doit donner pour procurer la spirituelle à son enfant : mais je répons en un mot, pour détruire ce seul & principal fondement, sur lequel tous les Sectateurs de *Rousset* peuvent s'appuyer, qu'il n'y a pas d'occasions où on ne puisse bien donner le Baptême à l'enfant, durant qu'il est encore au ventre de la mere, estant facile de porter de l'eau nette par le moyen du canon d'une seringue jusques sur quelque partie de son corps ; & il seroit inutile d'alleguer que l'eau n'y peut pas estre conduite, à cause que l'enfant est envelopé de ses membranes, qui en empêchent ; car ne sçait-on pas qu'on les peut rompre tres aisément, en cas qu'elles ne le fussent pas, aprés quoy on peut toucher effectivement son corps ; & si on suppose que l'orifice interne de la matrice n'estant pas aucunement ouvert, il seroit impossible d'en venir à bout, il est aisé de refuter cette objection ; car pour lors il faudroit demeurer d'accord que la femme ne seroit pas en travail d'enfant ; parce que si elle y estoit effectivement, il seroit assez ouvert, pour le peu qu'il le fût, ou se pourroit suffisamment dilater, pour pouvoir baptiser ainsi l'enfant, en conduisant, comme je dis, de l'eau jusques sur quelque partie de son corps avec le canon d'une petite seringue, quand mesme il faudroit user de violence pour inciser ou dilater de force avec quelque instrument cét orifice interne, au cas qu'il ne le fût aucunement ; ce qui ne causeroit pas un si grand peril à la mere, que l'operation cesarienne : de sorte donc que pouvant en toutes rencontres dans ces extrémitez donner la vie spirituelle à l'enfant, en le baptizant ainsi au ventre de la mere, il reste seulement à examiner aprés cela, si sa vie corporelle est preferable à celle de la mere. Or il est certain que ne pouvant pas sauver la vie à tout deux, on doit toujours preferer celle de la mere à celle de l'enfant, pour plusieurs raisons que tous les bons Theologiens sçavent. C'est pourquoy on ne doit jamais entreprendre l'operation cesarienne ; parce qu'elle seroit tres-assurément cause de la mort de la mere ; au lieu de quoy on la fera promptement secourir par des gens experts, qui aprés avoir baptizé l'enfant comme nous disons, au cas qu'il fût vivant, trouveront bien des moyens de le tirer tout entier par les voyes ordinaires & naturelles, s'ils sont bien entendus en leur Art ; ou bien par morceaux, s'ils y sont indispensablement obligez pour sauver la vie à la mere. Ie sçay bien qu'à cette occasion les plus scrupuleux peuvent alleguer le passage du 3. Chapitre de l'Epistre de S. Paul aux Romains, où il est dit, *Non faciamus mala ut veniant bona* Qu'il ne nous est pas permis de faire un mal, afin qu'il en arrive un bien : mais c'est mal entendre la pensée de l'Apostre, que de l'expliquer ainsi ; car tant s'en faut que ce soit un mal que de sauver par cette voye la vie à la mere, qui periroit certainement avec son enfant, c'est effectivement un grand bien ; & au contraire, ce seroit commettre un veritable homicide, si pouvant luy donner ce secours, on le luy dénioit. *Occidit enim quisquis servare potest, nec servat.* De sorte que, comme dit tres-bien *Tertullien* au 13. Chap. du Liv. de l'Ame, c'est une cruauté necessaire de donner en cette occasion la mort à l'enfant, plutost que de l'en exempter, puisqu'il feroit tres-certainement mourir sa mere, s'il demeuroit en vie. Voicy les paroles de ce grand homme, que j'ay déja rapportées autre part pour une mesme intention. *Atquin & in ipso adhuc utero infans trucidatur, necessaria crudelitate, quum in exitu obliquatus denegat partum matricida qui moriturus.* En ce cas on ne tuë pas vrayment ny volontairement l'enfant ; mais on avance seulement sa mort corporelle de quelques momens, laquelle il ne pourroit pas éviter sans estre tres-certainement homicide de sa mere, comme dit *Tertullien*, dequoy nous serions nous-mesmes cause, si nous ne l'empêchions, le pouvant faire.

Il y a neanmoins des occasions où on pourroit dire que la vie corporelle de l'enfant doit estre preferable à celle de la mere, à laquelle on ne peut pas s'exempter de faire l'operation cesarienne, pour conserver la vie de l'enfant ; comme il pourroit arriver qu'on seroit obligé de faire, pour tirer du ventre de la mere, un enfant qui devroit estre le successeur de quelque grand Royaume ; parce que le salut du public est preferable à celuy d'un particulier. C'est ainsi qu'*Henry VIII.* qui regnoit en Angleterre du tems que *François I.* regnoit en France, permit qu'on fit à *Ieanne Seymer* sa troisiéme femme, à laquelle on fit la section cesarienne par le conseil des Medecins, pour tirer de son ventre *Edouard VI.* qui a depuis succedé à la Couronne d'Angleterre ; preferant ainsi la vie de cét enfant à celle de sa mere, qui mourut quelques jours aprés cette cruelle operation. Mais je laisse cette question à decider aux Casuistes, pour sçavoir si cette operation peut estre permise en une telle rencontre, vû qu'on ne peut pas avoir pour lors aucune certitude que l'enfant qui est encore dans le ventre de sa mere soit mâle ou femelle, ny mesme qu'il puisse vivre long-tems ; & si sur une simple esperance d'avoir un successeur tel qu'on le souhaite, on peut martyriser la mere de la sorte, la vie de laquelle doit, ce me semble, estre toujours preferée à celle de l'enfant ; car revenant en santé, on peut esperer qu'aprés avoir remedié aux causes qui l'avoient empêché d'accoucher naturellement cette derniere fois, elle fera d'autres enfans, dont elle se delivrera ensuite plus heureusement. Mais pour ne faire pas un plus long discours, je conseille ceux qui voudront estre entierement éclaircis de tous les cas de conscience qui peuvent concerner une si importante matiere, de consulter le Livre que *Theophyle Raynaud*, Iesuite en a fait ; dans lequel il explique sçavamment, & resout toutes les difficultez qui s'y peuvent rencontrer. C'est pourquoy revenons à nostre thése ; qui est qu'on ne doit jamais, en quelque occasion que ce soit, entreprendre cette operation qu'incontinent aprés le decez de la mere ; auquel se trouvera le Chirurgien pour s'y comporter en la maniere que je vais presentement décrire, tant pour l'esperance qu'il y a quelquefois de pouvoir encore trouver l'enfant vivant, comme fut trouvé *Scipion l'Afriquain*, qui nâquit de la sorte, ainsi que rapporte *Pline*, lequel marque positivement que ce fut, *enecta parente*, aprés la mort de sa mere, que pour satisfaire à la loy qui deffend tres-expressément d'enterrer une femme grosse, sans luy avoir tiré son enfant hors du ventre.

Pour en bien venir à bout comme il est requis, lorsqu'il verra la femme proche de l'agonie, il apprêtera promptement toutes les choses necessaires à son operation, pour ne perdre aucun tems ; car le retardement feroit qu'il trouveroit certainement l'enfant mort, qu'il auroit peut-estre tiré vivant quelques momens auparavant. Il y en a qui veulent, quand la femme est preste à rendre l'ame, qu'on luy mette quelque chose entre les dents pour luy tenir la bouche entr'ouverte, & pareillement à l'exterieur de la matrice ; afin que l'enfant recevant par ce moyen quelque peu d'air, & quelque sorte de rafraichissement, il ne soit pas si-tost suffoqué ; neanmoins cela ne peut aucunement servir ; parce que l'enfant n'est vivifié que par le sang de la mere, & ne peut aucunement respirer quand il est dans la matrice ; mais si le Chirurgien use de cette pratique, que ce soit plutost pour contenter les assistans, que pour la croyance qu'il pourroit avoir que cela fût necessaire. Aussi-tost donc que la femme aura jetté le dernier soupir, & qu'elle sera morte (dequoy il fera aussi demeurer d'accord tous les assistans) il commencera son operation, pour tirer l'enfant hors de la matrice par l'incision du ventre.

La plusspart des Auteurs veulent qu'on la fasse au costé gauche du ventre, disans, qu'il est le plus libre, à cause du foye qui est au costé droit ; mais si on en veut croire mon sentiment, elle sera bien mieux, & plus adroitement pratiquée, en faisant l'ouverture justement au milieu du ventre, entre les deux muscles droits ; car en cét endroit il n'y a que les tegumens & la ligne blanche à couper ; mais elle ne se peut pas faire à costé, sans inciser les deux muscles obliques & le transverse, lesquels étant couchez l'un sur l'autre forment une épaisseur assez considerable ; outre qu'il en sort bien plus de sang que vers le milieu du ventre ; ce n'est pas qu'il importe que ce sang s'écoule (comme il ne laisse pas de faire, quand la femme ne vient que d'expirer) mais parce qu'il empêche par sa sortie, de voir distinctement à faire bien l'operation. Pour en venir donc plus facilement & plus promptement à bout, le Chirurgien ayant mis la femme morte en une situation où son ventre soit un peu éminent, prendra un bon & fort scalpelle, bien tranchant d'un seul côté, semblable à celui qui est marqué par la lettre F. en la table des Instrumens qui est aprés ce Chapitre, avec lequel il fera au plus vîte, & tout d'un coup, ou à deux ou trois fois tout au plus (s'il veut pour plus grande sureté) une incision au milieu du ventre, entre les deux muscles droits jusques au peritoine, de la longueur & estenduë de la matrice, ou environ ; aprés quoy il le percera simplement avec la pointe de son instrument, pour y faire une ouverture à y mettre un ou deux doigts de sa main gauche, dans laquelle il les introduira aussi-tost pour l'inciser en le soulevant avec eux & conduisant l'instrument, de peur qu'il ne pique les intestins, à proportion de la premiere ouverture des tegumens; ce qu'estant fait, il verra incontinent paroistre la matrice, à laquelle il fera ouverture de la mesme maniere qu'il aura fait l'incision du peritoine; prenant bien garde à ne pas enfoncer son instrument tout d'un coup bien avant, croyant trouver la matrice épaisse d'un ou de deux travers de doigt, comme la plûpart des Auteurs assurent contre la verité; en quoy il se tromperoit aussi-bien que ceux qui n'ont jamais bien examiné la chose; car il est certain qu'elle n'a pas à l'heure de l'accouchement, pendant que l'enfant y est encore contenu avec ses eaux, plus d'une seule ligne d'épaisseur; qui est à peu prés celle que peut avoir un de nos écus d'argent; quoy qu'ils nous ayent tous chanté, que par providence Divine, & chose miraculeuse, plus elle s'estend dans la grossesse, plus elle devient épaisse; ce qui est absolument faux: il est bien vray seulement, qu'elle l'est un peu plus en ce tems, à l'endroit où l'arriere-faix y est adherent: auquel lieu sa substance est pour lors comme spongieuse; mais dans tout le reste de son estenduë & de sa circonference, & principalement en sa partie anterieure, elle est extrémement mince, & elle la devient d'autant plus qu'elle se dilate, jusques à ce qu'ayant esté vuidée par l'accouchement, de l'enfant qu'elle contenoit, elle vienne à s'épaissir, en contractant & ramassant en soy-mesme toute sa substance, qui estoit avant extraordinairement estenduë. C'est ainsi (suivant que je l'ay plus particulierement expliqué au traité des parties de la femme qui servent à la generation) que la vessie de l'urine, qui estant pleine, est extrémement mince, nous paroist de l'épaisseur d'un demi-travers de doigt, lorsqu'elle est tout-à-fait vuide; laquelle venant derechef à s'estendre pour contenir l'urine qui y affluë, devient encore d'autant plus mince qu'elle se dilate. Aprés donc avoir ainsi fait ouverture de la matrice, il incisera pareillement les membranes de l'enfant, se gardant bien de le blesser avec l'instrument; ensuite dequoy il le verra incontinent paroistre, & le tirera dehors au plutost, avec l'arriere-faix qu'il separera promptement du fond de la matrice; & reconnoissant qu'il est encore vivant, il louëra Dieu, & le remercira d'avoir ainsi beni, & fait reüssir son operation.

Mais les enfans qu'on tire de la sorte en pareilles rencontres, sont ordinairement si foibles (s'ils ne sont tout-à-fait morts, comme il arrive le plus souvent) qu'on a bien de la peine à connoistre d'abord ce qui en est. On sera neanmoins asseuré que l'enfant est encore vivant, si en touchant le cordon proche du nombril, on sent quelque peu mouvoir les arteres umbilicales, comme aussi le cœur, en luy mettant la main sur la poitrine ; dequoy estant certain, il sera baptizé au plutost par le Prestre qui aura assisté la mere à sa mort, au défaut duquel le Chirurgien ou quelqu'autre assistant l'ondoyera ; ce qu'estant fait, on tâchera de le faire revenir de sa foiblesse, en luy soufflant un peu de vin au nez & dans la bouche, & le réchauffant jusques à ce qu'il commence à se mouvoir de luy-mesme. Les Sages-femmes mettent ordinairement aux enfans ainsi foibles l'arriere-faix tout chaudement sur le ventre : si cela sert de quelque chose, c'est plutost à raison de la chaleur tiede de cét arriere-faix, que pour autre cause ; car il est impossible que l'enfant en puisse recevoir aucun esprit, depuis qu'il est une fois separé de la matrice, & encore moins lorsque la femme est ainsi morte. Pour ce qui est de la chaleur elle ne luy est assurément pas nuisible ; mais la pesanteur de cette masse qu'elles luy mettent sur le ventre, est plutost capable de l'estouffer, par la compression qu'elle y fait, que de luy aider en autre chose : outre cela, quand l'arriere-faix est refroidy, elles le mettent dans un poëlon, où elles ont fait chauffer du vin, duquel elles croyent que des esprits s'élevent, qui estant portez au travers des vaisseaux umbilicaux jusqu'au ventre de l'enfant, luy redonnent de la force ; mais comme j'ay dit autre part, cela est bien inutile ; & le meilleur & le plus promt remede est de l'en separer incontinent, & de luy entr'ouvrir un peu la bouche, lui nettoyant & debouchant aussi le nez, s'il y avoit quelque ordure, pour luy aider d'autant plus facilement à respirer, le tenant cependant auprés du feu, jusqu'à ce qu'il soit un peu revenu de sa foiblesse, luy soufflant aussi à la bouche & au nez un peu de vin, comme il est dit, afin qu'il le puisse savourer, & en sentir l'odeur qui ne luy peut nuire en cette rencontre, quand on observe une mediocrité à la chose.

Aprés avoir assez amplement parlé dans ce second Livre, tant de l'accouchement naturel, que de ceux qui sont contre nature, & donné de suffisans moyens au Chirurgien, pour pouvoir aider les femmes au premier, & remedier aux autres dans toutes les differentes occasions pour lesquelles il peut estre journellement appellé ; il ne nous reste plus pour y mettre fin, que de faire connoistre par

leur

leur representation, quels sont les instrumens convenables à l'Art ; ensuite de quoy nous passerons au troisiéme Livre, dans lequel il sera traité de beaucoup de choses, que ceux qui veulent pratiquer les accouchemens, doivent necessairement sçavoir.

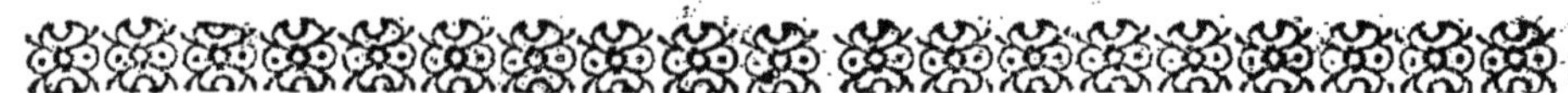

EXPLICATION DES INSTRUMENS de la Planche suivante.

A. *Crochet propre à faire extraction de l'enfant mort.*

B. *Autre crochet, qui sert à mesme fin, selon que la necessité le requiert plus estroit, ou plus large.*

C. *Crochet mousse, propre à tirer la teste d'un enfant qui seroit demeurée seule dans la matrice, en la tenant d'une main, & de l'autre l'embrassant avec ce crochet.*

Tous ces crochets doivent estre assez forts, & sur tout, bien polis, & sans aucunes inégalitez, afin de ne pas blesser la matrice en operant, & longs de dix grands poulces ou environ, en y comprenant leur manche, qui doit estre d'une grosseur mediocre, afin de le pouvoir tenir assez ferme.

D. *Couteau courbe, égal en longueur aux crochets, propre à separer l'enfant monstrueux, à percer le ventre de celuy qui est hydropique, & à inciser la teste pour en vuider le cerveau, ou à la separer en pieces, quand pour estre trop grosse & monstrueuse, elle est restée seule dans la matrice, & separée du corps de l'enfant.*

E. *Autre petit couteau courbe, propre à mesme fin, mais qui n'est pas si commode, dautant qu'il ne peut estre conduit que par une seule main.*

F. *Scalpelle, propre à faire l'operation cesarienne incontinent aprés la mort de la femme.*

G. *Bec de gruë, propre à tirer les corps estranges hors de la matrice, quand on n'y peut pas introduire toute la main, ou plusieurs doigts pour le faire.*

H. *Autre instrument propre à la mesme chose.*

I. *Dilatatoire à trois branches, servant à ouvrir la matrice pour découvrir les ulceres, ou autres maladies qui y sont quelquefois situées profondement.*

K. *Autre dilatatoire à deux branches, qui sert aussi à mesme fin.*

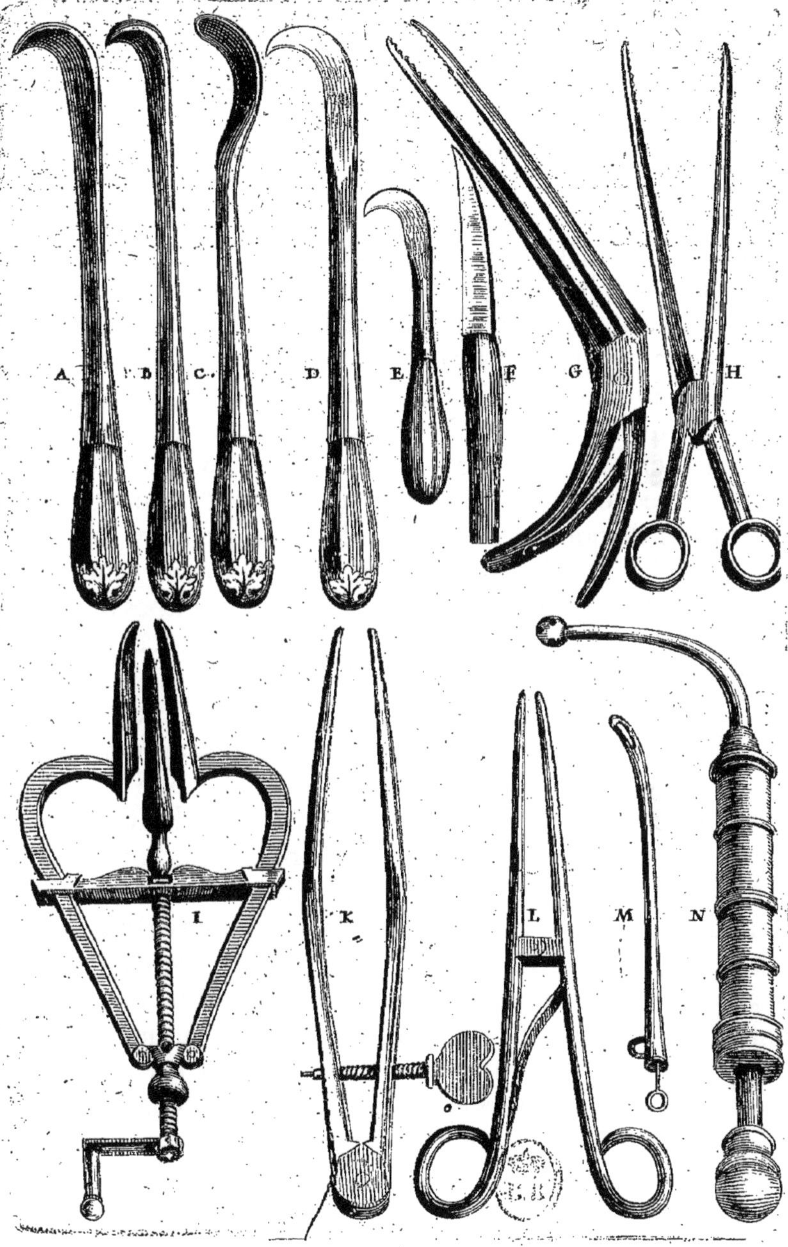
A
B
C
D
E
F
G
H
I
K
L
M
N

L. *Autre dilatatoire encore plus commode.*

M. *Sonde creuse, propre à tirer l'urine de la vessie, quand la femme ne peut pas uriner d'elle-mesme.*

N. *Seringue, propre à faire des injections jusques au fond de la matrice, laquelle doit avoir un bouton perforé de plusieurs trous à l'extremité de son canon.*

LEs differentes figures qu'on voit en la planche suivante, representent un instrument de mon invention, auquel je donne le nom de *Tire-tête*, à cause de son usage, qui est de servir à faire facilement extraction de l'enfant mort, dont la teste est fortement engagée entre les os du passage : cét instrument est en ces sortes d'occasions incomparablement meilleur, & plus commode que le crochet; parce que le Chirurgien ne peut pas se servir alors du crochet, sans introduire une de ses mains, pour le conduire au costé de la teste de l'enfant, qui occupe entierement le passage, & sans faire en mesme-tems une violence assez considerable aux parties de la vulve, qui sont deja enflammées, & beaucoup tumefiées; pour raison de quoy la pourriture & la gangrene y arrive tres-souvent aprés l'accouchement; outre que le crochet imprimé sur la tête de l'enfant est fort sujet à glisser, & ne peut pas faire une attraction droite, comme fait tres-bien cét instrument; avec lequel le Chirurgien n'agit que sur le milieu de la seule teste de l'enfant mort, sans introduire aucunement sa main, ny mesme ses doigts au costé de la teste. Enfin cét instrument est si propre à cét usage, que la grosseur de la teste de l'enfant en est diminuée, en s'allongeant pour suivre l'attraction qu'il en fait. Comme il est entierement de ma propre invention, j'avois eu dessein dans le commencement que je l'inventay, de me le reserver comme un rare secret, sans le communiquer à qui que ce soit; mais voulant éviter que ma conscience me puisse reprocher de n'avoir pas contribué de tout mon possible à l'utilité publique, en declarant sincerement toutes les connoissances que Dieu m'a fait la grace de me donner en mon Art, je m'acquite de mon devoir, en faisant connoistre à tous ceux qui liront mon Livre, ce merveilleux Instrument, & la veritable maniere de s'en bien servir, qui est cy-aprés clairement expliquée.

A. *Montre l'instrument, appellé* Tire-teste, *monté de toutes ses parties.*

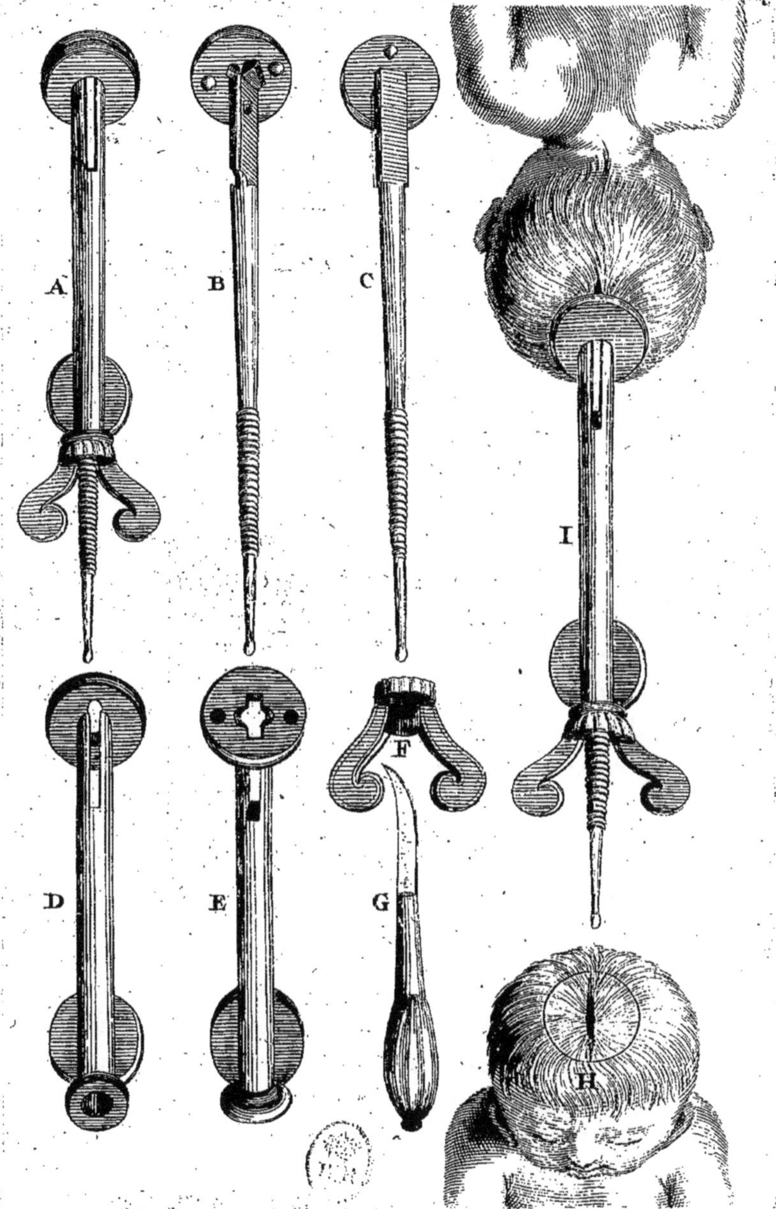
A
B
C
I
D
E
F
G
H

B. *Le corps de l'instrument, separé de sa canule & de sa clef, à l'extremité duquel il y a une platine de figure ronde, qui est mobile, pour estre plus facilement introduite au dedans de la teste de l'enfant mort. Il y a aussi de chaque costé de cette platine une petite eminence, faite en pointe de diamant; dont l'une doit correspondre à une petite cavité, marquée au corps plat de l'instrument, pour s'y loger, quand on couche la platine contre luy.*

C. *Montre encore le corps du mesme instrument, dont la platine est couchée, comme elle doit estre, en l'introduisant au dedans de la teste de l'enfant; aprés quoy on redresse cette platine, comme elle est en la precedente figure, marquée par* B.

D. *La canule, dans laquelle on doit introduire la branche de l'instrument, jusques à ce que la platine qui est à l'extremité de cette canule soit proche de celle qui est au bout de l'instrument; pour serrer exactement, par ce moyen, le cuir chevelu, & les os de la teste qui sont entre les deux platines, comme on voit en la figure marquée par* I. *Cette canule a une fente proche sa platine, faite pour loger le corps plat de l'instrument, & un petit aileron de chaque costé de son autre extremité, afin de la tenir stable, & empêcher qu'elle ne se tourne en la serrant avec la clef de l'instrument, laquelle est marquée par* F.

E. *La mesme canule, qui est vuë d'une autre façon, afin de montrer deux petites cavitez qui sont à sa platine, aux costez de son grand trou; lesquelles cavitez sont pour loger les deux petites eminences faites en pointe de diamant, qui sont à la platine du corps de l'instrument, qui est marqué par* B. *ces petites eminences servent en l'imprimant dedans les os de la teste, pour affermir mieux la platine de l'instrument, & empêcher que ce qui en est embrassé, ne s'échappe.*

F. *La clef dans laquelle se doit mettre la visse de l'instrument, afin que la canule estant pressée par le moyen de cette clef, les deux platines soient fortement serrées l'une contre l'autre.*

G. *Vn petit couteau tranchant d'un seul costé, propre à faire incision à la teste de l'enfant mort, afin d'y introduire l'instrument.*

H. *Vne teste d'enfant, où il y a une incision en longueur entre les deux os parietaux, de la maniere qu'elle doit estre faite, pour y introduire l'instrument; dont les deux platines doivent embrasser toute la partie de la teste, qui est comprise par la ligne circulaire qu'on y voit marquée.*

I. *L'instrument avec toutes ses parties, attachées à la teste de l'enfant, pour en faire extraction hors de la matrice, en empoignant fortement cét instrument au droit de sa clef, afin de le tenir plus ferme.*

CHAPITRE XXXIII.

Des Instrumens de Chirurgie, qui peuvent servir à faire l'extraction de l'enfant mort & monstrueux en grosseur.

IL faut observer que les instrumens que j'ay fait representer à la fin de ce second Livre, peuvent souvent servir à garantir la femme de la mort, s'ils sont conduits dans les occasions où ils sont requis par la main d'un expert & prudent Chirurgien ; mais si on les met en celle d'un ignorant & d'un brutal, c'est mettre une épée en celle d'un furieux, lequel du mesme instrument qui pourroit servir à sa deffence, & à son salut, s'il en usoit avec prudence, en creuse son propre tombeau quand il en fait un mauvais usage. C'est pourquoy ce pauvre Auteur nouveau, dont j'ay déja parlé cy-devant à la fin du 12. Chap. de ce second Livre, qui dit avec ostentation, pour tromper les bonnes femmes, qu'il sçait operer sans se servir jamais d'instrumens que de la seule main, peut facilement estre convaincu de grande ignorance, par tous ceux qui se connoissent en l'Art ; parce qu'il est tres-certain qu'il y a plusieurs occasions où on ne peut pas s'en dispenser, si on veut sauver la vie à la femme ; comme pour luy tirer du ventre un enfant mort & monstrueux en grosseur, dont la teste est fortement engagée depuis plusieurs jours entre les os du passage, ou pour percer le ventre, ou la teste de celuy qui est excessivement hydropique de ces parties, ou pour tirer une grosse teste d'enfant restée seule dans la matrice, aprés que la mâchoire inferieure en est tout-à-fait separée : & quant à ce qu'il allegue dans quelques observations de son ridicule Livre, qu'il dépece & met en morceaux la teste ou le corps d'un enfant avec les seuls ongles de ses doigts, sans instrumens, dont on ne se doit pas, dit-il, servir, de peur de blesser la matrice ; qui est celuy qui ne sçait pas qu'une des principales conditions de la main d'un Chirurgien qui veut pratiquer les accouchemens, est d'avoir les ongles exactement rognez ; & que pour ce sujet il seroit impossible de dépecer ainsi un enfant? & quand mesme il conserveroit ses ongles sans les rogner, pour s'en servir à cét usage, il faudroit certainement qu'ils fussent plus forts, & plus crochus que ceux d'un Aigle pour en venir à bout, à moins que le corps de l'enfant ne fût entierement pourri : mais qu'il apprenne de moy que le Chirurgien qui est expert en son Art, ne se met aucunement en danger de blesser la matrice avec ses instrumens ; parce qu'il ne s'en sert jamais qu'il ne les conduise avec une de ses mains mise au devant pour l'en garantir ; de sorte que je conseille à cét Auteur de s'en servir en ces occasions, plutost que de ses ongles, qui sont pires que des instrumens ; & comme apparemment il en ignore la bonne methode, qu'il lise attentivement mon Livre pour s'en instruire, & qu'il considere bien ce que j'ay dit dans tout le Chapitre 31. de ce second Livre, en parlant de l'extraction de l'enfant mort, auquel lieu j'ay enseigné tout ce que le Chirurgien doit observer avant que de se servir d'instrumens. C'est l'avertissement le plus charitable que je luy puisse donner.

Non ergo despicias ullum instrumentum, quin sint omnia apud te præparata : inexcusabilis est enim qui hanc artem profitetur, & non habet in promptu quæ ad hanc artem requiruntur. Albucasis cap. 67. Lib. 2. Meth.

Mais outre que j'ay dit que cét Auteur, qui est mort depuis quelques années, pouvoit estre convaincu de grande ignorance, pour les raisons que j'ay alleguées, l'exemple qui suit, dont le seul recit est capable de donner de l'horreur, fait voir manifestement qu'il n'avoit pas moins d'effronterie & de temerité, que d'ignorance.

Le 29. Novembre 1675. j'ay vû en la ruë de la *Mortellerie*, chez Monsieur *Paris* mon Confrere, la sœur d'une pauvre femme qui venoit de mourir, à ce qu'elle me dit, par les violences extraordinaires que ce temeraire Auteur luy avoit faites en sa presence, durant deux heures entieres, pour l'accoucher ; lequel au lieu de luy tirer du ventre son enfant qui estoit vivant, l'avoit tué avec ses instrumens (car il n'est pas croyable qu'il se soit servi de ses seuls ongles en cette occasion) & avoit en mesme-tems crevé & déchiré de tous costez la matrice de la mere ; ce qui avoit esté cause qu'elle mourut une heure ensuite, & qu'une grande partie des intestins & du mesentere de cette femme sortirent hors de son ventre par l'endroit de ces déchiremens, aussi-tost que son enfant luy eut esté tiré hors de la matrice, en presence de cét Auteur, par le sieur *Clement*

(presentement mon Confrere, & qui estoit pour lors serviteur de Mr. *Lefévre*) lequel *Clement* on avoit envoyé querir à l'absence de son Maistre, aprés qu'on eut vû le cruel traitement & les excessives violences inutilement faites à cette pauvre femme par ce mesme Auteur, qui rejetta aussi-tost effrontement sa faute sur ledit *Clement*, à cause qu'il avoit mis le dernier la main à l'œuvre. La verité de ce triste recit me fut aussi-tost confirmée par le mesme Monsieur *Paris* mon Confrere, qui me dit avoir esté mandé à l'heure mesme, pour faire la reduction des intestins de cette femme, qui estoit agonisante, lesquels il trouva tout-à-fait hors de son ventre, & tout meurtris, & le mesentere tout dechiré & en lambeaux, m'assurant qu'il n'avoit jamais vû un spectacle plus horrible, & en mesme tems plus pitoyable; parce que cette pauvre femme avoit pour lors sept petits enfans vivans. Si j'ay fait le recit de cette lamentable histoire, ce n'est pas pour insulter à la memoire de ce pauvre Auteur; mais c'est afin de faire connoistre au public, combien il est dangereux de se fier aux vaines promesses de ceux qui n'ont pas une veritable connoissance de leur Art.

Fin du second Livre.

LIVRE

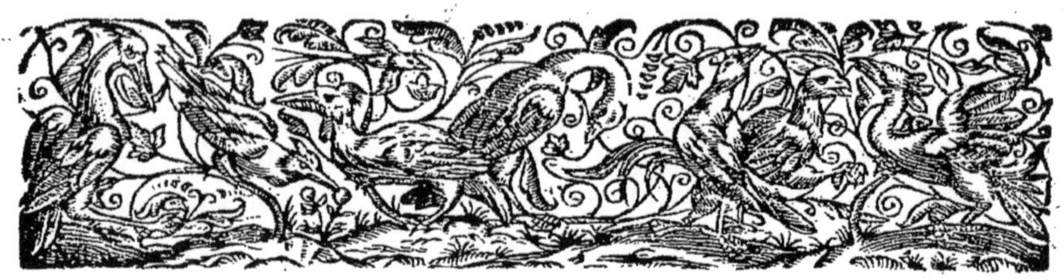

LIVRE III.

DU TRAITEMENT DES FEMMES ACCOUCHE'ES; des maladies & symptomes qui leur arrivent durant leurs couches; du traitement des enfans nouveau-nés; de leurs maladies les plus ordinaires, & des conditions necessaires au choix des nourrices.

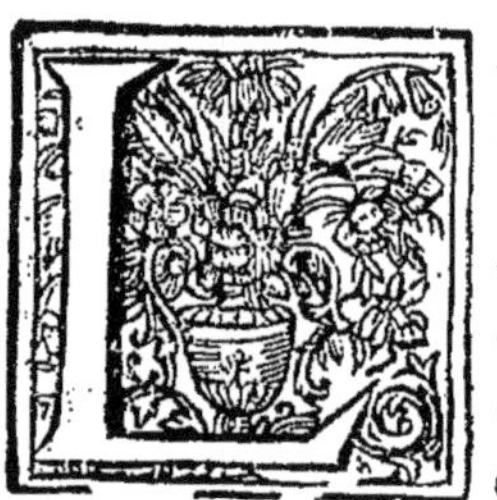

LA grossesse est une mer orageuse, sur laquelle la femme grosse & son enfant voguent durant l'espace de neuf mois entiers, & l'accouchement qui en est le seul port, est si plein de dangereux écueils, que tres-souvent l'un & l'autre aprés y estre arrivez, & y estre mesme débarquez, ont encore besoin de beaucoup d'aide, pour les garantir de quantité d'incommoditez, qui ont accoutumé de suivre les peines & les fatigues qu'ils y ont endurées. Nous avons fait connoistre au premier Livre en parlant des maladies de la grossesse, le moyen d'empêcher que la femme ne fasse naufrage dans cette mer, durant un si long voyage. & nous avons enseigné au deuxiéme; comment elle peut entrer dans ce port, & y débarquer avec sureté par l'accouchement: Il reste donc maintenant pour mettre fin à nostre œuvre, que nous exposions en ce troisiéme & dernier, de quelle façon la mere & l'enfant doivent aprés cela estre gouvernez, & que nous declarions comment on doit remedier en ce tems à plusieurs indispositions qui leur arrivent assez souvent. Examinons premierement celles qui regardent la femme nouvellement accouchée, aprés quoy nous passerons à celles qui concernent l'enfant nouveau-né.

CHAPITRE I.

Ce qu'il faut faire à la femme aussi-tost qu'elle est accouchée & delivrée naturellement.

AVssi-tost que la femme aura esté accouchée & delivrée de son arriere-faix, il faut prendre garde que son détachement ne soit suivy d'une trop grande perte de sang, & luy mettre au devant de l'entrée de sa matrice un linge assez doux & maniable, plié en cinq ou six doubles, pour empêcher que l'air froid entrant au dedans, ne soit cause que les vaisseaux qui doivent laisser écouler peu à peu les vuidanges, n'en soient tout-à-coup trop restraints, par la suppression desquelles il ne manqueroit pas d'arriver beaucoup de fâcheux accidens, comme grandes douleurs & tranchées dans le ventre, inflammation de matrice, fiévre, pleuresie, & plusieurs autres, dont nous parlerons cy-aprés, à raison de quoy la mort mesme pourroit bien survenir.

Lorsque l'entrée de la matrice aura esté ainsi bouchée, si la femme n'avoit pas esté accouchée dans son lit ordinaire, elle y sera portée incontinent aprés, par une forte personne, ou par plusieurs, s'il en est besoin, plutost que de luy permettre de se lever sur ses pieds pour y aller elle-mesme; lequel lit doit auparavant avoir esté tenu tout prest; bien chauffé, & garny comme il est requis, à cause des vuidanges; mais si elle y avoit esté accouchée (comme c'est le mieux & le plus seur, afin de n'estre pas obligé de la transporter ainsi) on en ostera aussi-tost les linges & les autres garnitures qu'on y avoit mis pour recevoir les eaux, le sang & autres immondices qui sortent dans le tems de l'accouchement; aprés quoy on la mettra en une situation commode pour prendre le repos qui luy est bien necessaire, afin de la restablir des peines & des douleurs qu'elle a endurées pendant tout son travail; laquelle doit estre en telle sorte qu'elle ait la teste & le corps un peu élevez, tant afin de pouvoir respirer plus librement, que pour donner lieu aux vuidanges, & principalement au sang qui fluë pour lors, de s'écouler plus facilement, & de ne pas se cailler en grumeaux, qui estant retenus causeroient de grandes douleurs; ce qui arriveroit si on ne luy laissoit la liberté de sortir par cette situation; en laquelle on luy fera abbaisser les cuisses & les jambes jointes l'une contre l'autre, luy mettant quelque petit oreiller pardessous les jarrets, sur lequel ils puissent estre un peu appuyez : estant ainsi couchée, il faut qu'elle ne soit pas plus d'un costé que de l'autre ; mais justement sur le milieu du dos, afin que la matrice puisse mieux reprendre sa situation naturelle.

La coutume la plus ordinaire, est de faire prendre aux femmes aussi-tost qu'elles sont accouchées, une once d'huile d'amandes douces tirée sans feu, avec autant de syrop de capilaires, le tout mêlé ensemble ; ce qui sert pour adoucir & lenir interieurement la gorge, qui a été échauffée & enroüée par les continuelles lamentations, par les cris, & par les grands efforts de retenir son haleine, que la femme a faits pendant tout son travail ; comme aussi afin que l'estomac & les intestins en estant enduits, n'en soient pas tant travaillez de douloureuses tranchées : mais cette drogue fait si mal au cœur à quelques femmes, qu'estant forcées de la prendre avec aversion & grand dégout, elle est capable de leur faire plus de mal, que de les soulager en autre chose : c'est pourquoy on n'en donnera qu'à celles qui le souhaittent, & qui n'en ont aucun dégout. J'estime bien mieux pour ce sujet un bon bouïllon, qu'on fera prendre à la femme aussi-tost qu'elle sera un peu remise de la grande émotion de son accouchement ; parce qu'il lui sera beaucoup plus agreable & plus profitable qu'une telle drogue : & luy ayant accommodé & pensé son ventre, ses mammelles, & ses parties basses de la maniere que nous allons dire au Chapitre suivant, on la laissera reposer & dormir si elle peut, sans luy faire aucun bruit, ayant bien clos les rideaux de son lit, & fermé les portes & les fenêtres de sa chambre, afin que ne voyant aucune clarté elle s'assoupisse plus aisément. Si l'accouchement avoit esté fâcheux, on se gouverneroit en ce cas selon que les accidens le requiereroient, comme il sera cy-aprés declaré ; mais ce que nous avons dit en ce lieu, est seulement la regle de celuy qui est naturel, & auquel il ne s'est rencontré aucune difficulté extraordinaire.

CHAPITRE II.

Des remedes convenables aux parties basses, au ventre, & aux mammelles de la nouvelle accouchée.

COmme les parties basses de la femme reçoivent une tres-violente distension par la sortie de l'enfant, on doit à cause de cela empêcher qu'il n'y survienne inflammation : c'est pourquoy aussi-tost qu'on aura nettoyé son lit des immondices de l'accouchement, & qu'elle y aura esté mise dans la situation que nous avons dite au precedent Chapitre, on luy appliquera exterieurement sur l'entrée de toute la partie honteuse, un cataplasme anodin, composé de deux onces d'huile d'amendes douces avec deux œufs frais, y mettant le blanc & le jaune, qu'on fera cuire ensemble sur les cendres chaudes, dans une écuelle d'argent, ou autre, remuant le tout avec une cueillere, comme pour faire des œufs brouïllez, jusqu'à ce qu'il soit cuit en consistance de cataplasme mollet, lequel estant estendu sur un linge, on luy mettra mediocrement chaud sur la partie, aprés en avoir osté le linge avec quoy on l'avoit bouchée aussi-tost qu'elle a esté accouchée, & l'avoir nettoyée des grumeaux de sang qui y pourroient estre restez. Ce remede est fort temperé, & propre pour appaiser la douleur que les femmes ressentent ordinairement en ces lieux, à cause de la violence qui leur a esté faite par la sortie de l'enfant : on le doit laisser trois quatre heures, aprés quoy on le renouvellera une seconde fois, si besoin est, pour autant de tems ; ensuite de cela on fera une décoction avec orge, graine de lin, & cerfeuïl ; ou avec aigremoine, guimauves & violiers ; avec quoy, l'ayant fait tiedir, on estuvera deux ou trois fois par jour, pendant les cinq ou six premiers de la couche, toutes les lévres de la vulve, pour les nettoyer du sang & des autres excrémens qui proviennent des vuidanges. Cét étuvement sera bon aussi pour temperer & appaiser la douleur de ces parties. Quelques personnes se servent pour ce sujet de lait tiede ; mais la plusparr des femmes usent simplement d'eau d'orge & de cerfeuïl. On ne doit pas dans le commencement se servir d'aucune chose qui puisse restraindre les vuidanges ; mais aprés que quinze jours seront passez, & que les purgations auront flué assez abondamment, on pourra user de quelque remede qui commence à fortifier ces parties ; à quoy sera propre la decoction faite avec les roses de Provins, les feüilles & les racines de plantin, & l'eau de forge; & lorsque les vuidanges auront eu leur évacuation entiere & suffisante, comme il arrive pour l'ordinaire, aprés le dix-huitiéme ou vingtiéme jour, on fera pour celles qui le souhaittent une lotion fort astringente, qui sera propre à fortifier & à restraindre ces lieux qui ont esté beaucoup relâchez, tant par la grande extension qu'ils ont reçuë, que par les humiditez dont ils ont esté abreuvez pendant un si long-tems. Ce remede sera composé de d'écorce de grenade, *une once & demie*, de noix de cyprés, *une once*, glands de chesne, *demie once*, terre sigilée, *une once*, roses de Provins, *une poignée*, & alun de roche, *deux dragmes*, lesquelles choses on fera infuser durant toute la nuit dans cinq demy-septiers de gros vin austere, ou bien de peur qu'il ne soit trop piquant, on mêlera une partie d'eau de forge avec ce vin; aprés quoy on fera boüillir le tout jusques à ce qu'il soit reduit à une pinte, & on le passera ensuite dans un linge, en l'exprimant fortement, & de cette décoction on en bassinera au soir & au matin les parties, afin de les fortifier & raffermir au mieux qu'il sera possible: je dis au mieux qu'il sera possible; car il n'y a pas lieu de les remettre jamais au mesme estat qu'elles estoient avant la portée des enfans. Ne nous arrêtons pas davantage en ce lieu, & passons aux remedes convenables au ventre de la nouvelle accouchée.

La pluspart des Auteurs veulent qu'incontinent aprés l'accouchement, on mette sur le ventre de la femme la peau d'un mouton noir, écorché tout vif pour ce sujet, & qu'on l'y laisse quatre ou cinq heures: d'autres veulent que ce soit celle d'une liévre. A la verité, je croy bien qu'à raison de la chaleur naturelle de telles peaux, ce remede ne seroit pas mauvais; mais aussi je craindrois que peu de tems aprés, elles n'apportassent plus d'incommodité à la femme, qu'elles ne luy seroient utiles; & qu'elles ne luy causassent par leur humidité en se refroidissant, quelque frisson qui seroit tres-préjudiciable, en causant suppression des vuidanges qui devroient s'écouler; outre que c'est un remede de trop grand appareil; car à chaque femme qui accoucheroit, il faudroit qu'il y eût toujours un boucher tout prest, ou une autre personne qui sçût faire promptement telle operation, & qu'il fût pour ce sujet dans la chambre mesme, ou à tout le moins dans le logis, afin de pouvoir avoir cette peau toute chaude pour s'en servir comme il est dit. Ils veulent aussi qu'on mette sur le nombril de la femme une petite emplâtre de

Galbanum, au milieu de laquelle il y ait un peu de civette, & que cela soit propre (à ce qu'ils s'imaginent) à tenir la matrice en état; parce que se réjouïssant d'une telle odeur, elle se releve d'elle-même pour s'en approcher; mais comme ce remede n'est fondé que sur une opinion qui est tout-à-fait superstitieuse, je ne suis pas d'avis qu'on use de telle pratique: il suffit seulement de luy tenir le ventre bien chaudement en la situation que nous avons dite, & d'empêcher qu'elle ne sente aucun froid.

A l'égard du bandage qui est convenable à la femme accouchée, il doit estre fort lâche le premier jour, quand le travail a esté rude; à cause que pour le peu qu'il pourroit comprimer le ventre, il incommoderoit grandement la femme qui l'a fort douloureux en ce tems, comme aussi la matrice qui a esté beaucoup travaillée: c'est pourquoy on observera qu'il soit simplement contentif dans le commencement, Les Sages-femmes veulent qu'il serve par le moyen des compresses, tant pour relever la matrice & la tenir en estat, que que pour en exprimer de tous costez les vuidanges qui doivent étre évacuées; & les Gardes abusées de telle croyance, serrent quelquefois tant le ventre de leurs accouchées, qu'elles font contusion avec leurs grosses compresses à la matrice qui est fort douloureuse dans les premiers jours, dont s'ensuit une inflammation tres-dangereuse, Ce bandage & ces compresses ne peuvent pas avoir aucune prise pour relever la matrice ainsi qu'elles s'imaginent, dautant que son fond, qui est la principale partie, estant vague dans la cavité de l'hypogastre, ce qui est appliqué sur le ventre, ne peut point la tenir stable & sujette; ce que ne permet pas outre cela, l'interposition de la vessie qui est située sur elle. Pour ce qui est de l'opinion qu'elles ont qu'un tel bandage sert encore à exprimer les vuidanges de la matrice, il faut qu'elles se désabusent de cette erreur; car il n'en arrive pas de mesme que lors qu'en pressant dans une serviette la viande boüillie, on en fait sortir le jus; parce que cette évacuation des vuidanges est entierement un œuvre de nature, que la forte cõpression, au lieu d'y aider, empêcheroit par la douleur qu'elle causeroit à la matrice, & par l'inflammation qui y surviendroit. Sans nous arrêter donc à la maniere ordinaire de faire ce bandage, nous nous en servirons selon que la raison le requiert, & non selon la mauvaise coutume qu'ont les Gardes, desquelles la methode est de mettre premierement sur le ventre une compresse pliée en quatre ou cinq doubles, de figure triangulaire, pour relever (à ce qu'elles pretendent) la matrice, & quelquefois deux autres roulées fort sermes aux deux costez vers les eines, pour la tenir en estat, de peur qu'elle ne vacille & ne panche plus d'une part que d'autre, avec encore une autre quarrée, large de tout le ventre, qu'elles posent sur la premiere ; aprés cela elles font leur bandage d'une serviette pliée en deux ou trois doubles, de la largeur d'un quartier d'aune, avec quoy elles serrent & compriment ainsi le ventre.

I'approuve fort volontiers qu'on se serve de ce bandage & d'une bonne grande compresse quarrée sur tout le ventre, pourveu qu'il ne soit que simplement contentif durant les 7. ou 8. premiers jours, afin de le tenir seulement en estat ; observant cependant de le défaire & remuer chaque jour de tems en tems, pour faire une onction sur le ventre de la femme (s'il estoit douloureux & qu'elle y eût des trenchées) avec la seule huile d'amandes douces ; mais aprés ce tems on le pourra serrer peu à peu, pour ramener & ramasser les parties qui ont esté grandement estenduës par la grossesse ; ce qui se peut faire seurement pour lors, car la matrice par l'évacuation des vuidanges qui se sont écoulées, est tellement diminuée & appetissée, qu'elle ne peut pas estre trop comprimée par ce bandage. Venons maintenant à ce qu'il convient faire aux mammelles.

Si la femme ne veut pas estre nourrice, on mettra sur ses mammelles des remedes propres à faire évader le lait, desquels nous parlerons cy-aprés : mais si elle desire l'estre, on se contentera de luy tenir le sein bien clos & couvert, avec linges doux & molets, qui l'entretiendront chaudement, de peur que le lait ne s'y grumelle ; & si on craint que le sang ne s'y porte trop abondamment, on y fera quelque embrocation d'huile rosat, avec un peu de vinaigre mêlez ensemble, dont on trempera aussi quelque petit linge fin pour mettre dessus ; observant si la femme veut nourrir son enfant, qu'elle ne luy donne pas à tetter le mesme jour qu'elle sera accouchée ; à cause que toutes ses humeurs sont alors extrémement émeuës des douleurs & de l'agitation de l'accouchement : c'est pourquoy elle differera tout au moins jusques au lendemain à le faire ; & il seroit encore mieux qu'elle attendît 4. ou 5. jours, & mesme davantage, afin de laisser passer le plus grand transport du lait, & l'abondance des humeurs qui affluent aux mammelles dans les premiers jours, durant lesquels une autre femme luy donneroit à tetter. Parlons à present du regime de vivre, que la femme doit garder pendant tout le tems de sa couche.

CHAPITRE III.

Du regime de vivre que l'accouchée doit observer durant tout le tems de sa couche, quand elle n'est accompagnée d'aucuns accidens.

QVoique la femme soit accouchée naturellement, il faut neanmoins qu'elle observe un bon regime de vivre, pour prévenir & empêcher beaucoup de fâcheux accidens qui luy peuvent arriver pendant sa couche; dans les premiers jours de laquelle on la doit traiter en ce qui concerne son boire & son manger, presque comme si elle avoit la fiévre, pour faire ensorte qu'elle ne luy vienne pas, dautant qu'elle y est pour lors toute disposée; aussi luy arrive-t-elle souvent, pour la moindre faute qu'elle peut commettre en son regime.

Il ne faut pas à cét égard estre du sentiment de la pluspart des Gardes, qui disent qu'on doit bien nourrir les femmes accouchées, tant pour reparer les forces diminuées par la grande fatigue de leur travail, & par la quantité du sang qu'elles ont perdu dans leur accouchement, & de celuy qui s'évacuë encore ensuite, à raison de quoy elles croyent qu'il faut manger, afin d'en refaire d'autre, que pour leur remplir aussi le ventre qu'elles ont tout vuide, aprés que l'enfant en est dehors; mais il vaut beaucoup mieux suivre en cela le conseil qu'*Hipocrate* nous donne dans l'Aphorisme 10. du second Livre, auquel il nous dit, *impura corpora quò plùs nutriveris, eò magis læseris*, tant plus vous nourrissez les corps impurs, d'autant plus vous les blessez. Or il est certain que la femme nouvellement accouchée est de cette espece, comme nous le pouvons connoistre par la quantité de vuidanges & de superfluitez qui s'écoulent de sa matrice en ce tems; auquel pour ce sujet elle doit vivre fort sobrement, principalement aux trois ou quatre premiers jours; durant lesquels elle sera nourrie seulement avec de bons boüillons au veau & à la volaille, œufs frais, & bonne gelée, sans user d'aucuns alimens solides dans ce commencement; mais lorsque la plus grande abondance de son lait sera un peu passée, elle pourra avec plus de sureté manger quelque peu de potage à son dîner, & quelque petit morceau de poulet boüilly, ou de mouton, selon

selon son appetit; aprés quoy ne luy arrivant aucun accident, on luy donnera peu à peu plus largement de la nourriture; pourveu cependant que ce soit un tiers moins, qu'elle a coutûme d'en prendre quand elle est en parfaite santé, & que les alimens qu'on luy donnera pour lors, soient viandes de bonne & facile digestion, sans luy permettre d'user de ces gâteaux, tartes, & autres patisseries qui se mangent ordinairement à la collation qui se fait ensuite du Baptême de l'enfant. Pour son boire il sera de ptisanne, faite avec le chien-dent, l'orge, & la reglisse, ou à tout le moins d'eau boüillie, prenant bien garde à ne la luy pas donner trop froide; elle pourra aussi (pourveu qu'elle n'ait pas de fiévre) boire un peu de vin blanc bien trempé d'eau, aprés les cinq ou six premiers jours seulement.

Quoique nous prescrivions en general un tel regime pour toutes celles qui sont nouvellement accouchées, il y en a toutefois qui ne le doivent pas observer si exactement; comme sont les femmes de grand travail, lesquelles estant d'un temperamment tres-fort & robuste, doivent estre nourries un peu plus pleinement; à qui neanmoins, si on ne change la qualité de leurs alimens ordinaires, on en doit retrancher la quantité, ayant toujours égard en toutes personnes à la coutume. C'est ce que le mesme *Hipocrate* nous enseigne en l'Aphor. 17. du 1. Liv. où il dit, *animadvertendi sunt quibus semel, aut bis, & quibus copiosior, aut parcior, aut per partes cibus est offerendus; dandum verò aliquid tempori, regioni, ætati, & consuetudini.* Il faut bien aviser & remarquer les personnes à qui on doit donner des viandes une seule fois ou deux, comme aussi à qui on doit donner plus ou moins, ou peu à peu, mais il faut accorder quelque chose au tems, au païs, à l'âge, & à la coutume. Ce que nous avons dit doit suffire pour l'ordonnance de son boire & manger.

L'accouchée se doit aussi tenir en grand repos dans son lit, couchée sur le dos, la teste un peu élevée, sans se tourner si souvent de costé & d'autre; afin que la matrice se raffermisse mieux dans sa premiere situation: elle ne prendra en ce tems aucun soin de son ménage; mais elle en confiera la charge à quelqu'une de ses parentes ou amies; elle parlera le moins qu'elle pourra, & que ce soit à voix basse; & on ne luy rapportera aucune mauvaise nouvelle qui luy puisse donner de la tristesse; car toutes ces choses causent tant d'émotion & de trouble aux humeurs, que la nature ne les pouvant dominer, n'en peut aussi faire l'évacuation necessaire, au sujet dequoy la mort est arrivée à plusieurs.

Les femmes bourgeoises ont une tres-mauvaise coutume dont elles se devroient abstenir; qui est qu'elles font ordinairement baptiser leurs enfans le deuxiéme ou le troisiéme jour aprés leur accouchement, ensuite de quoy toutes leurs parentes & amies viennent faire la collation dans la chambre de l'Accouchée, où estant, elle est obligée de tant parler & répondre au compere & à la commere, & à tous venans, durant une aprés-dînée entiere, pour faire les complimens de cette ceremonie, qu'elle en a la teste toute estourdie; & quoy qu'il n'y ait personne dans la compagnie qui ne boive à sa santé, elle la perd neanmoins par le bruit qu'on luy fait aux oreilles; outre aussi qu'elle est souvent contrainte par honneur de s'abstenir de demander le bassin, ou ses autres necessitez, pour raison dequoy elle est grandement incommodée; & cela se pratique justement dans le tems qu'elle devroit avoir plus de repos; car c'est vers ce troisiéme jour que le lait se porte plus abondamment aux mammelles; c'est ce qui fait que le lendemain de ce jour de feste elle a souvent une grosse fiévre, pour s'y estre trop tourmentée. J'approuve fort qu'on baptise l'enfant le plutost que faire se pourra; mais il faudroit differer ce festin jusques à ce que l'accouchée se portât bien; ou à tout le moins on le devroit faire en un lieu où elle n'entendît aucun bruit, & n'en vît pareillement rien, de peur de l'incommoder de la sorte, & pour éviter qu'elle ne fût tentée par ces sortes de patisseries qui s'y mangent, desquelles elle ne doit point goûter, dautant que tels mets sont grandement étouffans, & de trop difficile digestion.

On fera en sorte de luy tenir toûjours le ventre libre avec clysteres, luy en donnant à tout le moins de deux jours l'un, lesquels serviront non seulement pour évacuer les gros excremens, mais aussi pour attirer d'autant plus les vuidanges en bas. Aprés que la femme aura vécu d'un tel regime durant trois semaines (qui est à peu prés le tems auquel elle s'est purgée de la plus grande partie de ses vuidanges) avant que de se relever, pour achever de nettoyer d'autant plus les lieux, devant que d'y rebâtir en y travaillant sur nouveaux frais, on luy donnera une petite medecine, qu'on reïterera si besoin est, composée de l'infusion de deux dragmes de sené, tout au plus, d'une demy-once de casse mondée, & d'une once de syrop de chicorée composé de rhubarbe, laquelle servira pour purger l'estomac & les intestins, des mauvaises humeurs que la nature n'a pas pû évacuer par la matrice, comme elle a fait les autres superfluitez qui s'en sont écoulées; ce qu'étant fait, s'il ne luy reste aucune indisposition, on la pourra baigner une ou deux fois, pour la décrasser de toutes les immondices, dont elle peut avoir eu la superficie du corps enduite durant ses couches ; ensuite de quoy on luy laissera le soin de se gouverner elle-mesme suivant sa coutume.

CHAPITRE IV.

Le moyen de faire évader & tarir le lait aux femmes qui ne veulent pas estre nourrices.

IL y a un grand nombre de remedes dont on se sert ordinairement pour cét effet : les uns empêchent que les humeurs n'affluent tant aux mammelles, & les autres dissipent & resolvent le lait qui y est contenu.

Ceux qui empêchent que les humeurs ne s'y portent si abondamment, sont l'huile rosat & le vinaigre mêlez ensemble, avec quoy on fait un liniment sur toutes les mammelles, ou l'onguent *populeum* avec le *cerat* de *Galien*, mêlez en égale portion, dont on estendra un peu sur un linge, ou sur un papier gris, pour le mettre sur le sein. D'autres usent de linges trempez en verjus tiede, dans lequel aucuns font fondre un peu d'alun pour avoir plus d'astriction, & d'autres y appliquent la lie de gros vin toute pure, ou mélée avec huile rosat.

Les remedes qui resolvent & dissipent le lait des mammelles, sont les cataplasmes composés des quatre farines, miel & safran, qu'on fait cuire avec la decoction de cerfueil ou de sauge. D'autres en font un de miel tout pur ; & quelques autres en frotent seulement le sein, & y mettent pardessus des feüilles de choux rouges, aprés en avoir osté les grosses costes, & les avoir fait un peu amortir au feu. Il y en a qui font boüillir des fueilles de buis & de sauge en urine, dont ils fomentent ensuite les mammelles chaudement, & en trempent un linge pour mettre dessus. Mais en appliquant toutes ces choses sur le sein, & en les rechangeant, il faut sur tout bien prendre garde que la femme n'y ressente aucun froid ; comme aussi de n'y pas causer inflammation & aposteme, au lieu d'en faire évader le lait : c'est pourquoy on choisira les remedes refrigerans refrenans, repercussifs, ou resolutifs, selon que les differentes dispositions le requiereront.

Ie connois des femmes qui tiennent pour grand secret, & pour chose tres-certaine, & propre à bien faire évader leur lait, de mettre & vêtir tout chaudement la chemise de leur mary, aussi-tost qu'il l'a ostée de dessus son corps, & de la garder jusques à ce que le lait soit écoulé; mais s'il s'évade pendant ce tems, c'est superstition que de croire que cette chemise en soit la cause, & qu'elle produise un tel effet; cela vient bien plutost de ce que toutes les humeurs du corps ayant pris d'elles-mesmes un autre cours qu'aux mammelles, n'y affluent plus de jour en jour en si grande abondance: c'est pourquoy en se servant de tous ces remedes, on ne doit pas obmettre le principal, qui est de faire en sorte qu'elles se portent en bas, procurant pour ce faire une bonne & ample évacuation des vuidanges; & pour y aider, on doit aussi tenir le ventre libre avec clysteres qui puissent les provoquer; & que la femme se tienne en grand repos, sans remuer les bras que le moins qu'elle pourra; parce que les principaux muscles qui les font mouvoir, estant situez sous les mammelles, ne peuvent faire leur action, sans agiter le sein, qui est fort douloureux durant les premiers jours aprés l'accouchement: ainsi faisant, le lait s'évadera facilement.

Tout ce que nous avons dit jusques icy dans les premiers Chapitres de ce troisiéme Livre, se doit seulement pratiquer quand la nouvelle Accouchée n'est accompagnée d'aucune indisposition; car s'il luy en arrive, on se doit comporter d'une autre maniere, & selon que les accidens le requiereront. C'est maintenant de quoy nous allons parler dans les Chapitres suivans.

CHAPITRE V.

De la perte de sang qui arrive à la femme nouvellement accouchée.

NOus avons parlé au Chapitre 21. du premier Livre, de la perte de sang qui précede l'accouchement, & au Chapitre 28. du second Livre de celle qui l'accompagne, & montré que le seul moyen d'y remedier lorsquelle est grande, est d'accoucher la femme le plutost qu'il sera possible; il faut à present voir ce qu'il convient faire à celle qui survient incontinent, ou peu aprés l'accouchement, à cause que les orifices de tous les vaisseaux de la matrice, qui sont devenus trois ou quatre fois plus amples durant la grossesse qu'ils n'estoient auparavant, sont recemment ouverts par le détachement de l'arriere-faix qui estoit joint & attaché contre eux. Ce sang fluë pour lors d'autant plus abondamment qu'il est subtil & échauffé naturellement, ou par l'agitation d'un long & rude travail, & que la femme est avec cela fort sanguine & plethorique, & qu'elle a les vaisseaux de la matrice plus gros. I'ay beaucoup de fois remarqué que les femmes qui ont de gros enfans, sont fort sujettes à de grandes pertes de sang, aussi-tost qu'elles sont accouchées; qui sont quelquefois si abondantes, qu'elles en tombent en de frequentes foiblesses; parce que les gros enfans ont ordinairement de gros arriere-faix, dont les vaisseaux sont aussi fort gros, & proportionnez à ceux de la matrice outre que le travail de ces femmes estant toujours fort penible à cause de la grosseur de leur enfant, qui ne peut pas estre poussé au dehors que par un grand nombre de tres-fortes douleurs, tout leur sang est extrémement échauffé par la grande agitation de leur travail, & pour ce sujet d'autant plus disposé à couler avec abondance immediatement aprés l'accouchement. Pour éviter un pareil accident, ces sortes des femmes doivent se faire saigner du bras deux ou trois fois durant le cours de leur grossesse, & mesme quelquefois dans le commencement de leur travail; afin que la plenitude du corps ayant esté un peu diminuée, le sang & les humeurs ne se portent pas tout d'un coup en si grande abondance vers la matrice, dans le tems du détachement de l'arriere-faix.

Cét accident peut souvent arriver pour avoir détaché l'arriere-faix avec trop de promptitude & de violence; il est aussi quelquefois causé de ce qu'il en reste quelque portion dans la matrice, ou bien quelque espece de faux-germe; car pour lors en s'efforçant de l'expulser, elle exprime & fait fluer le sang hors des vaisseaux nouvellement ouverts; & quelquefois un gros grumeau de ce sang caillé, demeurant dans le fond de la matrice peut produire le mesme effet, lequel à cause de la distension qu'il en fait, excite souvent des douleurs pareilles à celles que la femme avoit pour accoucher, qui la tourmentent jusques à ce qu'elle l'ait vuidé, aprés quoy elle est soulagée; mais quelquefois le sang ne laissant pas encore de toujours couler, & demeurant dans le fond de la matrice, il s'en fait de nouveaux grumeaux, qui sont cause que l'accident recommence comme auparavant, & qu'il continuë ainsi par plusieurs fois, dans l'intervalle desquelles il fluë au dehors seulement quelque serosité de ce sang retenu qui se dissout; ce qui fait croire à ceux qui ne se connoissent pas bien en l'Art, que le flux est cessé, quoy qu'il coule toujours au dedans, où il est arresté par une portion qui s'y est ainsi coagulée; mais quand ce caillot vient à tomber, on le voit sortir derechef tout pur, & avec abondance.

La perte de sang est un accident plus dangereux que tous les autres qui peuvent arriver à la femme nouvellement accouchée, & qui la conduit si promptement au tombeau, quand il sort abondamment, qu'on n'a pas souvent le tems d'y pouvoir remedier. C'est pourquoy on se depéchera au plutost en cette occasion de faire les choses convenables, tant pour l'arrester, que pour le détourner des lieux d'où il sort.

Pour ce sujet on aura égard à ce qui peut exciter un tel flux de sang; si c'étoit quelque espece de faux-germe, ou une portion de l'arriere-faix, ou des caillots de sang restez en dedans qui en fussent cause, on fera promptement son possible de les tirer dehors, ou d'en procurer aussi-tost l'expulsion; mais si le sang ne laisse pas de toûjours couler, quoy qu'il ne reste rien dans la matrice; pour lors la femme sera saignée du bras, si ses forces sont suffisantes; observant durant la saignée de fermer par intervalles l'ouverture de la veine, afin de mieux faire diversion du sang sans diminuer les forces; elle sera couchée ayant le corps également situé, & non élevé, afin que le sang ne se porte trop vers les parties inferieures: elle se tiendra en grand repos sans se remuer d'un costé ny d'autre, pour ne pas causer agitation aux humeurs; on ne doit pareillement luy serrer le ventre avec aucun bandage, ny avec aucunes compresses posées dessus; car en le comprimant ainsi, le mal en seroit augmenté: l'air de sa chambre sera aussi un peu rafraîchi, & la femme ne sera pas trop couverte en son lit, afin que la chaleur n'excite le sang à fluer de plus en plus. Tout le monde deffend en cette occasion de donner des clysteres à la femme, de peur d'attirer encore davantage les humeurs en bas; mais je me suis trouvé en plusieurs rencontres, où en ayant usé tout au contraire, les pertes de sang ont cessé par lavemens, & mesme assez forts; comme je vais expliquer afin qu'on y prenne garde en pareille occasion.

Ie fus appellé, il y a environ quinze ans, pour voir une femme qui avoit esté surprise d'un grand flux de sang, incontinent aprés que sa Sage-femme l'eût delivrée; ce qu'elle fit avec un peu trop de violence, comme m'assura la Malade, qui me dit avoir senty une tres-grande douleur dans l'instant qu'elle luy tira l'arriere-faix, qu'elle entendit mesme se détacher avec bruit : depuis le moment qu'elle fut ainsi delivrée, elle perdit pendant cinq ou six jours continuellement une si grande abondance de sang, que j'aurois bien eu de la peine à croire qu'elle en eût pû tant vuider sans mourir, si je ne l'avois vû moy-mesme : on se servit durant tout ce tems inutilement de tous les remedes imaginables, pour pouvoir faire cesser cét accident ; & comme elle se plaignoit avec cela de tres-grandes douleurs de ventre, on luy donna quelques lavemens anodins & rafraîchissans, de peur que luy en faisant prendre d'autres plus forts, le sang n'en fût encore excité à fluer de plus en plus: elle en prit quatre ou cinq de la sorte, qu'elle rendit comme on les luy avoit donnés, sans aucune matiere ; ce que voyant, & préjugeant qu'elle avoit assurément quelques gros excremens retenus dans les intestins dés avant sa couche, qui ne pouvant estre évacuez par ces clysteres anodins, luy causoient une grande colique qu'elle sentoit par tout le ventre, qui en paroissoit mesme tout gonflé, sur ce préjugé je luy en fis donner un commun & un peu fort, contre le sentiment neanmoins de plusieurs personnes, qui ne connoissant pas bien la cause de la maladie, assuroient qu'il falloit bien s'en garder ; parce qu'il augmenteroit encore indubitablement (disoient-elles) la perte de sang ; mais l'issuë en fut toute contraire à leur attente ; car la Malade rendit avec ce lavement un plein bassin de gros excremens, qui croupissans depuis long-tems, & s'étant endurcis par leur sejour, avoient bouché le passage à beaucoup de vents qu'elle rendit aussi en mesme tems. Or les intestins pleins de ces grosses matieres estant agitez à chaque moment par ces vents, agitoient aussi, & comprimoient continuellement la matrice ; au moyen dequoy la perte de sang estoit toujours entretenuë ; laquelle cessa incontinent aprés que cette colique eut esté dissipée, par l'évacuation de ces excrémens ; & depuis ce tems-là m'estant trouvé en plusieurs autres occasions où le flux de sang estoit encore entretenu par mesme cause, en ayant usé de la mesme maniere, l'issuë en a esté aussi toute semblable. C'est pourquoy s'il y a quelque apparence qu'il y ait des excrémens retenus de la sorte dans les intestins, on ne fera aucun scrupule de donner des clysteres qui les puissent évacuer, s'abstenant en cette rencontre de ceux qui sont astringens ; car ils les endurciroient & les retiendroient encore davantage, ce qui augmenteroit ainsi faisant, la maladie.

Mais si outre cela le sang fluë continuellement, pour lors on essayera les derniers remedes, qui sont de mettre coucher la femme sur la paille fraîche, avec un simple drap sans aucun matelas, afin qu'elle n'ait pas les reins si échauffez, luy mettant le long des lombes des serviettes trempées en oxycrat froid; à moins que ce ne fût en hyver; auquel cas on le feroit un peu tiedir: on luy fera aussi prendre par la bouche du suc de pourpier seul, ou mêlé parmi ses boüillons. *Galien* dit au 5. Chap. du 5. Liv. de la Meth. avoir arresté avec l'injection de l'eau de plantin, le flux de sang de la matrice qu'on n'avoit pas pû faire cesser durant quatre jours par aucun autre remede. I'ay connu par experience que c'estoit aussi un tres-bon remede aux pertes de sang de cette nature, de faire une ceinture de l'herbe appellée vulgairement *renoüée*, & de l'appliquer fraîchement autour des reins de la Malade. Ainsi faisant, on arrêtera un peu l'impetuosité du sang, en temperant sa chaleur, & par ce moyen on concentrera vers le principe le peu qu'il en reste au corps de la femme; & afin de luy conserver ses forces, qui s'affoiblissent extrémement par l'évacuation de ce tresor de la vie, on luy donnera de demy-heure en demy-heure un peu de bon consommé, avec quelque cuillerée de gelée, & un jaune d'œuf par intervalle, sans luy faire prendre beaucoup d'alimens à la fois, à cause que son estomac ne les pourroit pas digerer; & son boire sera un peu de vin rouge avec de l'eau ferrée. On luy rechauffera aussi toute la region du cœur avec des linges chauds, & aromatisez de quelque liqueur propre, comme est l'eau de la Reine de Hongrie; car par ce moyen la chaleur naturelle se rassemblant vers la region du cœur & de l'estomac, les forces en sont conservées, & restaurées en mesme tems par la distribution de l'aliment. Le seul vin peut bien dans un pressant besoin faire promptement le mesme effet; mais comme cét effet est plus promptement produit par le vin, que par l'aliment d'un bon boüillon, ou de quelque consommé, aussi cesse-t-il plutost que celuy qui procede de l'aliment, lequel est plus stable; & lorsque la perte de sang aura commencé à cesser, & que la femme sera revenuë des foiblesses qu'elle luy avoit causées, elle usera pour sa boisson ordinaire, de ptisanne faite avec l'orge mondé & la pimpinelle. Mais si nonobstant toutes ces choses le sang continuë toujours à fluer; pour lors la femme tombe souvent en syncope, & est en tres-grand danger d'en perdre bien-tost la vie; parce qu'on ne peut pas porter aucun remede propre sur les vaisseaux ouverts en ces lieux, comme on feroit

roit en d'autres parties ; ou si elle vient à rechapper aprés une grande perte de sang de cette nature, il luy survient souvent quelques jours ensuite une fiévre, qui est quelquefois continuë, avec plusieurs petits frissons & redoublemens, & assez souvent intermittente ; à cause que le sang qui s'engendre nouvellement, au defaut de celuy que la femme a perdu tout d'un coup en grande abondance, n'ayant pas, ny la consistance, ny les autres qualitez du premier, il se corrompt pour lors tres-facilement : c'est aussi ce qui fait que ces sortes de femmes, à qui il est arrivé de grandes pertes de sang, ont ordinairement les jambes enflées, & restent assez souvent bouffies de tout le corps, durant quelques mois aprés leur accouchement ; parce que ce sang nouvellement engendré, n'est pas si spiritueux que celuy qu'elles ont perdu, & qu'il a en sa masse beaucoup de particules excrementeuses, dont toutes les parties du corps estant abbreuvées, se tumefient facilement, & en deviennent toutes œdemateuses.

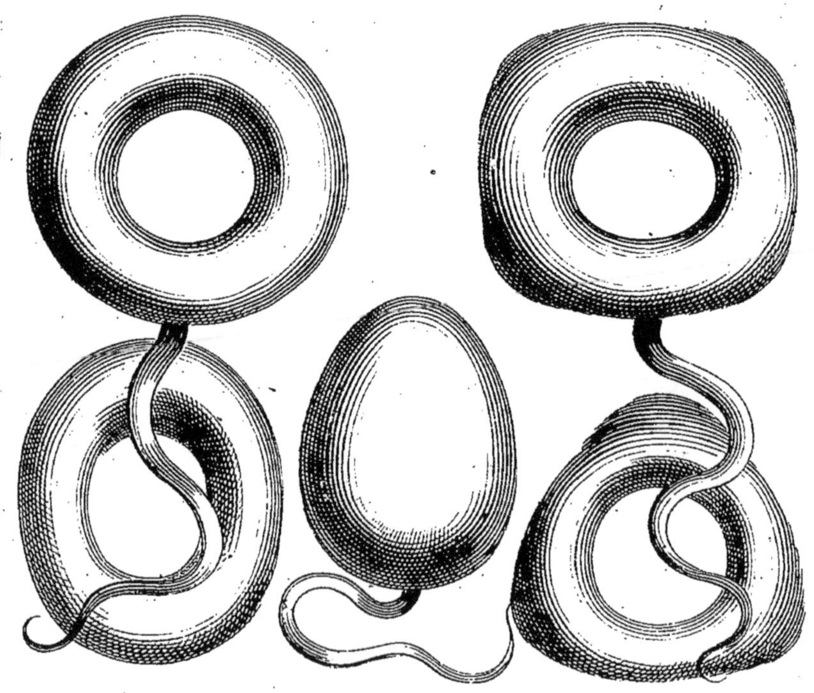

Ces cinq figures representent de differens pessaires propres à relever & à retenir la matrice, pour empêcher qu'elle ne tombe comme elle fait dans la descente.

CHAPITRE VI.

De la descente & chûte de la matrice & du siege de la Femme nouvellement accouchée.

POur mieux faire entendre la chose, je feray deux sortes de descentes ou relaxations, comme aussi deux sortes de chûtes ou precipitations de matrice, toutes lesquelles ne different que du plus ou du moins qu'elle est tombée ; car la descente est quand la matrice s'abaisse & descend seulement sans sortir, & la chûte est quand elle tombe entierement dehors.

La premiere sorte de descente ou relaxation, est celle en laquelle le corps de la matrice tombe dans le *vagina*, en telle façon qu'en mettant le doigt on sent l'orifice interne fort proche ; la seconde espece est quand la matrice estant encore plus abaissée, on voit manifestement cét orifice interne paroistre à l'exterieur de la partie honteuse.

La chûte est aussi de deux sortes ; en la premiere la matrice tombe tout-à-fait dehors, sans que son fond soit neanmoins renversé, sans qu'on le puisse voir interieurement ; mais on voit seulement son orifice, qui paroist à l'extremité d'une grosse masse charnuë qui compose le corps de la matrice ; Et l'autre chûte de matrice qui est la plus fâcheuse de toutes, est celle qu'on nomme renversement ; pour lors elle est non seulement tout-à-fait tombée dehors, mais son fond est aussi renversé de telle façon, qu'on le voit sans orifice, à cause qu'il est pareillement retourné. La matrice ainsi tombée semble n'estre qu'un gros morceau de chair sanglante, & comme une espece de *scrotum*, qui pend entre les cuisses de la femme ; & ce qui est étonnant en cette rencontre, est qu'on voit la maison de l'enfant qui est la matrice, sortir par la porte, qui est son orifice interne.

La descente & la chûte de matrice procedent ou de la relaxation, ou de la ruption de ses ligamens. Les femmes qui ont quantité de fleurs blanches sont sujettes à ces relaxations ; & ces ligamens s'estendent encore, ou se rompent dans les fâcheux & violens accouchemens, comme aussi par la trop frequente portée des enfans gros & pesans, quelquefois par une grande toux, par de frequens & forts éternuëmens, pour avoir sauté, ou s'estre laissé tomber de haut, pour aller en coche, en charrette, à cheval ou par autres voitures rudes & secoüantes, pour avoir soulevé avec grand effort quelque pesant fardeau, pour avoir trop levé les bras en les portant pardessus la teste, pour avoir eu un flux de ventre de longue durée, avec fortes épreintes & grands tenesmes : dautant que toutes ces choses secouënt & poussent grandement la matrice en bas, quand elle est pleine d'enfant ; & ses ligamens estant par ce moyen relâchez ou rompus, ne la peuvent plus retenir ; ce qui fait qu'elle descend & tombe facilement aprés que l'enfant en est dehors. Quoique nous disions que ces ligamens se rompent par les causes que nous venons de specifier, nous ne devons pas croire qu'il s'en fasse une totale ruption ; car cela seroit bien difficile ; mais il se fait seulement un détachement d'une partie de leurs fibres, qui fait que leur corps s'allonge ensuite plus qu'il ne devroit. Mais la cause la plus frequente des descentes & chûtes de matrice, est celle qui provient des violens & fâcheux accouchemens ; ce qui arrive principalement quand l'enfant se presente dans une situation en laquelle il ne peut pas sortir, & quand il a la teste trop grosse, ou quand l'orifice interne ne se dilate pas assez pour luy faire voye dans le tems ; car pour lors la matrice est poussée avec tant de force en bas, sans que l'enfant puisse avancer au passage, que ses ligamens en sont extrémement tiraillez & relâchez ; à quoy aident encore beaucoup toutes sortes de violens remedes qu'on fait prendre souvent mal à propos à la femme, pour luy faire expulser l'enfant mort ; comme aussi quand y ayant quelque disposition premiere on tire trop fort, & tout d'un coup l'arriere-faix grandement adherant au fond de la matrice ; & d'autant plutost encore, si portant la main au dedans (comme on est obligé de faire pour delivrer la femme, lorsque le cordon est rompu) on prend & tire au lieu de l'arrierefaix le corps mesme de la matrice. Nous avons montré au Chapitre neuviéme du second Livre, le moyen de ne s'y pas tromper, & d'en venir adroitement à bout.

La femme qui a une chûte de matrice, ressent une grande pesanteur au bas du ventre, avec une difficulté d'uriner, & une extréme douleur aux reins & aux lombes, vers l'endroit où sont attachez ses ligamens ; & on voit sortir des humiditez roussâtres & sanglantes à travers cette masse de chair qui luy pend entre les cuisses. La descente & la chûte de matrice peuvent bien arriver à toutes sortes de femmes, pour les causes alleguées cy-dessus, & mesme aux filles, comme je l'ay vû plusieurs fois ; mais le renversement entier ne se fait jamais qu'ensuite de l'accouchement, & principalement immediatement aprés ; à cause que pour lors son orifice interne est presque aussi étendu & dilaté que son fond ; ce qui n'est pas de mesme en autre tems, où estant fermé, il ne luy peut pas laisser lieu de se renverser ainsi. I'ay montré au Chapitre quinziéme du second Livre, le moyen de preserver la femme de cét accident en l'accouchant, quand elle y est disposée, auquel lieu on aura recours pour en éviter la repetition.

Si on remedie promptement à la relaxation & à la chûte de la matrice, en la reduisant & remettant en son lieu naturel, on peut facilement en esperer guerison, & d'autant plutost que la femme sera jeune, & la maladie recente ; mais si la femme est vieille, & qu'il y ait déja long-tems que la matrice soit tombée, elle en est d'autant plus incurable ; & la chûte de matrice qui arrive incontinent aprés l'accouchement, peut faire mourir la femme en peu d'heures, si elle n'est tres-promptement reduite, comme il arriva il y a environ huit ans à une femme alliée de Monsieur *Cantot* mon Confrere, laquelle mourut une heure & demie aprés estre accouchée, par la faute de sa Sage-femme, qui ne luy reduisit pas aussi-tost sa matrice qui estoit chûte, s'étant peut-estre trompée, comme font plusieurs autres, qui ne se connoissant pas à la chose, & croyant que ce gros morceau de chair sanglante qu'elles voyent sortir de la partie honteuse, soit quelque mole que la nature veut mettre dehors, font de violens efforts pour la tirer avec leurs mains ; ce qui cause d'insupportables douleurs, & souvent la mort à la pauvre femme, faute de la faire promptement secourir par gens bien connoissans en l'art ; car il se fait pour lors un grand flux de sang, & la matrice ainsi tombée se tumefie tellement d'abord, qu'elle ne peut plus estre remise, & les accidens qui en surviennent sont si fâcheux, que souvent la femme meure avant qu'on y puisse remedier. La mesme chose est encore arrivée depuis peu par l'ignorance & l'imprudence d'une autre Sage-femme, qui voyant que la matrice d'une femme qu'elle venoit d'accoucher estoit ainsi tout-à-fait tombée, & ne se connoissant pas capable d'y remedier, en prit une telle épouvante, qu'elle s'enfuit aussi-tost du logis, pour éviter les huées que plusieurs autres femmes qui estoient presentes faisoient aprés elle, abandonnant entierement la malade en ce pitoyable estat, laquelle mourut presque aussi-tost, faute d'estre secouruë dans cette extréme necessité. Mais ces sortes de fautes ne sont pas seulement commises par l'ignorance de quelque Sages-femmes ; car il y a des Chirurgiens qui ne sont pas quelquefois plus capables en ces matieres que des Sages-femmes, comme je l'ay bien connu en la femme d'un Chirurgien du Fauxbourg S. Germain, à laquelle un autre Chirurgien du mesme Fauxbourg, voulant, à ce qu'il disoit, extirper un corps estrange qui luy sortoit de la matrice, avoit tellement tiré par ignorance le corps de la matrice, dont elle avoit une descente depuis quelques années, qu'elle en mourut peu de jours ensuite, à cause de l'extréme douleur qu'il luy fit en tiraillant ainsi fortement cette partie, à laquelle il survint aussi-tost une grande inflammation, accompagnée de douleurs de ventre insupportables, avec une grosse fiévre, & autres accidens funestes qui la firent perir.

Pour la curation de cette maladie on aura égard à deux choses; la premiere est de reduire la matrice en son lieu naturel, & la deuxiéme de l'y contenir & fortifier. Pour executer la premiere, qui est de la reduire, si la matrice est tout-à-fait tombée ou renversée, on fera devant toutes choses uriner la femme, & on luy donnera, si besoin est, un clystere pour évacuer les gros excrémens qui sont dans le *rectum*, afin que la reduction en soit plus facile; aprés quoi on la fera coucher sur le dos, ayant les fesses plus élevées que la teste, puis on luy fomentera avec le vin & l'eau tiedes, ou avec le lait, tout ce qui est tombé dehors, & ensuite ayant pris un linge bien mollet, on la remettra en son lieu naturel, la repoussant avec la main peu à peu de costé & d'autre; & si la chose fait trop de peine, à cause que ce qui est sorty est déja fort gros & tumefié, on l'oindra d'huile rosat, ou de celle d'amandes douces, pour le faire rentrer plus facilement; observant aprés en avoir fait la reduction, d'essuyer cette huile le mieux qu'il sera possible, pour éviter la récidive: mais si la matrice ainsi faisant, demeure dehors sans pouvoir estre remise, à cause qu'elle est excessivement enflammée & tumefiée (ce qui arrive quand on est trop long-tems sans y faire les remedes necessaires, pendant quoy elle est continuellement salie & abreuvée de l'urine, & des autres excrémens qui contribuent beaucoup à sa corruption) pour lors il y a grand danger qu'elle ne tombe tout-à-fait en gangrene, & que la femme n'en meure ensuite. Neanmoins *Ætius* & *Paul Æginete*, disent qu'on a vû échaper des femmes, à qui pour un tel accident on avoit entierement extirpé la matrice. *Paré* rapporte quelque histoire semblable; ce que fait pareillement *Rousset* en son enfantement cesarien, mais cela arrive tres-rarement.

Quant à ce qui est du second moyen de la curation de cette maladie, lequel consiste à retenir la matrice en son lieu, & à la fortifier aprés l'y avoir remise, cela se fera par une situation convenable. La femme pour ce sujet se tiendra couchée sur le dos, ayant les fesses un peu hautes, les jambes un peu croisées, & les cuisses jointes l'une contre l'autre, afin d'empêcher qu'elle ne retombe. I'ay vû quelques femmes se servir à ce dessein d'une éponge, qu'elles introduisent dans le *vagina*; mais je n'en trouve pas l'usage bon; à cause que l'éponge retient tous les excrémens de la matrice dont elle s'abreuve; lesquels pour le peu qu'ils séjournent dans ce cloaque, acquierent une corruption qui augmente beaucoup leur acrimonie. C'est pourquoy le plus seur sera de luy mettre un pessaire dans le col de la matrice, pour la tenir en estat. On en fait de quatre ou cinq sortes, qui peuvent servir pour ce mesme dessein, dont on voit les differentes figures au commencement de ce Chapitre. Les uns sont ronds, & un peu oblongs, en figure d'œuf, de grosseur & longueur du col de la matrice, dans lequel on les laisse, aprés les y avoir introduits; mais ceux-là remplissant toute la capacité du *vagina*, & n'étant pas percez, empêchent encore que les excrémens de la matrice ne puissent avoir une libre issuë; outre cela, ils sont sujets à tomber souvent dehors, & principalement dans le tems des menstruës; c'est ce qui fait qu'ils ne sont pas si utiles, ny si commodes que les autres, qu'on fait avec un morceau de liege, afin qu'ils soient plus legers. Ils doivent estre en figure de cercle épais, semblable à celle d'un petit bourlet, & estre percez dans leur milieu d'un assez grand trou; lequel sert tant pour y loger, appuyer, & recevoir l'orifice interne de la matrice, que pour donner passage aux vuidanges qui s'en évacuent. Il faut que ces sortes de pessaires, qui sans doute sont preferables à tous les autres qu'on a inventez jusques à present, soient recouverts de cire blanche, pour empêcher qu'ils ne se corrompent, & afin qu'ils en soient plus unis, & que par ce moyen ils ne puissent pas blesser la femme qui s'en servira; & ils doivent estre assez larges, afin qu'estant introduits avec un peu de force, ils puissent plus facilement tenir; on peut aussi y mettre, si l'on veut, un petit lien, avec lequel ils seront retirez de tems en tems pour les nettoyer: neanmoins ce lien n'est pas necessaire aux pessaires qui sont percez, dautant qu'on les peut assez aisément retirer avec le seul doigt. Outre cela on doit remarquer qu'on en peut faire de ronds exactement, ou en ovale, & d'autres d'une figure aucunement quarrée, ou mesme triangulaire, dont les angles soient mousses : Ceux-cy tiennent quelquefois mieux, & ne tombent pas si facilement que les ronds : mais les ronds sont plus universellement propres pour toutes sortes de femmes. On en peut aussi faire d'or ou d'argent qui soient caves, afin d'estre plus legers : mais on se servira des uns & des autres selon qu'on les jugera estre plus convenables à la figure & à la disposition presente de la matrice : & aprés que le pessaire aura esté introduit & placé au lieu où il doit estre, la femme ne le retirera point, si elle n'en est incommodée ; ce qui n'arrive pas quand le pessaire est bien fait ; car il n'est aucunement besoin qu'elle le retire pour le nettoyer, à cause qu'estant percé d'un grand trou, les excretions de la matrice passent facilement à travers ; & la femme peut aussi pour ce sujet user d'injections d'eau de plantin, d'eau de forge, ou d'autres qui aideront pareillement à fortifier la matrice. Ces sortes de pessaires ne l'empêchent pas d'user librement du coït, en cas qu'elle ne s'en puisse abstenir (ce qu'il faudroit neanmoins qu'elle fist, afin qu'elle pût plutost guerir) ny mesme de devenir grosse ; la semence de l'homme pouvant facilement estre éjaculée à travers le trou du pessaire, jusques dans l'orifice interne de la matrice ; comme je puis assurer estre arrivé à deux differentes femmes, lesquelles aprés avoir esté plusieurs années sans faire d'enfans, sont devenuës grosses, & ont toutes deux porté leur enfant jusques à terme, dont je les ay heureusement accouchées, quoy qu'elles eussent toujours porté actuellement un pessaire que je leur avois mis, pour retenir des descentes de matrice dont elles estoient tres-incommodées depuis plus de huit années.

Ie ne peux assez m'estonner, au sujet de ces sortes de pessaires, de l'erreur de *Rousset*, qui veut en la 6. Sect. de son Livre de l'enfantement cesarien, qu'on les introduise dans la propre cavité du fond de la matrice : ce qui ne se pourroit pas, à moins que ce ne fût immediatement aprés l'accouchement ; car en d'autres tems on ne pourroit pas jamais dilater suffisamment l'orifice interne ny le corps de la matrice, pour y introduire un pessaire de la sorte ; & quand mesme on l'y auroit mis (ce qui est entierement impossible) il n'y pourroit aucunement rester ; parce que la matrice qui en seroit irritée par une douloureuse distension, feroit continuellement des efforts pour le pousser dehors (comme elle fait pour rejetter les corps étranges) jusques à ce qu'elles en fût venuë à bout ; & il s'ensuivroit de là que le pessaire ne pouvant estre introduit dans le fond de la matrice qu'immediatement aprés l'accouchement, la plusspart des femmes qui ont des descentes de matrice, & particulierement celles qui ne font point d'enfans, n'en pourroient jamais recevoir aucun soulagement. Mais ce Docteur s'est grandement abusé; car le pessaire se met seulement dans le *vagina*, ou col de la matrice; où estant il trouve facilement place, à cause de la substance membraneuse de ce col qui se dilate aisément; & y ayant esté introduit avec un peu de force, il y est facilement retenu, à cause que l'entrée exterieure de ce col n'est pas si large; & il repousse vers le haut par le moyen de son épaisseur, & retient le propre corps de la matrice qui tomboit; l'orifice de laquelle se loge commodement dans le trou qui est au milieu du pessaire. Cette insigne absurdité de *Rousset* qu'il nous assure par de ridicules argumens, comme si c'estoit une verité incontestable, me fait croire qu'il a pû s'estre laissé abuser de la mesme maniere, en la pluspart de ses histoires fabuleuses qu'il rapporte dans ce mesme Livre touchant l'operation cesarienne.

Mais si on ne peut pas introduire le pessaire dans le fond de la matrice d'une femme qui ne fait point d'enfans, à cause que la matrice ne laisse jamais de vuide en sa cavité, qui est tres-petite, & à cause que son orifice ne pourroit pas se dilater suffisamment, quelque violence qu'on y fist, il seroit encore bien plus impossible de dilater la matrice d'une fille, pour y mettre un pessaire de la maniere que veut *Rousset*. Beaucoup de personnes ont de la peine à croire qu'une fille puisse avoir une chûte de matrice, s'imaginant que cette maladie n'arrive qu'aux femmes qui ont eu des enfans; mais ils se trompent: car quoy que les filles en soient rarement incommodées, j'en ay vû neanmoins plusieurs qui avoient de tres-fâcheuses descentes, & une entr'autres, qui estoit une pauvre servante, âgée seulement de 23. ans, à laquelle il étoit arrivé tout d'un coup une chûte entiere de la matrice, par un violent effort qu'elle avoit fait en frotant un plancher à l'âge de seize ans; & comme elle n'osoit par honte communiquer sa maladie, elle laissa ainsi sa matrice tombée, sans la pouvoir en aucune façon remettre durant sept ans entiers; aprés tout lequel tems, se lassant enfin de mener une vie miserable, à cause de la grande incommodité qu'elle en recevoit, elle vint chez moy le 14. Septembre 1673. pour me demander le secours necessaire à son infirmité, lequel je luy donnay charitablement. Sa matrice estoit presque aussi grosse que la teste d'un enfant, & luy sortoit entierement hors de la partie honteuse, luy pendant par delà le milieu des cuisses: au bas de de cette monstrueuse tumeur, qui paroissoit comme une grosse vessie charnuë, laquelle n'estoit autre chose que la substance du *vagina* extrémement dilatée & boursoufflée, on sentoit le propre corps de la matrice, & on voyoit en l'extremité son orifice interne trespetit, par lequel les menstruës sortoient reglement dans le tems ordinaire. Ie tâchay de reduire doucement la matrice de cette fille lorsqu'elle me vint voir; mais y ayant trouvé de la difficulté, à cause de l'extréme grosseur de la tumeur, & ne voulant user d'aucune violence pour faire cette reduction, je jugeay à propos de differer deux jours, afin d'en venir à bout plus facilement; durant lesquels je luy conseillay de se tenir de repos au lit, luy recommandant de ne vivre que de seuls boüillons, comme aussi de prendre quelques clysteres pour vuider le ventre de ses excrémens; ce qu'ayant esté fait, je luy reduisis sa matrice en sa situation naturelle; & pour la retenir & l'empêcher de retomber, je luy mis aussi-tost un pessaire dans le *vagina*, ou col de la matrice, par le moyen dequoy elle est parfaitement & entierement delivrée de cette grande & fâcheuse infirmité dont elle avoit esté affligée depuis un si long-tems. Le 30. May 1675. j'ay encore reduit la matrice d'une autre fille de 24. ans, chez Madame *Laisné*, Sage-femme, en la ruë de la vieille bouclerie, à qui elle estoit entierement tombée depuis sept ans, & sans avoir pû estre reduite depuis prés de deux ans, qu'elle luy pendoit entre les cuisses, de plus de la grosseur de la teste d'un enfant; & comme le corps de la matrice estoit fort tumefié & extrémement endurci, & que cette fille estoit sur le point d'avoir ses menstruës, lorsque je la vis la premiere fois, je ne jugeay pas à propos de luy faire en ce tems la reduction de sa matrice: mais apres l'avoir fait tenir au lit durant dix jours ensuite de l'évacuation de ses menstruës, & l'avoir fait saigner outre cela deux fois du bras, & purger une fois, je luy reduisis la matrice en la presence de la susdite Sage-femme; aprés quoy je luy mis un pessaire dans le *vagina*, qu'elle porte depuis ce tems-là sans aucune incommodité.

Lorsque la matrice se purge de ses vuidanges, il ne faut pas user d'autre chose pour la fortifier, que de la tenir en état, & en sa situation naturelle par le moyen d'un pessaire; car les remedes astringens qui seroient propres pour empêcher sa relaxation, causeroient un grand prejudice à la femme, en faisant suppression de ces superfluitez; & on doit sur tout observer dans cette maladie, de ne pas luy serrer le ventre avec aucun bandage: c'est en quoy se trompent la plus part des Sages-femmes, qui croyant mieux retenir la matrice en son lieu, serrent beaucoup le ventre de l'Accouchée; car en le comprimant ainsi fortement, elles poussent encore davantage la matrice en bas : on luy doit aussi donner le bassin dans le lit, & mesme elle demeurera couchée en rendant ses excrémens, pendant quoy elle aura toujours sa main au devant de sa matrice, pour empêcher qu'elle ne retombe. Mais lorsque le tems des purgations sera entierement passé, & qu'il s'en sera fait une assez ample évacuation, on pourra sans danger se servir d'injections astringentes, & mesme enduire le pessaire d'une composition qui ait une semblable vertu. On aura pareillement égard à toute l'habitude du corps, pour en tarir les humiditez par un regime universel ; & la femme qui est nouvellement accouchée ne se relevera du lit qu'aprés cinq ou six semaines au plutost ; observant aussi de s'abstenir entierement du coït durant tout ce tems, afin que la matrice & ses ligamens se puissent remettre, & se bien fortifier en leur situation naturelle.

Il arrive aussi quelquefois que par les trop grands efforts que la femme fait durant son travail, le siege en est tout-à-fait poussé dehors : en ce cas, si l'enfant est bien avancé au passage, on se contentera seulement avant que cét accident vienne, de l'empêcher s'il y a moyen, en recommandant à la femme de ne pas s'épreindre si fortement ; mais s'il est entierement tombé, on attendra que l'enfant soit tout-à-fait sorty pour le remettre ; car avant cela il seroit bien difficile de le faire sans causer grande contusion à l'intestin. Aussitost donc que la femme sera accouchée, on en fera la reduction de la mesme façon que celle de la matrice, aprés l'avoir fomenté, étuvé, & oint s'il est necessaire ; prenant garde ensuite de ne pas donner à la femme durant ses couches aucun lavement fort ny acre ; car les épreintes qu'elle feroit pour le rendre, luy exciteroient derechef la chûte de l'intestin.

Pour ce qui est des hemorrhoïdes, dont les femmes sont ordinairement incommodées dans leurs couches, il faut se contenter de les fomenter durant les premiers jours avec le lait tiede, pour en appaiser la douleur ; ou bien on les oindra d'huile d'œuf, batuë dans le mortier de plomb, ou d'un peu d'onguent rosat, ou de quelque autre remede doux ; évitant tous ceux qui les peuvent irriter ; & procurant sur toutes choses une bonne évacuation des vuidanges de la matrice ; car par ce moyen, qui est le plus salutaire, la douleur des hemorrhoïdes ne manquera pas de cesser. C'est pourquoy il ne faut pas y appliquer d'abord des sangsuës, comme quelques-uns font dans ces premiers jours ; dautant que par l'évacuation qu'elles font, elles pourroient détourner celle des vuidanges, & mesme exciter une plus grande fluxion sur les hemorrhoïdes, qui sont pour lors tres-douloureuses ; à cause qu'elles ont esté recemment irritées par la compression qui a esté faite au siege dans la sortie de l'enfant, au tems de l'accouchement. C'est ce qui fait que j'aymerois mieux differer cette application de sangsuës aux hemorrhoïdes jusques au huitiéme jour aprés l'accouchement.

CHAPITRE VII.

Des contusions, & des déchiremens des parties exterieures de la matrice, causées par l'accouchement.

IL n'y a pas lieu de s'estonner de ce que souvent, & principalement dans les premiers accouchemens, il arrive des contusions & des déchiremens aux parties basses de la femme, on en connoistra facilement la cause, en faisant reflexion sur la grosseur de la teste de l'enfant, qui pour sortir de la matrice, est obligée de faire aussi grande distension de ces parties qui sont estroites, qu'elle est grosse, lesquelles estant extrémement pressées par cette teste contre la dureté des os qui les environnent, en sont facilement contuses, & ne pouvant se dilater suffisamment, il est de necessité qu'elles se déchirent pour laisser passer l'enfant.

Presque toutes les femmes dans leur premier accouchement, se plaignent lorsque leur enfant est au passage, que la Sage-femme les pique, & les égratigne en ces parties, & croyent que les meurtrissures qui y sont aprés sa sortie, procedent de ce qu'elle les a trop souvent & trop rudement touchées avec la main ; mais elles s'abusent grandement, car cela vient de ce que la teste de l'enfant fait en passant une violente distension & separation des quatre caruncules, & des autres parties voisines, lesquelles en sont meurtries, & quelquefois déchirées ; & de là est causée la douleur qu'elles disent sentir alors, comme si on les piquoit ou égratignoit ; dont elles ne se plaignent jamais tant dans les accouchemens suivans ; à cause que ces parties ayant une fois donné passage à un enfant, se relâchent & s'étendent aprés bien plus facilement, & avec d'autant moins de peine & de douleur, que la chose a esté plus souvent reïterée.

On doit bien prendre garde à ne pas negliger ces contusions & déchiremens, de peur qu'elles ne se convertissent en ulceres malins ; car la chaleur & l'humidité de ces lieux, outre les immondices qui s'en écoulent continuellement, y contribueroient facilement, si on n'y apportoit les remedes convenables. C'est pourquoy aussi-tost que la femme sera accouchée, s'il n'y a que de simples contusions & écorchures, on luy mettra sur les parties basses, pour en appaiser la douleur, un petit cataplasme, comme nous avons déja dit en un autre lieu, fait avec les œufs frais, dont on mêlera le jaune & le blanc avec huile rosat, lequel on fera un peu cuire dans une écuelle sur les cendres chaudes, en remuant le tout avec une cueillere, jusques à ce qu'il soit un peu lié ; puis l'ayant mis sur des étoupes fines, ou sur un linge, on l'appliquera chaudement sur tout l'exterieur de la vulve, l'y laissant pendant cinq ou six heures ; aprés quoy on l'ostera pour mettre de costé & d'autre sur chacune des lévres de petits linges trempez en huile d'hypericon ; & en les renouvellant deux ou trois fois le jour, on estuvera ces parties avec eau d'orge & miel rosat, pour les nettoyer des excrémens qui s'écoulent de la matrice ; & quand la femme voudra uriner, on les garnira de quelque linge, pour empêcher que l'urine tombant dessus, ne luy excite grande cuisson & douleur : mais si ces écorchures sont fort douloureuses, on preferera l'huile d'œuf tirée sans feu à tous autres remedes.

La contusion de ces parties est quelquefois si grande qu'il se fait inflammation des grandes lévres, où il se forme un abscés assez considerable, comme je l'ay vû arriver en quelques rencontres, par les violences que la Sage-femme avoit faites à ces parties. En ce cas on donnera issuë à la matiere qui s'y sera faite, vers le lieu le plus declive & le plus commode, aprés l'évacuation de laquelle on fera une injection detersive dans la cavité où elle estoit contenuë, avec eau d'orge & miel rosat, qu'on animera un peu d'esprit de vin s'il y avoit danger de corruption, & au surplus, on pensera l'ulcere selon que l'art le requiert.

Mais il arrive quelquefois par un bien plus fâcheux & déplorable accident, que toute la partie inferieure de la fente, que nous appellons la fourchette, se déchire en la sortie de l'enfant jusques au fondement, par le moyen de quoy les deux trous, sçavoir celuy de la matrice, & celuy de l'*anus*, se mettent à l'exterieur tout-à-fait en un, qui à cause de son énorme grandeur, ressemble pour lors à la bouche d'un antre affreux. Si on laissoit un tel déchirement sans en faire la reünion, la femme devenant grosse une autre fois, accoucheroit ensuite avec bien plus de facilité, & sans estre en danger de la recidive qui s'y fait ordinairement, quand ces parties se sont reprises aprés cét accident ; mais aussi lors qu'elles demeurent disjointes & separées de la sorte, les femmes en sont si incommodées, à raison des excremens, qui barboüillent & infectent tellement toute leur nature, & les rendent si dégoutantes à leur mary, & à elles-mêmes, comme encore si peu convenables au coït, qu'il vaut mieux en faire la reünion incontinent aprés l'accouchement. C'est pourquoy ayant nettoyé avec gros vin tiede tout le lieu déchiré, des excrémens qui peuvent estre coulez entre ses lévres, on y fera une suture assez forte, à points séparez, y en faisant une ou deux, ou plus, selon la longueur de la separation, & prenant à chacun des points assez de chair, pour empêcher qu'ils ne quittent ; aprés quoy on pensera la playe avec baûme agglutinatif, tel qu'est celuy d'*arceus*, ou avec quelqu'autre de semblable nature, y mettant quelques linges pardessus, qui puissent empêcher autant qu'il est possible, que l'urine & les autres excrémens n'y découlent ; car par leur acrimonie ils y causeroient grande cuisson & douleur ; & afin que ces parties se reünissent plus facilement, la femme aura toujours ses cuisses l'une contre l'autre sans les écarter aucunement, la traitant ainsi jusques à parfaite guerison. Mais si ensuite de cela elle devient encore grosse, elle sera obligée, pour ne pas tomber en pareil accident, d'oindre souvent ces parties avec huiles & graisses émollientes ; & lorsqu'elle sera en travail, elle ne s'épreindra si fortement tout d'un coup ; mais elle laissera faire peu à-peu la nature, qui sera aidée par une Sage-femme, ou plutost par un Chirurgien bien entendu en son Art ; lequel estant averty de la premiere disgrace, fera son possible pour en éviter une seconde ; car ordinairement, ces parties ayant esté déchirées une fois, il est bien difficile que la recidive ne vienne à l'accouchement suivant ; à cause que la cicatrice qui s'y fait, rétressit encore les lieux davantage ; c'est pourquoy il seroit à souhaiter, pour plus grande sureté, que la femme ne fît plus d'enfans ; afin de ne pas retomber en la mesme peine ; & si pour avoir negligé un tel déchirement, les lévres en estoient cicatrisées, il faudra, si on y veut remedier, en renouveller la cicatrice avec bons ciseaux, ou avec le bistory, comme on fait au bec de liévre, ou lévres fenduës ; aprés quoy on en fera la reünion de la mesme façon que si elles estoient nouvellement separées.

I'ay obſervé que ces parties exterieures de la vulve ſe déchirent bien moins dans la ſortie de l'enfant aux femmes, qui ont les lévres de la partie honteuſe peaucieres, & pendantes, qu'à celles qui les ont fermes & charnuës ; & que ces déchiremens ſe font auſſi d'autant plus conſiderables que les douleurs de l'accouchement ſont violentes & ſubites ; car ces lévres dans les douleurs mediocres ſe dilatant & eſtendant peu à peu, ne ſe déchirent pas ſi toſt, que quand elles ſouffrent tout d'un coup un violent effort.

Il arrive auſſi quelquefois que le col de la veſſie qui a eſté tres-fortement comprimé pendant trois ou quatre jours par la teſte de l'enfant qui ſera reſtée au paſſage, ne pouvant durant tout ce tems donner libre iſſuë à l'urine qui eſt retenuë en la veſſie, vient à s'enflammer, & à ſuppurer entierement, par la pourriture qui ſurvient ordinairement aux parties baſſes de la femme, aprés ces ſortes d'accouchemens fâcheux ; enſuite de quoy il y reſte des fiſtules, qui cauſent une iſſuë involontaire de l'urine, qui eſt tres-incommode à la pauvre femme qui en eſt affligée, & meſme incurable, quand la fiſtule eſt grande, & qu'elle procede d'une entiere perte de la ſubſtance du col de la veſſie qui a ainſi ſuppuré : mais ſi elle eſt petite, & qu'il y ait peu de ſubſtance perduë, elle guerit quelquefois aprés un ou deux mois d'incommodité. Ce fâcheux accident arrive le plus ſouvent dans le premier accouchement, à cauſe que la teſte de l'enfant fait pour lors une plus grande contuſion de ces parties qui n'ont pas encore eſté dilatées, que dans les autres accouchemens qui ſuivent, où elles ſouffrent plus facilement, & ſans aucun préjudice la diſtenſion qu'elles ont déja reçuë ; à moins que la groſſeur du dernier enfant n'excedât beaucoup celle du premier ; auquel cas l'accident pourroit bien arriver pour le meſme ſujet.

Mais c'eſt aſſez ſouvent mal à propos qu'on blâme le Chirurgien, ou la Sage-femme, les accuſant à tort d'avoir eſté cauſe de ces fâcheux accidens, qui arrivent ordinairement ſans qu'il y ait eu aucunement de leur faute ; car quelque expert que ſoit le Chirurgien, il eſt quelquefois impoſſible qu'il les puiſſe empêcher, & principalement s'il eſt appellé trop tard pour ſecourir la femme ; c'eſt pourquoy on ne luy en doit pas imputer la faute ; comme faiſoit la ſœur d'un Notaire de Paris, que je fus voir à *Fleury* prés de *Meudon*, le 2. Septembre 1672. laquelle taxoit de grande imprudence un Chirurgien de *Paris*, dont elle avoit eſté accouchée, il y avoit quatre ans (quoyqu'il eût pour lors plus grande reputation qu'aucun autre pour le fait des accouchemens) l'accusant de luy avoir arraché une partie de la vessie, en luy tirant avec violence son enfant hors du ventre : mais comme l'ignorance de la veritable cause de son mal la faisoit estre de ce sentiment, je la désabusay, autant qu'il me fût possible, & son mary qui avoit toujours eu cette pensée aussi bien qu'elle, en leur expliquant, & faisant entendre que la seule pourriture qui estoit arrivée en ces parties aprés son accouchement, pour les raisons que j'ay dites cy-dessus, avoit fait une perte de la plus grande partie de la substance du col de la matrice, & de tout celuy de la vessie, d'où procedoit une issuë involontaire d'urine qu'elle avoit toujours euë depuis ce tems-là, accompagnée d'une continuelle & insupportable douleur, qui lui faisoit traîner une vie languissante, & miserable, que je crûs devoir bien-tost se terminer par la mort de cette pauvre femme, à cause du mauvais estat où je la vis pour lors ; ce qui arriva en effet quelques jours aprés, comme je l'avois prédit à son mary.

CHAPITRE VIII.

Des trenchées qui viennent à la femme nouvellement accouchée, & de leurs differentes causes.

LE plus commun accident dont la plus grande partie des femmes sont ordinairement incommodées durant leurs couches, est celuy des trenchées qui leur arrivent peu de tems aprés estre accouchées. Nous avons montré cy-devant comme on avoit coutume de les prevenir, en faisant prendre aux femmes incontinent aprés l'acccouchement une once d'huile d'amandes douces tirée sans feu, avec autant de syrop de capillaires ; mais comme assez souvent, quoy qu'on se soit servy de ce remede, la femme ne laisse pas d'avoir ensuite beaucoup de douleurs dans le ventre, il nous faut maintenant rechercher quelles peuvent estre les differentes causes de toutes ces douleurs qu'on appelle ordinairement, sans aucune distinction, du nom general de trenchées, qu'elles ressentent quelquefois vers les reins, aux lombes, & aux eines ; autrefois dans la matrice seulement, & parfois vers le nombril, & par tout le ventre, soit continuellement, ou par intervalles avec quelque relâche, en un lieu fixe, ou tantost d'un costé, tantost de l'autre; toutes lesquelles reflexions nous font distinctement connoistre leurs differentes causes, selon quoy il faut diversifier les remedes.

Ces trenchées, ou douleurs de ventre arrivent le plus souvent pour une seule de ces quatre causes, ou pour plusieurs jointes ensemble; la premiere par des vents contenus dans les intestins, dont ils se remplissent facilement incontinent aprés l'accouchement, tant parce qu'ils ont alors bien plus d'espace pour se dilater, qu'ils n'en avoient quand l'enfant estoit dans la matrice, par laquelle ils estoient comprimez, qu'aussi parce que les alimens, & les matieres contenuës, tant en eux, que dans l'estomac, ont esté tellement broüillez, & agitez de costé & d'autre, durant le les efforts l'accouchement, par les épreintes frequentes qui font toujours grandes compressions du ventre, que la digestion ne s'en est pas bien pû faire; d'où il s'ensuit generation de vents, qui sont cause des trenchées, que la femme ressent pour lors vagues par tout le ventre, tantost d'un costé, tantost d'un autre, selon que ces vents s'y portent plus ou moins, & quelquefois aussi vers la matrice, à cause de la compression & de la commotion qu'y font les intestins qui en sont extrémement agitez.

La deuxiéme cause de ces trenchées & douleurs de ventre, qui ne fait pas moins de peine à la femme que la premiere, est celle qui provient de quelque corps estrange resté dans la matrice aprés l'accouchement, qu'elle s'efforce d'expulser par de continuelles épreintes; & c'est parfois quelque espece de faux-germe, ou une portion de l'arriere-faix, & fort souvent des caillots de sang qui causent cét accident, lequel ne cesse jamais que ce qui est ainsi contenu dans la matrice n'en soit sorty: pour lors ces douleurs sont presque pareilles à celles que la femme avoit avant que d'estre accouchée; & ne diminuent point par les lavemens, comme font celles qui sont causées de vents; mais bien au contraire elles en sont excitées & augmentées, jusques à ce que ces corps estranges ayent esté entierement expulsez de la matrice.

En troisiéme lieu les trenchées sont souvent causées par la suppression subite des vuidanges, la matiere desquelles emplissant avec abondance toute la substance de la matrice, en fait grande distension, & y cause inflammation par son sejour, laquelle se communique par le moyen du peritoine à toutes les parties du bas-

ventre

ventre, pour raison de quoy il s'enfle, se tend, & devient extrémemement dur, lequel accident continuant cause souvent la mort à la femme en tres-peu de tems.

Enfin la quatriéme & derniere cause de ces douleurs de ventre procede de la violente extension des ligamens de la matrice, arrivée par un rude & fâcheux travail : en ce cas, les douleurs tiennent plus fixement aux reins, aux lombes, & aux eines, qu'en autre part; à cause que ce sont les lieux où ces ligamens sont attachez ; ce n'est pas que ces douleurs ne se communiquent aussi quelquefois par continuité à toute la matrice ; & d'autant plûtost, si elle a souffert quelque contusion dans un violent accouchement.

On tient par une opinion commune, que la femme n'est pas tant travaillée de toutes ces trenchées dans sa premiere couche, que dans les suivantes ; ce qui est neanmoins entierement contraire au sentiment d'*Hipocrate*, qui dit au 1. Liv. des maladies des Femmes, & au Liv. de la nature de l'enfant, que les femmes sont beaucoup plus travaillées de douleur dans leur premier accouchement, & dans le tems des purgations de leur couche, que dans ceux qui suivent ; mais l'experience journaliere nous fait voir que cela arrive indifferemment, selon que les presentes & les differentes dispositions y contribuent plus ou moins, sans que pour raison du premier ou du dernier accouchement, il y ait aucune regle certaine.

Il faut remedier à toutes ces douleurs selon leurs differentes causes ; & pour prevenir, comme nous avons dit, les trenchées qui pourroient estre excitées par des vents, on fera prendre à la femme aussi-tost qu'elle sera accouchée, de l'huile d'amandes douces, & du syrop de capillaires mêlez ensemble ; quelques-uns estiment mieux l'huile de noix bien saines ; mais elle est aussi de bien plus mauvais goût que l'autre. Ce remede sert à lenir, & à enduire par son onctuosité tout le dedans des intestins, au moyen de quoy ce qui est contenu en eux s'écoule plus facilement par bas ; mais comme nous avons dit autre part, cette drogue est si dégoûtante, qu'elle fait quelquefois pour ce sujet plus de préjudice qu'elle n'apporte d'utilité : c'est pourquoy je prefererois un bon boüillon bien chaud ; pour celles qui ont grande aversion de cette huile. D'autres donnent un demi verre de bon hypocras ; mais il peut en cét estat, où la femme est toujours grandement émuë, causer une pire maladie, en faisant venir la fiévre. Il y a des Sages-femmes qui font prendre aussi à l'Accouchée quelques goûtes de sang de son arriere-faix, qu'elles mêlent avec l'huile & le syrop que nous avons dit, croyant superstitieusement que ce sang ait une vertu particuliere pour la garantir des trenchées ; mais c'est un remede qui est plus capable de luy faire mal au cœur, que de la soulager en aucune maniere. Or pour prevenir & empêcher encore d'autant mieux ces sortes de trenchées, la femme tiendra son ventre bien chaudement, & prendra pareillement garde à ne pas boire sa ptisane trop froide ; & si ces trenchées la tourmentoient beaucoup, on luy mettra de tems en tems des linges chauds sur le ventre, y faisant une onction d'huile d'amandes douces, ou d'huile de lis, ou bien on y appliquera une grande aumelette d'œufs, faite avec l'huile de noix, sans le serrer trop avec son bandage ; & pour mieux évacuer les vents qui sont dans les intestins, on luy donnera quelque clystere fait avec la decoction des herbes émollientes, dans laquelle on aura fait boüillir un peu de graine de lin, y ajoutant ensuite deux ou trois onces de miel violat, avec autant d'huile d'amandes douces, ou bien de bon beurre frais, & reïterant ce clystere, s'il est besoin, ou autre, selon que la necessité le requierera. Mais si par ce moyen les douleurs du ventre ne sont appaisées, on peut s'assûrer qu'il y a quelqu'autre cause qui les entretient.

Si on connoît qu'il y ait quelque corps estrange retenu dans la matrice, on en procurera l'expulsion, ou on le tirera dehors, en portant les doigts à son entrée, comme il a esté dit en parlant de l'extraction du faux-germe ; & si ce sont des gros grumeaux & caillots de sang, qui estant pareillement retenus causent ces douleurs, elles ne manqueront pas de cesser aussi-tost qu'on les aura tirés ; mais le mesme accident recommencera dans peu, s'il s'écoule encore de nouveau sang dans le fond de la matrice, & qu'il s'y coagule derechef, comme il arrive assez souvent ; car elle ne peut rien souffrir de contenu dans sa capacité aprés l'accouchement ; & j'ay fort souvent observé que les plus douloureuses trenchées qui arrivent aux femmes durant les premiers jours aprés leur accouchement, procedent de quelques caillots de sang contenus dans la matrice, qui leur causent, comme j'ay dit, des douleurs presque semblables à celles qui precedent l'accouchement ; lesquelles ne cessent pas ordinairement devant que les caillots de sang qui les causoient, ayent esté expulsez. La plusspart des Gardes, & quelques Sages-femmes prennent, par ignorance, ces caillots de sang pour de faux-germes, restez dans la matrice aprés l'accouchement, & principalement lorsque ce sang s'est insinué dans les replis de quelque portion des membranes de l'enfant qui estoit restée attachée à la matrice ensuite de l'accouchement. Ces caillots se forment ainsi dans la cavité de la matrice, & ils s'y arrestent, à cause que son orifice interne, qui se referme incontinent aprés que la femme est accouchée, empêche le sang d'en sortir aussi-tost qu'il est hors de ses vaisseaux; ce qui fait qu'il s'en forme dans le commencement un petit grumeau, qui grossissant peu à peu par le sang qui coule des vaisseaux qui sont tout au tour, cause aprés cela de grandes douleurs, par la distension qu'il fait de la matrice; & souvent aprés que le premier caillot a esté expulsé, il s'en forme encore d'autres ensuite, durant le premier & le second jour; & ces caillots sont quelquefois de deux ou trois differentes couleurs, plus ou moins rouges, & noirâtres en differentes parties, selon que le sang, qui en est la seule matiere, est plus ou moins nouvellement sorti de son vaisseau, & qu'il a sejourné plus ou moins de tems dans la matrice, qui en se contractant & se resserrant aprés l'accouchement au tour de ces caillots, qui se forment de la sorte dans sa cavité, les rend d'une consistance assez ferme, aprés que la serosité s'en est écoulée par cette contraction; en telle façon que leur couleur, leur consistance, & leur figure semblable à celle de la cavité de la matrice, dans laquelle ils ont esté comme moulez, font que beaucoup de gens qui ne s'y connoissent pas, les prennent pour de faux-germes; & ces caillots se grossissant de plus en plus par l'accumulation du nouveau sang qui sort des vaisseaux, font une distension douloureuse de la matrice, en l'empéchant de suivre son mouvement naturel, qui est de se contracter en soy-mesme aprés l'accouchement.

Lorsque la femme aura une suppression subite de ses vuidanges, qui s'écouloient auparavant en grande abondance, il ne faut pas rechercher d'autre cause des douleurs qu'elle peut endurer dans le ventre, & le remede le plus salutaire est d'en procurer l'évacuation; ce qu'on fera par clysteres qui attirent en bas, par fomentations chaudes & aperitives sur les parties genitales, & par la saignée du pied, qui sera precedée de celle du bras, si les accidens le requierent.

Quant à ce qui est des douleurs que la femme peut sentir aux lombes & aux eines, qui viennent à raison de la grande distension, ou de la ruption, en partie, des ligamens de la matrice qui sont attachez vers ces endroits, le seul repos, & la bonne situation du corps suffiront pour les fortifier & raffermir, sans plus grand remede ; parce qu'on n'en peut pas porter actuellement où ils sont situez ; observant cependant un bon regime de vivre, & n'oubliant pas en toutes ces differentes causes de trenchées & douleurs de ventre, de bien conduire l'évacuation naturelle des vuidanges ; car c'est un des principaux moyens pour en obtenir une bonne issuë.

CHAPITRE IX.

Des vuidanges qui coulent de la matrice durant les couches de la Femme ; d'où elles viennent ; & les signes des bonnes & des mauvaises.

JE ne trouve pas que la plusspart des Auteurs ayent assez particulierement fait la recherche de la cause des vuidanges qui s'évacuent durant les couches de la femme, pour nous faire veritablement connoistre ce que c'est ; soit pour leur nature (disant que c'est le sang qui avoit coutume d'estre purgé tous les mois avant la grossesse, lequel s'estant amassé, & accumulé autour de la matrice, vient à s'écouler quand elle est ouverte aprés l'enfantement) soit pour la quantité de cette évacuation, & pour la longueur du tems qu'elle doit durer. L'Ecriture sacrée, au Chap. 12. du Levit. ordonne à la femme qui enfante un mâle, de demeurer au sang de sa purgation durant trente-trois jours, & à celle qui fait une femelle, d'y rester pendant soixante & six jours. *Hipocrate* au Livre de la nature de l'enfant, & au premier Livre des maladies des femmes, veut que cette évacuation soit aux premiers jours d'une hemine & demie, de laquelle mesure (qui estoit commune de son tems) nous n'avons pas une connoissance bien certaine ; car les uns disent que c'estoit celle de nostre demy-septier, & les autres celle de chopine ou environ. Il veut aussi qu'elle dure trente jours au plus, & vingt au moins pour un mâle, & quarante-deux jours au plus, & vingt cinq au moins pour une femelle, diminuant chaque jour peu à peu, jusques à ce qu'il ne fluë plus rien, & que l'évacuation soit parfaite. *Galien* dit que ces vuidanges sont seulement les humeurs vicieuses, & le residu & superflu du sang dont l'enfant s'est nourry pendant qu'il estoit au ventre de la mere. Mais voicy à peu prés de quelle maniere je conçois que cette évacuation se fait, & la raison pour laquelle ces vuidanges diminuent de jour en jour, & changent de couleur, de consistance, & de qualité selon les differens tems.

Aussi-tost que l'enfant est hors de la matrice, il coule encore dans cét instant beaucoup d'eaux, outre celles qui estoient déja sorties auparavant par la ruption des membranes. Ces eaux pour lors sont assez souvent sanglantes; non qu'elles soient telles de leur nature; mais parce qu'il y a du sang mêlé avec elles, qui sortant des vaisseaux de la matrice, les rend ainsi rougeâtres; mais incontinent aprés que l'arriere faix en est tout-à-fait détaché, on voit couler le sang tout pur; & le sujet pour lequel ces vuidanges fluent beaucoup, & sont extrémement rouges le premier jour, est que les vaisseaux contre lesquels cét arriere-faix estoit joint & attaché dans la matrice, sont tout recemment ouverts: mais le sang coulant peu à peu avec moins d'abondance, à cause que la plus grande plenitude a esté évacuée dans l'abord, il s'en caille & grumele quelques petites goutes à l'extremité de tous ces vaisseaux dont ils sont bouchez, aprés quoy il ne s'en écoule plus que la partie la plus sereuse; c'est d'où vient que ces vuidanges commencent le deuxiéme & le troisiéme jour à estre plus pâles & moins teintes, & qu'ensuite de cela leur couleur sanglante diminuë toujours, à proportion que les vaisseaux se referment, jusques à ce qu'elles sortent comme blanches; ce qui arrive lorsque ces vaisseaux estant presque entierement clos & reünis, il n'en distile plus que de simples humiditez, comme aussi de toute la substance de la matrice, à travers laquelle il en suinte & transude pareillement beaucoup. Or ces humiditez sereuses acquierent par la chaleur de ces lieux une consistance un peu épaisse, & plus ou moins, selon qu'elles en sortent en grande ou en petite quantité, & selon la longueur du tems qu'elles y sejournent. Pour lors les vuidanges sont presque semblables en couleur & en consistance à du lait trouble; ce qui fait croire à tout le monde, que c'est celuy des mammelles qui s'évacuë ainsi par bas; mais dans la verité, c'est un pur abus qui est aussi grand qu'il est commun.

Pour moy je ne reconnois pas d'autre cause du changement ordinaire de la couleur & de la consistance de ces vuidanges, comme aussi de la diminution de leur quantité, que celle que nous voyons journellement dans la suppuration d'une grande playe faite en une partie charnuë; car dans le premier abord que la playe est faite, il s'en écoule du sang tout pur, & en quantité assez grande, à cause des vaisseaux qui sont pour lors ouverts ; mais quelque tems aprés, & pendant le premier & le second jour, il n'en suinte plus que des serositez sanglantes, dautant que quelques petites portions de ce sang s'étant caillées aux ouvertures de ces vaisseaux, ils en sont en partie bouchez ; & l'étant ensuite davantage, il en sort un pus blanc, lequel provient des humiditez, qui transudant à travers la substance des chairs, & de ces vaisseaux qui ont esté nouvellement refermez, acquierent une consistance épaisse & blanchâtre par la chaleur de la partie, & par le sejour qu'elles y font. Or pour bien concevoir la chose par cette comparaison, il faut s'imaginer qu'il se fasse une espece de playe à la matrice par le détachement de l'arriere-faix, à raison de quoy il arrive, s'il faut ainsi dire, une espece de suppuration, dont le pus & les excretions sont les vuidanges qui s'en écoulent.

Ceux qui croyent, quand ces vuidanges sont blanches, que ce soit le lait des mammelles qui fluë par la matrice, se fondent sur ce qu'il s'évade ordinairement des mammelles à mesure que cette évacuation se fait ; & disent outre cela, qu'on voit bien à la couleur & à la consistance, que c'est effectivement du lait ; mais s'ils sçavoient bien l'anatomie, ils connoistroient qu'il n'y a aucun conduit qui ait pour ce sujet communication des mammelles avec la matrice ; si ce n'est qu'ils pensent que cela se fasse par le moyen de cette Anostomose imaginaire de la veine mammaire avec l'épigastrique ; ce qui absolument ne peut pas estre, parce que l'une & l'autre de ces deux veines ne vont aucunement aux mammelles ny à la matrice ; comme il se voit manifestement par l'anatomie ; car la mammaire vient de la soûclaviere pardessous le *sternon*, sans donner aucune ramification aux mammelles, & sans mesme les toucher, & l'épigastrique naist des iliaques, sans avoir aucune communication avec la matrice.

Dulaurens qui sçavoit bien qu'il estoit impossible pour cette raison, que le lait passât des mammelles à la matrice par une telle voye, se figure un autre chemin qui est aussi éloigné de la verité que le premier. Son opinion est que le lait & le sang refluënt des veines thoraciques, qui arrosent les mammelles, à la veine axillaire, & puis de l'axillaire, au tronc de la veine cave, par la continuité duquel ils découlent dans le rameau hypogastrique, & de là finalement dans la matrice ; mais outre qu'il seroit bien difficile que le lait qui auroit fait un tel chemin, pût sortir, sans estre tout-à-fait mêlé avec le sang, c'est que le mouvement circulaire du sang qu'il ne connoissoit pas, nous montre tres-évidemment que cela est impossible, à cause qu'il remonte au cœur par la partie inferieure de la veine cave, sans qu'elle puisse rien apporter à la matrice; c'est ce qui fait voir qu'il n'a pas mieux rencontré que les autres, pour nous faire connoistre comment cela se peut faire.

Quant à moy je crois avec beaucoup plus de raison (ce me semble) que ce n'est pas le lait des mammelles, qui s'évacuë de la sorte par ces vuidanges; mais que ce sont seulement ces humiditez abondantes & superfluës, qui distilent & transudent des vaisseaux & de la substance de la matrice, comme je l'ay expliqué; par le moyen de quoy toute l'habitude du corps estant beaucoup desemplie, il n'en reste pas assez pour estre porté aux mammelles, & n'y affluant plus rien, ou peu de chose, ce qui est contenu en elles est dissipé par la transpiration, & digeré par la chaleur naturelle des parties; car le lait par cette évacuation se tarit ainsi que nous pourrions voir la chose arriver à un étang qu'on voudroit dessécher, duquel il ne seroit pas absolument necessaire de faire écouler les eaux qui le forment; mais il suffiroit seulement de détourner le ruisseau qui en seroit la source pour le conduire en un autre lieu; ce qu'ayant fait, & ne fluant plus de nouvelles eaux en cét estang, il se tariroit bien-tost, tant pour estre dissipé en vapeurs, que pour estre embû de la terre sur laquelle il a son lit. C'est pourquoy par mesme raison, si nous voyons que les Nourrices n'ont pas ordinairement leurs purgations, c'est à cause que toutes les humeurs abondantes en leurs corps estant portées aux mammelles, & vuidées au moyen du continuel succement qu'en fait l'enfant, il n'en reste pas de superfluës qui puissent estre la matiere des menstruës; & il n'est pas besoin pour ce sujet que ce sang menstruel soit porté de la matrice aux mammelles, afin que le lait des nourrices en soit engendré, mais il suffit que les humeurs fluent vers elles, sans aller à la matrice: de mesme, il n'est pas necessaire que le lait des mammelles soit porté à la matrice pour estre évacué par ces vuidanges; car c'est assez seulement que les humeurs soient attirées & portées vers elle, sans aller aux mammelles. *Natura enim ita fert, ne humor locis pluribus simul erumpere soleat, inquit Arist. c. 11. lib 7. de hist. anim.*

Nous ne devons pas aussi croire, comme quelques uns s'imaginent, que le sang qui coule aprés l'accouchement, soit un sang mauvais & corrompu, & seulement le residu du meilleur que l'enfant a pris pour sa nourriture, comme aussi qu'il soit resté vers ces lieux durant tout le tems de la grossesse; car c'est un sang qui fortant immediatement des vaisseaux, qui sont pour lors ouverts par le détachement de l'arriere-faix d'avec la matrice, est tout semblable à celuy qui est au reste du corps, auquel il ne se remarque incontinent aprés l'accouchement aucun changement, si ce n'est par autant d'alteration que luy peut causer la disposition du lieu d'où il sort, & selon qu'il fluë promptement ou doucement, & qu'il est mêlé avec les autres immondices qui s'écoulent en ce tems, ou qu'il fait de sejour dans la matrice, aprés estre hors de ses vaisseaux. S'il estoit ainsi resté autour de la matrice, comme quelques-uns veulent, ou en elle, sans avoir eu le mouvement circulaire pendant tout le tems de la grossesse, il est tres-certain qu'il se seroit pourri par necessité, de mesme que nous voyons que l'eau d'une mare, faute d'agitation & de mouvement, est infectée & corrompuë : mais il n'y a pas d'autre superfluité ou residu de la nourriture de l'enfant, que ce sang grossier, dont toute la masse de l'arriere-faix est pleine.

Aprés avoir fait connoistre la nature & qualité de ces vuidanges, nous dirons que tant à l'égard de la quantité, que du tems & de la durée de cette évacuation, il n'y a pas de regle certaine & particuliere ; car aucunes femmes en ont beaucoup, & long-tems ; & d'autres fort peu, tant pour ce qui est de leur quantité, que pour leur durée : cela se fait & arrive ordinairement selon la saison, la region, & l'âge, selon le temperamment plus ou moins chaud & humide, la maniere de vivre, l'habitude plus ou moins replete, & selon que les vaisseaux restent plus ou moins long-tems ouverts ; mais en general nous voyons que l'évacuation en est le plus souvent achevée en quinze ou vingt jours, & plutost ou plus tard, selon les choses que nous venons de remarquer ; & indifferemment tant pour les femmes qui sont accouchées d'un mâle, que pour celles qui ont fait une femelle ; pendant quoy les vuidanges diminuent continuellement en quantité de jour en jour, jusques à ce qu'elles cessent tout-à-fait à la fin de ce tems ; aprés lequel les lieux restent encore quelque peu humides, sans qu'il fluë manifestement aucune chose, sinon à celles qui sont fort sujettes aux fleurs blanches, ou à celles qui usent du coït peu de jours aprés qu'elles sont accouchées ; à cause que par son action toute la matrice est agitée, & les humeurs y affluant pour ce sujet en grande abondance, empêchent que ses vaisseaux ne se puissent refermer si facilement qu'ils font à celles qui demeurent en repos : c'est ce qui fait que certaines femmes ont quelquefois de continuelles vuidanges

avec

avec une grande pesanteur de la matrice durant plus de six semaines ou deux mois entiers aprés leur accouchement, & mesme quelquefois encore plus long-tems, parce qu'elles ne s'abstiennent pas du coït comme elles devroient faire. Or ce que nous disons, doit s'entendre des accouchemens à terme ; car ensuite de l'avortement, d'autant plus que le *fœtus* est petit, & que la femme est grosse de moins de tems, d'autant moins aussi a-t-elle ordinairement de ces vuidanges.

Les signes des bonnes & loüables vuidanges sont, qu'elles ne soient sanglantes que durant les premiers jours, & qu'elles perdent peu à peu cette teinture de sang, pour devenir comme blanches ; qu'elles soient de consistance égale, sans aucuns caillots ny grumeaux ; qu'elles n'ayent aucune feteur ny mauvaise odeur, qu'elles soient sans acrimonie, & qu'elles fluent en une moderée quantité.

Nous disons premierement qu'il faut qu'elles ne soient sanglantes que durant les premiers jours ; parce qu'autrement elles ne seroient pas de veritables vuidanges, mais un pur flux de sang qui seroit tres-dangereux ; & qu'elles perdent peu à peu cette couleur rouge pour devenir comme blanches ; ce signe nous démontre que les vaisseaux qui avoient esté ouverts, se referment peu à peu : secondement qu'elles soient de consistance égale sans caillots ny grumeaux ; par ce moyen nous sommes asseurez qu'il n'y a aucun mélange d'autres matieres estranges, & qu'elles sont regies par la nature : troisiémement qu'elles n'ayent aucune feteur ny mauvaise odeur, & qu'elles soient sans acrimonie ; en ce cas nous connoissons qu'il n'y a pas danger de corruption, ny d'inflammation à la matrice ; & enfin qu'elles fluent en une moderée quantité, afin que la seule superfluité des humeurs en soit évacuée ; car si les vuidanges fluoient en si grande abondance, qu'il en survînt syncope & convulsion, la femme seroit en danger de la vie, comme nous asseure *Hipocrate* en l'Aphorisme 56. du 5. Livre. *Si muliebri profluvio convulsio, & animi defectus superveniat, malum est.* Si, dit-il, au flux des femmes, il survient défaillance de cœur & convulsion, c'est un mauvais signe, & dans l'Aphorisme suivant il ajoute : *Menstruis (sive lochiis) abundantibus morbi eveniunt ; & subsistentibus accidunt ab utero morbi.* Si les menstruës, ou vuidanges de la matrice, fluent trop abondamment, il arrive des maladies ; & si elles sont supprimées, cela provient des indispositions de la matrice. Les maladies qui arrivent lorsque les vuidanges, fluent avec trop d'abondance, sont comme nous avons dit en ce premier Aphorisme, la convulsion, & la syncope, ou défaillance de cœur; & si la femme n'en meurt, elle en est tres-affoiblie, elle amaigrit, elle reste long-tems avec les pâles couleurs, les jambes & les cuisses luy enflent, ensuite dequoy souvent elle devient toute bouffie, & mesme quelquefois hydropique : & comme les vuidanges trop abondantes ont ordinairement beaucoup de rapport avec la perte de sang qui survient aprés l'accouchement, on y remediera comme nous avons enseigné au 5. Chap. de ce 3. Liv. Pour ce qui est des maladies qui viennent de la suppression des vuidanges, nous en ferons mention au Chapitre suivant.

CHAPITRE X.

De la suppression des vuidanges, & des accidens qu'elle cause.

LA matrice est abreuvée de tant d'humiditez pendant la grossesse, & il y affluë de toutes parts une si grande abondance d'humeurs dans l'agitation & la commotion qu'elle reçoit en l'accouchement, que s'il ne s'en fait ensuite une suffisante évacuation, la femme est en danger qu'il ne luy arrive plusieurs fâcheux accidens, & souvent mesme la mort. *Hipocrate* le declare assez bien par ces paroles, au Livre de la nature de l'enfant. *Si enim non purgetur mulier à purgationibus partus, morbus magnus ipsam corripiet, & periculum vitæ incurret, nisi cito curetur.* Parce que ces humeurs se corrompant par le sejour qu'elles y font, ne manquent pas d'y causer grande inflammation; c'est ce qui fait que la suppression des vuidanges est un des plus dangereux accidens qui puissent arriver à la femme aprés son accouchement; & principalement si dans les premiers jours (qui est le tems auquel elles devroient beaucoup fluer) elles viennent à s'arrêter entierement & subitement; car pour lors il survient fiévre aiguë, grand mal de teste, douleur aux mammelles, aux reins & aux lombes, suffocation de matrice, & une inflammation qui se communique incontinent par tout le bas ventre, lequel devient fort tendu & enflé : il arrive aussi une grande difficulté de respirer, des estouffemens, des palpitations de cœur, des syncopes, des convulsions avec delire, & souvent la mort, si la suppression continuë; ou si la femme en échappe, elle est en danger qu'il ne se fasse un abscés dans sa matrice, & mesme quelque *cancer* ensuite, ou qu'il n'arrive de grands apostemes au bas ventre, à cause de la proximité du lieu; comme aussi des gouttes sciatiques, & des clodications, ou des inflammations & des abscés aux mammelles & à la poitrine, si les humeurs sont portées vers ces parties. C'est pourquoy *Galien* au 3. Comm. du 3. Livre des Epid. a eu grande raison de dire, que la suppression des vuidanges qui doivent estre évacuées aprés l'accouchement, estoit beaucoup plus préjudiciable à la femme, que la suppression des menstruës ordinaires.

Les causes de la suppression des vuidanges procedent, ou d'un grand flux de ventre, dautant qu'il se fait pour lors une trop grande évacuation d'humeurs, qui détourne & fait cesser celle des vuidanges, ou de quelques fortes passions de l'ame, telles que sont la grande peur & la tristesse, ou quelque fâcherie & saisissement; car ces choses concentrent, & font subitement retirer les humeurs au dedans; & par leur trop prompt & soudain retour, elles causent quelquefois la suffocation. Le grand froid arrête les vuidanges: parce qu'il resserre les vaisseaux & les pores de la matrice, & faisant cailler le sang à leurs orifices, & mesme dans la substance de la matrice, il empêche que toutes les humeurs qui y estoient affluées par les douleurs de l'accouchement, n'en exsudent facilement; l'usage des choses astringentes produit encore le mesme accident, comme aussi le boire trop froid; dautant que cela empêche que les humeurs qui en sont condensées & épaissies ne coulent si aisément, & la forte & frequente agitation du corps, en les épanchant & dispersant par toutes les parties, ne permet pas pareillement qu'elles soient évacuées par la matrice.

Pour bien procurer l'évacuation des vuidanges, il faut que la femme évite toutes ces fortes agitations d'esprit, qui en ont pû causer la suppression; qu'elle soit couchée sur le dos ayant la tête & la poitrine un peu élevées, se tenant en grand repos; afin que les humeurs soient facilement portées en bas par leur pente naturelle; qu'elle observe un bon regime de vivre, qui tende à chaleur & humidité; qu'elle use plutost de viandes boüillies que rosties, & de seuls boüillons avec un peu de gelée, si elle a la fiévre; qu'elle évite toutes choses astringentes; que sa ptisane soit faite avec celles qui sont un peu aperitives, comme sont les racines de chicorée, de chiendent, & d'asperges, avec un peu d'anis & de houbelon; & elle prendra de fois à autre dans un verre, de cette ptisane; un peu de syrop de capilaires; & sur tout elle se donnera garde de ne pas boire trop froid. On luy donnera aussi des clysteres qui puissent attirer les humeurs en bas; & on luy étuvera les parties basses d'une décoction émolliente & aperitive, faite avec les mauves, parietaire, camomille, melilot, racines d'asperges, & la graine de lin; de laquelle décoction on pourra aussi faire injection dans la matrice; & du marc de ces herbes, les ayant bien fait cuire pour les passer à travers un gros tamis, on fera un cataplasme, auquel on ajoutera de l'huile de lis, ou axonge de porc, pour mettre bien chaudement sur le bas ventre, réchauffant de tems en tems ce cataplasme dans sa mesme decoction: avec cela on luy fera de fortes frictions tout le long des cuisses & des jambes, principalement vers le dedans, en les lavant chaudement de cette decoction émolliente que nous venons de dire; on pourra mesme appliquer de grandes ventouses sur le haut des cuisses en leur partie interne. Il ne seroit pas encore mauvais de se servir pour ce sujet d'un parfum fait avec drogues aromatiques, si ce n'étoit qu'il cause une pesanteur de teste, comme l'a remarqué *Hipocrate* en l'Aphorisme vingt-huitiéme du cinquiéme Livre, où il dit, *suffitus aromatum muliebria educit: Sæpius verò & ad alia utilis esset, nisi capitis induceret gravitatem.*

Or cependant qu'on met toutes ces choses en usage, on n'oubliera pas la saignée du pied, ou celle du bras, selon que les accidens causez par la suppression des vuidanges le requierent; & il ne faut pas pour lors suivre aveuglement l'opinion de plusieurs femmes, qui croyent que la saignée du bras est pernicieuse en cette occasion. Elles ont presque toutes cette imagination si fortement enracinée dans leur teste, que si une accouchée vient à mourir aprés avoir esté saignée du bras, elles ne manquent pas de dire absolument, que cette saignée en a esté la cause; mais elles font tels discours sans aucune connoissance; car la saignée du bras doit estre quelquefois préferée à celle du pied, & d'autrefois celle du pied se fait plus surement que celle du bras: comme par exemple, supposons une femme fort replete d'humeurs & principalement de sang dans toute l'habitude, qui ait une suppression de ses vuidanges, causée par l'obstruction des vaisseaux qui les devroient laisser écouler pour raison dequoy une inflammation de matrice luy soit survenuë, ayant outre cela une grosse fiévre, & une grande difficulté de respirer, ainsi qu'il arrive ordinairement en ces rencontres : Il est tres-certain que si on saignoit d'abord du pied cette femme, qui est extrémement plethorique, on attireroit vers la matrice une si grande abondance de ces humeurs, dont toute l'habitude regorge, que son inflammation en seroit beaucoup augmentée, & par consequent tous les accidens de la maladie ; mais il vaudroit bien mieux en ce cas désemplir au plutost l'habitude par la saignée du bras premierement, laquelle on reïtereroit mesme deux ou trois fois s'il estoit necessaire ; aprés quoy les plus pressans accidens estant en partie diminuez, on pourroit fort à propos venir à celle du pied ; car par ce moyen la nature qui estoit presque accablée sous le faix de l'abondance des humeurs, en estant allegée d'une partie, domine & regit plus facilement le reste ; mais au contraire, s'il y a suppression de vuidanges, sans apparence de grande plenitude au corps, & sans aucun notable accident, pour lors on peut pratiquer d'abord la saignée du pied si on le souhaite : neanmoins je trouverois souvent plus à propos qu'elle fût precedée de quelqu'une du bras, pour dégager par ce moyen plus promptement la poitrine, à laquelle on doit particulierement avoir égard en cette occasion. C'est pourquoy je ne suis pas de l'opinion de *Mercurial*, qui veut qu'en toutes suppressions de vuidanges on saigne toujours d'abord la femme du pied, & non pas du bras.

I'ay vû plusieurs femmes avoir tres-peu de vuidanges dans tout le tems de leur couche, sans qu'il leur en arrivât aucun notable préjudice ; mais ces sortes de femmes estoient ordinairement beaucoup plus incommodées de l'abondance de leur lait, que celles qui ont leurs vuidanges en une raisonnable quantité ; & elles avoient aussi, au deffaut de leurs vuidanges, des sueurs plus abondantes, & plus frequentes que les autres ; par lesquelles sueurs la matiere des vuidanges estoit détournée, & en partie dissipée.

CHAPITRE XI.

De l'inflammation qui survient à la matrice aprés l'accouchement.

LA suppression des vuidanges dont nous venons de parler, cause tres-souvent, principalement au commencement des couches, une inflammation à la matrice, qui est une tres-dangereuse maladie, & qui fait mourir la plus grande partie des femmes à qui elle arrive. Elle leur vient quelquefois aussi, à cause que la matrice a esté contuse & blessée par quelque coup, ou par quelque chûte, & notamment pour avoir esté trop travaillée dans un mauvais & violent accouchement, par gens qui ne sont pas experts en l'Art; ou pour estre tombée dehors ensuite ; ou bien parce qu'il est resté en elle quelque corps estrange, qui s'y corrompt ; comme aussi pour avoir esté trop comprimée pendant les premiers jours, soit avec la main, soit avec ces grosses compresses & ces serviettes roulées, que les Sages-femmes & les Gardes mettent sur le ventre de l'accouchée ; afin (disent-elles) d'en exprimer les vuidanges & de la tenir en estat ; ce qui arrive encore d'autant plutost que le sang émû & échauffé par l'agitation d'un rude travail, s'y porte pour lors en plus grande abondance, & y sejourne plus longtems sans évacuation. I'ay vû plusieurs personnes qui croyent que de jetter l'arriere-faix de la femme dans le feu; ou bien dans les aisances, comme on fait souvent, cela est capable de lui causer ensuite, par une espece de sympathie, une inflâmation de matrice ; pour lequel sujet ils aiment mieux qu'on l'enterre ; mais c'est une opinion qui est entierement superstitieuse, & qui n'est fondée que sur une simple imagination.

On connoît l'inflammation de matrice en ce qu'elle est tres-douloureuse, & beaucoup plus tumefiée aprés l'accouchement qu'elle ne devroit ; & la femme sent une grande pesanteur au bas ventre ; il y survient grande tension, & il s'enfle & devient presque aussi gros qu'il estoit avant qu'elle fût accouchée ; elle a difficulté d'uriner & d'aller à la selle ; elle ressent aussi augmentation de douleur quand elle veut rendre ses excrémens ; à cause que la matrice presse l'intestin *rectum*, sur lequel elle est située, & qu'elle luy communique par proximité son inflammation aussi bien qu'à la vessie ;

elle a toujours pour lors outre cela une grosse fiévre, avec grande difficulté de respirer; & il luy survient hoquet, vomissement, convulsion, delire, & enfin la mort, si la maladie ne cesse en peu. La femme qui a reçu quelque contusion, ou une violente compression de la matrice, est en grand danger qu'aprés l'inflammation (si elle n'en meure) il ne s'y fasse un abscés, ou qu'il n'y reste quelque tumeur scirrheuse durant un assez long-tems, & mesme parfois un *cancer* incurable, qui luy fera mener le reste de ses jours une vie miserable & languissante.

Pour ce sujet on doit remedier à l'inflammation de matrice aussitost qu'on s'en apperçoit; ce qu'on fera en temperant la chaleur des humeurs, & en détournant & évacuant leur abondance le plus promptement que faire se pourra; faisant premierement l'extraction, ou procurant l'expulsion des choses estranges qui seroient retenuës en la matrice aprés l'accouchement, de la maniere que nous avons enseignée en son lieu; & sur tout la traitant en ce tems avec tres-grande douceur, sans user d'aucune violence, de peur que le mal ne s'augmente.

Les humeurs seront temperées par le regime de vivre, lequel doit estre rafraîchissant, usant de viandes qui nourrissent peu; c'est pourquoy la femme se contentera pour toute nourriture de seuls boüillons, faits avec chairs de veau & de volaille, observant qu'ils ne soient pas trop forts de viande; on y fera boüillir des herbes rafraîchissantes, comme laituë, pourpier, chicorée, bourroche, oseille, & autres; Elle s'abstiendra de vin, & elle boira de la ptisane faite avec racine de chicorée, fraisier, chiendent, orge, & reguelisse; elle pourra encore user d'émulsions faites avec les semences froides & l'eau d'orge. La femme gardera aussi un grand repos dans son lit; elle n'aura le ventre serré d'aucun bandage, & il luy sera tenu libre avec lavemens anodins simplement; à cause que s'ils avoient quelque acrimonie, ils exciteroient des épreintes, qui causeroient une extréme douleur à la matrice enflâmée; & entre toutes les passions de l'ame elle évitera principalement la colere.

On évacuera & on détournera l'abondance des humeurs par le moyen de la saignée, laquelle se doit faire au commencement du bras, & non du pied, pour la raison dite au precedent Chapitre; la reïterant sans beaucoup perdre de tems (car l'accident est tres-pressant) jusques à ce que la plus grande plenitude soit évacuée, & l'inflammation de matrice un peu diminuée; aprés quoy on viendra à celle du pied. Il sera bon aussi de mettre sur le ventre une grande emplâtre de cerat refrigerant de *Galien*, ou d'y faire une embrocation d'huile rosat, ou de celle d'amandes douces, mêlée avec un peu de vinaigre. On pourra mesme faire quelques injections dans la matrice, pourveu que ce ne soit avec aucune chose astringente, de peur qu'en faisant encore plus grande suppression des vuidanges (qui coulent toujours tres-peu en cette rencontre) on ne vînt à augmenter la maladie : c'est pourquoy on se servira seulement des remedes qui temperent sans aucune astriction, comme font l'eau d'orge avec huile violat, ou le lait tiede ; observant aussi pour le mesme sujet, de n'user d'aucune chose qui soit trop rafraîchissante, & d'éviter pareillement toutes sortes de diuretiques ; car dans cette fâcheuse maladie il faut tenir un certain milieu pour sa cure, duquel si on s'écarte tant soit peu, on ne manque pas de l'augmenter ; parce que si on donne des remedes pour provoquer les vuidanges, pour lors l'inflammation devient d'autant plus grande qu'il afflüe d'humeurs à la matrice ; & si on use de remedes rafraîchissans, la suppression des vuidanges qui avoit esté cause de l'inflammation, est encore augmentée. C'est pourquoy le principal de la curation consiste à faire une bonne & ample évacuation par le moyen de la saignée, afin de suppléer au defaut de celle qui se devroit faire par les vuidanges.

Quelquefois l'inflammation de matrice se convertit en aposteme, qui rend une grande abondance de matiere ; pour lors il y a grand danger de corruption en cette partie, tant à cause de sa chaleur & de son humidité, qui en sont les principes, que parce qu'on n'y peut pas appliquer ny faire tenir facilement les remedes propres : c'est pourquoy n'y ayant pas lieu de faire autre chose, on est obligé de se contenter d'un bon regime, & d'injections detersives, qui en puissent nettoyer la matiere, afin que la corruption n'en soit pas augmentée par son trop long sejour ; ce qu'on fera avec une decoction d'orge & d'aigremoine, dans laquelle on mêlera du miel rosat, ou du syrop d'absynthe, l'animant d'un peu d'esprit de vin, si la corruption estoit grande. Mais si l'aposteme se convertit en ulcere chancreux, comme il arrive souvent ; alors quelques remedes qu'on puisse faire à cette fâcheuse maladie, elle durera jusques à la mort ; pour lequel sujet on doit seulement se contenter de choses paliatives avec un bon regime de vivre, & suivre en cela le precepte d'*Hipocrate* en l'Aphorisme 38. du 6. Livre. *Quibus occulti cancri fiunt, non curare melius ; curati enim citius intereunt,*

non

non curati verò longiùs vitam trahunt. Il vaut mieux, dit-il, ne pas traiter les chancres occultes & cachez; car si on les traite, les malades en meurent plutost, & ceux à qui on ne fait rien, vivent plus long-tems. Or par chancre occulte, il entend parler de ceux qui viennent au dedans du corps, & principalement de celuy qui arrive à la matrice.

CHAPITRE XII.

Du scyrrhe de la matrice.

COmme la matrice est continuellement abreuvée de la superfluité des humeurs de toute l'habitude du corps de la femme, elle devient assez souvent scyrrheuse, à cause qu'il se fait obstruction aux voyes qui devroient laisser écouler ces superfluitez; ce qui arrive souvent ensuite de l'inflammation qui n'a pas esté resoluë, & qui n'a pas suppuré; quand la plus subtile partie des humeurs est seulement repoussée ou dissipée, la plus grossiere restant infiltrée & retenuë dans la propre substance de la matrice; à quoy contribuë l'usage des remedes trop froids & astringens (soit qu'on les applique sur le ventre de la femme, ou qu'on les introduise dans la matrice, en injection ou autrement) ou bien de ceux qui sont trop resolutifs.

Il n'y a quelquefois que l'orifice interne de la matrice qui est scyrrheux; pour lors la matrice n'est guere plus grosse qu'à l'ordinaire; mais d'autrefois tout son corps est endurcy aussi-bien que son orifice interne, & est extrémement tumefié, comme il arrive souvent ensuite d'une inflammation survenuë aprés l'accouchement; ou bien en d'autres tems, ensuite d'un dereglement, ou d'une longue suppression de menstruës.

Le scyrrhe de la matrice se connoît facilement par l'attouchement, soit en mettant la main sur le ventre de la femme, ou en introduisant le doigt dans le col de la matrice; car on sent le corps de la matrice beaucoup plus gros qu'à l'ordinaire, avec grande dureté; son orifice interne est aussi plus gros, plus dur, plus inégal & plus court, & il est sans douleur considerable, quand le scyrrhe ne participe aucunement de l'inflammation, & qu'il n'est pas disposé à dégenerer en *cancer*; car si cela estoit, il y auroit grande douleur à la partie. La femme qui a la matrice scyrrheuse, ressent une lassitude par tout le corps, une grande pesanteur au bas du ventre, elle a douleur aux reins, aux eines, & aux cuisses, envie frequente d'uriner, & la douleur s'augmente quand elle veut rendre ses excrémens; à cause de la compression que la Matrice fait à l'intestin droit, & à la vessie; & les menstruës sont entierement supprimées, ou coulent tres-peu, & sans aucune regle, à cause de l'obstruction qui est en la partie; laquelle obstruction fait que le sang qui s'arreste dans tous les vaisseaux des parties voisines de la Matrice, & de celles qui ont communication avec elle, cause souvent une grande douleur à toutes ces parties; tant à raison de l'excessive repletion de ces vaisseaux, qu'à cause de l'acrimonie que ce sang y acquiert par un trop long sejour.

Comme la Matrice est une partie destinée à l'évacuation de toutes les humeurs superfluës du corps de la femme, il est certain que le scyrrhe qui y survient est une maladie tres-fâcheuse, laquelle mesme est souvent suivie de plusieurs autres qui sont mortelles; parceque ces superfluitez ne pouvant avoir leur évacuation ordinaire, refluënt en toute l'habitude, & particulierement vers les parties principales, qu'elles alterent & corrompent dans la suite; & ces humeurs étant long-tems retenuës en la substance de la Matrice & venant à s'y fermenter, acquierent une qualité maligne, qui fait souvent degenerer le scyrrhe en un *cancer* incurable: C'est pourquoy on y doit remedier le plûtost qu'il sera possible. *Ætius* dit que le scyrrhe de la Matrice se guerit facilement lorsqu'il n'est qu'en son orifice & en son col, & difficilement quand il est en son fond; mais cette maladie est ordinairement si rebelle aux remedes, qu'on ne peut pas veritablement dire que le scyrrhe de l'orifice de la Matrice soit facile à guerir, si ce n'est en comparaison de celuy qui est en son corps. I'ay vû neanmoins la femme d'un Avocat avoir tout le corps de la Matrice scyrrheux durant plus de huit mois, ensuite d'un avortement qu'elle eut au cinquiéme mois de sa premiere grossesse, laquelle en guerit parfaitement, & mesme devint grosse aprés ce tems, nonobstant que ce scyrrhe fût au commencement gros comme la teste d'un enfant, lequel ne diminua que peu-à-peu en grosseur & en dureté. Ce scyrrhe étoit si gros, qu'un certain Medecin qui fut mandé aprés moy pour voir cette femme avec Monsieur du *Tertre* mon Confrere, croyant que ce fût un second enfant qui étoit resté en la Matrice, luy donna plusieurs violens remedes qu'il luy fit prendre par la bouche, l'assurant qu'ils étoient specifiques pour chasser l'enfant mort, & qu'il la gueriroit dans trois jours, en luy faisant vuider ce qui estoit contenu en sa matrice ; mais au lieu de cela, s'étant lourdement trompé en son jugement, il augmenta beaucoup la maladie, par l'irritation de ses remedes, qui mirent la femme en grand danger de mort. I'ay encore vû plusieurs autres femmes avoir durant trois ou quatre mois entiers, ensuite de leur accouchement, ou d'un avortement, des scyrrhes phlegmoneux de tout un seul costé de la matrice, & des parties voisines de l'eine, où elles ressentoient une extreme douleur, & neanmoins en guerir peu à peu parfaitement ; ce qui n'arrive ordinairement en ces sortes de tumeurs, qu'aprés une longueur de tems assez considerable : mais je connois une Demoiselle qui a un scyrrhe de toute la matrice, presque indolent, de la grosseur de la teste d'un enfant nouveau-né, depuis plus de cinq ans entiers, qui luy est arrivé ensuite d'une perte de sang, qu'elle eut continuellement durant une année, lequel je crois estre entierement incurable, & devoir enfin la faire mourir dans la suite.

De quelque nature que puisse estre le scyrrhe, on ne doit pas saigner du pied la femme, ny la baigner dans le commencement de sa curation, comme plusieurs personnes font sans raison ; car toute l'habitude du corps estant replete, les humeurs qui se porteroient vers la matrice ne pouvant pas en estre évacuées, à cause de l'obstruction qui est en la partie, augmenteroient la maladie, ou s'y corrompant par un long sejour, pourroient mesme convertir le scyrrhe en *cancer*. C'est pourquoy avant que de se servir de ces deux remedes, on vuidera suffisamment la plenitude du corps par la saignée du bras, & par de petites purgations tres-douces ; car les fortes ne manqueroient pas, pour la mesme raison que je viens d'alleguer, d'augmenter encore davantage le scyrrhe, comme je l'ay toujours vû arriver, lors qu'on s'est voulu servir de fortes medecines pour la guerison de cette maladie en cette partie. On usera aussi de remedes émolliens, tant de ceux qu'on peut appliquer sur le ventre, soit huiles ou axonges, ou cataplasmes, que de ceux qu'on peut introduire dans la matrice en injection, en vapeur, & en fumée, lesquels ne doivent avoir aucune acrimonie ; ensuite dequoy la femme pourra se servir du demy-bain, ou du bain entier ; & on la saignera du pied aprés qu'elle aura usé des bains durant quelques jours : mais sur toutes choses qu'elle s'abstienne du coït, & qu'elle observe un bon regime de vivre durant tout ce tems, qui tende entierement à temperer & à rafraîchir moderément les humeurs de toute l'habitude du corps ; mais l'usage des eaux minerales est preferable à tous autres remedes pour cette maladie.

CHAPITRE XIII.

Du Cancer *de la matrice.*

LE *cancer* ſuccede ſouvent au ſcyrrhe dont nous avons parlé ; ce qui arrive lorſque les humeurs, dont la ſubſtance de la matrice eſtoit abreuvée, viennent à s'échauffer par une fermentation qui s'en fait, à cauſe de leur trop long ſejour en cette partie, aprés quoy ces meſmes humeurs acquierent une acrimonie maligne qui ulcere la matrice. Le *cancer* vient auſſi enſuite de l'inflammation, ou de l'apoſteme de la matrice, qui arrivent quelquefois aprés l'accouchement. Il peut encore arriver en d'autres tems, & à toutes ſortes de femmes, tant aux jeunes qu'aux vieilles, & meſme aux filles, quoyque tres-rarement, les fleurs blanches malignes, & les vieilles gonorrhées virulentes y peuvent auſſi beaucoup contribuer, par l'éroſion qu'elles font à la matrice : & comme les femmes ne ſont ordinairement en parfaite ſanté, que lors qu'elles ſont bien reglées, comme il faut, dans l'évacuation de leurs menſtruës, tant pour le tems auquel elles la doivent avoir, que pour la quantité de l'évacuation, le *cancer* arrive bien plutoſt à celles qui n'ont pas reglément cette évacuation naturelle, mais principalement dans le tems que les femmes ſont en âge de la perdre tout-à-fait, qui eſt depuis quarante ans juſques à cinquante ; à cauſe que les vaiſſeaux de la matrice qui avoient coutume de ſervir reglement à cette évacuation, commençant pour lors à ſe fermer & ſe reünir peu à peu, & les menſtruës eſtant ſupprimées, pour ce ſujet, durant pluſieurs mois ; il s'amaſſe une grande abondance de ſang, dont toute la ſubſtance de la matrice ſe remplit ſi extraordinairement, que ſouvent la nature qui n'eſt plus reglée, fait un ſubit & violent effort pour s'en décharger ; ce qui cauſe la ruption de quelques vaiſſeaux conſiderables de la matrice; enſuite de quoy il arrive de grandes pertes de ſang, qui ſe renouvellent tres-frequemment, à cauſe que la fluxion continuelle des humeurs qui ſe fait ſur cette partie ; empéche que l'ouverture de ces vaiſſeaux ne ſe puiſſe reünir, & y cauſe des ulceres qui deviennent malins dans la ſuite, & ſe convertiſſent enfin en un *cancer* incurable.

La femme qui a un *cancer* à la matrice, y reſſent une douleur pongitive & aggravante, à cause de l'acrimonie des humeurs qui déccoulent de l'ulcere, & à cause du poids de la partie, qui est toujours en mesme tems scyrrheuse. Cette douleur se communique aux reins & aux eines, & la femme sent une grande pesanteur au bas du ventre, & des lassitudes par tout le corps; elle a difficulté d'uriner; il sort de la matrice une sanie sereuse, fetide, virulente, noirâtre, & souvent sanglante, & quelquefois le sang en sort tout pur. Quand l'ulcere est au col interne de la matrice, comme il arrive le plus souvent, on le sent avec le doigt, & on le peut facilement voir avec le dilatatoire; mais lors qu'il est dans son fond, on le connoist par la sanie qui en sort, & par les autres accidens. Ces ulceres sont toujours inégaux, sordides, & puants; & leur corruption est quelquefois si grande, qu'il s'y engendre des vers, ainsi que j'ay vû arriver à la femme d'un Fripier laquelle mourut peu de tems ensuite, comme je luy avois bien predit.

Quoique plusieurs Charlatans se vantent effrontément de guerir le *cancer* ulceré de la matrice, il est neanmoins entierement incurable; tant à cause qu'il ne peut pas estre extirpé comme celuy des mammelles, que parce que la matrice est une partie qui reçoit continuellement les superfluitez de toute l'habitude du corps de la femme; ce qui fait que la malignité de l'ulcere augmente journellement, nonobstant tous les remedes qu'on y puisse apporter, jusques à ce qu'il fasse enfin mourir miserablement les pauvres femmes qui en sont affligées, aprés leur avoir fait traîner une vie languissante, & pleine de continuelles douleurs, durant des années entieres, les faisant perir toutes, comme je l'ay vû arriver en plus de cinquante femmes differentes, dont les unes n'ont vécu que cinq ou six mois ensuite de cette fâcheuse maladie, d'autres ont duré un an, & quelques autres ont languy pendant deux ou trois années entieres, durant tout lequel tems elles souhaitoient souvent de mourir, pour estre delivrées des cruelles & continuelles douleurs qu'elles sentoient.

I'ay vû quelques Chirurgiens entreprendre de guerir des femmes qui avoient des *cancers* de cette nature à la matrice, en leur donnant le flux de bouche, & les traitant de la mesme maniere qu'on fait les personnes qui ont la maladie venerienne; mais au lieu d'en avoir un bon succés, comme ils avoient vainement fait esperer à ces pauvres femmes, ils leur ont au contraire acceleré la mort. Et ce qui merite d'estre bien observé par ceux qui s'appliquent à la curation de la maladie venerienne, est qu'ils peuvent

FFf iij

bien guerir par le moyen de la salivation les mauvais ulceres, qui ne sont qu'aux lévres externes de la vulve ; mais qu'ils sçachent que ceux qui sont au propre corps de la Matrice, & ceux mesme qui sont seulement à son orifice interne, dont il sort une abondance de sanie fetide, s'irritent davantage par ce remede, & qu'ils se rendent encore plus incurables qu'ils n'étoient auparavant. C'est pourquoy si le Chirurgien entreprend de traiter le *cancer* de la Matrice, il faut que ce soit seulement d'une cure paliative, afin d'appaiser, autant qu'il est possible, les extrémes douleurs que la femme ressent ; & cependant, qu'il fasse connoître le danger de la vie où est la malade ; afin qu'elle soit persüadée que l'augmentation de sa maladie vient de sa malignité, & non pas de l'effet des remedes dont elle peut user : mais de quelque nature que ces remedes puissent estre, tant ceux que la femme peut prendre au dedans du corps, que ceux dont elle se peut servir pour faire injection en la Matrice, ils ne doivent avoir aucune acrimonie ; car autrement ils ne manqueroient pas d'augmenter la douleur, & d'irriter le *cancer* ; ce qui la feroit encore plûtost mourir que si on ne luy avoit fait aucun remede, ainsi qu'*Hipocrate* nous enseigne en l'Aphorisme 38. du sixiéme Livre,

Or puisque le *cancer* de la Matrice est absolument incurable lorsqu'il est confirmé, qui est quand l'ulcere est sordide & puant, & d'une grandeur considerable, soit qu'il ait son siege au dedans du fond de la Matrice, soit qu'il n'occupe que son orifice interne, comme il arrive le plus souvent, on doit tâcher par toutes sortes de voyes de preserver la femme d'une si fâcheuse maladie, lorsqu'elle y a quelque disposition ; à quoy sont sujettes les femmes qui ont leur Matrice scyrrheuse, & celles à qui il est survenu quelque aposteme, comme aussi celles qui ont souvent des pertes de sang, & celles qui n'ont plus réglément leurs menstruës, & qui sont d'âge à les perdre entierement ; car c'est en ce tems, ainsi que j'ay dit cy-dessus, que les femmes sont beaucoup plûtost affligées de cette maladie qu'en tout autre. Le plus souverain remede dont la femme de cét âge puisse user pour s'en preserver, est la saignée des bras souvent reïterée, afin de suppléer au defaut de l'évacuation menstruelle, & d'empêcher que le sang & les humeurs ne se portent en trop grande abondance à la Matrice. Elle doit se servir de tems en tems de ce remede durant quelques années, jusques à ce que la nature ait entierement perdu l'habitude qu'elle avoit d'envoyer le sang vers la Matrice, pour l'évacuation des menstruës, & que les vaisseaux qui laissoient écouler ce sang, soient tout-à-fait reünis; & si la femme est sujette à des pertes de sang frequentes, elle s'abstiendra entierement du coït; car il luy est extrémement préjudiciable; parceque dans son action la Matrice étant échauffée & agitée, la perte de sang en est tres-souvent excitée. Elle usera d'un regime de vivre rafraîchissant & humectant; elle évitera toutes choses aperitives & diuretiques, comme aussi tous violens purgatifs; & pour temperer d'autant plus l'acrimonie des humeurs, aprés avoir pris quelque legere purgation, elle pourra vivre durant quelque temps de lait de vache tout recemment trait, usant aussi par intervalles, & alternativement de boüillons de poulets, dans le corps desquels on mettra cuire en mesme temps un peu de semences froides: Mais afin que le lait luy puisse apporter tout le soulagement qu'on en peut esperer, on doit faire en sorte que ce soit le lait d'une vache bien saine, laquelle ne soit point pleine, ny en chaleur, & n'ait pas trop recemment fait son veau, & qu'elle soit nourrie de bons alimens; car autrement il luy seroit entierement préjudiciable; à cause que le lait de tous les animaux correspond, aussi bien que celuy de la femme, à la bonne ou mauvaise habitude de leur corps, & retient toûjours beaucoup de la qualité des mauvais alimens dont ils peuvent estre nourris; comme est le lait de ces vaches que plusieurs gens nourrissent durant l'hyver, du reste des grains qui ont servy à faire de la biere, & qui ne boivent que de l'eau corrompuë de quelque mare infectée. Si on faisoit bien reflexion à cela, on trouveroit que c'est-là souvent la cause pour laquelle le lait ne profite pas aux malades qui en prennent.

CHAPITRE XIV.

Du flux de ventre qui arrive à la femme nouvellement accouchée.

NOus avons déja parlé au dix-neuviéme Chapitre du premier Livre, du flux de ventre qui arrive à la femme grosse; auquel lieu on peut avoir recours, pour voir ce que nous en avons dit: c'est pourquoy nous nous contenterons de traiter succinctement en ce lieu-cy, du flux de ventre qui arrive à la femme nouvellement accouchée; lequel procede souvent de ce que les alimens qui étoient dans l'estomac, & les matieres des intestins, sont tellement agités & broüillez par les fortes compressions du ventre de la femme, durant son travail, par le moyen des douleurs de l'accouchement, que la nature ne les pouvant plus regir, les laisse écouler en abondance, aussitost qu'elle est accouchée ; ce qui est aidé de ce que l'enfant estant long-tems au passage, & faisant une compression du *rectum*, empêche que la femme ne puisse vuider ses excrémens ; lesquels estant retenus & grandement agitez dans les intestins, les debilitent, & les irritent par l'acrimonie qu'ils y acquierent ; ce qui cause tres-facilement ensuite le flux de ventre ; à quoy contribuent aussi quelquefois les clysteres trop acres qu'on avoit donnez à la femme, pour luy procurer les douleurs de l'accouchement, lesquels elle n'avoit pas entierement rendus, une partie en estant restée dans les intestins, qui les échauffe & les irrite extrémement.

De quelque nature que le flux de ventre de la femme nouvellement accouchée puisse estre, & de quelque cause qu'il puisse proceder, il est toujours tres-fâcheux, & la met souvent en grand peril de la vie ; parce qu'il détourne, & empêche l'évacuatiõ des vuidanges de la matrice ; lesquelles estant supprimées causent toujours de tres-pernicieux accidens, & mesme tres-souvent la mort. *Hipocrate* au 3. Liv. des malad. popul. nous donne trois notables exemples de differentes femmes, dont deux moururent, le septiéme jour aprés avoir avorté, & la troisiéme dura jusques au quatorziéme jour aprés son accouchement, & mourut pareillement, ayant eu durant tout ce tems, aussi-bien que les deux premieres, le flux de ventre. Mais ne nous arrêtons pas à rechercher d'autres exemples dans les Auteurs, pour prouver une chose que l'experience nous fait connoistre journellement. Ce qui est de plus fâcheux en cette maladie est, que tous les remedes qui seroient propres au flux de ventre, augmentent encore la suppression des vuidanges ; & ceux qui peuvent procurer l'évacuation des vuidanges supprimées, sont entierement contraires au flux de ventre ; c'est pourquoi on n'ose pas faire prendre par la bouche à la malade aucune chose qui reserre, ny luy donner aucun clystere astringent ; & mesme on ne peut pas la purger avec sureté dans le commencement de sa couche ; c'est ce qui fait que le flux de ventre s'augmente assez souvent, n'étant pas possible d'y remedier pour lors, de la maniere qu'on feroit en d'autre tems. Neanmoins il faut tâcher, autant qu'il est possible en ce tems, de faire quelques remedes convenables à cette fâcheuse maladie ; ce qu'on fera en donnant à la malade de bons consommez, pour entretenir

entretenir ses forces qui se diminuent beaucoup par le flux de ventre; on luy donnera aussi des clysteres anodins, composez d'une simple décoction d'herbes rafraîchissantes, ou bien avec le lait & les jaunes d'œufs, pour appaiser la douleur, & pour temperer l'acrimonie des matieres qui sont dans les intestins; & si ce flux de ventre est accompagné de fiévre & d'autres accidens, on la pourra saigner pour suppléer au defaut des purgations. Mais si on voit que le flux de ventre mette la femme en plus grand danger de la vie, que ne seroit pas la suppression des vuidanges, on luy fera tous les autres remedes dont on a accoutumé de se servir dans les autres tems; & aprés que le flux de ventre sera entierement arrêté, on procurera le mieux qu'on pourra l'évacuation des vuidanges de la matrice, qui avoient esté supprimées; & on remediera aux autres accidens par des remedes convenables à leur nature.

CHAPITRE XV.

Des tumeurs du ventre, appellées hernies-ventrales.

LA matrice devient d'une grandeur si prodigieuse durant la grossesse, qu'elle emplit la plus grande partie du bas ventre; lequel dans sa disposition naturelle n'estant pas capable de la contenir, est contraint de s'étendre à proportion que la grosseur de la matrice vient à augmenter; ce qui se fait quelquefois si extraordinairement, & avec tant de violence, que le peritoine ne pouvant pas se dilater suffisamment, vient à se rompre; aprés quoy il se fait une separation des muscles, & une tumeur au mesme lieu, dans laquelle l'intestin, ou l'épiploon, & parfois mesme la matrice avec l'enfant tombent, comme je l'ay vû en une femme grosse de six mois & demy, qui avoit une *hernie-ventrale* si grande, que sa matrice & son enfant estoient presque entierement contenus dans cette tumeur, qui estoit eminente d'une prodigieuse grosseur, hors les bornes de son ventre.

Cette rupture du peritoine se fait quelquefois au dessus, & d'autresfois au dessous du nombril, entre les deux muscles droits; elle arrive aussi tres-souvent à l'umbilic, ou vers les aines, à cause que ces endroits sont les plus foibles parties du ventre. Elle est ordinairement causée par les grands efforts d'un mauvais

GGg

travail, ou par ceux d'un violent vomissement ; ou d'un frequent éternuëment, ou par quelque coup que la femme aura reçu sur le ventre, ou par quelque chûte qu'elle aura faite, ou par autre chose capable de luy faire quelque subite violence ; à quoy les femmes grosses contribuent beaucoup, en se serrant trop la poitrine & le haut du ventre dans leurs vêtemens, pour paroistre de plus belle taille ; ce qui fait que leur ventre n'ayant pas la liberté de s'étendre également de tous costez, souffre un plus grand effort qu'il ne devroit, vers sa partie inferieure, où tout le fardeau de la grossesse est poussé.

Outre que cette maladie est tres-difforme, elle est encore fort incommode aux femmes ; car elle leur cause souvent des refroidissemens d'estomac, des indigestions, des vomissemens, des coliques tres-douloureuses, & plusieurs autres accidens fâcheux, les mettant aussi quelquefois en peril de la vie ; comme il arrive quand l'intestin qui est tombé hors de la rupture du peritoine, ne peut estre repoussé au dedans du ventre, sans faire incision à la partie, ainsi qu'on est obligé de faire au *bubonocele*, lorsque l'intestin est retenu en l'eine. On a vû mesme quelquefois la matrice estre poussée, comme j'ay dit, hors du ventre, au commencement de la grossesse, dans des ruptures de cette nature, laquelle n'ayant pas pû estre remise, a été cause de la mort de la femme ; parce que l'enfant ne laissant pas d'y prendre son accroissement, la tumeur devenoit d'une telle grosseur, qu'il estoit impossible de repousser, ny de reduire la matrice dans sa situation naturelle. *Senerte* au 9. Chap. de la 1. Part. du 2. Liv. des maladies, fait mention d'un semblable accident, arrivé à la femme d'un Tonnelier au commencement de sa grossesse ; laquelle en aidant son mary à courber avec grande force une perche, reçut un violent coup de cette perche vers l'eine gauche, qui luy causa une rupture du peritoine, aprés quoy il survint aussi-tost une tumeur, qui en peu de tems s'augmenta tellement, qu'on ne pût jamais repousser au dedans du ventre, la matrice qui estoit contenuë dans cette tumeur ; à cause de l'accroissement qu'y prenoit son enfant, qu'elle porta ainsi hors du ventre, comme dans un sac, n'étant recouvert que de la matrice & de la peau seulement ; jusques à ce qu'enfin le terme de l'accouchement estant venu, on fut obligé de luy tirer cét enfant par la section cesarienne ; à cause de l'impossibilité qu'il y avoit de reduire la matrice dans le ventre, afin qu'elle pût accoucher par la voye ordinaire. Cette operation sauva bien la vie à l'enfant ; mais elle fut infructueuse à la mere, qui mourut quelque tems en suite.

Les femmes peuvent se preserver de ces sortes de ruptures du ventre, si elles évitent durant leur grossesse tout ce qui peut leur causer quelque subit & violent effort ; laissant la liberté à leur ventre de s'étendre également de tous costez. C'est pourquoy elles ne doivent avoir la poitrine ny le ventre aucunement serrez par leurs vêtemens, durant tout le tems de leur grossesse ; & si nonobstant cette précaution, cét accident ne laissoit pas de leur arriver par les violens efforts d'un mauvais travail, le meilleur remede dont elles puissent user, est de porter un bandage propre, qui soit garny de compresses bien ajustées sur la tumeur du ventre, afin de repousser au dedans les parties qui pourroient y tomber : & si la rupture est en un lieu où la matrice y puisse estre entierement poussée, comme il arriva à cette femme dont je viens de parler, & que la femme s'apperçoive d'avoir conçu, elle doit user d'une tres-grande precaution pour éviter ce fâcheux accident, & pour empêcher aussi que la rupture ne soit encore augmentée par la grossesse, comme il arrive presque toujours ; c'est pourquoy il seroit bon qu'elle se tînt au lit durant tout le tems de sa grossesse, si elle pouvoit avoir la commodité de le faire.

CHAPITRE XVI.

De l'inflammation des mammelles de la femme nouvellement accouchée.

TOut le sang & les humeurs sont tellement échauffés & agités durant le travail, par les douleurs & par les efforts de l'accouchement, que les mammelles, qui sont composées de corps glanduleux & spongieux, recevant en trop grande abondance ces humeurs, qui y affluent de toutes parts, en sont facilement enflammées ; à cause que cette repletion en fait une distension tres-sensible & douloureuse ; à quoy la suppression des vuidanges de la matrice, & la plenitude universelle du corps contribuent beaucoup. Cette inflammation vient aussi quelquefois de ce que la femme s'est trop serrée le sein, ou pour y avoir reçu quelque coup, ou pour s'être couchée dessus ; car ces choses y font facilement contusion ; comme encore pour avoir cessé de donner à tetter à l'enfant ; dautant que par ce moyen, le lait qui est en grande quantité aux mammelles, n'en estant pas évacué, s'y échauffe, & s'y corrompt par un trop long sejour.

Mais de quelque cause que procede l'inflammation des mammelles à la femme nouvellement accouchée, il faut au plutost y apporter les remedes convenables, de peur qu'elles ne viennent à s'apostemer ensuite, ou bien que ne suppurant pas, il n'y reste une dureté scyrrheuse, qui pourroit avec le tems degenerer en *cancer*, qui est une tres-pernicieuse maladie, & le plus souvent incurable, quand elle est confirmée. Outre le danger qu'il y a que l'inflammation des mammelles ne se convertisse en ces fâcheuses maladies, il arrive ordinairement que la femme ressent en ces parties, qui sont tres-sensibles, une extréme douleur, qui luy cause souvent des frissons, ausquels survient une fiévre avec telle ardeur de tout le corps, qu'elle ne peut presque endurer aucune couverture sur elle, & quand elle se découvre tant soit peu, & mesme pour tenir seulement ses bras hors du lit, il luy arrive de nouveaux frissons, qui augmentent encore ensuite la chaleur de la fievre. On ne doit pas s'estonner si elle vient bien-tost en cette occasion, car les mammelles par leur proximité du cœur, luy communiquent tres-facilement leur inflammation, qui mesme quelquefois excite delire & frenesie, si le sang se porte subitement vers elles, & s'y amasse en trop grande abondance, comme nous assure *Hipocrate* en l'Aphor. 40. du 5. Livre. *Quibuscunque mulieribus ad mammas sanguis colligitur. furorem significat.* Si le sang (dit-il) se porte & est amassé en abondance aux mammelles, cela signifie délire, & frenesie à venir.

Or le principal & le plus assuré moyen d'empêcher que les humeurs ne se portent en si grande abondance aux mammelles, & qu'il n'y survienne pour ce sujet inflammation, c'est de procurer une bonne & ample évacuation des vuidanges par la matrice. C'est pourquoy, si elles estoient supprimées, on les provoquera comme il a esté dit autre part; car par cette évacuation toutes les humeurs prendront leur cours vers les parties inferieures. On desemplira toute l'habitude du corps par le moyen de la saignée du bras; aprés quoy, pour une plus grande diversion, & pour faire couler d'autant mieux les vuidanges, on viendra à celle du pied; & pendant cela, on n'oubliera pas les remedes topiques sur les mammelles; comme d'y faire dans le commencement une embrocation d'huile rosat & de vinaigre mêlez ensemble, & d'y mettre ensuite des emplâtres de cerat refrigerant de *Galien*, avec lequel on mêlera le tiers de *populeum*; ou bien on se servira d'un cataplasme, fait avec la terre cimolée qui se trouve au fond de l'auge des Couteliers, l'huile rosat, & un peu de vinaigre ; & si la douleur estoit fort grande, on fera un autre cataplasme avec la mie de pain blanc & le lait, auquel on mêlera l'huile rosat & quelques jaunes d'œufs : on pourra aussi mettre par dessus ces choses des compresses trempées en oxycrat, ou en eau de plantin ; mais il faut bien observer, que les remedes qu'on appliquera sur les mammelles, soient seulement refrigerans, & refrenans, sans aucune grande astriction ; car par ce moyen, on y feroit venir une tumeur scyrrheuse, qui y resteroit long-tems, & encore y auroit-il grand danger qu'elle ne se convertît en pire maladie.

Aprés que la plus grande fureur de l'inflammation sera passée, comme aussi la plus grande partie de l'humeur antecedente évacuée & détournée, on se servira de remedes un peu resolutifs pour digerer, resoudre, & consumer le lait qui est dans les mammelles en trop grande abondance ; de peur qu'il ne s'y corrompe par son sejour. C'est pourquoy il doit estre évacué, ou en le faisant sortir par le tettement qu'en fera l'enfant, ou par le succement d'une autre personne, ou bien par resolution, sinon il faudroit qu'il suppurât s'il estoit en quantité. Il faut neanmoins tâcher de le resoudre plutost que de le tirer ainsi, quand la femme ne veut pas nourrir son enfant ; car le succement en attire d'autre à la partie, qui causeroit en suite le même accident, s'il n'étoit encore évacué : mais si le lait vient à s'écouler de soy-mesme des mammelles, on ne le doit pas empêcher ; parce que pour lors il s'en fait une évacuation sans attraction. On le resoudre en appliquant sur les mammelles, un cataplasme de miel tout pur ; ou bien on en frotera seulement des feüilles de choux rouges qu'on y mettra, les ayant fait un peu amortir auparavant sur le feu, & en ayant osté toutes les grosses costes, prenant bien garde aussi à ne pas trop serrer le sein, & qu'il n'y ait aucun linge dessus qui soit dur & inegal, afin qu'il n'en soit froissé ny contus. Un fort bon remede encore pour cela, est de prendre une pomme entiere de chou rouge, qu'on fera cuire en eau de riviere, tant qu'elle soit bien molle, & qu'il n'y ait presque plus d'eau de reste, aprés quoy on la pilera un peu en mortier de bois, ou de marbre, pour la faire passer en boüillie à travers un tamis, de laquelle (y ayant ajouté un peu de miel, & d'huile de camomille) on fera un cataplasme pour mettre sur les mammelles.

En pratiquant toutes ces choses, la femme doit observer un regime de vivre rafraîchissant, & qui soit peu nourrissant pour n'engendrer pas trop de sang & d'humeurs, dont il y a deja une excessive abondance ; elle doit avoir toujours le ventre libre, afin que les humeurs puissent estre portées d'autant plus en bas, & par consequent détournées des mammelles. Pendant tout le tems que durera l'inflammation des mammelles elle se tiendra au lit, couchée sur le dos, afin qu'elle puisse mieux reposer; car estant levée, les mammelles qui sont lourdes & pesantes, à cause de l'abondance d'humeurs, dont elles sont remplies, luy font une tres-grande douleur, quand elles pendent en bas; elle ne remuëra pareillement les bras que le moins qu'elle pourra; parce que les principaux muscles qui les font mouvoir estant situez sous les mammelles, ne peuvent faire leur action, sans agiter le sein qui est fort douloureux, quand il est enflammé: & aprés le quinziéme jour de son accouchement, lorsqu'elle aura eu une assez ample évacuation de vuidanges, & que le plus fort de l'inflammation sera passé, n'ayant aussi plus de fiévre, on la purgera une fois ou deux, selon que la chose le requierera, pour évacuer les mauvaises humeurs, qui pourroient estre restées en toute l'habitude. Mais si nonobstant tous ces remedes les mammelles ne désenflent pas, & si elle y sent toujours beaucoup de douleur, & grande pulsation, avec dureté plus en un endroit qu'en l'autre, on peut estre assuré qu'il se fait aposteme en ce lieu: nous en traiterons cy-aprés.

CHAPITRE XVII.

Du caillement de lait, & de la maladie vulgairement dite le poil.

IUsqu'à present on a toujours crû que le sang estoit la matiere dont le lait est fait aux mammelles; mais il y a grande apparence que le chyle seul, & non le sang, est destiné à sa generation, aussi-bien qu'il est la veritable matiere, dont tout le sang du corps est fait. Ce qui nous peut facilement le faire préjuger, est la nouvelle découverte du canal thoracique, qui porte le chyle dans la veine soûclaviere, trouvé heureusement par Monsieur *Pecquet*, Medecin de la Faculté de Montpelier, auquel toute la posterité sera éternellement redevable, d'avoir lieu par là, de se desabuser de plusieurs notables erreurs; qui faute d'une si belle & si necessaire connoissance, s'estoient glissées & entretenuës jusqu'à present dans la pratique de la Medecine. Neanmoins comme les vaisseaux qui peuvent porter pour ce sujet une partie de ce chyle aux mammelles, ne sont pas encore manifestement connus, nous nous contenterons d'expliquer en la maniere suivante la cause du caillement de lait, & de la maladie vulgairement dite le poil, qui arrive aux femmes nouvellement accouchées.

Dans le commencement des couches de la femme, son lait n'est pas encore bien purifié ; à cause de la grande émotion que tout son corps a reçuë pendant les efforts de l'accouchement ; & il est pour lors mêlé avec quantité d'autres humeurs, qui se portant en ce tems aux mammelles avec trop d'abondance, causent l'inflammation, dont nous venons de parler dans le précedent Chapitre; mais quand l'enfant a déja tetté durant quinze ou vingt jours, ou plus, alors le lait seul y est contenu, sans ce mêlange d'humeurs ; cela estant, il arrive quelquefois qu'il s'y caille & grumele, & s'y échauffant, il cause aussitost cette maladie; que les femmes appellent entr'elles *le poil*, parce qu'elle cause à la femme une douleur des mammelles, semblable à celle qu'*Aristote* au Chap. 11. du 7. Liv. de l'Hist. des Anim. dit fabuleusement proceder de quelque poil avalé par la femme en beuvant, lequel estant ensuite facilement porté dans la substance fongueuse des mammelles, y fait une tres-grande douleur, qui ne s'appaise pas devant qu'on en ait fait sortir ce poil avec le lait, soit en pressant les mammelles, soit en les succant ; mais il n'y a que les bonnes femmes qui ayent une telle croyance.

Plusieurs Auteurs font distinction entre le caillement de lait, & une autre maladie, qui est appellée par eux *Cafeatio*, en laquelle le lait se convertit en fromage ; ce qui arrive par le moyen de la chaleur, qui faisant resolution de la partie la plus subtile du lait, celle qui est la plus grossiere vient à s'endurcir dans les glandes des mammelles; mais le caillement de lait dont nous parlons maintenant est bien plus ordinaire. Ses signes sont que les mammelles qui estoient molles & égales auparavant, deviennent dures, inegales, & raboteuses par tout, sans aucune rougeur, & on y sent facilement la distinction, & la separation de toutes leurs glandes, qui sont remplies de ce lait caillé: Les femmes y ont une grande douleur, & ne les peuvent faire rayer comme elles avoient accoutumé ; il leur survient un frisson, qui les tient principalement au milieu du dos, où elles ressentent comme un glaçon. Ce frisson vient ordinairement suivy d'une fiévre, qui ne dure pas plus de vingt-quatre heures, & quelquefois encore moins ; si ce n'est que le caillement de lait se convertisse en veritable inflammation des mammelles ; ce qui arriveroit indubitablement s'il n'en estoit évacué, ou dissipé & resolu.

Ce caillement de lait vient le plus souvent de ce que la femme n'est pas assez tirée ; soit pour en avoir une trop grande abondance, soit parce que son enfant est si petit, ou si foible, qu'il ne peut pas tout succer, soit pour vouloir cesser d'estre nourrice ; car pour lors le lait demeurant aux mammelles aprés sa coction, sans estre évacué, perd la douceur qu'il avoit, & par le moyen de la chaleur qu'il y acquiert, à raison du trop long sejour qu'il y fait, s'aigrissant, il s'y caille & grumelle, ainsi que nous voyons que l'aigreur de la présure dans du lait ordinaire, le fait prendre & cailler. Cét accident vient souvent aussi à la femme pour avoir souffert un grand froid, & pour avoir eu le sein trop découvert ; parce que le lait venant à estre trop refroidy se caille, & se tourne en grumeaux, comme nous voyons que le sang fait.

De quelque cause que puisse proceder le caillement de lait, le plus prompt & le plus assuré remede est que la femme se fasse au plutost tetter, jusques à vuider & tarir les mammelles ; mais comme son enfant, s'il est petit ou foible, ne peut pas avoir le succement assez fort pour cela (car le lait ainsi grumelé ne raye point au commencement) elle se fera tirer par une autre femme, jusques à ce que ses mammelles soient de facile trait ; aprés quoy elle redonnera à tetter à son enfant ; & afin qu'elle n'engendre point plus de lait qu'il n'en peut tirer pour sa nourriture, elle usera de viandes peu nourrissantes, & se tiendra toujours le ventre assez libre. Mais comme il arrive quelquefois que la femme ne veut, ou ne peut pas estre nourrice, il est besoin de se servir d'autres moyens pour la curation de cette maladie. Pour lors on ne tirera point le lait grumelé par le succement des mammelles ; car y attirant encore d'autres humeurs, la maladie recommenceroit toujours, si derechef elles n'estoient évacuées ensuite : c'est pourquoy il sera necessaire d'empêcher qu'il ne s'y en porte davantage, & de resoudre & dissiper le lait qui y reste. Il faudra, pour ce sujet, évacuer la plenitude du corps, par la saignée du bras ; & outre cette évacuation on attirera les humeurs en bas, par clysteres un peu forts, & mesme par la saignée du pied, se servant aussi de la purgation si besoin est ; & pour resoudre, digerer, & dissiper le lait grumelé aux mammelles, on mettra dessus les choses que nous avons dit estre propres à le faire évader ; comme le cataplasme de miel tout pur, ou celuy des quatre farines, cuit en décoction de sauge, menthe, hache, & fenouïl, y mêlant de l'huile de camomille, dont on fera aussi une embrocation sur toutes les mammelles.

I'ay quelquefois vû des femmes, mettre sur leur sein en cette occasion, avec un succés assez heureux, des linges qui servent de couverture aux pots de beurre salé : c'est un remede qui est dessicatif, & propre pour absorber les humiditez de ces parties, dont on peut se servir; aprés toutefois que ceux mentionnez cy-dessus en auront degrumelé le lait : mais si nonobstant tout cela il ne peut estre dissipé, ny resolu, il y a danger qu'y croupissant plus long-tems, il ne cause inflammation aux mammelles. Si la chose arrive ainsi, on y remediera comme il a esté dit au precedent Chapitre. Parlons maintenant des apostemes des mammelles qui viennent souvent aprés leur inflammation.

CHAPITRE XVIII.

Des apostemes des mammelles de la femme accouchée.

IL peut arriver en tous tems, aux filles aussi-bien qu'aux femmes, des apostemes aux mammelles, soit chauds, soit froids, la curation desquels n'a rien de particulier, comme dit *Guidon*, sinon qu'on ne doit pas mettre de forts repercussifs, à cause de leur proximité du cœur, & que la retention des menstruës sert beaucoup à leur generation, & leur provocation à leur guerison, comme aussi la saignée des saphenes ; mais nostre intention est seulement de traiter de ceux qui arrivent à la femme accouchée, & qui suivent ordinairement l'inflammation des mammelles causée par la corruption du lait, & par la trop grande abondance de sang & d'humeurs qui s'y portent.

Aprés donc qu'on aura fait tout son possible pour faire cesser cette inflammation, soit par les évacuations universelles du corps, tant par la saignée du bras, & par celle du pied, que par la provocation des vuidanges, soit aussi par le moyen des remedes repellans, & simples resolutifs, appliquez sur les mammelles, si la femme y ressent toujours une grande douleur, & une forte pulsation, plus en un lieu qu'en l'autre, auquel il y ait pareillement quelque dureté de couleur livide, accompagnée de mollesse en son milieu, c'est signe qu'elles s'abscederont. Pour lors on doit cesser l'application de tous ces premiers topiques, pour venir aux remedes maturatifs de l'aposteme, qu'il vaut bien mieux en ce cas faire suppurer tout à fait, que de se servir davantage de repellans, ou de resolutifs ; de peur qu'on ne fasse endurcir la matiere, en repoussant, ou resolvant seulement le plus subtil, le plus grossier restant aux mammelles, qui causeroit une tumeur scyrrheuse, qui seroit aprés fort difficile à dissiper ; ou qui demeurant long-tems, comme il arrive quelquefois, se pourroit convertir en *cancer*.

Pour aider à la suppuration de l'aposteme, on mettra sur les mammelles un cataplasme émollient & maturatif, composé de mauves, guimauves, oignon de lis, & graine de lin concassée, qu'on fera cuire tant que tout soit extrémement mol, & qu'il puisse passer à travers un gros tamis, de peur qu'il n'y reste rien de dur, qui puisse froisser le sein, qui pour lors est fort douloureux ; aprés quoy on mêlera une bonne quantité d'axonge de porc, ou de l'onguent *basilicum* ; & sur le lieu où l'aposteme démontre se vouloir plutost percer, on y mettra une petite emplâtre du mesme *basilicum*, & ce cataplasme par dessus, le renouvelant douze heures aprés, ou au plus tard le lendemain, continuant tel remede jusques à ce que l'aposteme soit meur : ou bien on se servira de l'emplâtre divin dissout en une mediocre consistance avec l'huile de lis, lequel emplâtre on doit preferer à toute sorte d'autres, pour bien meurir, & faire suppurer les apostemes des mammelles.

Aussi-tost que l'aposteme sera meur, on en fera l'ouverture, si elle ne s'estoit faite d'elle-même. On connoistra qu'il est tems de la faire, quand la pulsation que la femme sentoit auparavant aux mammelles est cessée, quand la douleur & la fiévre sont beaucoup diminuées, & quand avec cela, le milieu de l'aposteme est un peu élevé en pointe, & est tout-à-fait amolly, & qu'on y sent avec le doigt l'inondation de la matiere contenuë.

Quand donc ces signes apparoistront, pour lors on fera ouverture de l'aposteme au lieu le plus propre à donner issuë à la sanie, prenant bien garde à ne le pas faire trop tost, & la matiere n'estant pas encore bien cuite, de peur de trop grande douleur ; car les mammelles sont des parties extrémement sensibles, & qui reçoivent facilement fluxion, à cause de leur substance rare & spongieuse, tissuë d'une infinité de vaisseaux. C'est pourquoy on laissera meurir la matiere, sans toutefois l'y souffrir trop croupir. On peut faire cette ouverture avec la lancette, ou avec un grain de cautere, la faisant assez ample, pour en évacuer les grumeaux qui s'y rencontrent ordinairement ; mais il vaut encore mieux preferer la lancette, dautant qu'elle ne fait aucune perte de substance, & que la cicatrice n'en est pas si difforme, que celle qui succede aprés l'ouverture faite par le cautere; car les femmes sont bien aises de conserver en leur entier, le plus qu'elles peuvent, une partie, qui par sa seule beauté les fait souvent cherir & caresser. *Guidon* veut qu'on fasse cette ouverture en forme de Lune, c'est-à-dire, en figure de demy croissant, pour suivre la figure ronde de la mammelle; mais il importe peu de quelle façon elle soit faite, pourveu que ce soit au lieu le plus commode pour l'évacuation de la matiere, & qu'on se donne garde d'ouvrir quelques gros vaisseaux, les principaux desquels sont vers l'aisselle. Aprés qu'on aura tiré toute la matiere, & les grumeaux de lait pourry qui s'y trouvent souvent, on détergera & mondifiera l'aposteme en la maniere ordinaire, observant seulement de n'y pas mettre aucunes tentes trop longues, ny trop dures; mais seulement quelques tempons de charpis fort mollets, sans les pousser trop avant, desquels on liera le premier avec un fil, si besoin est, pour le retirer plus facilement, à cause qu'ordinairement ces apostemes sont caverneux. S'il y a une grande douleur, on trempera les plumaceaux en huile d'œuf, ou en *basilicum* mêlé avec le digestif, s'il y reste encore quelque chose à suppurer; ensuite de quoy on se servira de déterfifs & de mondificatifs, comme sont le miel rosat, le mondificatif d'ache, ou l'*apostolorum*, selon que le cas le requiert, mettãt par dessus un emplâtre de mucilage, ou plutost l'ẽplâtre divin, pour amollir & dissiper la dureté qui pourroit y être restée.

Quelquefois les mammelles n'abscedent pas seulement en un lieu, mais souvent chacune de leurs principales glandes viennent à suppurer, & à faire comme autant d'apostemes; de telle façon qu'elles se percent parfois en cinq ou six endroits, qui rendent tous de la matiere. Pour lors il ne faut pas s'amuser à faire de grandes ouvertures à chacun de ces petits trous; mais il suffit d'en faire une bonne, ou deux aux lieux les plus declives; car toute la matiere qui a aisément communication d'un endroit à l'autre par dedans, à cause que les mammelles sont toutes spongieuses, s'évacuëra facilement; & une ou deux bonnes issuës faites ainsi en lieu commode, tariront en bref toutes les autres. Mais le moyen le plus seur pour guerir les apostemes des mammelles aprés l'évacuation de la matiere, & pour empêcher que leurs ouvertures ne soient long-tems fistuleuses, est d'en faire évader etierement le lait; ce qu'on fera de la maniere que nous avons enseignée en son lieu, non seulement de la mammelle apostumée, s'il n'y en avoit qu'une qui le fût ; mais de toutes les deux, parce qu'il y en resteroit toujours quelque communication ; ce faisant, les ulceres en seront bien plutost, & plus facilement dessechez ; & pour ce sujet le ventre de la femme sera tenu libre par clysteres qu'on lui donnera, si elle ne l'avoit ainsi naturellement ; & elle sera purgée de fois à autre, pour évacuer les humeurs superfluës, & pour les porter en bas, usant aussi d'un regime de vivre peu nourrissant.

Il faut observer qu'on ne doit pas laisser trop long-tems croupir la matiere des abscés des mammelles, aprés sa maturité, comme font mal à propos la plus part des femmes, qui aiment mieux laisser percer ces abscés d'eux mesmes, que de souffrir un simple coup de lancette, pour donner issuë à la matiére qui y croupit ; ce qui est cause que cette matiere estant retenuë trop long-tems, corrode & ronge la substance des propres glandes de la mammelle, & se communiquant par ce moyen, jusques aux reservoirs du lait, fait que ces sortes d'abscés sont de tres-longue guerison ; à cause de l'écoulement du lait & des serositez, qui ayant pris cours par les ouvertures de l'abscés, empêchent la consolidation de la partie ; & principalement aux femmes qui nonobstant cela, ne laissent pas de nourrir quelquefois leur enfant, de la mammelle saine ; à cause de la mutuelle communication des vaisseaux des deux mammelles. C'est pourquoy il faut donner issuë à la matiere ; aussi-tost qu'elle est dans une parfaite maturité, & dans le tems qu'elle n'est encore contenuë que dans les tegumens, ou dans les seules graisses de la mammelle ; ainsi faisant, l'abscés est bien plus promptement gueri, & d'autant plutost si la femme cesse d'estre nourrice de son enfant, & qu'on luy fasse user souvent de quelque ptisanne laxative, pour luy tenir le ventre libre.

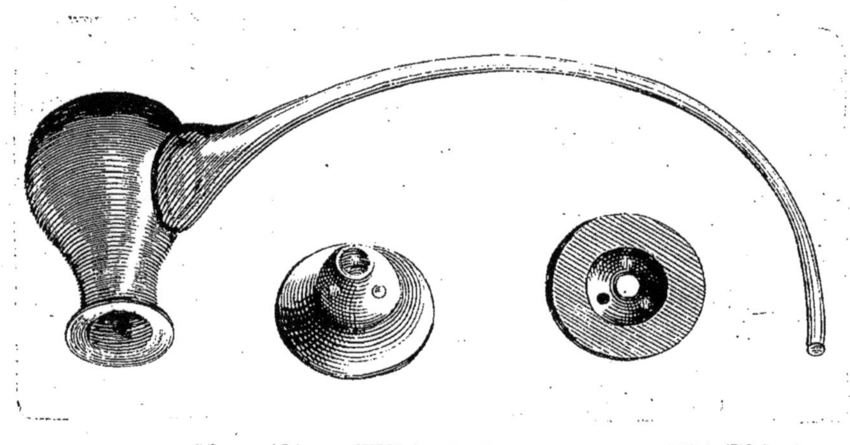

CHAPITRE XIX.

Des bouts des mammelles écorchez & emportez.

SOuvent les femmes qui sont nourrices, & principalement quand c'est la premiere fois, sont sujettes aux fentes & aux écorchures des bouts de leurs mammelles, qui sont doüez d'un sentiment tres exquis; parce que plusieurs petits filamens nerveux y viennent aboutir; ce qui leur cause une extréme douleur, laquelle les fait souvent suer à grosses gouttes, tant elle leur est insupportable quand, nonobstant cette indisposition, elles donnent à tetter à leur enfant; & d'autant plus que leurs mammelles sont de difficile trait comme il arrive lorsqu'elles veulent du commencement estre nourrices; auquel tems le lait ne s'étant pas encore fait voye à travers les petits trous des mammelons, qui ne sont pas tout à fait ouverts, l'enfant fait bien plus d'effort pour tetter, que quand les mammelles rayent presque d'elles-mesmes; & quelquefois ces fentes & ces écorchures s'augmentent de telle sorte, par le continuel succement qu'il fait, qu'à la fin il emporte entierement le bout des mammelles; aprés quoy la femme ne luy peut plus donner à tetter, & il y reste un ulcere, qui est quelquefois de difficile guerison. Souvent aussi cela provient de ce que les enfans sont si alterez, & si affamez, qu'ils ne se donnent pas la patience de tetter doucement; & sentant que le lait ne sort pas si promptement qu'ils le souhaittent, ils mordent & mâchotent si fort les bouts croyant le faire venir plutost, soit qu'ils ayent des dents, ou qu'ils n'en ayent pas, qu'ils les écorchent, & enfin continuant toujours, les emportent tout-à-fait comme nous disons. Il arrive aussi quelquefois que d'autres enfans ont la bouche tellement échauffée, que les bouts des mammelles viennent à s'en ulcerer, comme quand ils l'ont pleine de ces petits ulceres qu'on nomme *aphtes*, ou mesme, & d'autant plus facilement, s'ils ont la maladie venerienne, laquelle ils peuvent aussi donner à leurs nourrices; & pour lors les ulceres qui en sont causez, ne cedent pas aux remedes ordinaires; mais au contraire, ils vont toujours en augmentant.

On doit remedier de bonne heure à ces fentes ou écorchures, tant pour raison de la grande douleur qu'elles causent à la femme, lorsqu'elle veut donner à tetter à son enfant, que pour éviter qu'elles ne s'augmentent & empirent de jour en jour, & qu'enfin elles ne se convertissent en ulceres malins. C'est pourquoy aussi-tost qu'elles commenceront, il seroit à propos que la femme s'abstint de donner à tetter à son enfant, jusques à ce qu'elles fussent entierement gueries (car par son continuel succement, il seroit bien difficile qu'il ne les fist encore croître en les irritant) pendant quoy on feroit évader pour un peu de tems son lait, de peur que n'estant plus tirée, il ne luy vînt inflammation au sein, par sa trop grande abondance. Neanmoins s'il n'y avoit que le bout d'une seule mammelle de malade, elle luy en pourroit donner de l'autre. On mettra sur ces bouts ainsi écorchés, un peu d'huile d'œuf, ou d'huile de cire neuve, durant quelques jours; apres quoy on se servira de remedes dessicatifs, comme sont l'eau alumineuse, & l'eau de chaux; ou on les bassinera seulement d'eau de plantin, mettant pardessus de petits linges bien mollets & trempez dans ces eaux; on se servira de quelque petite emplâtre de ceruse, ou de blan raisin, ou bien de pompholix, ou d'un peu de poudre d'amidon; mais sur tout ce ne sera d'aucune chose qui puisse estre trop desagreable au goût de l'enfant, ny luy porter aucun préjudice; c'est pourquoy beaucoup se contentent seulement d'y mettre un peu de miel rosat.

Quelques-uns veulent qu'au lieu de dessicatifs on se serve d'émolliens: mais il faut faire distinction; car les émolliens sont propres à preserver de telles fissures; mais quand elles sont faites, il faut user de dessicatifs; & pour empêcher que la femme ne soit blessée en ces parties qui sont douloureuses, & que les linges n'y adherent, on doit mettre sur le bout du mammelon un petit chapeau de cire, ou de bois, ou de plomb pour estre plus dessicatif, semblable à ceux qui sont representez au commencement de ce Chapitre ; lequel doit estre percé de plusieurs trous, tant pour donner issuë à la sanie qui sort de ces petits ulceres, qu'afin que le lait qui distile souvent du bout de la mammelle, se puisse écouler par leur moyen.

Si l'enfant avoit tout-à-fait emporté les bouts des mammelles, pour lors il faudroit faire perdre entierement le lait, afin de pouvoir au plutost dessécher les ulceres qui y restent ensuite ; car autrement on n'en viendroit pas à bout qu'avec peine, & ils pourroient devenir calleux & malins avec le tems : & si l'enfant avoit la maladie venerienne, en ce cas il seroit bien difficile qu'on pût guerir les ulceres qu'il auroit fait venir aux bouts des mammelles de sa nourrice durant qu'il la tetteroit : c'est pourquoy on luy en donnera une autre, à laquelle on fera les remedes preservatifs de telle maladie ; mais s'il avoit seulement de simples petits ulceres à la bouche, sans aucune malignité, on la luy lavera avec eau d'orge, dans laquelle on mettra un peu de jus de citron ; & pour temperer d'autant plus ses humeurs qui sont échauffées, la nourrice usera d'un regime de vivre rafraîchissant, afin que son lait puisse estre de pareille nature, & elle sera saignée s'il est necessaire.

Lorsque les bouts sont tout-à-fait emportés, il est bien difficile que la femme puisse encore nourrir son enfant, à cause qu'il n'a plus de prise pour succer le lait, comme aussi parce que les petits trous du mammelon se referment, à cause de l'ulcere. Si nonobstant cela elle desire le faire, il faut qu'une autre femme luy fasse peu à peu d'autres bouts, aprés que les ulceres en seront gueris, laquelle en suçcant avec sa bouche attirera au dehors, & débouchera par ce moyen la racine des bouts emportez ; ou se servant d'un instrument de verre propre à cela, tel que celuy qui est figuré au commencement du present Chapitre, avec lequel la femme pourra aussi elle-mesme le faire cinq ou six fois le jour ; & pour figurer & tenir en estat ce qui aura esté attiré, de peur qu'il ne se renfonce dans la mammelle, elle y mettra par dessus un petit couvercle de bois, ou d'autre matiere, comme ceux dont il est parlé cy-dessus : ainsi faisant peu à peu, aprés que les bouts seront tout-à-fait formez & debouchez, elle pourra donner à tetter à son enfant.

CHAPITRE XX.

De l'enflure des jambes & des cuisses de la femme accouchée.

J'Ay vû plusieurs femmes aprés estre accouchées assez heureusement, avoir les jambes & les cuisses toutes œdemateuses, & extraordinairement grosses, quelquefois depuis l'eine jusques à l'extremité du pied, parfois d'un seul costé, & d'autrefois de tous les deux. Cét accident survient souvent ensuite d'une douleur scyatique, causée par un reflux, qui se fait sur ces parties, des humeurs qui devroient estre évacuées par les vuidanges, dont le gros nerf de la cuisse s'abreuve quelquefois tellement, qu'il en peut rester à la femme une claudication dans la suite, comme il est arrivé à une de mes Tantes, qui, quoy qu'elle fût tres-bien faite, & fort droite auparavant, est restée tout-à-fait boiteuse d'une jambe, depuis vingt-cinq ans, par un semblable accident, ensuite d'une de ses couches.

Si ces enflures sont extraordinairement grandes, & douloureuses, comme sont celles qui participent de l'inflammation, & qui procedent de la suppression des vuidanges, & qu'elles soient accompagnées de fiévre avec difficulté de respirer, & de grande tension & douleur du ventre, elles sont d'autant plus dangereuses, que ces accidens sont grands, & qu'ils se rencontrent plusieurs, ou tous ensemble: mais lors qu'elles ne sont que mediocres, & qu'elles sont sans fiévre, elles se dissipent assez souvent facilement, en ouvrant les voyes de l'urine, par un regime de vivre propre à cela, & par la purgation dans le tems: car ces sortes d'enflures arrivent assez ordinairement, à cause de quelque obstruction vers la region des reins; & c'est ce qui fait que l'excretion de l'urine estant petite, les humiditez superfluës du corps, qui ne sont pas bien repurgées, refluënt sur les parties inferieures, qui en sont tumefiées de la sorte. Pour ce sujet on tâchera de procurer à la femme une bonne & libre évacuation de ses vuidanges, de la maniere que j'ay cy-devant enseigné au 10. Chap. de ce 3. Livre; & on luy ouvrira les voyes de l'urine par le moyen d'une prisane aperitive, faite avec les racines de fenouïl, de persil, & de chiendent, dans laquelle on mettra un peu de cristal mineral; & dans un verre de cette prisane, on luy fera prendre quelquefois par intervalles, une once de syrop de capillaires,

capillaires, avec cinq ou six goutes d'esprit de sel dulcifié; ou bien demy dragme de sel polycreste: & si la femme est sans fiévre, & qu'il y ait au moins quinze jours qu'elle soit accouchée, pour lors on ne fera aucune difficulté de la purger.

CHAPITRE XXI.

De la passion hysterique appellée vulgairement suffocation de matrice.

COmme les femmes accouchées, aussi-bien que celles qui sont grosses, & beaucoup d'autres, sont assez souvent travaillées de la passion hysterique, appellée vulgairement *suffocation de matrice*, à cause que la suffocation, ou difficulté de respirer, est l'accident le plus ordinaire qui arrive à celles qui en sont surprises, j'ay jugé à propos d'examiner, le plus exactement que je pourray, quelles en peuvent estre les veritables causes, & d'enseigner les moyens que j'ay trouvés par experience les plus convenables pour y remedier.

Cette maladie est ordinairement accompagnée d'un si grand nombre de differens accidens, selon la diverse disposition des personnes qui en sont affligées, & cause tant de differens changemens, & de si grandes alterations aux fonctions du corps & de l'esprit des femmes, qu'on la peut tres-bien comparer au pouvoir que *Prothée*, ce Dieu marin de la fable, avoit de se changer en toutes sortes de differentes formes: car on voit qu'entre les femmes qui souffrent cette indisposition, les unes ont le pouls élevé, les autres l'ont petit & retiré, à d'autres il est si foible qu'on ne le sent presque point: les unes sont pâles & demeurent froides & immobiles dans tout le tems de l'accés de la maladie, comme si elles estoient mortes, & les autres ont la couleur du visage bonne, & s'agitent, & se tourmentent extraordinairement; & d'autres ont en ce mesme tems des mouvemens convulsifs; les unes respirent presque insensiblement, & sans aucun mouvement manifeste des muscles de la respiration; & les autres ne tirent l'air qu'avec une grande peine & une forte agitation & grande élevation de toute la poitrine; les unes restent sans connoissance jusques à ce que l'accés soit passé, aprés quoy elles ne se souviennent point de tout ce qu'elles ont dit & fait durant ce tems; & les autres conservent toujours la raison & le jugement, & ont memoire de tout; les unes sont plus gayes qu'à l'ordinaire, & rient & chantent, & les autres sont tristes & pleurent; & d'autres souffrent dans les accés de cette maladie plusieurs autres differens symptomes, qui ne paroissent pas tous en toutes sortes de femmes, mais certains aux unes plutost qu'aux autres, suivant la diverse disposition de celles qui en sont attaquées. Ce mal a coutume de prendre par des accés qui reviennent quelquefois frequemment, & d'autrefois rarement; & ces accés durent quelquefois plusieurs heures, & souvent des jours entiers; & d'autrefois ils se dissipent & passent promptement, selon que les causes dont ils sont excitez subsistent plus ou moins de tems.

Galien, & la pluspart des Auteurs disent, que les causes de la passion hysterique procedent de la semence & du sang menstruel de la femme, qui estant trop long-tems retenus se corrompent, & que ces humeurs ayant acquis une qualité maligne & veneneuse, il s'éleve de la matrice & des lieux voisins, où sejournent ces humeurs corrompuës, des vapeurs, qui estant portées au cœur & au cerveau par des cõduits cachez & imperceptibles, produisent ensuite tous les accidens dont cette maladie est accompagnée, selon la mauvaise qualité de l'humeur qui en est la cause; c'est ce qui fait qu'on donne communement à cette passion hysterique le nom de *vapeur*. Mais il n'est pas besoin, ce me semble, d'aller chercher ces conduits cachez & imperceptibles qui pourroient donner passage à ces pretenduës vapeurs; puisque le mouvement circulaire du sang nous fait connoître manifestement que la malignité des humeurs corrompuës, & ces humeurs mesmes peuvent facilemdnt estre portées au cœur, par le moyen des veines, qui y reportent le sang de toutes les parties, & successivement du cœur au cerveau, par le moyen des arteres. Pour moy je croy, que tous les differens accidens qui ont coutume d'accompagner cette maladie, que l'on pretend proceder de vapeurs qui s'élevent de la matrice, ne viennent, pour l'ordinaire, que de la sympathie des petits rameaux de nerfs qui se distribuent à la matrice, qui ont communication avec les nerfs de la sixiéme paire de ceux qui naissent du cerveau, qui estant tiraillez & irritez par ce commun consentement, causent promptement divers accidens aux parties où ces mesmes nerfs se distribuent, & qui sont les plus disposées à souffrir de ce consentement: de sorte que les nerfs qui servent à faire la respiration, principalement ceux qui se distribuent au diaphragme & aux muscles internes du *larinx*, qui sont des portions de cette sixiéme paire, manquant à bien faire leur action, causent le plus commun accident de cette maladie, qui est la suffocation, ou difficulté de respirer : ceux qui vont au cœur lui causent des palpitations, & des mouvemens dereglez avec des syncopes; lesquels mouvemens dereglez du cœur augmentent encore de beaucoup la difficulté de respirer; à cause que pour lors le ventricule gauche du cœur ne pouvant pas pousser assez promptement dans la grande artere tout le sang qu'il contient, les poulmons se gonflent aussi-tost de l'abondance de celui qu'ils reçoivent, & ne s'en pouvant pas dégager, ils s'enflent jusqu'à un tel excés, qu'ils ne laissent point de vuide dans la poitrine; & ne peuvent plus, pour ce sujet, recevoir l'air de la respiration; ce qui fait que la malade est travaillée pour lors d'une grande suffocation, & s'imagine avoir à la gorge un gros morceau qui l'étrangle; à cause du defaut de l'action des muscles internes du *larinx* : car comme le cœur & les poulmons ne se dégagent pas assez promptement de toute l'abondance du sang qu'ils reçoivent, les veines superieures, & principalement les jugulaires, & celles de tous les muscles du col du *larinx*, & du *pharinx* en demeurent extraordinairement gonflées, & les muscles souffrent pour lors une espece de mouvemēt convulsif, qui fait paroistre tout le col de la malade beaucoup plus gros qu'à l'ordinaire : & les nerfs qui se distribuent à l'estomac compatissant par ce mesme consentement, causent des dégouts, des nausées, des contractions de l'esophage, & du larinx, auquel il est adherent; ou bien sont cause assez souvent, que les humeurs qui sont contenuës dans l'estomac venant à estre agitées, & à se fermenter, engendrent beaucoup de ventositez, qui le gonflant extraordinairement, & poussant fortement le diaphragme vers la poitrine, augmentēt encore la difficulté de respirer; & si l'affection se communique par la continuité des mesmes nerfs jusqu'au cerveau, il survient quelquefois des mouvemens convulsifs, des assoupissemens, des delires, & d'autres accidens, suivant les differentes dispositions des parties. Voila selon mon opinion de quelle maniere sont excitez tous les divers symptomes qui accompagnent la passion hysterique.

On peut avec raison attribuer la cause de tous ces differēs accidens à la matrice, quand cette partie souffre quelque intemperie, soit à cause de la suppression des menstruës, soit pour une abondance de fleurs blanches malignes, soit à cause de quelque autre humeur, ou matiere corrompuë procedant de quelque ulcere en cette partie, ou de quelque corps estrange retenu en sa cavité, comme quelque faux-germe qui s'y seroit converti en suppuration; par toutes lesquelles choses les nerfs qui se distribuent à la matrice étant irritez, excitent les autres qui ont communication avec eux, à faire

faire aux parties où ils s'inserent, un mouvement irregulier, qui cause des accidens, selon la nature de l'irregularité de ce mouvement: comme par exemple, si le nerf du cœur, souffrant quelque affection par communication de celle qui est à la matrice, fait faire au cœur une contraction extraordinaire des fibres de ses ventricules, le pouls de la femme sera pour lors petit & reserré, & produira des accidens conformes à cette affection: au contraire si ce mesme nerf compatissant d'une autre maniere fait dilater le cœur & la grande artere plus que de coutume, le pouls en ce cas sera plus élevé; & s'il le fait mouvoir dereglement, il causera la palpitation, & rendra le pouls inégal. Suivant ce que je viens d'expliquer des accidens qui procedent des differentes façons dont le cœur se meut en ces occasions, on peut expliquer de la mesme maniere la cause de la lesion des differentes fonctions qui dependent du cerveau, & ainsi de celle que souffrent toutes les autres parties qui compatissent à l'affection de la matrice, qui pour cette raison peut estre dite la cause de tous les differens accidens que les femmes souffrent dans l'accez de la passion hysterique, & mesme, suivant le dire d'*Hipocrate*, la cause de la plus part des maladies des femmes.

Lorsque les testicules des femmes, ou les autres parties voisines de la matrice, ont quelque notable vice de conformation, ou qu'ils souffrent une considerable intemperie, soit par la semence corrompuë, pour y avoir esté trop long-tems retenuë, ou par un regorgement d'humeurs sur ces parties dans la suppression des menstruës, cette mauvaise disposition cause assez souvent les mesmes accidens que la matrice mal affectée, pour les mesmes raisons que j'ay dites; parce que les nerfs de la matrice & de ses ligamens, & ceux des testicules ont communication & compatissent tous les uns avec les autres.

On ne doit pas neanmoins toujours attribuer la cause de tous les accidens, qui se remarquent en la passion hysterique, à la mauvaise disposition de la matrice & des parties qui en dépendent, non plus qu'à la retention & corruption du sang menstruel & de la semence; car souvent une autre humeur corrompuë venant à se fermenter dans les replis du mesentere, ou dans le *pancreas*, ou dans la rate, ou dans les reins, peut causer presque tous les mesmes accidens, par la mesme communication des nerfs de la sixiéme paire qui se distribuent dans toutes ces parties, sans que la matrice soit aucunement malade; comme je l'ay vû arriver en une Dame de qualité, qui ayant un abscés au rein souffrit presque tous les jours durant deux ans entiers de grandes suffocations, & de frequentes foiblesses & palpitations de cœur, de la mesme maniere que si leur cause eut procedé de la matrice, laquelle par l'ouverture du corps de cette Dame aprés sa mort, fut trouvée tres-saine, aussi-bien que toutes les parties qui en dépendent; mais un des reins estoit tout pourri par un abscés qui s'y estoit formé, au milieu duquel on trouva une grosse pierre, laquelle avoit esté cause de cét abscés, qui fit enfin mourir la malade qui avoit toujours esté traitée par plusieurs Medecins, comme si elle eut esté travaillée d'une continuelle suffocation de matrice, quoy qu'elle n'eût aucune indisposition en cette partie, comme je les assuray lorsque je fus appellé pour visiter cette femme, quatre mois avant sa mort; leur ayant fait remarquer que rendant quantité de pus dans ses urines, il falloit attribuer la cause de tous les accidens dont elle estoit travaillée, à un abscés qu'elle avoit indubitablement dans le rein, auquel lieu elle sentoit une continuelle douleur fixe. Et ce qui prouve d'autant plus, que la retention de la semence & du sang menstruel n'est pas toujours cause des suffocations qui arrivent aux femmes, c'est que l'on voit beaucoup de femmes veuves, qui bien qu'elles n'usent plus du coït, ainsi qu'elles avoient coutume avant leur viduité, comme aussi la plus part des Religieuses, qui vivent chastement, ne souffrent point ces sortes de maladies: & au contraire nous voyons souvent des femmes mariées, qui quoy qu'elles usent assez souvent du coït, & qu'elles ayent bien reglement l'évacuation de leurs menstruës, ne laissent pas d'estre fort sujettes à ces indispositions, aussi-bien que quelques vieilles, qui quoy qu'elles n'ayent plus depuis beaucoup d'années de sang menstruel, ny de semence superfluë, ressentent neanmoins quelquefois de semblables accidens, qui arrivent mesme parfois à certains hommes, mais bien plus rarement qu'aux femmes, dont le sang est naturellement bien plus disposé que celuy des hommes, à recevoir de tems en tems de certaines fermentations, qui contribuent beaucoup à la production de tous ces accidens: & il n'est rien de plus commun que de voir des femmes souffrir, pour cette raison, de grandes suffocations, pour avoir seulement senti l'odeur du musc, ou des roses, ou d'autres bonnes odeurs semblables, qui par leurs qualitez excitent dans les poulmons des fermentations extraordinaires du sang, qui causent aussi-tost des étouffemens, des palpitations, & des mouvemens dereglez du cœur; outre que ces sortes de parfums bien odorans estant portez en mesme tems au cerveau, & alterant & troublant les esprits qui se distribuent dans les nerfs qui vont au cœur, aident, pour cette cause, à produire d'autant plutost les mesmes effets; à quoy contribuent encore beaucoup la peur, le chagrin, la tristesse, la fâcherie, la colere, & autres passions violentes de l'esprit; ce que l'on voit souvent arriver aux femmes nouvellement accouchées, qui sont beaucoup plus incommodées de ces suffocations que les autres; parce qu'elles ont le cœur plus foible, à cause de la grande évacuation & des grandes douleurs qu'elles ont souffertes dans le tems de leur accouchement.

Les signes de la passion hysterique ne sont pas toujours semblables en toutes sortes de femmes; car, comme j'ay dit, les accidens en sont souvent differens, suivant la diverse disposition des parties qui compatissent avec la matrice: mais les plus ordinaires sont la difficulté de respirer, qui cause une suffocation avec étranglement, comme si la malade avoit un gros morceau dans la gorge qu'elle ne pût avaler, & qu'on luy serrât fortement le col avec la main; des foiblesses & palpitations de cœur, des dégouts, des nausées, & quelquefois un écoulement d'eau & de serositez de la bouche; lesquels accidens sont souvent precedez dans le commencement de l'accés de cette maladie, de frequens bâillemens, de battemens d'arteres dans le ventre, de mouvemés en maniere de tressaillemens & contractions de la matrice, d'un bruissement de ventositez dans les intestins & dans l'estomac, qui le gonflant extraordinairement compriment & font elever le diaphragme vers la poitrine. Il survient aussi à quelques femmes dans les accés de cette maladie des delires, & des mouvemens convulsifs, qui ont coutume d'estre precedez de douleur, pesanteur, & tournoyement de teste, d'éblouïssement des yeux, d'un assoupissement, & d'une diminution de la memoire, & d'autre lesion des fonctions animales.

Cette maladie cause ordinairement plus de terreur, qu'elle n'apporte de peril aux femmes qui ont coutume d'en estre attaquées: neanmoins quelques-unes, aprés avoir esté travaillées dans ces accés de mouvemens convulsifs tres-violens, sont tombées en apoplexie mortelle, & d'autres sont restées ensuite paralytiques de la moitié du corps, durant des années entieres, comme je l'ay vû arriver, il y a environ deux ans, à la femme de Monsieur *Delespine*, mon Allié, laquelle estant grosse seulement de deux mois, fut pour lors surprise d'une passion hysterique si violente, qu'elle luy causa des convulsions, & une espece d'apoplexie, qui se convertit en une paralysie de la moitié du corps;

nonobstant quoy elle ne laissa pas de porter son enfant jusques à terme, & d'en accoucher fort heureusement: mais n'ayant été que mediocrement soulagée de sa paralysie par son accouchement, elle fut obligée d'aller ensuite prendre les eaux minerales de Vichy en Bourbonnois, par l'usage desquelles eaux elle fut delivrée de cette paralysie, dont elle avoit esté fort incommodée durant une année entiere.

On doit observer deux choses pour la curation de la passion hysterique; l'une qui est, qu'avant l'accés de cette maladie on preserve la femme d'en estre attaquée; & l'autre que l'on remedie dans le tems mesme de l'accés aux accidens qui l'accompagnent.

Pour executer cette premiere intention, si les menstruës, ou bien les vuidanges de la femme en couche sont supprimées, on les provoquera par fomentations de toutes les parties voisines de la matrice, lavemens de jambes, le demy bain, la saignée du pied, clysteres, purgations, & autres remedes convenables à cela: mais si la femme estoit grosse, on doit se contenter de la saignée du bras pour évacuer la plenitude du sang, & de luy tenir le ventre libre par simples clysteres. L'usage des eaux minerales est un des meilleurs & des plus convenables remedes aux femmes qui sont sujettes à de frequentes passions hysteriques, pourveu qu'elles ne soient pas grosses pour lors: & s'il y avoit quelque corps étrange, comme faux-germe, ou quelque morceau de l'arriere-faix, qui estant retenu dans la matrice, venant à s'y corrompre, fut cause de la passion hysterique, on doit procurer le plutost qu'il sera possible, l'expulsion de ces corps estranges, ou en faire l'extraction de la maniere que nous l'avons enseignée en son lieu: & la femme doit éviter toutes sortes de parfums de choses bien odorantes, & de tous alimens trop doux & succrez, le chagrin, la fâcherie, la colere, & toutes autres violentes passions de l'esprit, & avoir soin de se tenir tous les jours reglément le ventre libre: & si l'on jugeoit que la trop longue retention de la semence contribuât quelque chose à la generation de cette maladie, ce qui arrive bien plus rarement pour cette cause que pour la retention des autres humeurs, qui ont coutume de s'évacuer par la matrice, si l'état de la femme ne lui permettoit pas de pouvoir user du coït, pour décharger les testicules & les reservoirs de la semence de leur trop grande plenitude, qui cause la passion que l'on appelle proprement *fureur uterine*, elle observera un regime de vivre rafraîchissant, & usera de bains &

d'emulsions, qui puissent temperer & appaiser le boüillonnement de cette semence, jusques à ce que la nature l'ait expulsée comme elle a coutume de faire d'elle-mesme, aussi-bien que les excrémens, & toutes les autres humeurs superfluës du corps.

La seconde intention que l'on doit avoir en la curation de cette maladie, consiste, ainsi que nous avons dit, à remedier dans le tems de l'accés aux accidens que la femme ressent pour lors : mais comme ordinairement les plus pressans sont la difficulté de respirer avec un grand étouffement, des foiblesses & palpitations de cœur, aussi est-on obligé d'y remedier principalement. On a coutume en ces occasions de se servir de certains remedes que l'on croit estre specifiques contre cette maladie, comme de faire sentir à la malade des choses de tres-mauvaise odeur, ainsi que sont les plumes de perdrix brûlées, ou le cuir de quelque vieille savate, préjugeant apparemment que puisque les bonnes odeurs causent ces sortes d'accidens aux femmes, les puantes doivent estre propres pour y remedier. Plusieurs jettent une dragme de camphre allumé dans un pot plein d'eau, & l'y laissent bruler jusques à ce qu'il s'esteigne, aprés quoy ils donnent de cette eau à boire à la malade : les autres preferent trois ou quatre goutes d'huile d'ambre, prises dans un boüillon, ou dans de l'eau de fleurs d'orange, dont l'odeur quoyque suave, est reputée estre propre à cette maladie : mais j'ay vû beaucoup de femmes qui estoient aussi incommodées de l'odeur de la fleur d'orange comme de celle du musc, des roses, & des autres fleurs trop odorantes; d'autres estiment fort la poudre de la corne du pied d'*Helan* prise interieurement, croyant qu'elle a une vertu particuliere pour la preservation & pour la guerison de la mesme maladie; recommandant outre cela que la femme ait soin de porter toujours sur soy un morceau de la corne du pied de cét animal : mais l'experience m'a souvent fait connoistre que tous ces remedes ne sont pas si specifiques qu'on les croit. C'est pourquoy considerant que les accidens les plus pressans de cette maladie sont, comme nous avons dit, des foiblesses & palpitations de cœur, avec une grande difficulté de respirer, & des étouffemens, & que dans ces occasions, il y a souvent beaucoup de ventositez dans l'estomac, qui le gonflant extraordinairement, empêchent que le diaphragme, qui en est fortement poussé vers la poitrine, ne puisse se mouvoir librement, j'ay coutume, aprés avoir promptement fait desserrer les vêtemens de la malade, si elle y estoit trop contrainte, de preferer à tous ces remedes pretendus specifiques, l'usage de quelque

cuillerée

cuillerée d'eau de canelle, ou de simple eau de vie ; parce que je trouve que ce remede produit un bien meilleur effet, estant plus propre qu'aucun autre pour dissiper les ventositez contenuës dans l'estomac, qui causent les grands étouffemens que les femmes ressentent dans les accez de cette maladie, & qu'outre cela il fortifie en même tems l'estomac, & communique ensuite tres-promptement sa vertu jusques au cœur, qu'il recrée aussi-tost. C'est pourquoy je conseille d'en user dans ces occasions ; comme aussi de donner plutost aux femmes un demy verre de vin pur, que de l'eau simple, comme j'ay souvent vû faire contre mon sentiment. Il est bon aussi de faire sentir à la malade, de l'esprit de vin ; l'odeur duquel je prefere en cette indisposition à celle du vinaigre, comme aussi l'odeur du simple papier brulé, à celle des vieux cuirs ou des plumes de perdrix, & principalement si la femme estoit grosse ; car les odeurs trop fetides pourroient contribuer à exciter l'avortement. Il est encore utile de provoquer l'éternûment à la femme qui n'est pas grosse, avec la poudre de betoine, ou avec celle du simple tabac, qui ne soit aucunement parfumé, ou bien avec autre chose qui puisse produire le mesme effet ; comme aussi de mettre dans la bouche de la malade un gros grain de sel pour luy aider à faire sortir plus promptement les eaux & les serositez, qui y affluent quelquefois avec abondance dans le tems de la passion hysterique.

L'on pourroit, ce me semble, mettre en doute si la saignée convient dans le tems de l'accés de cette maladie, pour en faire plutost cesser les accidens, & au cas que l'on juge qu'elle y convienne, on pourroit encore douter si la saignée du pied est toujours preferable à celle du bras. Pour resoudre cette question, il faut faire quelque distinction ; car en toutes sortes de femmes si la passion hysterique & tous les accidens qui l'accompagnent, ont esté precedez de grandes évacuations, comme de flux de ventre immoderé, de flux de sang par la matrice, ou d'un grand écoulement de fleurs blanches, ou bien d'une excessive abondance de vuidanges en une femme en couche, & que le pouls de la malade soit petit & languide, la couleur de son visage pâle, & son corps froid, la saignée ne luy convient aucunement ; mais au contraire, si la couleur de son visage est bonne, si son pouls est plein & élevé, & que l'accés de la maladie ait esté precedé de la suppression des menstruës, ou des vuidanges, ou si la femme a des mouvemens convulsifs, pour lors la saignée luy est necessaire ; auquel cas je prefererois dans le commencement la saignée du bras à celle du pied; parce que les principaux accidens de cette maladie procedant de la lesion des fonctions vitales & animales, comme le bras est plus proche de la poitrine & de la teste que le pied, la malade reçoit pour lors un bien plus prompt soulagement par la saignée du bras, que par celle du pied; & la trop grande plenitude ayant esté premierement vuidée par cette saignée du bras, on peut venir ensuite à celle du pied, qui autrement ne pourroit pas estre seurement faite dans le commencement; car assez souvent dans ces sortes de passions hysteriques, il y a en la matrice quelque obstruction, qui a esté cause de la suppression des menstruës, ou des autres excretions qui avoient coutume de s'écouler par cette partie; & cela estant, les voyes de la matrice n'étant pas disposées à donner passage au sang & aux humeurs que la saignée du pied pourroit attirer sur elle, son intemperie qui avoit excité tous les accidens de la passion hysterique pourroit pour ce sujet s'augmenter dans la suite, si l'obstruction qui est en la partie, continuoit à empêcher l'écoulement des humeurs qui y seroient affluées; & si la femme estoit grosse, il ne faudroit aucunement la saigner du pied, de peur de luy provoquer l'avortement.

Ie m'imagine bien qu'estant difficile de concevoir les veritables causes de tant de differens accidens, qui ont coutume d'estre excitez par la passion hysterique, suivant la diverse disposition des femmes qui en sont attaquées, & qu'estant encore plus mal aisé de les bien expliquer nettement pour les faire concevoir à un chacun, ce que je viens de dire sur cette matiere ne satisfera peut-estre pas entierement les plus curieux; mais je crois que mes petites opinions que j'ay declarées, pourront aider à quelque autre plus sçavant que moy à la mieux traiter, & à trouver & faire connoistre de plus seurs moyens que ceux que j'ay enseignez pour guerir cette maladie, qui, entre toutes celles qui ont coutume d'arriver aux femmes, semble avoir toujours esté une des plus connuës par les accidens dont elle est accompagnée, mais qui en effet a esté jusques à present la moins connuë par les propres causes de la production de la plus part de ces mesmes accidens, qu'on a toujours crû estre excitez par des pretenduës vapeurs, qui s'élevant de la matrice, & estant portées par des conduits cachez & imperceptibles jusqu'au cœur & au cerveau, causoient aussitost la lesion de la plufpart des fonctions vitales & animales.

CHAPITRE XXII.

Des fleurs blanches des femmes.

Les fleurs blanches des femmes ne sont autre chose qu'un écoulement dereglé d'humeurs hors de la matrice, semblables en couleur & en consistance à du lait trouble & sereux; lequel écoulement se fait ordinairement par les mesmes vaisseaux qui servent au flux menstruel, dont il est facilement distingué, en ce que les humeurs qui sortent de la matrice dans le flux menstruel, ne sont proprement qu'un veritable sang superflu, dont la nature se decharge reglement tous les mois durant quelques jours seulement, aprés quoy il distile souvent en plusieurs femmes, non seulement de ces mesmes vaisseaux qui ont servi à l'écoulement des menstruës, mais aussi de toute la substance interieure de la matrice, des serositez blanchâtres appellées, pour ce sujet, fleurs blanches. La couleur de ces humeurs les fait assez distinguer du flux menstruel, mais non pas du flux d'humeurs corrompuës que l'on voit sortir en la gonorrhée virulente, ny de celui qui vient des ulceres de la matrice; car les excretions malignes qui procedent de ces deux dernieres indispositions, paroissent souvent blanchâtres aussi-bien que les fleurs blanches; à quoy on doit bien prendre garde, pour éviter d'estre trompé, soit par certaines femmes rusées, qui ayant des gonorrhées virulentes les qualifient, pour couvrir leur honte, du nom de fleurs blanches; soit aussi par d'autres, qui ayant des ulceres en la matrice, sans le sçavoir, croyent que la matiere qu'elles vuident continuellemeut par cette partie, n'est qu'un écoulement de simples fleurs blanches. I'ay vû depuis quatre années trois petites filles, l'une âgée de neuf ans, & les deux autres de six ou sept ans seulement, qui avoient toutes trois des gonorrhées virulentes; que leurs meres qualifioient de fleurs blanches, me disant qu'elles estoient étonnées de ce que leurs filles avoient cette incommodité en un si jeune âge: mais ayant visité ces petites innocentes en leur presence, & ayant bien reconnu la nature de leur maladie, quoy qu'il ne parût aucune fraction manifeste des parties exterieures de la matrice, qui pût faire croire qu'elles eussent souffert effectivement une introduction entiere du membre viril, je leur fis avoüer, avec un bien plus grand étonnement de leurs meres, que des coquins de domestiques (qui meritoient d'estre brûlez pour un crime si énorme) avoient eu brutalement avec elles des attouchemens impudiques & impurs, qui leur avoient causé ces gonorrhées virulentes. Ces exemples que j'ay vû de mes propres yeux, me pourroient faire croire, que c'étoit peut-être plutost une semblable gonorrhée, que des fleurs blanches, que *Fernel* dit avoir veuës en une petite fille âgée de 8. ans.

La seule quantité de la matiere qui s'écoule de la matrice ne peut pas nous faire connoistre bien distinctement la nature de ces differentes maladies ; car on voit souvent des gonorrhées virulentes & des ulceres de la matrice , d'où il s'écoule une aussi grande abondance de matiere que par les fleurs blanches : mais la qualité de cette matiere , le lieu d'où elle sort, & les propres accidens qui accompagnent l'indisposition, nous demontrent manifestement l'espece de la maladie : car la matiere des fleurs blanches est moins fetide, plus blanche, & plus sereuse, principalement si elle est abondante, & ces fleurs blanches fluent ordinairement sans douleur, & distilent de la substance interieure de la matrice, & des mêmes vaisseaux qui servent à l'évacuation des menstruës, & ne paroissent qu'aprés que cette évacuation naturelle est finie : mais la matiere de la gonorrhée virulente est plus fetide, & plus épaisse, jaunâtre, ou verdâtre , & s'écoule, non du fond de la matrice, comme les fleurs blanches, ny des vaisseaux spermatiques, comme la pluspart des Auteurs qui nous ont precedé, l'ont cru abusivement, mais d'un certain corps glanduleux situé en maniere de prostate vers le conduit de l'urine & tout le long du col de la vessie, lequel pour lors se tumefie & s'enflâme par l'acrimonie de cette matiere, de telle sorte que la femme rendant son urine, sent une cuisson avec ardeur des parties voisines, qui paroissent à l'aspect toutes enduites d'une vilaine matiere visqueuse & verdâtre, qui est quelquefois si acre, qu'elle ulcere ces parties, & qui ne cesse point de fluer dans le tems des menstruës, comme font les fleurs blanches, mais qui continuë devant, durant, & aprés ce tems : & la matiere qui sort des ulceres qui sont au corps de la matrice, ou à son orifice interne, est toujours extrémement fetide ; & quoy qu'elle soit quelquefois blanchâtre, comme sont les fleurs blanches, elle ne deméure pas long-tems de la sorte ; car assez souvent elle devient de tems en tems rougeâtre, par le mélange d'une serosité sanglante, qui sort en abondance des vaisseaux de la partie ulcerée ; & pour lors l'évacuation des menstruës n'est plus moderée ny reglée, comme elle devroit estre; au lieu de quoy il survient parfois des pertes de sang assez considerables, qui estant un peu appaisées se convertissent aussi-tost en un écoulement d'une serosité semblable à de l'eau, dans laquelle on auroit lavé de la chair cruë; & l'on voit souvent dans la suite sortir parmy ces excretions putrides de petits grumeaux de sang noîratre & corrompu. Outre ces signes la femme qui a un ulcere en la matrice, ne peut souffrir la compagnie de son mary, sans sentir une grande douleur, & assez souvent l'action du coït provoque un renouvellement de la perte de sang; ce qui n'arrive pas dans le simple écoulement des fleurs blanches: & l'ulcere se connoist facilement par l'attouchement du doigt, quand il est à l'orifice interne de la matrice, comme il arrive le plus souvent. La matiere des fleurs blanches est ordinairement differente selon le temperament & la disposition du corps de la femme: car cette matiere est quelquefois sans feteur, blanche, & sereuse comme la simple serosité du lait, & d'autres fois elle est plus épaisse, jaunâtre, fetide, & si acre, qu'elle cause une grande ardeur & cuisson aux parties genitales de la femme.

La cause principale des fleurs blanches n'est pas toujours en la matrice; car souvent les visceres maleficiez se déchargent de leurs humeurs corrompuës sur cette partie, qui n'est pas seulement destinée pour la generation, mais aussi pour servir d'égout à toute l'habitude du corps de la femme: neanmoins la mauvaise disposition de la matrice contribuë beaucoup à l'augmentation de cette maladie; soit pour avoir souffert quelque violence dans un fâcheux accouchement, ou bien parce qu'y ayant obstruction aux vaisseaux de cete partie, qui devroient laisser écouler le sang menstruel, il n'en suinte que l'humeur la plus sereuse, qui se convertit en fleurs blanches. Les femmes qui ont eu des enfans sont bien plus sujettes à cette maladie, que les filles; à cause que les vaisseaux de la matrice, qui durant la grossesse sont devenus beaucoup plus gros qu'ils n'avoient coutume d'estre, ne se referment pas ensuite si exactement aprés l'évacuation des menstruës, comme ils font aux filles. Beaucoup de femmes en sont plus incommodées quand elles sont grosses, qu'en d'autres tems; à cause des menstruës qui estant supprimées, se convertissent en ces fleurs blanches, qui ne coulent pas pour lors du fond de la matrice, mais seulement des vaisseaux qui aboutissent à son orifice interne. Cette infirmité est si commune aux femmes, qu'il y en a tres peu qui en soient tout-à-fait exemptes; mais les unes en sont beaucoup plus incommodées que les autres, comme sont celles dont la matrice a esté debilitée par un fâcheux accouchement, & la plus part de celles qui n'ont pas bien reglement leurs menstruës : celles qui ont les entrailles fort échauffées, & qui ont le ventre reserré, celles qui sont d'un temperament pituiteux, & qui ont la chair mollasse, & les pâles couleurs, & qui menent une vie triste & sedentaire; mais les jeunes filles n'y sont pas ordinairement sujettes, devant qu'elles ayant atteint l'âge de puberté, & qu'elles ayent eu leurs menstruës; avant lequel tems elles peuvent toutefois estre infectées de quelque gonorrhée virulente, que l'on pourroit abusivement qualifier de fleurs blanches, comme il estoit arrivé à ces trois petites filles dont j'ay rapporté cy-dessus l'exemple.

Les femmes se portent ordinairement d'autant mieux qu'elles sont bien reglées dans l'évacuation naturelle de leurs menstruës, & qu'elles ont moins de fleurs blanches, dont la grande abondance debilite tellement la matrice, que la femme en est souvent renduë sterile; tant parce que ces mauvaises humeurs corrompent la semence aussi-tost qu'elle y est reçuë, que parce que elles entrainent avec elles hors de la matrice, qui en est renduë si humide & si glissante, qu'elle n'y peut estre retenuë. Ces fleurs blanches estant abondantes affoiblissent aussi beaucoup tout le corps de la femme : son visage en devient tout pâle & decoloré, ses jambes se tumefient, elle perd l'appetit, elle sent souvent de grandes douleurs de reins, & quelquefois des foiblesses, des palpitations de cœur, & des suffocations hysteriques; & si ce flux d'humeurs continuë long-tems en abondance, il emacie de telle sorte tout le corps de la malade, qu'elle en devient etique. Ce mesme flux cause encore assez souvent des relaxations & des descentes de matrice, qui rendent les femmes qui en sont affligées si déplaisantes à elles mesmes, & si dégoutantes à leur mary, qu'elles en ont une tristesse continuelle, qui est d'autant plus augmentée, en quelques-unes, qu'elles n'osent pas par honte declarer leur infirmité aux personnes qui les en pourroient soulager; de sorte que la celant quelquefois trop long-tems, il leur survient des ulceres en la matrice, qui se convertissent dans la suite en un cancer incurable, comme il arrive à celles dont les fleurs blanches ont quelque malignité, soit qu'elle procede seulement du mauvais temperament de la femme, soit qu'elle vienne d'une virulence, qui lui aura esté communiquée par son mari, ou par un autre homme infecté de la maladie venerienne.

Pour la curation des fleurs blanches on ne doit pas ſuivre le mauvais conſeil de beaucoup de Sages-femmes ignorantes, qui ſe ſervent d'abord fort mal à propos d'injections & d'autres remedes aſtringens, pour arrêter le cours des humeurs qui coulent par la matrice; car ces humeurs corrompuës, que la nature vouloit expulſer par cette voye, eſtant retenuës en cette partie par le trop ſubit reſſerrement de ſes vaiſſeaux, & ſe gliſſant dans ſa propre ſubſtance, y cauſent ſouvent une intemperie tres-conſiderable, ou une tumeur ſcyrrheuſe qui eſt de tres-difficile gueriſon; ou bien ces humeurs s'amaſſant en abondance dans la propre cavité de la matrice par la conſtriction de ſon orifice interne, pourroit cauſer une eſpece d'hydropiſie uterine, comme il arriva, pour le meſme ſujet, à la femme de *Boëtius*, dont *Galien* rapporte l'exemple au 8. Chapitre de ſon Livre *de præcognitione ad Poſtumum*. C'eſt pourquoy il ne faut pas ſe ſervir pour la curation des fleurs blanches d'aucuns remedes aſtringens, avant que la plenitude de tout le corps ait eſté ſuffiſamment évacuée par ſaignée, purgations, & autres remedes convenables, & que les parties principales, qui peuvent contribuer à la generation des humeurs qui cauſent les fleurs blanches, ayent eſté bien temperées & fortifiées, tant par un bon regime de vivre, que par des remedes propres à la gueriſon de leur indiſpoſition. Pluſieurs ignorans croyent que l'uſage des bains ne convient aucunement aux femmes qui ſont incommodées de fleurs blanches; parce que les bains relâchant (diſent-ils) encore la matrice, & ouvrant ſes pores & ſes vaiſſeaux, ils ſeroient cauſe (à ce qu'ils s'imaginent) que l'indiſpoſition augmenteroit, au lieu de diminuer; mais comme il arrive ſouvent que les fleurs blanches de beaucoup de femmes ne procedent que d'une tres-grande chaleur d'entrailles, & d'un trop grand reſſerrement de leur ventre, qui fait que la matrice s'échauffant, à cauſe de la proximité des gros excremens trop long-tems retenus, attire à ſoy beaucoup d'humeurs ſuperfluës du corps, qui faute d'avoir eſté évacuées par le ventre, ou par les ſueurs, ou par les urines, coulent en abondance vers cette partie, il eſt certain que les bains ſont tres-propres à ces ſortes de femmes; tant pour temperer la trop grande chaleur de leurs entrailles, que pour faciliter la tranſpiration des humeurs ſuperfluës de toute l'habitude, & ouvrir les voyes de l'urine; obſervant neanmoins avant leur uſage, d'évacuer premierement la plus grande plenitude du corps, par quelques ſaignées & purgations convenables, aprés lesquels bains la femme ne peut uſer d'aucun meilleur remede que la boiſſon des eaux minerales froides, comme ſont celles de Forges, ou autres de ſemblable nature : mais pour les femmes qui ſont d'un temperament fort pituiteux, & d'une chair mollaſſe, je prefererois l'uſage des eaux minerales chaudes, comme ſont celles de Bourbon, & de Vichy; ou bien l'uſage d'une decoction ſudorifique faite avec la racine de ſquine & de ſalſepareille, aprés leur avoir fait prendre auparavant, tous les jours durant douze ou quinze jours, un verre de ptiſane laxative & diuretique, faite avec les herbes capillaires, & les racines de chiendent, d'aſperge, d'ache, & de fenoüil, dans laquelle on fera infuſer à froid, durant toute la nuit, une dragme de ſené, y adjoutant, de trois jours en trois jours, quatre ou cinq gouttes d'eſprit de ſel dulcifié, ou bien une demy dragme de ſel polycreſte; & obſervant durant tout ce tems un bon regime de vivre, & s'abſtenant auſſi pour lors du coït, & évitant tout chagrin & triſteſſe; car ces ſortes de paſſions alterant fort le bon temperament de tout le corps, contribuent beaucoup à la generation des mauvaiſes humeurs, dont les parties principales ſe déchargent aſſez ſouvent ſur la matrice. Le tems le plus propre pour commencer l'uſage de ces remedes eſt immediatement enſuite de l'évacuation des menſtruës.

Or aprés que l'on aura évacué de la ſorte la plenitude du corps, & que la femme aura eſté bien purgée, comme je viens de dire, elle pourra, ſi elle veut, ſe ſervir de quelque injection d'eau aſtringente, telle qu'eſt l'eau de plantin mêlée avec moitié d'eau de myrte; pourveu qu'elle obſerve de n'en pas uſer durant les cinq ou ſix jours qui precedent le tems ordinaire à l'évacuation des menſtruës, durant tout le tems qu'elles fluent; afin de ne point empêcher par ce remede que la nature ne faſſe librement cette évacuation : car ſi elle s'en ſervoit mal à propos, croyant ſe delivrer de l'incommodité que luy peuvent cauſer les fleurs blanches, elle tomberoit en quelque autre pire maladie, qui ne manqueroit pas de luy arriver pas la ſuppreſſion de ſes menſtruës; & ſi ce n'eſtoit que la pluſpart des femmes ont une forte inclination à ſe ſervir de ces injections d'eaux aſtringentes, pour retreſſir autant qu'elles peuvent l'entrée de leur matrice, afin d'en eſtre plus agreables aux hommes dans l'action du coït, je leur conſeillerois de s'abſtenir entierement de ces ſortes de remedes, dont l'uſage leur eſt ſouvent prejudiciable : car ainſi que nous verrions que le trou de l'égout d'une cuiſine qui ſeroit bouché, & ne donneroit plus paſsage aux immondices qui s'en devroient écouler, ne manqueroit pas d'estre cause de l'infection de toute la cuisine : de mesme les pores & les conduits de la matrice, qui devroient donner une libre issuë aux mauvaises humeurs qui y affluent en abondance, estant retressis & bouchez par ces injections astringentes, il arriveroit que ces mauvaises humeurs estant retenuës dans la substance de cette partie, y causeroient, comme j'ay dit, une intemperie considerable, & mesme une tumeur scyrrheuse ; & les visceres consequemment ne pouvant pas se décharger par d'autres voyes de leurs humeurs corrompuës retiendroient en eux ces mesmes humeurs, qui s'y accumulant en grande abondance, seroient cause de plusieurs accidens tres-fâcheux : mais les femmes qui sont sujettes à des fleurs blanches malignes, qui sont si acres qu'elles leur causent une ardente cuisson à toutes les parties qu'elles abbreuvent en passant, peuvent en toutes sortes de tems, hors de celuy de la purgation des menstruës, user de simples injections faites avec l'eau d'orge ou le petit lait, ou avec la simple eau tiede ; afin de temperer un peu, en lavant deux ou trois fois le jour ces parties, la cuisson qu'elles y ressentent ; quoy faisant, & toute l'habitude du corps estant cependant vuidée, purgée, & temperée de la maniere que nous avons dite, & n'envoyant plus d'humeurs superfluës à la matrice, cette partie se fortifiera beaucoup mieux ensuite de soy-même, que par l'usage des injections astringentes, que je conseille tres-rarement, pour les incommoditez qui en peuvent arriver, quand on s'en sert hors du tems convenable. La source des fleurs blanches ayant esté entierement épuisée, ou beaucoup diminuée par les remedes que j'ay prescrit, il ne faut pas croire qu'elle se puisse toujours entierement tarir par ces moyens, & principalement si la maladie est inveterée ; car si la femme ne recommence de tems en tems l'usage de ces mesmes remedes, & aussi souvent qu'il est necessaire pour se tenir toujours le corps net de toutes impuretez, la maladie ne manque pas aprés quelque tems de recommencer comme auparavant ; parce que c'est le propre de la matrice de recevoir les superfluitez des humeurs de toute l'habitude du corps, & d'autant plutost que la femme neglige d'observer un bon regime de vivre.

Ce que nous avons dit jusques à present dans ce troisiéme Livre, doit suffire pour le traitement des femmes accouchées, comme aussi pour la connoissance & la curation des maladies qui leur viennent le plus ordinairement, sur lesquelles il n'est pas besoin de nous étendre davantage ; car s'il leur en arrive d'autres que celles dont nous avons fait mention, & qui ne soient pas du fait du Chirurgien, le Medecin sera mandé pour y remedier en la maniere accoutumée, selon que l'Art le requiert. Passons maintenant au traitement de l'enfant nouveau-né, & parcourons aussi ses maladies les plus ordinaires.

CHAPITRE XXIII.

Du traitement de l'enfant nouveau-né ; & premierement de la maniere de luy lier, couper, & bander l'umbilic.

SI l'enfant, comme nous avons dit en parlant de l'accouchement, a souvent besoin lorsqu'il est au ventre de sa mere, de la bonne conduite & de la dexterité du Chirurgien, ou de la Sage-femme, pour le delivrer & le faire sortir heureusement de ce cachot, où il a esté si long-tems enfermé, leur assistance ne lui est encore pas moins necessaire, aussi-tost qu'il en est dehors, tant pour remedier à quelques indispositions qu'il apporte quelquefois en naissant, que pour le garantir de plusieurs infirmitez, à quoy la foiblesse de son âge & la tendresse de son corps le rendent sujet. Nous avons fait voir assez particulierement dans tout le precedent Livre, de quelle maniere il doit estre aidé dans l'accouchement, il nous reste maintenant d'enseigner ce qu'il luy faut faire aprés sa naissance : pour ce sujet nous montrerons premierement comment il lui faut lier, retrancher, & bander le cordon de l'umbilic.

Aussi-tost que l'enfant est hors de la matrice, quelques Sages-femmes luy lient & retranchent l'umbilic, avant que de delivrer la femme de son arriere-faix ; mais il faut toujours (si faire se peut, sans attendre trop long-tems) differer jusqu'à ce qu'on ait pareillement tiré l'arriere-faix ; car la matrice qui est extrémement ouverte aprés la sortie de l'enfant, seroit en danger d'estre bien refroidie par l'air exterieur, durant qu'on s'arrêteroit à faire la ligature de l'umbilic; outre que son orifice se refermant un peu, la femme seroit ensuite bien plus difficilement délivrée.

Pour faire cette ligature comme il est requis, la Sage-femme s'y comportera de cette façon. Aprés donc qu'elle aura delivré l'accouchée, elle luy mettra tout aussi-tost au devant de sa matrice un linge plié en plusieurs doubles pour la boucher, comme nous avons dit en son lieu ; ensuite de quoy ayant posé l'enfant dans une couche chaude, elle prendra un fil de chanvre, mis en quatre ou cinq doubles, de la longueur d'un quartier d'aune, ou environ, noüé d'un simple nœud à chacune de ses deux extrémitez, de peur que les differens bouts s'écartans les uns des autres, ne s'entremêlent en faisant la ligature; & de ce fil ainsi accommodé (que la Sage-femme doit avoir apprêté avant l'accouchement, comme aussi estre munie de bons ciseaux, pour ne pas perdre aucun tems) elle liera le cordon de l'umbilic, à un poulce prés du ventre, en faisant un double nœud d'abord, puis retournant les deux bouts du fil au costé opposite de ces premiers nœuds, elle en fera encore autant, reïterant derechef la chose, s'il est besoin, pour une plus grande sureté; aprés quoy elle retranchera l'umbilic à un autre poulce plus bas que la ligature, du costé de l'arriere-faix; de sorte qu'il restera seulement du cordon la longueur de deux poulces, au milieu de quoy la ligature aura esté faite, comme nous disons; laquelle doit estre si serrée, qu'il ne s'écoule aucune goutte de sang hors des vaisseaux; mais elle ne doit pas aussi l'estre trop, de peur qu'ils n'en soient presque coupez. C'est pourquoy il faut que le fil soit un peu gros pour ce sujet, & qu'il soit serré avec quelque sorte de mediocrité; toutefois il vaut bien mieux qu'il le soit plus que moins; car il s'est vû quelquefois des enfans perdre miserablement la vie avec tout leur sang, avant qu'on s'en apperçût, pour ne leur avoir pas bien noüé l'umbilic. Or afin de ne pas estre cause d'un si grand malheur, on prendra bien garde aprés qu'il est coupé, s'il n'en suinte point de sang; & si cela estoit, on feroit encore quelques nouveaux nœuds pour le serrer exactement avec le reste du fil, qu'on doit pour ce sujet avoir laissé un peu long; ce qu'estant fait, on envelopera le bout de cét umbilic ainsi lié & coupé, avec 2. ou 3. circonvolutions d'un petit linge sec, ou trempé en huile rosat, si on veut; puis ayant mis un autre petit linge en double sur le ventre de l'enfant, vers sa partie superieure, on y couchera & posera l'umbilic, envelopé comme il est dit, afin qu'il ne le touche pas à nud, sur lequel on mettra encore une petite compresse: aprés quoy il sera bandé avec un autre linge, large de quatre doigts pour le tenir sujet, de peur que vacillant trop, & qu'étant continuellement agité de costé & d'autre, par les mouvemens du ventre, il ne vînt à tomber avant que les vaisseaux fussent tout-à-fait reünis.

Il faut bien observer de coucher comme nous disons, le bout restant du cordon de l'umbilic vers la partie superieure du ventre; afin que si par cas fortuit les vaisseaux n'étoient pas assez serrez, le sang ne s'en écoulât pas si-tost qu'il feroit si on le couchoit en bas; car il se rencontre quelquefois que ce cordon est si gros à certains enfans, que bien qu'il ait esté lié fort serré dans le premier abord, neantmoins venant aprés à se flêtrir & à se dessécher, la ligature en est renduë plus lâche; au moyen de quoy le sang ne laisse pas de s'écouler ensuite, si on n'y prend garde. Cét accident arriva dernierement à un pauvre enfant, qui mourut le deuxiéme jour par un tel flux de sang, quoyque la Sage femme m'eut protesté qu'elle luy avoit bien exactement lié les vaisseaux; & s'étonnant comme cela s'étoit pû faire, elle me dit qu'il falloit bien assurément (ce qui en effet estoit vray) que la ligature s'en fût relâchée de la sorte, à mesure que l'umbilic s'estoit flétry: c'est pourquoy afin de n'estre pas cause d'un tel malheur, il faudra le serrer encore d'un nouveau nœud la premiere fois qu'on remuëra l'enfant, si on juge qu'il en soit besoin.

L'umbilic ainsi lié, se dessêche de jour en jour, & se separe prés du ventre au bout de six ou sept jours ordinairement, quelquefois mesme plutost, & rarement plus tard qu'au huitiéme ou au neuviéme jour. On le doit toujours laisser tomber de soy-mesme, sans l'exciter à cela, de crainte que venant à se separer trop tost, & avant que les vaisseaux soient entierement fermez & reünis, il n'arrive un flux de sang qui seroit bien dangereux comme il est dit, ou bien qu'il n'y reste un ulcere de tres-difficile guerison.

Il y a quelques bonnes femmes, qui ont assez de superstition touchant la ligature de l'umbilic, pour croire qu'il la faut faire plus proche, ou plus éloignée du ventre de l'enfant, selon la difference du sexe; & qu'aux garçons il est mieux qu'elle soit de deux bons doigts distante du ventre; afin qu'ils puissent avoir la verge plus longue; & qu'aux filles il la faut faire plus proche; parce que retirant par ce moyen la matrice, elle en reste plus profonde, & son col plus estroit; mais c'est un pur abus: car en quelque endroit qu'on puisse lier ce cordon, soit proche, soit loin, quand mesme ce seroit à un demy pied de longueur, il se separe toujours au mesme endroit, qui est tout joignant le ventre; parce que c'est une partie qui reste entierement inanimée aprés que l'enfant est hors de la matrice; outre que cette ligature ne peut pas relâcher, ou retirer ny la verge du mâle, ny la matrice de la femelle, dautant que ces parties n'ont aucune communication particuliere avec le cordon de l'enfant; car il est certain qu'aucun ligament ne va de la matrice dans cét umbilic; il est bien vray seulement que l'*ouraque* qui est attaché au fond de la vessie, laquelle a continuité avec la verge du mâle, se porte comme il fait aussi en la femelle, au nombril, pour servir de suspensoire à la vessie ; mais au *fœtus* humain, il ne le traverse en aucune façon, & ne se rencontre pas dans le cordon : c'est pourquoy cette croyance estant tres-mal fondée, on le liera tant aux garçons qu'aux filles, à un poulce de distance du ventre, comme il est dit, & non plus proche, de peur d'exciter quelque douleur & inflammation au nombril de l'enfant.

Il est assez à propos de parler en ce lieu d'une chose de tres-grande consequence, qui est quelquefois capable de faire mourir les enfans nouveau-nés, sans qu'on en sçache presque la cause ; c'est d'une fort mauvaise coutume qu'ont quelques Sages-femmes, qui avant que de faire la ligature de l'umbilic, repoussent dans le ventre de l'enfant tout le sang qui est dans les vaisseaux de ce cordon, croyant par ce moyen le faire revenir, & le fortifier quand il est foible ; mais le contraire arrive ; car aussi-tost que ces vaisseaux sont tant soit peu refroidis, le sang qu'ils contiennent perd ses esprits, & se coagule à demy dans le mesme moment ; ce qui fait qu'estant ainsi repoussé dans le foye de l'enfant, il est capable de luy causer beaucoup de grands accidens, non point tant par son abondance, que par ce qu'ayant tout-à-fait perdu sa chaleur naturelle, il est ensuite tres-promptement corrompu, & mesme il altere & gâte celuy de l'enfant, avec lequel il vient à estre mêlé. Elles usent ordinairement, comme il est dit, de cette mauvaise pratique quand les enfans sont debiles ; mais ils en sont d'autant plutost suffoquez ; car s'ils avoient besoin de sang pour leur donner de la vigueur, ce seroit d'un sang bon, loüable, & non de celuy-là qui est pour lors à demy-caillé, & destitué de toute sa chaleur naturelle. C'est pourquoy, que l'enfant soit fort, ou qu'il soit foible, on se donnera bien garde (si on ne veut le mettre en danger de sa vie, ou du moins luy causer de grandes oppressions, & de grandes douleurs & tranchées) de ne pas repousser ainsi au dedans de son corps, ce sang qui se rencontre dans le cordon de l'umbilic. Or aprés l'avoir lié & retranché de la façon que nous venons de dire, on nettoyera aussi-tost tout le corps de l'enfant, pour l'emmaillotter ensuite comme nous allons faire connoître.

CHAPITRE XXIV.

De quelle façon l'enfant nouveau-né doit estre nettoyé de ses excremens, comme aussi la maniere de le bien emmaillotter.

QUand la Sage-femme aura accommodé l'umbilic de l'enfant en la maniere enseignée au precedent Chap. l'ayant porté ensuite auprés du feu, il faudra qu'elle le nettoye aussi-tost des excrémens qu'il apporte en naissant, dont les uns sont au dedans de son corps, comme l'urine qui est dans la vessie, & le *meconium* qui se rencontre dans les intestins; & les autres sont au dehors, qui sont certaines crasses blanchâtres & onctueuses, qui procedent du limon de ses eaux. Il y a quelquefois des enfans qui en ont le corps si couvert, qu'on diroit qu'ils auroient esté frotez de fromage mol; & certaines femmes de legere croyance, s'imaginent bonnement que c'est pour en avoir souvent mangé durant leur grossesse, que leurs enfans sont ainsi pleins de cette crasse blanche, qui ne ressemble pas mal en couleur & en consistance à du fromage blanc. Quoique cette croyance soit ridicule, elle est neanmoins fondée sur l'autorité d'*Aristote*, qui dit à la fin du 4. Ch. du 7. Liv. de l'hist. des anim. que l'enfant vient souvent chargé des alimens que la mere a mangé; & qu'il sort tout couvert de moisissure morveuse (qui peut estre cette crasse blanche) si la femme use du coït au huitiéme mois de la grossesse: mais les moindres apprentifs en l'Art sçavent bien que les alimens ne vont pas à la matrice; & que les membranes qui envelopent l'enfant, empêchent (quand mesme la matrice seroit ouverte, comme elle commence quelquefois à l'être un peu au huitiéme mois) que la semence de l'homme & celle de la femme, ne puissent estre portées jusques sur le corps de l'enfant, pour en former cette crasse, qui procede seulement, comme je viens de dire, du limon des eaux dans lesquelles il est contenu.

L'enfant sera donc nettoyé de ces excrémens avec de l'eau & du vin, qu'on fera un peu chauffer pour luy en laver tous les endroits du corps où il y en a; ce qui se rencontre principalement à la teste, à cause des cheveux, & aux plis des eines & des aisselles; lesquelles parties on décrassera doucement avec un petit linge, ou avec une éponge molle trempée en ce vin tiede. Si cét excrément estoit si adherent qu'on eût trop de peine à le détacher de ces lieux, on l'ôtera facilement, les frottant d'un peu d'huile d'amandes douces, ou d'un peu de beurre frais fondu avec le vin, & les essuyant ensuite: On décrassera aussi, & on débouchera avec de petites tentes de linge roulé le dedans des oreilles & des narines; pour les yeux, on luy doit nettoyer avec un linge doux, qui soit sec, & non trempé dans ce vin, afin de ne leur pas causer cuisson & douleur. *Galien* au 10. Ch. du 1. Liv. de la conservation de la santé, refute tres-bien la coutume de certaines Nations d'Allemagne, qui lavoient & plongeoient tout-à-fait l'enfant en l'eau froide, aussi-tost qu'il estoit né, croyant par là luy donner de la force, comme on fait au fer chaud en le trempant dans l'eau; & il declare assez en ce lieu de quelle consequence estoit cette mauvaise coutume; car, comme il dit, on ne doit pas faire une telle constriction des pores du cuir, que la transpiration du corps en soit empêchée. C'est pourquoy il est plus à propos de laver l'enfant de la maniere que nous avons dite.

Or aprés qu'il aura esté lavé & nettoyé de ces immondices, & du sang qui sort en l'accouchement, dont il a quelquefois le corps tout barbouïllé, on prendra garde à toutes ses parties, pour voir si elles n'ont aucun vice, s'il n'en a aucunes disloquées ou rompuës, s'il a le nez bien droit, si le filet de sa langue ne la bride pas trop, s'il n'a pas quelque tumeur contuse sur sa teste, & si les os n'en sont point de costé, si le *scrotum* (en cas que ce soit un mâle) n'est pas bouffi & tumefié, bref s'il n'a souffert aucune violence en toutes les parties de son corps, & si elles sont bien & deuëment conformées; afin d'y remedier selon la nature des indispositions qui s'y rencontreroient. Mais comme ce n'est pas assez d'avoir nettoyé l'enfant au dehors du corps, il faut encore observer sur tout qu'il puisse se décharger des excrémens retenus au dedans; c'est pourquoy on examinera s'il a les conduits de l'urine & du siege bien ouverts; car il s'est vû des enfans naître sans estre percez, lesquels sont morts, faute de vuider leurs excrémens, pour n'y avoir pas donné ordre, en y prenant garde de bonne heure. Quant à ce qui est de l'urine, tous les enfans, tant les mâles que les femelles, la réndent aussi-tost qu'ils sont nez, & principalement lorsqu'ils sentent la chaleur du feu, & quelquefois aussi le *meconium* des intestins, mais un peu plus tard pour l'ordinaire. Si l'enfant ne le rendoit pas le premier jour, de peur qu'il ne croupît plus long-tems en son ventre, &

qu'il ne luy causât de tres-douloureuses trenchées, on luy mettra dans le siege quelque petit suppositoire, pour l'exciter à s'en décharger; on se servira pour ce sujet d'une amande couverte de sucre, & dorée d'un peu de miel cuit, ou bien d'un petit morceau de savon blanc froté de beurre frais; on luy fera aussi prendre par la bouche à ce dessein une dragme de casse mondée, ou bien un peu de syrop de capillaires, ou de roses, mêlé avec un peu d'huile d'amandes douces tirée sans feu, luy frottant encore le ventre de cette mesme huile, ou avec le beurre frais. On connoistra que l'enfant aura tout vuidé son *meconium*, quand les matieres qu'il rend par le siege auront changé leur couleur noire en blanchâtre; ce qui arrive le deuxiéme ou le troisiéme jour, en perdant peu à peu cette teinture, à mesure qu'il s'engendre de nouveaux excrémens du lait, lesquels se mêlent en ce tems avec ce premier.

Il est assez à propos d'examiner ce que c'est, & d'où peut provenir le *meconium*, qui est un excrément semblable en consistance & en couleur à la moüelle de casse, lequel se rencontre dans les intestins de l'enfant, lorsqu'il vient au monde: c'est pourquoy sans m'arréter à l'explication differente des Auteurs, touchant sa generation, j'en diray ingenuëment ma pensée; qui est qu'il provient du sang superflu, qui se décharge journellement, comme il se fait en toutes personnes, & en tous âges, par le moyen du canal hepatique, qui sortant de la partie cave du foye, va décharger dans l'intestin *duodenum* ce sang superflu dont est formé ce *meconium*, qui sert aprés cela pour tenir les intestins du *fœtus* ouverts & dilatez, afin qu'ils puissent bien faire leur action aprés sa naissance; & pour faire connoistre qu'il est vray que cela se fait ainsi, & que le superflu du sang est continuellement déchargé par ce canal hepatique dans le *duodenum*, comme je dis, c'est qu'il se voit des gens qui à l'âge de quatre-vingts ans n'ont jamais esté saignez, ny n'ont point perdu de sang exterieurement, qui neanmoins en font, & en ont fait tous les jours, comme il faut de necessité l'avoüer. Or s'il ne s'en vuidoit de la maniere, ils suffoqueroient bientost par sa trop grande abondance. Ie sçay bien que plusieurs me pourroient dire, qu'il est bien plus croyable que cette décharge se fait par les rameaux de la veine porte, qui se distribuent par tout le mesentere; mais ceux qui connoissent le mouvement circulaire du sang, sçavent bien que cela ne se peut pas naturellement; & je crois qu'ils seront plutost de mon sentiment s'ils y font

bien

bien reflexion. Il ne suffiroit pas pour refuter ma pensée, de m'objecter que si la superfluité du sang se vuidoit ainsi journellement, on feroit toujours les selles sanglantes ; car on sçait bien que cette portion de sang superflu, (qui est tres-petite en comparaison des autres excrémens des intestins avec lesquels elle est mêlée) y reçoit facilement changement de couleur par l'alteration, & l'espece de coction qui s'y fait ; d'où procede qu'on ne s'en apperçoit pas si visiblement en l'homme que dans l'enfant, auquel ce *meconium* estant sans aucun mélange, en retient plus la couleur, comme estant engendré du seul sang, qui a esté separé comme inutile à sa nourriture, & expulsé de cette façon. Or dautant qu'il y a peu de sang superflu au corps de l'enfant, quand il est dans la matrice, parce qu'il en consume beaucoup pour sa nourriture & pour son accroissement, outre qu'il a déja esté purifié par la mere, avant que de luy estre envoyé, aussi s'engendre-t-il peu de *meconium*, durant tout le tems de la grossesse, duquel pour ce sujet l'enfant ne se vuide pas, quand il est dans la matrice, mais bien quand il est né : car pour lors il prend des alimens par la bouche, desquels il se fait d'autres excrémens en quantité, qui l'obligent à jetter ce premier dehors ; & quoy que le *meconium* ait resté dans les intestins de l'enfant, pendant tout le tems qu'il a esté au ventre de sa mere ; neanmoins (ce qui est admirable) il s'en faut beaucoup qu'il n'ait une si mauvaise odeur que les nouveaux excrémens qui s'engendrent de la nourriture qu'il prend par la bouche, aprés qu'il est né, bien qu'ils n'y sejournent que tres-peu de tems, & qu'il s'en décharge journellement.

Aussi-tost donc que la Sage-femme aura lavé & nettoyé l'enfant, comme nous avons dit, & qu'elle aura pris garde à toutes les parties de son corps, elle l'emmaillotera dans des langes & couvertures, commençant premierement à luy couvrir la teste d'un petit beguin de toile, & d'un bonnet de laine pardessus, ayant auparavant mis sur sa fontaine une compresse de linge bien doux, pliée en trois ou quatre doubles, & large de quatre doigts ; laquelle pour ne vaciller pas, doit estre attachée au beguin, avec une petite épingle mise par dehors, afin qu'elle ne puisse pas piquer l'enfant ; cette compresse sert à défendre, tant du froid, que des autres injures, le cerveau de l'enfant, qui n'est pas pour lors recouvert d'os en cét endroit. Elle luy entourera les oreilles avec de petits linges, afin d'absorber la crasse qui s'y engendre ordinairement : cela fait, elle luy mettra encore d'autres linges sur la poitrine, & aux plis des

MMm

aisselles & des eines; aprés quoi elle le bandera, l'ayant envelopé dans des couches & des langes bien chauds. Il n'est pas besoin de décrire précisement comme elle s'y doit cõporter; car il n'y a pas de femme qui ne sçache une chose qui est si commune; mais nous dirons seulement en general que l'enfant ne doit pas estre trop serré dans ses langes, & principalement au droit de la poitrine & de l'estomac; afin qu'il puisse respirer plus librement, & pour éviter qu'il ne soit obligé par cette compression, de vomir souvent le lait qu'il aura tetté, à cause que l'estomac ne pourroit pas s'étendre assez pour le contenir; ce qui quelquefois par succession de tems, convertissant ce vomissement en habitude, est d'un grand préjudice à l'enfant; c'est pourquoy on y prendra bien garde. Ses bras & ses jambes seront envelopez de sa couche, & étendus en droite ligne, puis bandez pour les tenir en cét estat; sçavoir les bras le long de son corps, & les jambes l'une proche de l'autre également situées, avec un peu de la couche entre deux, de peur qu'elles ne s'échauffent en se touchant & frottant à nud; ensuite de cela, on luy tiendra la teste stable & droite, avec un linge appellé vulgairement têtiere, qu'on attachera d'un costé & d'autre à son lange, envelopant aprés l'enfant de couvertures pour le tenir chaudement. Il doit estre ainsi emmailloté, afin de donner à son petit corps la figure droite, qui est la plus decente & la plus convenable à l'homme, & pour l'accoutumer à se tenir sur ses deux pieds; car sans cela, il marcheroit peut-estre à quatre pattes, comme la pluspart des autres animaux.

Outre tous ces excrémens dont nous avons parlé, l'enfant a encore une certaine pituite, ou phlegme gluant, resté dans l'estomac, des superfluitez de ses membranes, lequel il jette par la bouche dans les premiers jours. Pour y aider, on luy fera prendre avec une petite cuilliere un peu de vin sucré, qu'on luy fera avaler, en luy tenant la teste un peu élevée, reïterant la chose deux ou trois fois le premier jour, auquel on ne luy doit donner à tetter devant que tout ou la plus grande partie de ce phlegme n'ait esté évacuée, ou digerée & consumée par l'estomac; de peur que le lait estant mêlé avec cette humeur visqueuse n'en soit corrompu, comme il arriveroit, si on luy donnoit à tetter d'abord. Quelques-uns luy donnent pour le mesme sujet, de l'huile d'amandes douces, tirée sans feu, avec un peu de syrop de capillaires. Les Iuifs ont coutume de faire prendre à leurs enfans du beurre & du miel, ce qui produit à peu prés le mesme effet, & font cela pour suivre ce qui est dit au septiéme Chapitre d'Isaïe: *Vne Vierge concevra & enfantera un fils, & sera appellé Emmanuël : il mangera beurre & miel, afin qu'il sçache reprouver le mal, & élire le bien.* Mais le vin est encore meilleur, dautant qu'il incise & détache mieux cette pituite, & qu'il aide aussi à cuire & digerer celle qui reste, & le sucre sert à la purger, & adoucit l'acrimonie du vin. Or luy ayant fait prendre un tel remede, on le mettra doucement reposer, couché sur le costé, afin que ces excrémens soient plus facilement évacuez & rejettez par la bouche ; car, si l'enfant estoit sur le dos, il y auroit danger que restans dans sa bouche, il n'en tombât une partie sur sa poitrine, dont il pourroit estre suffoqué, ou à tout le moins beaucoup incommodé. Voyons maintenant de quelle maniere on le doit nourrir & gouverner aprés cela.

CHAPITRE XXV.

Du regime de vivre, & du gouvernement de l'enfant nouveau-né.

L'Enfant, qui lorsqu'il estoit au ventre de sa mere, n'avoit aucune autre nourriture que le sang qu'il en recevoit par les vaisseaux umbilicaux, a besoin à son defaut, quand il en est sorty, de la prendre par la bouche, en succant le lait de ses mammelles: Neanmoins il n'est pas bon de lui donner à tetter aussi-tost qu'il est né, pour éviter un changement si subit, tant à l'égard de la difference de cette nourriture, que pour la maniere de la recevoir, ne soit cause de quelque alteration de sa santé. Il faut premierement luy faire vuider les phlegmes qu'il a dans l'estomac, en luy donnant, comme nous avons dit au Chapitre precedent, durant le premier jour un peu de vin & de sucre, pour les inciser & détacher; afin d'éviter que le lait qu'il vient à prendre ensuite, ne soit corrompu, estant mêlé avec cette pituite visqueuse; c'est pourquoi il vaut mieux attendre dix ou douze heures, pour le faire tetter, afin qu'elle soit tout-à-fait évacuée, ou digerée & consumée, auquel tems on luy peut presenter la mammelle.

Il seroit à souhaitter qu'on ne luy donnât celle de sa propre mere, qu'aprés le huitiéme jour de son accouchement, pour le plutost, & mesme de laisser passer quinze ou vingt jours, afin que toutes les humeurs de son corps estant bien temperées & remises de l'agitation qu'elles ont reçuë dans le travail, comme aussi leur superfluitez ayant esté entierement repurgées par le moyen des vuidanges, son lait en fût d'autant plus purifié; outre cela, c'est que les petits trous du mammelon n'estant pas encore bien débouchez, les mammelles sont ordinairement de difficile trait, dans les premiers jours, à l'enfant nouveau-né, pendant lequel tems on luy feroit tetter une autre femme. Mais souvent les pauvres gens n'ont pas moyen d'user de tant de précautions, & telles meres sont obligées de nourrir elles-mesmes leurs enfans dés le premier jour; il s'en rencontre quelquefois qui ne veulent pas souffrir que d'autres qu'elles le fassent; en ce cas, elles se feront un peu dégorger les mammelles par le succement d'une grande personne, ou par un autre enfant qui sera déja fort, ou elles se les tireront elles-mesmes avec une tetine de verre, semblable à celle qui est figurée au commencement du Chapitre dix-neuviéme de ce troisiéme Livre, aprés quoy elles donneront à tetter au leur, quand le lait sera un peu en train de couler, & continuëront à ce faire jusqu'à ce qu'elles soient de facile trait pour l'enfant nouveau-né.

Il y en a qui croyent que le lait de la nouvelle accouchée luy est plus propre dans le commencement, que s'il estoit purifié; & qu'il sert à luy lâcher le ventre, & à le purger du *meconium* des intestins; mais aussi les trenchées que luy cause ce lait bourbeux & échauffé, luy portent bien plus de préjudice qu'il ne luy est utile en autre chose: c'est pourquoy il vaut beaucoup mieux ne luy en donner un tant nouveau, si faire se peut.

Quant à ce qui est du tems auquel on doit presenter la mammelle à l'enfant nouveau-né, ce ne doit estre qu'aprés dix ou douze heures, pour les raisons que nous en avons dites; & pour l'exciter à la prendre (car il y en a quelquefois qui ne le veulent pas faire pendant deux ou trois jours) il faut que sa nourrice luy raye auparavant quelque peu de son lait dans la bouche & sur les lévres, pour luy faire savourer petit à petit, aprés quoy elle luy donnera sa mammelle encore toute dégoutante, qu'elle pressera un peu de sa main, lorsqu'il en aura pris le bout, afin que le lait en sorte plus facilement, & que l'enfant qui n'a pas pour lors grande force, n'ait pas tant de peine à tirer & succer, faisant ainsi peu à peu, jusques à ce qu'il soit accoutumé à bien tetter.

Si la nourrice a beaucoup de lait, elle ne doit donner aucune autre nourriture à son enfant durant les deux premiers mois tout au moins. Les animaux nous font bien voir, que le lait seul est suffisant pour nourrir l'enfant, puisqu'ils en nourrissent cinq & six de leurs petits, & quelquefois mesme davantage, sans qu'ils prennent que long-tems aprés d'autre nourriture. A l'égard de la quantité de lait que doit tetter l'enfant, elle doit estre proportionnée à son âge, & à ses forces: dans les premiers jours on ne luy en dōnera pas tant, ny si souvent, afin que son estomac qui n'est pas encore accoutumé d'en faire la coction, le puisse mieux digerer; ensuite de quoy on ira toujours peu à peu en augmentant, jusqu'à ce qu'on luy en donne pleinement; pour ce qui est du tems & de l'heure, il n'en doit point avoir de limitez pour ce sujet; car ce sera à toute heure du jour ou de la nuit qu'il en aura envie, & que ce sera plutost peu & plus souvent, que de luy en faire prendre grande quantité tout d'un coup, afin que son petit estomac le puisse mieux cuire & digerer, sans le rejetter & vomir, comme il fait souvent quand il ne le peut facilement contenir. Neanmoins il est bon de regler l'enfant, si on peut, à ne tetter durant le jour que de deux heures en deux heures au plus, & de ne luy donner la mammelle pendant la nuit, que quand il s'éveille de luy-mesme.

Aprés que l'enfant aura esté nourry du seul lait pendant deux ou trois mois, & plus ou moins, selon qu'on verra qu'il aura besoin de plus grande nourriture, on luy donnera de la boüillie, faite avec la farine du pur froment & le lait de vache; observant de lui en donner fort peu dans les premieres fois, & qu'elle ne soit trop épaisse; de peur que son estomac n'en soit surchargé tout-à-coup, pour n'estre pas accoutumé à telle chose. Or afin qu'elle soit de plus facile digestion, on doit faire un peu cuire au four la farine, l'y mettant dans une terrine aprés qu'on en aura tiré le pain, & la remuant de fois à autre pour la déssecher également. La boüillie faite de telle farine, outre qu'elle est bien plutost cuite, est bien meilleure que celle qu'on fait ordinairement, laquelle est beaucoup plus pesante, plus visqueuse, & plus indigeste à l'estomac; car estant faite avec la farine cruë, il est bien difficile qu'on lui puisse donner une bonne cuisson, sans consumer la meilleure partie du lait, aprés quoy il en reste seulement la plus grossiere; & qu'à force de bouïllir long-tems, on ne luy fasse perdre son goût & sa bonté. Il faut aussi observer que le lait avec lequel on fera cette boüillie, soit le plus recemment trait de la vache qu'on pourra; car il y a au lait certains esprits subtils, qui s'évaporent quand il est vieux trait, comme font aussi les esprits des eaux minerales, lorsqu'il y a long-tems qu'elles sont sorties de leur source. Quand on aura fait prendre à l'enfant de la bouïllie ainsi faite, dont on ne lui donnera qu'une fois par jour, & principalement au matin, ou deux fois tout au plus, sa nourrice le fera un peu tetter, afin qu'estant delayée par le lait dans son estomac, la digestion en soit plus facilement faite.

Il y a beaucoup de femmes qui donnent de la boüillie aux enfans nouveau-nés dés les premiers jours; les nourrices qui ont peu de lait en usent ordinairement de la maniere, pour les empêcher de crier comme ils font quand ils ont faim: mais quelquefois cela seul est capable de les faire mourir, comme je l'ay vû arriver plusieurs fois, pour l'indigestion, & pour l'obstruction que cause cette nourriture; laquelle à raison de sa consistance grossiere & visqueuse, ne peut que difficilement trouver passage dans l'estomac & dans les intestins, qui au commencement sont foibles, & non encore bien ouverts ny dilatez; pour lequel sujet il arrive aux enfans de grandes oppressions & difficultez de respirer, des trenchées, douleurs & enflures de ventre, des convulsions, & souvent la mort: c'est pourquoy on ne luy en doit donner qu'aprés un ou deux mois pour le plutost, & mesme quand on seroit trois ou quatre mois entiers sans luy en faire prendre, il ne s'en porteroit que mieux, pourveu que sa nourrice ne manquât pas de lait.

Lorsque l'enfant aura tetté sa suffisance, la nourrice le mettra reposer & dormir dans un berceau, & non pas avec elle dans le même lit où elle couche; de peur que sans y songer, elle ne vint à l'étouffer en s'endormant dessus, comme je l'ay vû arriver à une pauvre femme qui fit mourir ainsi son enfant; soit qu'elle l'eût fait par malice, pour en estre délivrée, soit que ce fût innocemment, elle seule en pouvoit sçavoir la verité: quand elle s'éveilla, elle trouva sous elle la teste de ce pauvre enfant, qui avoit esté suffoqué de la façon, sans qu'elle s'en fût apperçuë, suivant ce qu'elle protestoit. Il n'y a gueres que deux ans que je vis encore arriver un pareil malheur à un tres-bel enfant unique d'une Dame de qualité que j'avois accouchée, lequel fut ainsi étouffé par sa nourrice quatre jours aprés estre né; ce qui faillit à faire mourir sa mere de déplaisir: & depuis ce tems-là j'ay aussi esté témoin du regret mortel, qu'eut la femme d'un Procureur au Châtelet, d'avoir vû son enfant unique, dont je l'avois accouchée le jour precedent, étouffé de la sorte par sa nourrice; ce qui luy causa une douleur d'autant plus sensible, que sa joye avoit esté grande, d'estre accouchée fort heureusement de cét enfant vivant, qui estoit un garçon, qui se portoit tres-bien, aprés avoir déja eu deux autres enfans morts en son venre, dans ses deux premieres grossesses precedentes ; ce qui avoit obligé son mary de me prier d'accoucher sa femme cette troisiéme fois dans la croyance qu'il avoit, à ce qu'il me dit, que je la secourerois bien mieux que n'avoit pas fait un autre Chirurgien, qui l'avoit accouchée ces deux premieres fois. Ces exemples font assez connoistre la necessité qu'il y a de prendre garde à une chose de si grande importance. Mais pour éviter un tel accident, la nourrice couchera l'enfant dans un berçeau proche de son lit, au dessus duquel on doit mettre un petit archet, pour y pouvoir poser quelque converture, afin d'empêcher qu'il ne tombe aucune ordure sur son visage, & qu'il ne voye le trop grand jour, procedant de la lueur du Soleil, ou de la chandelle, & du feu qui seroient dans la chambre. Il sera couché sur le dos, en telle sorte, qu'il ait la teste un peu élevée par un oreiller, sur lequel elle sera posée ; & pour luy exciter d'autant plutost le sommeil, sa nourrice le bercera doucement, par un petit mouvement égal, sans trop grande agitation ; dautant qu'empêchant la digestion du lait qui est en son estomac, elle le provoqueroit à le rejetter en vomissant ; ce qui se fait de même qu'aux personnes qui estant sur la Mer vomissent, non tant à cause de l'odeur de son eau salée, que pour l'ébranlement & l'agitation du navire où ils sont ; ce qui arrive mesme à beaucoup de femmes pour aller seulement en carosse, quand elles n'y sont pas accoutumées : mais pour éviter qu'on soit obligé à la sujettion de bercer ainsi l'enfant chaque fois qu'on le voudra endormir, il est bon de ne pas luy en faire prendre l'habitude, si l'on peut, dans le commencement, & de luy laisser venir le sommeil naturellement. On ne doit pas avoir de tems certain ny limité pour son repos ; car il est bon qu'il dorme à toute heure du jour, ou de la nuit qu'il en aura envie, & pour l'ordinaire il dort d'autant plus qu'il se porte mieux : toutefois si on void que son dormir excede une mediocrité raisonnable, on l'en distraira tant soit peu ; pour quoy faire sa nourrice le prendra entre ses bras pour le porter au jour, en chantant d'un ton de voix doux & agreable, & luy montrant quelque chose reluisante, qui luy réjoüisse la veuë, & l'agitant un peu pour le réveiller de son assoupissement ; car, par le trop long dormir, la chaleur naturelle est tellement retirée au dedans, qu'elle y est comme ensevelie, au moyen de quoy tout le corps, & principalement le cerveau est tellement refroidi, que les sens de l'enfant en sont tout hébetez, & leurs fonctions languissantes & assoupies.

Lorsqu'il sera couché, il faut que ce soit en telle sorte, qu'il soit vis-à-vis du feu, ou de la chandelle, ou du jour qui donnera dans la chambre, afin que l'ayant en face directement, il ne soit obligé de regarder continuellement de côté; car le faisant souvent, sa veuë se pervertiroit tant, qu'il en deviendroit louche. C'est pourquoy pour le plus seur, on mettra sur l'archet de son berceau quelque couverture, comme nous avons dit, pour l'empêcher de voir la lumiere, dautant que par ce moyen, sa veuë estant arrêtée sans vaciller de costé & d'autre, sera mieux fortifiée. Voyons maintenant comment la nourrice doit tous les jours nettoyer l'enfant de ses excrémens.

Comme les petits de tous les autres animaux ont leur corps libre, sans estre embarrassé d'aucunes envelopes, ils se déchargent facilement de leurs excrémens, sans en estre salis ny gâtez; & ils ne les ont pas plutost vuidez de leur ventre, que leur mere (s'ils ne le peuvent faire eux mesmes) s'en appercevant, les rejette d'abord hors du lieu où ils sont couchez, ou moins les range en un endroit où ils ne leur peuvent nuire: mais il n'en est pas de mesme des enfans, qui pour estre liez & garrottez de bandes & de langes, comme on est obligé de faire pour leur donner la figure droite, qui est seule convenable à l'homme, ne peuvent rendre leurs excrémens, qu'ils n'en ayent au même-tems le corps tout barboüillé, dans lesquels (pour ne les pouvoir pas appercevoir, à cause de ces envelopes) ils demeurent souvent, jusques à ce que leur mauvaise odeur vienne au nez de leur nourrice, ou qu'elle s'en doute & le préjuge, par les cris & les pleurs de l'enfant, qui est incommodé de leur humidité & de leur acrimonie: c'est pourquoy on le doit démailloter, & le remuer au moins deux ou trois fois le jour, & même quelquefois la nuit, s'il en est besoin, afin de le nettoyer de ses excrémens, en le changeant de nouvelles couches, lesquelles doivent estre blanches de lessive, & non pas seulement relavées par plusieurs fois; comme ont coutume de faire la pluspart des nourrices à gages; ce qui cause une grande démangeaison & cuisson au corps de l'enfant, pour raison d'un certain sel, qui provenant de ces excrémens ne se dissoût pas tout-à-fait, quand les langes en sont une fois imbus, qu'en les mettant à la lessive. Le tems le plus propre pour remuer l'enfant, est incontinent aprés qu'il a rendu ses excrémens, sans le laisser croupir plus long-tems dedans, que jusques à ce qu'il soit éveillé s'il dormoit pour lors: Or comme il les peut rendre à toute heure indifferemment, on ne peut aussi limiter

d'autre

d'autre tems auquel il le faille faire que celuy de cette necessité ; c'est-à-dire, que ce doit estre tant de fois, & aussi souvent qu'il est requis pour le tenir toujours nettement.

Il faut que l'enfant soit remué auprés du feu, & que les couches soient bien chaudes, & bien seches, avant que de le mettre dedans, de peur que leur froideur & humidité ne luy causassent quelque colique & des trenchées. Sa nourrice aura pareillement soin de luy mettre de tems en tems de petits linges derriere les oreilles, & sous les aisselles, pour en déssecher les humiditez qui s'y rencontrent ; prenant bien garde pendant les premiers jours, à ne pas faire tomber trop tost le bout restant du cordon de son umbilic, & avant que les vaisseaux en soient tout-à-fait reünis. Elle verra aussi chaque fois qu'elle le remuëra, si le sang n'en sort point, pour n'avoir pas esté bien noüé la premiere fois, ou à cause que la ligature s'en est relâchée ; & aprés que ce bout de cordon sera tout-à-fait tombé, elle luy bandera encore le nombril durant quelque tems, en y laissant toujours une compresse pardessus jusques à ce qu'il soit bien cicatrisé, & qu'il soit tout-à-fait deprimé & retiré en dedans. Outre cela, elle luy mettra à l'endroit de la fontaine de la teste, pardessous son beguin, une autre compresse, tant pour tenir le cerveau chaudement, que pour le garantir des injures externes qui le pourroient facilement blesser, à cause de la mollesse qui est en ce lieu, où il n'est recouvert d'aucun os ; elle aura aussi grand soin de ne pas laisser trop crier son enfant, & principalement pendant les premiers jours ; de peur que son nombril n'en soit poussé en dehors, & qu'il ne luy arrive par sa dilatation une *exomphale* ; comme aussi qu'il ne se fasse quelque descente de l'intestin en l'eine ; & il ne faut pas qu'elle s'arrête au dire des bonnes gens, qui veulent qu'il soit necessaire de laisser crier quelquefois l'enfant pour luy décharger le cerveau : les deux meilleurs moyens de l'appaiser quand il crie, sont de luy donner à tetter, & de le remuer pour le nettoyer de ses excrémens ; elle doit aussi luy presenter quelque chose d'agreable à la veuë pour le réjoüir, & détourner ce qui luy peut donner de la peur, ou luy causer quelque chagrin.

I'ay vû plusieurs enfans nouveau-nés avoir des tumeurs douloureuses des mammelles, procedant souvent de ce que les Gardes d'Accouchées leur tirent ou leur succent les bouts du mammelon, pretextant d'en faire sortir le lait, ou plutost un peu de serosité qui y est contenu, & de rendre les bouts mieux faits aux filles ; mais c'est une tres-mauvaise methode qui y cause souvent ces inflammations douloureuses qui y surviennent, lesquelles se dissipent neanmoins peu de tems ensuite, si on s'abstient de leur tirer & succer ainsi les mammelles, y mettant dessus un petit linge, trempé en huile rosat & vinaigre, & prenant garde que l'enfant ne soit pas trop serré en son maillot vers cette partie.

Toutes les choses que nous avons dites en ce present Chapitre, touchant le regime & le gouvernement de l'enfant nouveau-né, doivent estre seulement entenduës pour celuy qui est en bonne santé; car s'il luy arrive quelque indisposition, il sera traité selon que les accidens le requiereront. C'est ce qu'il nous faut à present examiner dans toute la suite de ce Livre.

CHAPITRE XXVI.

Des indispositions des petits enfans; & premierement de la foiblesse des nouveau-nés.

A Peine les jeunes arbres se sont-ils élevez du sein de la terre qui est leur mere, que souvent plusieurs meurent incontinent aprés; dautant que leurs petits troncs, pour raison de la tendresse de leurs substances, reçoivent facilement alteration, & ne resistent qu'avec peine à la moindre chose qui leur est contraire, jusques à ce qu'ils soient un peu plus grands, & qu'ils ayent de fortes & profondes racines: de mesme aussi voyons-nous mourir ordinairement plus de la moitié des petits enfans, avant qu'ils ayent seulement deux ans, tant pour la delicatesse & debilité de leur corps, que parce qu'ils ne peuvent en cét âge foible, exprimer autrement que par leurs cris, les incommoditez qu'ils ressentent au dedans; & mesme plusieurs meurent de convulsion, ou d'autre maladie, devant le septiéme jour, comme *Aristote* a bien remarqué au 12. Ch. du 7. Liv. de l'histoire des anim. C'est ce qui faisoit que de son tems on ne donnoit pas de nom aux enfans qu'au septiéme jour. Nous avons montré cy-devant, comme ils doivent estre gouvernez dans les commencemens pour les conserver en bonne santé, & maintenant nous allons parler des indispositions ausquelles ils sont sujets, particulierement depuis leur naissance, jusques à ce qu'ils ayent sept ou huit mois. Faisons premierement mention de quelques-unes avec lesquelles ils naissent, aprés quoy nous traiterons de celles qui leur arrivent plus ordinairement.

Le premier accident auquel il faut remedier, est la foiblesse dans laquelle sont plusieurs enfans, quand ils viennent au monde; ce qui arrive souvent, non pas qu'ils soient tels de leur nature; mais à cause de la violence d'un mauvais travail, ou à cause de sa longueur, pendant quoy ils ont tant souffert, que quelquefois aprés qu'ils sont nés, ils sont si debiles, qu'à peine peut-on reconnoistre d'abord s'ils sont vivans, ou s'ils sont morts; à cause qu'on ne leur voit mouvoir aucune partie de leur corps, lequel est aussi parfois si bleu, & si livide, principalement par la face, qu'on croit qu'ils sont tout-à-fait suffoquez; & quelquefois aprés avoir esté des heures entieres en cét estat, ils reviennent peu à peu de leur foiblesse, comme s'ils ressuscitoient, & retournoient de mort à vie.

On préjugera que l'enfant n'est pas effectivement mort (quoy qu'il le paroisse en quelque façon dans ce premier instant) si la femme l'a senty remuër avec vigueur peu de tems avant que d'accoucher, si elle n'a pas eu une trop grande perte de sang, & si elle n'a pas esté extraordinairement travaillée: mais on sera tout-à-fait certain qu'il est encore vivant, quoy qu'il ne jette aucun cry, & qu'il ne remuë aucune partie de son corps, aprés qu'il est né, si mettant la main sur sa poitrine on sent le mouvement de son cœur, & si touchant le cordon de l'umbilic proche du ventre, on sent encore un peu battre les arteres. Pour lors on tâchera par toutes sortes de moyens de le faire revenir de cette foiblesse.

Or afin de luy donner le secours necessaire, on le mettra au plutost dans une couche chaude pour le porter auprés du feu; où étant, la Sage-femme ayant pris du vin dans sa bouche, luy en soufflera un peu dans la sienne, reïterant la chose par plusieurs fois, s'il en est besoin; elle luy mettra aussi sur le ventre & sur la poitrine des compresses trempées en d'autre vin, qu'elle aura fait chauffer pour ce sujet; elle luy laissera le visage découvert, afin qu'il puisse respirer plus facilement, & pour luy aider d'autant plus, elle luy tiendra la bouche un peu entr'ouverte, & luy nettoyera les narines avec de petites tentes de linge trempées aussi dans du vin, pour luy en faire flairer l'odeur; elle luy échauffera toutes les parties de son corps pour y rappeller le sang & les esprits, qui pour s'estre tous retirez au dedans par la foiblesse, le mettent en danger d'estre suffoqué: ainsi faisant peu à peu, l'enfant reprenant ses forces, viendra comme insensiblement à mouvoir ses membres les uns aprés les autres, ensuite de quoy il jettera au commencement quelques petits cris languiſſans, qui s'augmenteront & ſe fortifieront aprés d'autant plus qu'il reſpirera librement.

Outre les moyens que nous venons de dire (qui ſans doute ſont les meilleurs, & les plus ſeurs, pour les foibleſſes des enfans nouveau-nés) les Sages-femmes en ont encore d'autres dont elles ſe ſervent ordinairement, leſquels je n'approuve pas, non ſeulement parce qu'ils ſont inutiles, mais à cauſe qu'aucuns d'eux ſont tres-dommageables à l'enfant. La pluſpart coupent un morceau d'oignon, & le mettent auſſi-toſt contre le nez de l'enfant, croyant que ſon odeur ait la vertu de le faire revenir de ſa foibleſſe, en quoy elles s'abuſent ; car ſi l'enfant reprend vigueur aprés cela, ce n'eſt point par l'effet de l'odeur de l'oignon, mais bien plutoſt par celuy de l'air dont il avoit beſoin, qu'il commence pour lors à reſpirer. C'eſt pourquoy il vaut bien mieux luy laiſſer une entiere liberté de reſpirer un air pur & net, qui ne ſoit pas ainſi infecté de l'odeur âcre de cét oignon qui bien loin de luy eſtre utile, peut au contraire eſtre préjudiciable à la delicateſſe de ſon cerveau. Quelques-unes luy mettent tout chaudement l'arriere-faix ſur le ventre, & l'y laiſſent juſques à ce qu'il ſoit refroidy. I'ay déja dit autre part, que l'arriere-faix pour raiſon de ſa chaleur luy pourroit bien ſervir ; neanmoins à cauſe de ſa peſanteur, eſtant ainſi mis ſur le ventre de l'enfant, qui pour n'avoir aucun ſoûtien en eſt facilement comprimé, il luy empêche beaucoup la reſpiration, qui eſt la choſe qui luy eſt pour lors la plus neceſſaire. D'autres jettent cét arriere-faix dans le feu avant que de le ſeparer de l'enfant, & d'autres le mettent dans du vin chaud, s'imaginant qu'il s'éleve des vapeurs de ce vin, qui ſe portant par les vaiſſeaux umbilicaux, ſont capables de luy donner quelque vigueur ; mais comme toute cette maſſe charnuë, & ces vaiſſeaux, ſont des parties mortes d'abord qu'elles ſont hors de la matrice, il n'y reſte auſſi aucun eſprit qui ſe puiſſe communiquer à l'enfant : c'eſt pourquoy ſi on uſe d'une telle pratique, ce doit eſtre plutoſt pour ſatisfaire à la coutume, que pour l'eſperance que cela puiſſe profiter.

Si telles choſes ne font aucun bien, auſſi ne font-elles pas grand mal ; mais celle qui ſuit eſt capable de cauſer la ſuffocation ſoudaine de l'enfant : c'eſt que quelques autres repouſſent & font rentrer en ſon corps le ſang qui eſt dans les vaiſſeaux umbilicaux, croyant que cela ſoit propre pour le fortifier & le faire revenir de ſa foibleſſe. Ie ſçay bien qu'on peut appuyer cette mauvaiſe pratique sur l'autorité d'*Aristote*, qui la recommande au 10. Chap. du 7. Liv. de l'hist. des anim. disant que les plus habiles Sages-femmes de son tems repoussoient ainsi le sang de l'umbilic au dedans du corps de l'enfant qui estoit foible, aprés quoy ses forces se rétablissoient aussi-tost. Mais nous avons déja fait connoître en un autre lieu, que le sang contenu dans ces vaisseaux perd ses esprits, aussi-tost que l'arriere-faix est separé & sorty de la matrice, & qu'il y est mesme incontinent aprés à demy congelé. Or s'il vient pour lors à estre ainsi repoussé dans le foye de l'enfant debile, il s'y arrête, n'étant plus animé d'aucuns esprits, dont il est tout-à-fait destitué, & au lieu de luy donner de nouvelles forces, il accable le peu qui luy en reste, & il acheve d'éteindre sa chaleur naturelle languissante : pour éviter cela, on se donnera bien garde de repousser ce sang de la sorte au ventre de l'enfant ; outre que dans ces foiblesses (à moins qu'elles ne soient causées de la grande perte de sang que la femme pourroit avoir euë avant que d'accoucher) il n'y en a toujours que trop au corps de l'enfant, & principalement vers le cœur, où il est en grande abondance ; & au lieu de luy en envoyer davantage, il le faut retirer vers les extremitez, afin que ses ventricules estant un peu dégagez, il puisse avoir ensuite son mouvement plus libre, pour renvoyer les esprits à toutes les parties du corps qui en sont privées dans la foiblesse. C'est pourquoy puisque l'enfant ne doit plus rien recevoir des vaisseaux umbilicaux aprés sa naissance, on en fera la ligature aussi-tost, pour le traiter comme nous avons dit.

Plusieurs fois aussi les enfans qui sont foibles en naissant, sont tels de leur nature, comme quand ils viennent avant terme, & d'autant plus qu'ils sont éloignez du plus ordinaire, qui est la fin du neuviéme mois, & aussi qu'ils ont esté engendrez de parens infirmes & malades. En ce cas il est bien difficile d'y remedier, & il n'y a autre chose à faire que de les bien nourrir & gouverner selon qu'il a esté dit ; mais difficilement peut-il arriver que tels enfans soient de longue vie, & qu'ils ne meurent de la moindre indisposition qui survient à leur foiblesse naturelle.

CHAPITRE XXVII.

Des contuſions & meurtriſſures de la teſte, & des autres parties du corps de l'enfant nouveau-né.

LE corps des petits enfans eſt comme nous avons dit, ſi tendre & ſi delicat, qu'il eſt facilement contus & meurtry, & que même parfois quelques-uns de ſes membres ſont diſloqués ou rompus dans les fâcheux accouchemens; ſoit parce qu'ils reſtent long-tems dans une poſture contre nature, ou à cauſe qu'ils ſont maniez trop rudement dans le tems de l'operation.

La contuſion la plus ordinaire & la plus frequente, eſt celle qui ſe fait au deſſus de leur teſte, où quelquefois ils ont en naiſſant une tumeur auſſi groſſe que la moitié d'un œuf, & parfois encore plus, comme il ſe voit principalement dans les premiers accouchemens; ce qui arrive d'autant plutoſt que les femmes ſont pour lors plus avancées en âge; parce que l'orifice interne de leur matrice, appellé *le couronnement*, eſtant plus calleux, ſe dilate avec beaucoup plus de difficulté; pour raiſon dequoi la teſte de l'enfant venāt à être preſſée contre luy, & en eſtant ceinte comme d'une couronne en ſa partie ſuperieure, qui ſe preſente naturellement la premiere au paſſage, eſt enflée & tumefiée, à cauſe du ſang & des humeurs qui tombent & ſont retenuës en cette partie, par la grande compreſſion qu'en fait circulairement cét orifice interne, & principalement quand elle commence d'eſtre pouſſée fortement, & qu'elle reſte ainſi trop long-tems ſans qu'elle ſe puiſſe faire voye, aprés que les eaux qui la ſoutenoient un peu ont eſté écoulées; à quoy peut auſſi contribuer la Sage-femme, ſi elle la touche trop ſouvent & trop rudement avec les doigts, lorſqu'elle ſe preſente au paſſage; mais on l'en accuſe ſouvent à tort en cette occaſion, où ordinairement la ſeule compreſſion que fait cét orifice, en forme de ceinture ou couronne, à la teſte de l'enfant, eſt la cauſe de ces ſortes de tumeurs contuſes.

Cette partie ſe tumefie pour lors de la meſme maniere que nous le voyons arriver en toutes autres qui ſont trop fortement comprimées, liées, ou ſerrées; car par ce moyen le ſang qui ne peut avoir ſon mouvement circulaire, eſtant arrêté en trop grande abondance en une partie, la fait enfler & tumefier, & par la repletion qu'il en fait, la rend livide comme si elle estoit contuse : or cette compression est bien plus grande à l'égard des veines (qui sont toujours plus exterieures, lesquelles doivent reporter le sang au cœur) que non pas des arteres, par le moyen desquelles il l'envoye à toutes les parties ; car outre que les arteres sont situées plus profondement, elles ont encore un battement continuel, à la faveur duquel il s'y glisse toujours un peu de sang, c'est ce qui fait que dans toutes les compressions, ou ligatures des parties (à moins qu'elles ne soient extrémes) le sang y est facilement apporté par les arteres, & en est difficilement remporté par les veines ; ce qui est cause que la partie en recevant beaucoup plus qu'elle n'en renvoye, & qu'elle n'en consume pour sa nourriture, est obligée de se tumefier de la maniere par repletion. Si ceux qui pratiquent les accouchemens font bien reflexion à ce que je viens de dire, quand l'occasion s'en presentera (laquelle arrive assez souvent) ils connoistront que ces sortes de bosses ou tumeurs, que plusieurs enfans ont sur la teste en naissant, ne procedent ordinairement d'autre chose que de celle que j'ay expliquée.

Ces tumeurs sont quelquefois si grosses, & si élevées, qu'elles peuvent (la femme n'étant pas accouchée, & n'ayant pas encore l'orifice interne de sa matrice tout-à-fait dilaté) empêcher de reconnoître facilement la partie que l'enfant presente la premiere ; & elles sont cause quelquefois que la Sage femme ne pouvant sentir avec le doigt aucun os de la teste, s'imagine que ce soit quelque épaule de l'enfant, ou bien une autre partie ; & parfois mesme quelques-unes ne sçavent ce que ce peut estre, que telle chose qu'elles sentent ainsi tumefiée : mais on le connoîtra facilement en ce que ces tumeurs qui paroissent toutes charnuës en les touchant, sont neanmoins plus dures que si c'estoit une epaule, ou quelque fesse de l'enfant ; lesquelles parties ont toujours beaucoup plus de mollesse ; & on n'y sent point aussi de poil, comme on fait à la teste, les os de laquelle on sentira encore facilement, si ayant le doigt oint d'huile ou de beurre frais, on le peut introduire dans l'orifice interne ; car les parties de la teste qui sont au dedans de la matrice ne sont pas tumefiées ; il n'y a seulement que celle qui se presente à son orifice, & qui en est pressée, ceinte, & serrée comme il est dit. Si l'enfant presente quelqu'autre chose que la teste, comme un bras, une jambe, & que ces parties demeurent pareillement long-tems pressées au passage, & en postures bien contraintes, ou qu'elles en soient sorties, elles se tumefient par la mesme raison.

Il faut non seulement remedier à telles bosses, ou meurtrissures de la teste des petits enfans, mais on doit aussi tâcher de les prévenir, ou d'empêcher à tout le moins qu'elles ne soient si grosses : le moyen de les prévenir, est de procurer l'accouchement le plutost qu'on pourra, afin que la teste de l'enfant ne reste ainsi trop long-tems arrêtée & serrée par le couronnement de l'orifice interne de la matrice ; lequel sera bien oint & graissé d'huile, ou d'axonge émolliente, tant pour aider à sa dilatation, qu'afin que la teste puisse plus promptement & plus facilement passer.

Quelques-uns pourroient m'objecter, que si ces tumeurs arrivoient par la cause que j'ay dite, elles devroient disparoistre aussitost que l'enfant est né, puisque pour lors (sa teste n'estant plus pressée) rien n'empêche que le sang qui avoit fait tumefier la partie, ne s'en retourne, ayant son mouvement libre ; mais ils doivent sçavoir que par le trop long sejour qu'il fait en une partie, il perd ses esprits qui y sont étouffés, desquels estant destitué, il n'a plus aucun mouvement, & que s'estant extravasé hors de son lieu naturel, cõme il fait quand les vaisseaux qui le contiennent en sont trop pleins, il se glisse dans tous les petits vuides de la partie, ce qui fait qu'il ne peut plus ensuite retourner par les voyes ordinaires : c'est pourquoy il est necessaire en cette occasion, ou d'en faire la resolution à travers la partie, ou qu'il vienne à suppuration, s'il y croupit plus long-tems ; laquelle on évitera neanmoins le plus qu'il sera possible, à cause de la proximité du cerveau, qui aux enfans n'est pas recouvert des os du crane à l'endroit des sutures, qu'ils ont toujours fort lâches, & principalement vers la fontaine de la teste.

Pour resoudre ces tumeurs, & ces meurtrissures, aussi-tost que l'enfant sera né, on les étuvera de vin chaud, ou d'eau de vie, y trempant encore une compresse pour la mettre dessus. La pluspart des Sages-femmes n'y mettent qu'une compresse trempée en huile & vin mêlez ensemble, d'autres en huile rosat seule, les ayant premierement étuvées avec le vin : mais si nonobstant cela elles viennent à suppuration, on n'y laissera pas sejourner trop long-tems la matiere, de peur que les os de la teste, qui sont fort tendres, & tres-minces aux enfans nouveau-nés, n'en soient alterez & cariez : en ce cas on en fera ouverture avec la lancette au lieu le plus propre, selon que l'Art le requiert, y mettant aprés l'emplâtre de *betoëne* par dessus. Si quelque jambe, ou un bras estoit ainsi tumefié, on l'envelopera pareillement de compresses trempées en vin dans lequel on aura fait boüillir des roses de Provins, & des fleurs de camomille & de melilot. Quelquefois les enfans mâles ont la bourse du *scrotum* fort enflée, ce qui leur peut arriver, soit pour des eaux qui sont contenuës en ses membranes, soit pour avoir esté contuse, & maniée trop rudement par le Chirurgien, ou par la Sage-femme dans l'accouchement. Pour lors les compresses trempées au vin avec les roses sont propres en l'une & en l'autre occasion.

Mais le plus grand mal est quand le Chirurgien, pour n'estre pas expert, & habitué à telle operation, ou pour ne pouvoir point parfois faire autrement dans un mauvais travail, a rompu ou disloqué quelque bras ou quelque jambe de l'enfant en le voulant tirer. Si la chose arrive ainsi, il y remediera ensuite, en remettant les parties, & les contenant avec bandages propres en leur situation naturelle, jusques à ce qu'elles y soient bien affermies & fortifiées.

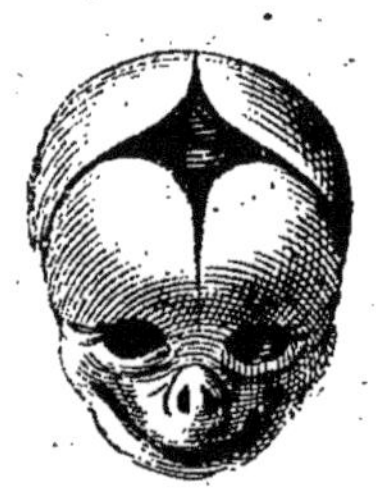

CHAPITRE XXVIII.

De la fontaine de la teste des enfans nouveau-nés, & de ses sutures trop ouvertes.

SOuvent les enfans qui sont venus avant terme, n'ayant pas encore acquis toute leur perfection, comme aussi ceux qui sont debiles de leur nature, ont la fontaine de la teste, & les sutures si ouvertes, par la distance & separation des os les uns des autres, qu'elle en est toute molle & presque sans soutien, parce que ses os vacillent aisément de tous costez. Ces enfans ne sont pas ordinairement de longue vie; & il ne faut pas pretendre pour lors en raprocher les os les uns contre les autres, en les serrant fortement;

car ainsi faisant, on comprimeroit tellement le cerveau qui est tres-mol, qu'on causeroit pire maladie, en luy ostant la liberté de son mouvement, pour raison de quoy ses fonctions seroient depravées, & s'aboliroient tout-à-fait dans la suite. Il faut seulement se contenter de les contenir tout doucement avec un petit bandeau, de peur qu'ils ne vacillent trop, & laisser le reste à l'œuvre de nature, qui rejoindra peu à peu ces sutures, en achevant d'engendrer, & de dessecher, & affermir les os de la teste, qui n'avoient pas encore esté entierement formez.

Le lieu où vient aboutir la suture sagittale au milieu de la coronale, qu'elle separe toujours en deux à tous les enfans, se continuant jusques à la racine du nez, est appellé *la fontaine* de la teste; parce que c'est son endroit le plus mol & le plus humide, lequel se desseche & se referme pour ce sujet le dernier. Sa figure est representée en la teste qui est mise au commencement de ce Chap. Il y a des enfans qui l'ont quelquefois ouverte jusques à trois ans, & mesme encore aprés ce tems, ce qui est un grand témoignage de la foiblesse de leur chaleur naturelle. Elle est ordinairement tout-à-fait fermée au bout de deux ans, & plutost ou plus tard, selon que les enfans sont plus ou moins humides, & qu'ils sont aussi plus ou moins robustes. Iusques à ce que ces os soient entierement affermis, on doit mettre dessus cét endroit, comme nous avons déja dit autre part, une compresse de linge en plusieurs doubles, pour deffendre le cerveau, tant du froid que des autres injures externes. Quelques femmes y laissent long-tems une piece de drap d'écarlate, croyant que cela fortifie davantage cette partie; mais il n'importe pas de quoy on se serve, pourveu que ce soit chose qui tienne chaudement le cerveau, & l'empêche d'estre blessé en ce lieu, qui n'est pour lors recouvert d'aucun os.

Il arrive quelquefois que bien que les os de la teste soient assez larges pour se joindre de toutes parts, s'ils n'en estoient empêchez, ils sont neanmoins grandement distans les uns des autres à l'endroit des sutures, à cause de quantité d'eaux qui sont contenuës entr'eux & la dure mere. Telle maladie s'appelle *hydrocephale*, dont on fait plusieurs sortes, selon que les eaux sont plus proches ou distantes du cerveau, ou mesme qu'elles sont contenuës en ses ventricules. Lorsque ces eaux sont entre le cuir & le pericrane, ou entre le pericrane & le crane, les enfans en peuvent guerir, si la tumeur n'est pas trop grande; en resolvant les eaux, ou en faisant ouverture pour les évacuer; mais si elles sont en grande abondance au dessous des os, entre eux & la dure mere, les poussant ainsi en dehors, & élargissant les sutures, les enfans n'en peuvent pas réchaper; ce qui est encore d'autant plus impossible si ces eaux sont contenuës entre la dure & la pie mere, ou dans le cerveau.

CHAPITRE XXIX.

Du fondement clos des enfans nouveau-nés.

IL arrive quelquefois que les petits enfans, tant les mâles que les femelles, naissent avec le fondement clos & bouché, pour raison dequoy ils ne peuvent rendre ny vuider, tant les nouveaux excrémens qui s'engendrent du lait qu'ils tettent, que le *meconium* qui s'estoit amassé dans les intestins pendant qu'ils estoient au ventre de la mere; de laquelle maladie ils meurent certainement, si on n'y remedie promptement. Il s'est vû aussi quelquefois des filles, qui ayant le fondement clos, ne laissoient pas de vuider les excrémens des intestins, par une ouverture que la nature pour suppléer à son defaut, avoit faite par dedans le *vagina*, ou col de la matrice.

Or le fondement est clos en deux manieres; car c'est ou par quelque simple membrane, comme par la seule peau, au travers de laquelle on voit quelque vestige, ou marque livide, provenant des excrémens retenus; & en touchant du doigt, on sent une mollesse au dedans, à l'endroit où il devroit estre percé; ou bien il est tout-à-fait clos & bouché par une épaisseur de chair, en telle sorte qu'il ne paroist aucune chose au dehors, qui puisse dénoter sa veritable situation.

Quand il n'y a que la seule peau qui fait sa closture, l'operation est tres-facile, & les enfans en peuvent échaper. Pour lors on en fera ouverture avec un petit bistory, la faisant en figure de croix, plutost que simple & longitudinale, afin de luy donner la forme ronde, & que le lieu ne se puisse rejoindre aprés, prenant bien garde à ne pas blesser le *sphincter* du *rectum*, L'incision ayant esté ainsi faite, les excrémens ne manqueront pas d'avoir issuë; mais si pour le long sejour qu'ils auroient fait au ventre, s'y estant dessechez, l'enfant ne les vuidoit point, on luy donnera quelque petit clystere, pour les délayer, & attirer au dehors; aprés quoy on mettra une tente de linge dans le siege nouvellement fait, de peur qu'il ne se reprenne, laquelle on couvrira au commencement de miel rosat, & sur la fin, de quelque onguent propre à deſſécher & cicatriſer, comme eſt l'*album raſis*, ou le *pompholix*, obſervant de nettoyer l'enfant de ſes excrémens, & de le penſer auſſi-toſt, & à chaque fois qu'il les aura rendus, de peur qu'y croupiſſant long-tems, l'ouverture qu'on a faite ne ſe convertiſſe en un ulcere malin.

Si le fondement eſt tellement clos, qu'on n'en voye & qu'on n'en ſente aucune trace ny apparence, pour lors l'operation eſt beaucoup plus difficile, & quoy qu'on la faſſe, c'eſt un grand hazard ſi l'enfant en réchape. C'eſt pourquoy ſi c'eſtoit une fille qui vuidât ſes excrémens par la vulve (ce qui s'eſt vû quelquefois, comme j'ay dit) en ce cas il n'y faudroit pas toucher; de peur que voulant ſeulement guerir une incommodité, on ne causât la mort à l'enfant ; mais ſi les matieres n'ont iſſuë par aucun lieu, on eſt obligé d'en venir à l'operation (bien que tres-perilleuſe) ſans cela la mort arrive indubitablement.

Pour la bien faire, encore qu'on ne voye au dehors aucune trace du lieu propre, à cauſe de l'épaiſſeur des chairs qui ſont par deſſus l'inteſtin, le Chirurgien introduira juſques dans le vuide un petit biſtory trenchant d'un ſeul côté, mettant le dos de l'inſtrument au deſſous & à demy doigt du croupion de l'enfant, qui eſt le lieu où il ne manquera pas de trouver l'inteſtin, & le pouſſant ſi avant qu'il en ſoit aſſez ouvert pour donner libre iſſuë aux matieres qui y ſont contenuës, & conſervant toujours le plus qu'il ſera poſſible le *ſphincter*, aprés quoy la playe ſera penſée & medicamentée comme il eſt dit cy-deſſus, ayant égard aux accidens qui ſurviendront.

Lorſqu'il arrive (comme cela ſe peut encore) que le conduit de l'urine, tant au mâle qu'à la femelle, eſt clos & bouché, on y fera pareillement ouverture pour donner iſſuë à l'urine contenuë en la veſſie ; enſuite de quoy on y introduira une petite tente de plomb, cannullée, afin de tenir le paſſage ouvert, juſques à ce que la ponction & inciſion qu'on y aura faite avec la lancette ſoit cicatriſée ; mais comme il eſt bien difficile de faire tenir une telle tente à la verge des petits enfans, qui pour eſtre trop courte, ne donne pas lieu d'y pouvoir mettre aucun bandage propre, on ne s'en mettra pas beaucoup en peine, car l'urine qu'ils rendent preſqu'à toute heure, empêchera bien que l'ouverture ne ſe rebouche.

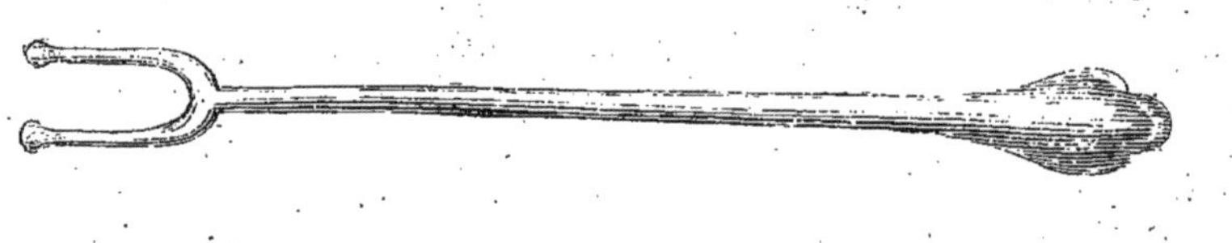

CHAPITRE XXX.

Le moyen de bien couper le filet de la langue aux petits enfans.

LA langue eſt naturellement liée d'un aſſez fort ligament, qui vient s'attacher juſtement au deſſous & au milieu d'elle, afin de la tenir plus ſujette, & d'eſtre comme un pivot ſur lequel eſtant appuyée, elle puiſſe faire de coſté & d'autre tous ſes differens mouvemens. Ce ligament doit luy laiſſer la liberté d'eſtre portée & appuyée en tous les endroits de la bouche; pour quoy faire, il ne doit pas eſtre ſi court, ny s'attacher qu'à une notable diſtance de ſon extremité, qui doit eſtre entierement libre de tous côtez; mais ſouvent les enfans-nouveau-nez ont au devant de luy une petite production membraneuſe, appellée ordinairement *le filet*, qui ſe continuë preſque juſques au bout de leur langue, laquelle leur oſtant la liberté de ſon mouvement, les empêche de pouvoir facilement tetter; dautant que la langue eſtant retenuë en bas, & comme bridée de ce filet, l'enfant ne la peut pas porter vers le haut, comme il ſeroit neceſſaire, pour preſſer avec elle contre ſon palais le bout de la mammelle, & le ſuccer afin d'en faire ſortir le lait, ny auſſi la mouvoir commodément pour en faire enſuite la deglutition.

Pour remedier à cette incommodité, il ne faut pas faire comme quelques femmes qui déchirent ce filet avec leurs ongles; car on y pourroit faire venir un ulcere qui ſeroit aprés de difficile gueriſon; mais l'enfant doit eſtre porté au Chirurgien, qui le coupera tant & ſi peu qu'il jugera eſtre neceſſaire, avec des ciſeaux bien tranchans par la pointe; prenant garde à ne pas faire inciſion du propre ligament de la langue, comme aussi de ne pas ouvrir les vaisseaux qui sont au dessous. Pour bien faire cette operation, il doit relever la langue de l'enfant avec un ou deux de ses doigts, qu'il mettra au dessous & à costé d'elle, afin qu'il puisse voir ce qu'il faut couper; mais comme les enfans nouveau-nés ont souvent la bouche si petite, qu'il est bien difficile de leur pouvoir ainsi lever la langue avec les doigts, lesquels estans dedans, empêchent aussi de voir clair à ce qu'il faut faire, le Chirurgien se servira pour ce sujet d'un instrument fait en figure de petite fourchette, tel qu'est celuy qui est representé au commencement de ce Chapitre, duquel il mettra les deux petites branches (qui doivent estre mousses à leur extremité) pardessous le milieu de la langue, aux deux côtez du filet qui en sera embrassé; où estant, il la soulevera de droite ligne, & la tiendra facilement sujette, au moyen de quoy il fera aussi plus commodement & plus surement son operation. Cét instrument qui est petit, ne l'empêchera pas de voir dans la bouche de l'enfant, comme font les doigts qui sont trop gros. Aprés que le filet aura esté ainsi coupé adroitement, la nourrice de l'enfant luy passera deux ou trois fois par jour son doigt bien net pardessous la langue, afin qu'il ne se reprenne pas, le faisant assez doucement, de peur qu'irritant cette petite playe, il n'y survint inflammation, qui empêcheroit encore davantage l'enfant de tetter, & qu'elle ne se convertît en ulcere fâcheux.

CHAPITRE XXXI.

Des trenchées & douleurs de ventre des petits enfans.

PLusieurs enfans sont tellement travaillez de trenchées, qu'ils ne cessent de crier jour & nuit, pour les grandes douleurs du ventre qu'ils en ressentent, dont aucuns sont aussi tant fatiguez & tourmentez, qu'ils en meurent ensuite. C'est assez souvent la premiere & la plus commune maladie qui arrive aux petits enfans aprés leur naissance; laquelle procede ordinairement de la subite mutation de leur nourriture; dautant que l'ayant toujours reçuë par l'umbilic pendant qu'ils estoient au ventre de leur mere, ils viennent à changer tout d'un coup, non seulement la maniere de la recevoir, mais aussi sa nature & qualité, lorsqu'ils en sont dehors, car au lieu du seul sang purifié, qui leur estoit porté par le moyen de la veine umbilicale, ils sont obligez à son defaut de se nourrir du lait des mammelles de leur mere, qu'ils succent avec la bouche, duquel sont engendrez beaucoup d'excremens qui causent ces trenchées, tant pour n'estre pas si purifié que le sang, dont ils estoient nourris estant dans la matrice, que parce que l'estomac & les intestins n'en peuvent pas faire une bonne digestion, ny une facile distribution, dans le commencement qu'ils ne sont pas encore accoutumés à telle chose.

Les causes particulieres de ces trenchées, sont comme si le *meconium* qui avoit esté amassé durant tout le tems de la grossesse, n'est évacué peu aprés la naissance de l'enfant, & que par son trop long sejour dans les intestins il acquiere une acrimonie, dont ils sont picotez, ou que venant à s'y endurcir, l'enfant ne le puisse vuider, ny les nouveaux excrémens qui proviennent du lait qu'il aura pris dans les premiers jours: c'est aussi quelquefois à cause que ne pouvant facilement tetter, il avale, en succant le lait avec peine, beaucoup d'air & de vents, qui estant retenus dans l'estomac, & se glissant dans les intestins, en font une distension douloureuse. Ces vents sont d'autrefois causez de ce que l'enfant prend une plus grande quantité de lait qu'il n'en peut bien digerer, ou de sa mauvaise qualité; comme quand la femme luy donne à tetter aussi-tost qu'elle est accouchée, sans attendre qu'il soit purifié : le froid que l'enfant aura souffert en peut encore estre cause. Mais tres-souvent c'est pour luy donner trop tost de la boüillie, comme aussi pour ne la pas faire assez cuire ; parce que cette nourriture qui est grossiere & visqueuse, ne peut pas facilement estre digerée par les enfans nouveau-nés, qui n'y ont pas encore l'estomac accoutumé ; & les vers qui s'engendrent dans les intestins, par leurs remuëmens, & par leurs picotemens les tourmentent beaucoup. Outre ces choses, nous avons déja cy-devant dit que la Sage-femme peut aussi causer de grandes douleurs au ventre de l'enfant, si elle y repousse le sang refroidy & caillé qui est dans le cordon de l'umbilic, avant que de le lier.

Pour bien remedier à ces douleurs de ventre, que les femmes appellent ordinairement toutes, du nom commun de *trenchées*, on doit avoir égard à leur differente cause : quant à ce qui est de la cause generale, que nous avons dite estre la trop soudaine mutation de nourriture, pour l'eviter on ne fera pas tetter l'enfant aussitost qu'il est né ; mais on attendra jusques au lendemain, de peur que le lait estant mêlé avec les phlegmes qu'il a pour lors dans l'estomac n'en soit corrompu ; & on luy en donnera peu au commencement, jusques à ce qu'il soit accoutumé d'en faire bonne digestion : si c'est le *meconium* des intestins, qui par son trop long sejour luy cause des trenchées, pour luy aider à s'en décharger, on fera prendre à l'enfant par la bouche, comme nous avons cy-devant dit, une dragme de casse mondée, ou bien un peu d'huile d'amandes douces, ou un peu de syrop de roses ; & pour l'y exciter encore davantage, on luy mettra dans le siege quelque petit suppositoire, fait d'une côte de poirée, dorée de miel, ou on se servira d'une amande couverte de sucre, & trempée pareillement en miel commun, ou bien mesme on luy donnera un petit clystere. Si l'enfant ne peut tetter qu'avec peine, on aura égard à ce qui l'en empêche ; car si c'est le filet de la langue, on luy coupera comme il a esté dit ; & si c'est parce que sa nourrice a les mammelles de difficile trait, on luy en donnera une autre, de laquelle le lait sera bien purifié, & il la tettera plutost peu & souvent, que de prendre tout d'un coup plus de lait que son petit estomac n'en peut facilement contenir & digerer à la fois ; & sur tout pendant que l'enfant aura des trenchées, on ne luy donnera point de boüillie ; parce que cette nourriture cause facilement, pour sa viscosité, des obstructions, desquelles s'ensuit generation de vents. S'il a des vers, on luy mettra sur le ventre un linge trempé en huile d'absynthe, mêlée avec fiel de bœuf, ou un petit cataplasme fait de poudre de rhuë, d'absynthe, de colloquinte, d'aloës, & de semence de citron, incorporées avec fiel de bœuf & farine de lupins ; & pour les attirer, & les pousser d'autant plus en bas, si le petit enfant peut prendre quelque chose par la bouche, on luy donnera une legere infusion de rhubarbe, ou une demie once de syrop de chicorée composé, luy ayant fait prendre auparavant un petit clystere de lait sucré : car par ce moyen les vers qui fuyent l'amertume des medicamens, & qui recherchent la douceur du lait, seront aisément rejettez par le siege. Lorsque ces trenchés sont causées par des vents, comme il arrive assez ordinairement, ou bien par quelques humeurs acres contenuës dans les intestins, on oindra tout le ventre de l'enfant avec huile violat, ou avec celle d'amandes douces, ou bien avec huile de noix & de camomille, mêlées ensemble, aprés les avoir fait chauffer, desquelles on trempera aussi un linge pour le mettre dessus ; ou on fera une petite aumelette avec deux œufs, & un peu d'huile de noix qu'on y appliquera

pliquera ; & on luy donnera quelque petit clystere anodin, ou carminatif, selon qu'on connoîtra la cause des trenchées, tenant au surplus toujours l'enfant bien chaudement.

CHAPITRE XXXII.

De l'inflammation & ulceration, & de l'éminence du nombril des enfans nouveau-nés.

LEs cris continuels que les petits enfans font, à raison des douleurs & des trenchées qu'ils ressentent dans les commencemens, leur causent quelquefois tant d'agitation du ventre, que l'umbilic venant pour ce sujet à tomber trop tost, & avant qu'il soit entierement reüni, & cicatrisé, il y survient inflammation & ulceration ; d'autres fois aussi pour la même cause, quoy qu'il soit tout-à fait repris exterieurement, ne l'estant pas en dedans, il se dilate, & est poussé en dehors de la grosseur d'un petit œuf, ou quelquefois mesme davantage ; c'est ce que nous appellons ordinairement *exomphale*, ou éminence du nombril.

Il y en a qui s'imaginent quand il s'enflâme & s'ulcere ainsi, que c'est parce que le cordon a esté lié trop proche du ventre, pour raison dequoy il survient une grande douleur, & l'inflammation ensuite : d'autres disent que la nature ayant accoutumé de décharger l'urine par cét endroit durant que l'enfant estoit au ventre de sa mere, l'y envoye encore pendant les premiers jours, & qu'elle cause cét accident par son acrimonie, à quoy il n'y a aucune raison ; car il est impossible que l'urine regorge de la vessie au nombril par l'ouraque ; dautant qu'il n'est pas percé au *fœtus* humain, comme nous avons déja fait connoître autre part. Et tant proche du ventre, & serrée que puisse estre la ligature du cordon de l'umbilic (à moins qu'on n'eut lié aussi quelque portion du veritable cuir qui est sensible) elle ne peut causer aucune douleur à l'enfant ; dautant que c'est une partie morte & inanimée, aussi-tost qu'il est hors du ventre de sa mere, & qui mesme est toujours insensible, parce qu'il n'y a aucun nerf qui s'y distribuë. Mais cette inflammation vient pour l'ordinaire (ainsi que j'ay dit) de ce que l'enfant ressentant de grandes douleurs & trenchées du ventre, fait continuellement des cris, par lesquels l'umbilic est empêché de se reünir : elle peut aussi estre causée par une violente, & frequente toux, dautant que par ses efforts le sang est poussé dans le bout restant de la veine umbilicale, qu'il tient toujours dilatée, & se corrompant par le sejour qu'il y fait, il ne manque pas de causer inflammation au nombril ; & ce qui a esté lié venant à tomber avant que la reünion soit faite, il y demeure un ulcere tres-fâcheux, auquel survient parfois une grande perte de sang, & mesme la mort.

La principale chose qu'on doit observer pour la curation de cette maladie, est d'appaiser la toux, & les cris de l'enfant, ayant égard à ce qui en est cause, à moins dequoy elle s'augmenteroit toujours ; & s'il avoit des trenchées, on y remediera comme il a esté dit au Chapitre précedent. Quant au surplus, si le nombril est enflammé, on mettra dessus une emplâtre de cerat de *Galien* mêlé avec moiiié de *populeum*, ou une petite compresse trempée en huile rosat avec un peu de vinaigre : l'onguent rosat & l'*album rasis* mêlez ensemble y sont aussi fort bons. Si le nombril reste ulceré aprés que la ligature en est tombée, on mettra dessus des remedes dessicatifs & astringens, tels que sont les petits linges trempez en eau de chaux qui ne soit pas bien forte, ou en l'eau de plantin dans laquelle on aura fait dissoudre un peu d'alun. Si l'ulcere est petit, on se servira seulement d'un plumaceau de charpis sec. Plusieurs personnes n'y mettent qu'un peu de poudre de bois vermoulu. Ces choses sont meilleures à ce sujet que les emplâtres, lesquels ne sont jamais si dessicatifs, à cause des huiles, ou graisses qui entrent en leur composition. Si neanmoins on s'en veut servir, on prendra celuy de ceruse, ou le dessicatif rouge, ou le *pompholix*, observant sur tout de mettre une bonne compresse de linge par dessus ces remedes, avec un bandage pour la tenir jusques à ce que l'umbilic soit entierement affermi ; de peur qu'outre son ulceration il ne fût poussé en dehors, & que ses vaisseaux ne vinssent à s'ouvrir par les efforts d'une violente toux, ou par la grande agitation que les trenchées causent au ventre de l'enfant.

Pour ce qui est de l'éminence du nombril des petits enfans, de telle grosseur ou petitesse que puisse estre la tumeur, on n'en doit pas entreprendre la curation autrement que par bandage, & par compresses qu'on appropriera bien à cét usage, jusques à ce qu'ils ayent acquis un âge un peu raisonnable ; auquel temps si la maladie n'a pas esté guerie par le bandage, on y pourra faire l'operation, si on le souhaite : mais si ensuite de l'inflammation du nombril il s'y est formé un aposteme qui cause cette éminence, & que la tumeur soit fort grosse, pour lors les enfans en meurent toûjours. Si on en fait l'ouverture, à la verité on donnera bien issuë à la matiere, mais il a grand danger qu'avec elle les intestins ne sortent par ce lieu, aux premiers cris que fera l'enfant; ce qui pourroit ensuite faire croire à ceux qui ne se connoissent pas en l'Art, que cét accident seroit arrivé par l'ignorance du Chirurgien. Pour cette raison *Ambroise Paré* conseille de n'y pas toucher, & de laisser plutost mourir l'enfant sans luy rien faire, ainsi qu'il dit s'estre comporté envers celuy d'un Tailleur qui l'avoit envoyé querir en pareille occasion. Il recite mesme l'histoire d'un Chirurgien de son tems, nommé Maître *Pierre de la Roque*, lequel fut en tres-grand danger de sa vie, pour avoir fait ouverture d'un aposteme de l'umbilic à l'enfant de Monsieur *de Martigues*; ce qu'ayant fait, les intestins sortirent par l'ouverture, ensuite de quoy survint la mort de l'enfant, de laquelles les serviteurs du logis le disoient estre la seule cause; & pour ce sujet (quoyque sans raison) ils le vouloient tuer, si ledit sieur *de Martigues* ne les en eut empêchés: mais je crois que ce Chirurgien eût évité la peur qu'ils luy en firent, & une telle disgrace, s'il eut auparavant fait un bon prognostic de ce qui devoit arriver, & du danger où estoit l'enfant; car peut-estre que ressemblant à beaucoup de gens de nostre tems (qui font pareille chose, afin qu'on les croye bien plus habiles que les autres, & qui n'estant que simples hommes, assurent qu'ils sont capables de miracles) il avoit promis de guerir en bref l'enfant de cette maladie qui estoit incurable, pour (sous une si belle esperance) se faire bien payer d'avance. En cela nous devons suivre le conseil de *Paré* avec quelque distinction; car si l'aposteme estoit petit, & les forces de l'enfant bonnes, on ne laisseroit pas (aprés toutefois avoir fait un bon prognostic) d'y faire ouverture; parce que lors qu'il y a quelque esperance, tant petite soit-elle, il vaut mieux pratiquer ce que l'Art commande, que de laisser le malade dans un desespoir assuré.

CHAPITRE XXXIII.

De la cuisson, rougeur, & inflammation des eines, des fesses, & des cuisses des petits enfans.

SI la nourrice ne tient le petit enfant bien nettement, le changeant de couches blanches, chaque fois & aussi-tost qu'il a rendu ses excrémens, leur acrimonie ne manquera pas de luy causer des rougeurs & des cuissons aux eines, aux fesses, & aux cuisses, ensuite de quoy, pour la douleur qu'il en ressent, ces parties s'enflammeront; ce qui arrive facilement à cause de la tendresse & delicatesse de son cuir, duquel l'épiderme est à la fin separé & enlevé, si on n'y donne ordre de bonne heure.

La curation de telles indispositions consiste en deux choses principales; la premiere, à tenir l'enfant nettement, & la seconde, à temperer ses urines, afin qu'elles ne soient pas si acres: quant à ce qui est de la premiere, il faut que la nourrice le nettoye de ses excrémens aussi-tost qu'il les aura rendus, sans le laisser croupir plus long-tems dedans, le rechangeant à chaque fois de couches blanches de lessive; à l'égard de la seconde chose à observer, qui est de temperer les urines de l'enfant afin qu'elles ne soient point si acres, elle ne se peut executer que par le moyen du regime de vivre de la nourrice; lequel doit estre rafraîchissant, afin que son lait ait la mesme qualité, c'est pourquoy elle s'abstiendra de tout ce qui le peut échauffer.

Outre ces deux choses generales, on appliquera sur les parties enflammées des remedes qui soient rafraîchissans & dessicatifs. Pour ce sujet, chaque fois que l'enfant sera nettoyé de ses excrémens, on luy bassinera ces parties d'eau de plantin, avec laquelle on mêlera un quart d'eau de chaux, & si la douleur estoit bien grande, on les étuvera seulement avec le lait tiede. Beaucoup de femmes ont coutume pour les dessécher, de se servir de la poudre de bois vermoulu, ou d'un peu de folle farine qu'elles mettent dessus. L'*album rhasis*, ou le *pompholix* étendus sur de petits linges en forme d'emplâtre, y sont encore convenables; & sur tout en remuant l'enfant, la nourrice aura grand soin de luy enveloper ces parties enflammées avec quelques petits linges bien blancs, pour éviter que venant à se frotter à nud les unes contre les autres, la cuisson & les douleurs n'en soient augmentées.

CHAPITRE XXXIV.

Des ulceres de la bouche des petits enfans.

ASsez ordinairement le lait de la nourrice (tel que seroit celuy d'une femme rousse, ou de celle qui seroit sujette au vin, ou bien amoureuse par excés) peut par sa chaleur & par son acrimonie, faire venir de petits ulceres à la bouche des enfans, qu'on appelle *aphthes*, & vulgairement *chancres* ; quelquefois aussi, quoique le lait n'ait aucune mauvaise qualité de soy, il ne laisse pas de se corrompre dans l'estomac de l'enfant, à cause de sa debilité, ou de quelqu'autre indisposition, dans lequel acquerant une acrimonie au lieu de se bien digerer, il s'en éleve des vapeurs mordicantes, lesquelles venant à former une crasse visqueuse qui s'attache comme une espece de suye blanche par toute la bouche, y causent & engendrent facilement ces petits ulceres, à cause de sa tendresse & delicatesse. C'est ce que nous fait remarquer *Guidon*, quand il dit que ces ulceres viennent le plus souvent aux enfans pour la malice du lait, & pour sa mauvaise digestion.

Quelques-uns de ces ulceres sont simples, comme ceux qui sont causez de la seule chaleur du lait de la nourrice, ou du sang & des humeurs de l'enfant qui sont un peu trop échauffez, comme pour avoir eu quelque petit accés de fiévre : pour lors ils sont fort superficiels, & de peu de durée, cedans facilement aux remedes ; & les autres sont malins, tels que sont ceux qui sont causez par un *virus* venerien, ou qui viennent ensuite de quelque fiévre maligne, & ceux qui tiennent de la nature du *Scorbut*, lesquels sont putrides, corrosifs & ambulans, & n'occupent pas seulement la superficie de la membrane qui revest le dedans de la bouche & toute la langue, mais faisant des escares profonds, ils se communiquent encore à toutes les parties internes de la gorge, comme font principalement ceux qui sont causez par la grosse verole ; lesquels ne peuvent pas estre gueris par les remedes ordinaires, mais veulent estre traitez avec leurs specifiques ; à moins de quoy ils vont toujours en augmentant, & causent aisément la mort aux petits enfans, qui souvent sont trop foibles, pour pouvoir supporter les remedes qu'il leur conviendroit faire pour leur guerison.

Les ulceres de la bouche, selon *Galien*, sont de difficile gueriſon, à cauſe qu'ils ſont ſituez en lieux chauds & humides, dans leſquels s'augmente promptement la pourriture & la corroſion ; outre que les remedes appliquez n'y peuvent pas arrêter ; parce qu'ils ſont auſſi-toſt détrempez de ſa ſalive.

Pour guerir ces ulceres, lorſqu'ils ſont petits, & ſans aucune malignité, il faut faire en ſorte de temperer & rafraîchir le lait de la nourrice, luy faiſant obſerver un regime de vivre rafraîchiſſant, la ſaignant même, & purgeant pour ce faire, s'il eſt beſoin. La bouche de l'enfant ſera lavée avec eau d'orge, ou de plantin, & miel roſat, ou ſyrop de roſes ſeches, y mêlant un peu de verjus, ou du jus de citron ; tant pour mieux détacher, & nettoyer les humeurs viſqueuſes qui s'attachent au dedans de la bouche de l'enfant, que pour luy rafraîchir ces parties qu'il a fort échauffées ; ce qu'on fera par le moyen d'un petit linge bien doux, mis au bout d'un petit bâton, qu'on trempera dans ce remede, pour en laver doucement ces ulceres, prenant bien garde à ne pas faire trop de douleur, de peur qu'en les irritant il ne ſurvint inflammation qui augmenteroit la maladie. Le ventre de l'enfant doit eſtre aſſez libre, afin que les humeurs eſtant portées vers les parties inferieures, il ne s'en éleve tant de vapeurs, comme il ſe fait ordinairement, quand les excrémens du ventre ſont trop long-tems retenus.

Si les ulceres participoient de quelque malignité, pour lors il faudra uſer de remedes topiques, qui faſſent leur operation promptement, & preſque en un inſtant, pour corriger la mauvaiſe qualité de l'humeur qui les cauſe, & faire en ſorte qu'ils n'augmentent pas vantage ; parce que ne pouvant demeurer long-tems ſur ces parties, leur effet & leur vertu ſeroient empêchez, ou beaucoup diminuez par les humiditez de la bouche. Ces remedes doivent être de ceux qui font quelque eſcare : pour ce ſujet on touchera ces ulceres avec un peu d'eau ſeconde, mêlée avec eau de plantin ; ou bien avec un peu d'eſprit de vitriol, prenant bien garde à faire en ſorte que l'enfant n'en avale aucunement ; & le remede ſera d'autant plus fort & acre, que les ulceres ſeront profonds & malins. Auſſi-toſt qu'on les aura cauteriſez de la ſorte, en les touchant ſimplement une ou deux fois, ſelon leur largeur & profondeur, & ſelon leur corruption (de peur que quelques ſeroſitez acres ne diſtilent ſur les lieux non ulcerez, & meſme dans la gorge de l'enfant) on luy lavera la bouche avec eau de plantin, ou avec decoction d'orge & d'aigremoine & miel roſat ; reïterant de toucher & laver les ulceres tant qu'il ſera jugé à propos, & juſques à ce qu'on reconnoiſſe qu'ils n'ambulent plus. Pour éviter que ſe ſervant de ces medicamens acres, il n'en tombe quelque petite portion dans la gorge de l'enfant, & que l'avalant cela ne luy puiſſe porter un grand préjudice, aucuns aiment mieux cauteriſer ces ulceres avec de petites tentes de linge, trempées en huile boüillante, laquelle eſtant avalée enſuite ne luy peut faire aucun mal. Il ſera bon auſſi de purger l'enfant, en luy faiſant prendre un peu de caſſe mondée, ou bien une demie once de ſyrop de chicorée composé de rhubarbe. Si ces ulceres ſont entretenus par un *virus* venerien, tous ces remedes pourront bien peut-être empêcher qu'ils n'augmentent pour quelque tems ; mais ils ne gueriront point, ſi on ne ſe ſert de ceux qui ſont ſpecifiques à telle maladie, comme nous dirons autre part.

CHAPITRE XXXV.

De la douleur que cauſe la ſortie des dents aux petits enfans.

LEs dents qui eſtoient cachées dans les mâchoires, commencent ordinairement à ſortir, non pas toutes à la fois, mais les unes aprés les autres, vers le cinquiéme ou le ſixiéme mois, parfois plutoſt, & quelquefois auſſi plus tard ; pour quoy faire elles percent les gencives dont elles eſtoient recouvertes. Pour lors à cauſe du ſentiment exquis de ces parties, il ſurvient de ſi grandes douleurs aux enfans, que beaucoup qui s'eſtoient au reſte fort bien portez juſques-là, ſont en danger de leur vie, & meurent ſouvent, pour raiſon de pluſieurs fâcheux accidens qui leur arrivent en ce tems. *Hypocrate* nous en rapporte les principaux dans l'Aphoriſme 25. du 3. Livre. *In progreſſu verò quum jam dentire incipiunt, gingivarum prurigines, febres, convulſiones, alvi profluvia, & maximè quum caninos edunt dentes, & his præſertim pueris, qui craſſiſſimi ſunt, & alvos duras habent.* Dans le tems, dit-il, que les dents commencent à pouſſer aux enfans, il leur arrive une demangeaiſon de gencives, fiévres, convulſions, flux de ventre, & principalement à la ſortie des dents canines, particulierement à ceux qui ſont fort gros & replets, & qui ont le ventre dur. Toutefois le meſme *Hypocrate* dit au Livre *de dentitione*, que tous les enfans qui ont des convulſions quand les dents leur percent, ne meurent pas, & que pluſieurs en réchapent.

Il dit aussi que ceux à qui elles percent durant l'hyver en sont plustost delivrez qu'en d'autre tems, si on les traite bien.

Les dents canines qu'on appelle vulgairement *les œilleres*, causent beaucoup plus de douleur à l'enfant que les autres ; parce qu'elles ont une racine tres-profonde, & un petit nerf plus considerable, qu'on dit avoir communication avec celuy qui fait mouvoir l'œil : & comme dit aussi *Hypocrate*, les enfans qui sont tres-gros, & qui ont le ventre dur, sont pour ce sujet en bien plus grand danger que les autres ; parce que la douleur en ceux-là, cause une bien plus grande fluxion d'humeurs sur la partie malade, leur corps en estant toujours fort replet, quand le ventre est dur. Les dents qui sortent les premieres sont les incisives, tant à cause qu'elles sont bien plutost parfaites, que parce qu'estant plus petites, & plus aiguës & tranchantes, les gencives en sont plus facilement percées, comme aussi avec moins de douleur, que par les autres qui sont plus molles dans le commencement, & qui, pour estre plus grosses, & plus larges, ne peuvent pas si-tost se faire voye, & que ce ne soit avec des efforts bien plus grands.

Les signes que les dents de l'enfant veulent sortir, sont que les gencives & ses jouës sont enflés, il y sent une grande chaleur, avec une demangeaison qui luy fait souvent porter les doigts dans sa bouche pour se les froter, de laquelle il distile beaucoup d'humiditez, qui y affluent, à cause de la douleur qu'il ressent ; la nourrice en luy donnant à tetter la sent aussi bien plus chaude, & il est plus alteré que de coutume ; il crie à chaque moment, & il ne peut dormir, ou fort peu en ce tems, & on sent, & on void les petites pointes des dents au travers des gencives, qui paroissent minces & blanches par le dessus, & fort enflées & rouges par les costez : & si les dents sont long-tems sans pouvoir sortir, ou qu'il en perce trop à la fois, il y a danger que l'enfant ne tombe dans les accidens dont *Hypocrate* fait mention dans l'Aphorisme susdit, & que ne cessans en bref, il n'en meure, comme il arrive assez souvent.

On doit en cette occasion avoir égard à deux choses ; la premiere à préserver l'enfant des fâcheux accidens qui luy pourroient arriver à raison de la trop grande douleur, & la seconde à faire en sorte d'aider au plutost à la sortie des dents, quand elles ont trop de peine à percer elles-mesmes les gencives.

Pour préserver l'enfant des accidens, il faut que sa nourrice observe pour lors un bon regime de vivre, & qu'elle use de toutes choses qui pourront rafraîchir, & temperer son lait, afin que la fiévre ne survienne à la douleur des dents ; & pour empêcher que les humeurs ne se portent avec trop d'abondance sur ses gencives enflammées, on luy tiendra toujours le ventre libre, afin de les évacuer par bas, pour lequel sujet on luy donnera de petits clysteres s'il estoit resserré ; mais souvent les enfans n'en ont pas besoin, parce qu'il leur survient ordinairement en ce tems un flux de ventre.

Quant à ce qui est de la seconde chose, qui consiste à aider à la sortie des dents, cela se fera par la nourrice, qui de tems en tems passera son doigt bien net sur les gencives de l'enfant, en appuyant mediocrement dessus, afin qu'en estant rarefiées, elles soient plus facilement penetrées & incisées par les dents qui sont prêtes à sortir ; à quoy l'enfant pourra aussi aider luy-mesme, si on luy donne à mâchoter un petit bâton de reglisse, ou un petit bout de bougie de cire neuve, laquelle est fort propre pour amollir la gencive. On se sert ordinairement d'un hochet d'argent, garni de petites sonnettes, afin de divertir l'enfant de la douleur qu'il ressent pour lors, dans lequel est enchassé une dent de loup, ou bien on y met un morceau de corail, ou de cristal. Il ne faut pas croire neanmoins que ces choses ayent quelque proprieté particuliere, comme beaucoup de femmes s'imaginent ; mais si elles sont utiles à cela, c'est à cause de leur matiere solide, unie, & polie ; car l'enfant pressant ses gencives contre, pour se soulager de la demangeaison qu'il y ressent, il en diminuë peu à peu l'épaisseur, & tant, qu'à la fin elles sont insensiblement percées par les dents qui sont au dessous. Si ces choses ne servent de rien, à cause que les gencives sont trop dures, & trop épaisses, pour ne pas tant laisser souffrir l'enfant, & pour éviter qu'à raison de la grande douleur qu'il ressent, il ne tombe dans les accidens dont nous avons parlé cy-dessus, on fera une petite incision avec la lancette sur la gencive qui sera disposée à percer ; les nourrices ont coutume de faire telle chose avec leurs ongles ; mais l'incision faite avec la lancette doit estre preferée, parce qu'elle n'est pas si douloureuse.

Il y a encore beaucoup de remedes que plusieurs personnes assurent avoir quelque proprieté particuliere pour aider à la sortie des dents, comme de frotter les gencives de lait de chienne, de cervelle de liévre, ou de celle de cochon, & de pendre au col de l'enfant une dent de vipere, & autres niaiseries de pareille nature ; mais comme ce sont choses fondées plutost sur la superstition que sur aucune raison, je ne m'y veux pas arrêter, pour en faire un plus ample recit, qui seroit inutile.

CHAPITRE XXXVI.

Du flux de ventre des petits enfans.

AUssi-tost que les petits enfans ont la moindre indisposition le flux de ventre leur arrive assez ordinairement ; à quoy contribuë fort son humidité, qui leur est naturelle, comme il est enseigné dans l'Aphor. 53. du 2. Livre, *quicunque alvos humidas habent, si quidem juvenes fuerint*, *meliùs degunt his qui siccas habent*. Ceux, dit *Hypocrate*, qui ont le ventre humide dans la jeunesse, se portent mieux que ceux qui l'ont sec. Mais outre que tous les enfans sont d'une nature humide, c'est qu'ils n'usent aussi pendant qu'ils tettent que d'alimens fort liquides & fluides, lesquels s'écoulent facilement & promptement de l'estomac & des intestins.

Le plus souvent le flux de ventre leur arrive à cause de la grande douleur qu'ils ressentent à la sortie de leurs dents ; car toutes les humeurs en sont tellement échauffées qu'ils ont pour lors une grande alteration ; ce qui fait que tâchant de l'éteindre, ils tettent beaucoup plus de lait que leur estomac n'en peut digerer, dans lequel se corrompant, il ne manque pas aprés de leur causer le flux de ventre. Il peut aussi venir quelquefois par le vice du lait de la nourrice qui est trop échauffé, comme est celuy de la femme nouvellement accouchée, lequel est toujours impur, & principalement pendant les cinq ou six premiers jours.

Si le flux de ventre de l'enfant n'est accompagné de fiévre, ou de quelqu'autre accident, il ne sera pas à craindre, à cause que c'est une indisposition convenable à sa nature, & à son habitude humide, comme aussi aux alimens dont il est nourri. *Hypocrate* nous l'assure ainsi dans l'Aphor. 34. du 2. Liv. *In morbis minus periclitantur, quorum naturæ, aut ætati, aut tempori morbus magis cognatus fuerit, quàm quibus in nullo horum cognatus fuerit*. Ceux-là, dit-il, sont moins en danger, desquels la maladie est plus familiere & convient mieux à leur nature, ou à l'âge, ou à la coutume de vivre, ou au tems, que ceux dont le mal n'a aucun rapport à toutes ces choses. Neanmoins s'il continuoit bien long-tems, il sera bon d'y remedier, de peur que l'enfant qui est composé d'une substance tendre & molle, facile pour ce sujet à estre, s'il faut ainsi dire, fonduë, n'en fût trop affoibli, à raison de la grande dissipation des esprits, que feroit la continuelle évacuation des humeurs qui s'écoulent par le flux de ventre.

Pour ce sujet on luy fera tetter un lait bien purifié ne luy en donnant que peu à la fois, afin qu'il le puisse mieux digerer; & pour purger son estomac, & ses intestins de quelques mauvaises humeurs, qui pour estre contenuës en eux, empêcheroient encore d'autant plus la digestion, on luy fera prendre une petite infusion de rhubarbe, ou un peu de syrop de chicorée composé: on luy donnera aussi quelques petits clysteres anodins, faits avec le lait, les jaunes d'œufs, & le miel violat, & aprés qu'il aura esté purgé, ils seront faits avec eau de plantin. On pourra aussi mêler pour lors quelque jaune d'œuf dans sa bouïllie s'il en mange; le ventre luy sera froté avec huile de coins, & on luy mettra dessus l'estomac des compresses trempées en vin astringent, dans lequel on aura fait cuire des roses de Provins, ayant au surplus toujours égard aux differentes causes du flux de ventre, & aux accidens qui pourroient l'accompagner, & se servant de remedes convenables à leur nature.

CHAPITRE XXXVII.

Du vomissement des petits enfans.

ON ne s'estonne pas du vomissement des petits enfans, parce que c'est un accident qui leur est plus ordinaire, & plus commun qu'aucun autre; & on ne se met pas aussi beaucoup en peine de l'arrêter, à moins qu'il ne soit continuel, & avec un peu trop d'excés; auquel cas il seroit necessaire d'y remedier, pour empêcher qu'il ne fût suivy de quelque plus fâcheuse maladie.

Le vomissement vient ordinairement aux enfans, à cause qu'ils prennent souvent plus de lait que leur petit estomac n'en peut facilement contenir & digerer, duquel estant surchargé, il est obligé de le rejetter: il leur arrive quelquefois aussi pour sa mauvaise qualité. Les efforts d'une toux violente leur causent encore la mesme chose; ce que font pareillement les sauts, & les secousses que leur donnent leurs nourrices, en les faisant danser trop rudement entre leurs bras, comme aussi en les berçant trop fort; dautant que par ces mouvemens, le lait estant trop agité &

broüillé dans l'estomac, il n'en peut pas estre bien digeré; mais tres-souvent aussi c'est pour n'y pouvoir pas estre facilement contenu, à cause que l'enfant a le ventre trop comprimé & serré avec les bandes & les langes dans lesquels il est emmailloté; ce qui fait qu'il est obligé de le laisser regorger, à cause de la douleur qu'il en ressent; la douceur, & la tiedeur du lait dont l'enfant est nourri, contribuë encore beaucoup à toutes ces causes.

Quand le vomissement est trop frequent, il est necessaire de l'arrêter; de peur que l'enfant rejettant continuellement ses alimens, n'en fût extrémement debilité par défaut de nourriture, & que l'action de l'estomac n'en fût si pervertie, qu'elle ne pût estre que difficilement rétablie, aprés que cét accident se seroit converti en habitude.

Pour la curation du vomissement, on aura égard à ce qui le peut causer; s'il vient de ce que l'enfant prend plus de lait qu'il ne luy en faut, sa nourrice ne luy donnera pas tant à tetter; & que ce soit peu à chaque fois, afin que son estomac puisse plus facilement contenir & digerer ce qu'il aura reçu; si c'est par la mauvaise qualité du lait, la nourrice sera changée, pour luy en donner une qui luy soit convenable; si c'est par la toux, on y remediera en luy donnant des choses propres pour l'appaiser, selon les differentes causes dont elle peut estre excitée. Sa nourrice ne le fera pas sauter si rudement, & ne le bercera point si fort aprés qu'il aura tetté, pour ne pas empêcher par ces agitations la digestion du lait. On prendra garde aussi qu'il ne soit pas trop pressé & serré de ses bandes au droit de son estomac, afin de luy laisser la liberté de s'étendre, selon la quantité du lait qu'il aura reçu; & outre toutes ces choses, si quelques mauvaises humeurs y estoient contenuës, il sera fort à propos de purger l'enfant avec une petite infusion de rhubarbe, ou luy faisant prendre demy-once de syrop de chicorée composé; & aprés qu'il aura esté ainsi purgé, s'il est jugé à propos, on luy fera prendre un peu de syrop de coins, pour fortifier son petit estomac, mettant aussi sur sa region pour ce sujet, des compresses trempées en vin astringent, dans lequel on aura fait infuser des roses de Provins, de la canelle & des clous de girofle.

CHAPITRE XXXVIII.

Des hernies, ou descentes des petits enfans.

AFin de ne pas nous éloigner trop de nostre intention, qui est seulement d'observer quelques particularitez qui concernent les maladies des petits enfans, nous ne nous arrêterons pas à faire l'explication, & à traiter à fond de toutes les differentes especes d'hernies; mais nous nous contenterons simplement d'examiner legerement celle qui leur arrive le plus ordinairement, qui est l'intestinale, laquelle est quelquefois complete aux enfans aussi-bien qu'aux hommes; ce qui arrive quand l'intestin tombe jusqu'au fond du *scrotum*, & d'autrefois incomplete lorsqu'il ne passe pas l'eine: ce peut estre aussi quelquefois (mais plus rarement) *l'epiploon* qui fait l'hernie, lequel peut tomber seul de mesme que l'intestin, & quelquefois l'un & l'autre s'y rencontrent ensemble.

Les causes les plus frequentes des hernies des petits enfans, sont les grands efforts qu'ils font à crier, & à tousser, à quoy contribuë fort l'humidité & la mollesse de leur corps, comme aussi la trop grande compression de leur ventre dans le maillot; dautant que ne se pouvant pour lors dilater en large, quand ils viennent à beaucoup crier ou à tousser, il est fortement poussé en bas, au moyen dequoy se font facilement ces hernies ou descentes.

Il faut remedier à cette maladie aussi-tost qu'on s'en apperçoit; car plus elle est negligée, d'autant plus elle se rend de difficile curation; à cause que par la continuelle chûte de l'intestin, le lieu par où il tombe se dilate toujours de plus en plus: mais comme les hernies arrivent plus facilement aux enfans à cause de la mollesse de leurs corps, aussi en guerissent-ils plutost que les personnes âgées; parce que la reünion des parties dilatées est aisément faite, tant à raison de leur tendresse, qu'à cause que l'intestin estant reduit & contenu en son lieu naturel, pendant que l'enfant acquiert accroissement avec l'âge, grossit à proportion de toutes les autres parties du corps, & le lieu de la dilatation s'étrecit peu à peu, & se raffermit par la compression du bandage bien appliqué dessus.

Pendant que les enfans sont au maillot, on ne doit tenter la curation des vrayes hernies qui leur arrivent que par le bandage, lequel seul est capable de remedier, tant aux completes qu'aux incompletes. Il sera fait avec la bande roulée, mettant une compresse au droit de la dilatation, aprés avoir premierement bien reduit l'intestin & l'*epiploon* pareillement, s'il estoit tombé, dans leur situation naturelle. Pour quoy faire, il faudra coucher l'enfant la teste basse, puis des deux mains on fera peu à peu la reduction, poussant de l'une tout doucement la tumeur, & faisant rentrer l'intestin de l'autre, mise au droit de la dilatation, & retenant avec elle ce qui sera rentré, pour empêcher qu'il ne ressorte, faisant ainsi jusques à ce que la reduction soit entierement faite; aprés quoy on mettra une compresse assez épaisse sur le lieu dilaté, puis on fera le bandage de cette sorte. On prendra une bande roulée, de largeur & longueur proportionnée à la grosseur du corps de l'enfant, en telle façon qu'elle en fasse trois ou quatre tours; on posera d'abord le premier bout sur le ventre de l'enfant, vers le costé opposite de celuy de l'hernie, ensuite dequoy la bande sera menée pardessous la fesse de celuy qui est malade, puis conduite en relevant de bas en haut pardessus la compresse apposée; où estant, on la fera passer pardessous les reins du mesme costé, pour luy faire faire le tour du corps, aprés cela elle sera reconduite comme la premiere fois, continuant ainsi tous les autres tours jusques à la fin, observant toujours que les circonvolutions qui passent sur l'eine, se fassent de bas en haut, pour mieux relever, & de les attacher toutes avec de petites épingles sur la compresse, afin que le bandage soit plus stable.

Il sera fort à propos que la nourrice porte le petit enfant au Chirurgien, pour apprendre de luy la maniere de reduire la descente, & de bien faire ce bandage; au lieu duquel on luy peut mettre aussi un petit brayer, qui fera le mesme effet, sans qu'on soit obligé de le défaire & remuer tant de fois qu'on fait la bande roulée; pour lequel sujet il doit estre ciré de tous costés, afin qu'il ne soit pourry par les excrémens de l'enfant; Or si on veut que tels bandages puissent promptement guerir l'hernie, il faut que l'enfant reste couché au moins durant quarante jours ou davantage, selon la grandeur de la dilatation, & qu'on fasse aussi en sorte qu'il ne crie ny tousse, s'il y a moyen, & que le ventre ne luy soit comprimé en son maillot, de peur que ces choses n'excitent de nouveau l'intestin à sortir. Quelques-uns avant que d'appliquer le bandage, bassinent le lieu avec eau de forge, puis y mettent l'emplâtre *contra rupturam*; mais cela sert peu en cette rencontre, où le seul bandage peut suffire, pourveu qu'il soit bien appliqué.

Outre ces vrayes hernies dont nous venons de parler, il en peut encore arriver de non vrayes, lesquelles ne se font point par la chûte d'aucune partie ; mais seulement par la distension des membranes du *scrotum*, & de celles des testicules , causées par quelques matieres qui s'y sont amassées, tant pour la debilité naturelle de ces parties, que pour avoir esté contuses & pressés pendant un mauvais travail ; entre lesquelles l'aqueuse & la venteuse arrivent le plus souvent ; car la charnuë & la variqueuse ne se rencontrent jamais, ou tres-rarement aux petits enfans.

Pour la curation de l'aqueuse, qu'on appelle *hydrocele* , laquelle est faite par des eaux contenuës dans les membranes, soit communes, ou propres des testicules, on mettra sur la tumeur des remedes qui puissent resoudre les eaux qui sont dedans , & en dissiper les vents ; aprés quoy on fortifiera ces parties. On les resoudra avec fomentations d'eau de vie, ou de décoction de camomille , melilot, rhuë, marjolaine & fenoüil, dans laquelle on trempera aussi des compresses pour mettre dessus ; & on les desséchera avec eau de chaux, où sera fondu un peu d'alun ; & aprés la resolution & dessication de la plus grande portion des eaux , on fortifiera les parties , de peur qu'il ne s'y en engendre d'autres, en y mettant des compresses trempées en gros vin qui aura boüilli avec les roses & l'alun, ayant toujours égard à la chose qui peut avoir causé l'hydrocele, & à celle dont elle est entretenuë : mais si les remedes ont esté faits en vain , & que la tumeur soit extrémement grosse, on en fera l'ouverture pour en évacuer les eaux par la seule ponction de la lancette , dont on se doit contenter aux petits enfans, qui pour la foiblesse de leur âge, & la delicatesse de leur corps, & pour n'avoir pas l'usage de la raison, ne peuvent pas alors endurer autre plus grande operation pour la curation de l'hydrocele ; & même si la tumeur n'est que mediocrement grosse, on n'en doit pas faire ouverture ; car j'ay souvent vû qu'elle se dissipe & se guerit d'elle-mesme avec l'âge, comme dit *Hypocrate* au Livre *De aër. aqu. & loc. Pueris hydropes in testibus fiunt, quandiu parvi fuerint : deinde ætatis progressu evanescunt.*

CHAPITRE XXXIX.

Des galles qui viennent ordinairement à la teste & à la face des petits enfans.

NOus pretendons parler en ce lieu des galles qui n'ont aucune malignité, & qui sont causées de la seule superfluité de quelques humeurs, qui pour estre simplement échauffées, sont facilement portées à la teste & au visage de l'enfant, où étant, elles y font des pustules humides, dans lesquelles ces humeurs sejournant, se corrompent & se convertissent en sanie, qui ronge ensuite & ulcere la simple superficie du cuir ; aprés quoy cette sanie en découle, laquelle venant à se dessécher autour du lieu d'où elle sort, s'endurcit & fait ces croûtes que nous appellons vulgairement *galles* ; dont il se voit des enfans avoir la teste & le visage si couverts de tous costez, qu'ils paroissent avoir une callote, & un masque tout d'une piece ; au travers duquel on ne leur voit seulement que les yeux & le bord des lévres qui en soient exemts.

Beaucoup de personnes veulent que ces galles, aussi bien que la rougeole & la petite verole, soient ordinairement causées de quelques superfluitez, & du residu du sang menstruel, dont l'enfant se purge aprés qu'il est né, lequel pour ne pouvoir estre bien rectifié, est ainsi chassé au dehors, afin d'estre rejetté comme chose inutile ; mais c'est souvent pour la mauvaise nourriture des enfans, qui prennent plus de lait qu'ils n'en peuvent digerer, comme aussi à cause de sa mauvaise qualité, pour raison de quoy sont engendrées quantité d'humeurs vicieuses & corrompuës qui causent cette galle, laquelle vient le plus souvent à la teste & à la face ; parce que ce sont parties qui abondent plus en humiditez, principalement aux enfans, qu'aucune autre qui soit au reste du corps.

On connoîtra que les galles ne sont pas malignes, si elles sont superficielles, si elles sont humides, & de couleur jaunâtre, & si leurs croûtes étant levées, le cuir paroît rouge & vermeil, sans estre ulceré profondement.

On ne doit en aucune façon empêcher le cours de ces humeurs, en les repoussant au dedans ; parce que leur évacuation garantit les petits enfans de plusieurs fâcheuses maladies ; & nous voyons ordinairement que ceux dont le corps s'est long-tems purgé

de

de telles superfluitez, s'en portent beaucoup mieux, aprés qu'ils ont jetté toute cette espece de gourme : & comme *Guidon* dit fort à propos, bien que comme signe, la galle soit mauvaise, toutefois comme cause elle peut estre bonne ; parce que la nature a coutume de purger ainsi le corps de l'enfant, en poussant au dehors ces excrémens. C'est pourquoy on se contentera seulement d'empêcher que l'enfant n'engendre davantage de mauvaises humeurs ; pour lequel sujet on luy donnera une nourrice bien saine, dont le lait soit parfaitement purifié & bien rafraîchy ; le ventre de l'enfant sera toujours tenu libre, & purgé si besoin est, avec un peu de syrop de roses, ou de chicorée, afin que les humeurs ne se portent pas en si grande abondance vers la teste ; & de peur que la sanie qui est tenuë sous les galles, venant à ronger & corroder le cuir, ne fasse des ulceres profonds, il sera bon aussi de faire tomber toutes les croûtes, afin qu'elle puisse avoir libre issuë ; pour quoy faire on se sert ordinairement de beurre frais, avec lequel on les frotte pour les humecter, ou d'un liniment d'huile d'amandes douces, ensuite dequoy on met pardessus des feuïlles de chou, ou de poïrée, les rechangeant deux ou trois fois par jour, pour éviter la puanteur & la corruption des humiditez que ces choses attirent & font sortir. On doit continuer ces remedes jusques à ce que l'enfant soit tout-à-fait gueri, & il ne les faut point changer, parce qu'ils font beaucoup suppurer les galles ; car ils n'attirent seulement que les humeurs superfluës, qu'on ne doit aucunement retenir au dedans, de crainte qu'une pire maladie n'arrive ; aprés l'évacuation desquelles le lieu se desséchera & se guerira de soy-mesme. Pendant cela, les mains de l'enfant doivent estre attachées, de peur que venant à se gratter, & à écorcher ces galles, à cause de la demangeaison qu'il y ressent ordinairement, il n'excitât inflammation à ces parties en les irritant, par le moyen de laquelle il y affluëroit encore une plus grande abondance d'humeurs.

CHAPITRE XL.

De la petite verole, & de la rougeole des enfans.

LA petite verole est une maladie contagieuse des petits enfans, qui arrive aussi quelquefois (mais plus rarement) aux personnes déja avancées en âge, en laquelle on voit quantité de pustules toutes semblables, venir à toute la superficie de la peau, engendrées de l'impureté du sang, & des autres humeurs que la nature y rejette, comme en l'émonctoire universel, pour en purger tout le corps.

Beaucoup d'anciens Medecins, aussi bien que plusieurs modernes, attribuent la cause de cette maladie au residu du sang menstruel dont l'enfant a esté nourri au ventre de sa mere, lequel aprés qu'il est né, venant à estre échauffé & à bouïllonner dans ses vaisseaux, est separé de toute la masse du sang qui a esté engendré depuis, & est épandu vers toute la superficie du corps, pour en estre ainsi entierement rejetté & expulsé. Ce raisonnement, selon mon sens, n'est pas bien vray-semblable; car nous voyons tous les jours plusieurs hommes & femmes, qui quoyque bien âgez, n'ont jamais eu cette maladie, qu'ils ne pourroient avoir évité si elle procedoit des restes de ce sang menstruel dont un chacun sans exception est nourri au ventre de la mere. Ceux qui sont de cette opinion répondent, que si on voit des personnes exemptes de cette maladie, c'est que leur nature forte & robuste a pû digerer, & consumer telles superfluitez, ou mesme les purger par d'autres voyes, comme par quelque flux de ventre, ou par d'autres manieres insensibles: Toutefois il faut qu'ils demeurent d'accord que ce sang menstruel ne pourroit pas demeurer caché & assoupy au corps, pendant des trente, quarante, & cinquante années aprés la naissance, sans produire ses effets, comme nous voyons quelquefois des gens n'avoir cette maladie qu'en cét âge, Mais il est bien plus croyable, que la cause de la petite verole est la corruption d'un air contagieux, qui infecte & gâte principalement le sang des enfans & des jeunes gens, qui y sont plus disposez que ceux qui sont avancez en âge, à cause de la tendresse & mollesse de leur corps, & plus en certaines années & en quelques saisons, qu'en d'autres, comme il est aisé de le reconnoître journellement; car en tems pestilentieux, la petite verole est bien plus commune au Printems & en Esté, que sur la fin de l'Automne, & en Hyver.

La petite verole differe de la rougeole, quoiqu'elles soient toutes deux si semblables dans leur commencement, qu'il est souvent difficile de reconnoistre distinctement l'une d'avec l'autre, qu'aprés le deuxiéme ou le troisiéme jour; auquel tems la verole, qui ne paroissoit estre que rougeole dans l'abord, commence à s'élever en pustules qui aprés blanchissent & meurissent de jour en jour. La rougeole est causée d'un sang bilieux & échauffé, qui fait seulement des taches rouges par toute la peau, sans aucune élevation, ou tres-petite, qui viennent plus promptement, comme des erysipeles, & principalement au visage; mais la verole est faite d'une matiere sanguine & pituiteuse, qui estant plus crasse & plus visqueuse, produit plusieurs pustules qui s'élevent en pointe, & qui peu à peu deviennent blanches, & meurissent, aprés quoy elles se convertissent en croûtes par la dessication de leur matiere.

Des signes de la verole, les uns precedent la sortie des pustules, & les autres l'accompagnent. Ceux qui la précedent, sont la fiévre, étourdissement, tournoyement, & douleur de teste, l'urine fort trouble, lassitude & douleur aux reins & aux lombes, nausées & vomissemens, difficulté de respirer, bâillemens frequens, éternuëmens, prurit & demangeaison du nez, rougeur des yeux, & lassitude de tout le corps; mais lorsque la verole commence à sortir, on voit le troisiéme ou le quatriéme jour beaucoup de pustules qui s'élevent par tout, lesquelles croissent & s'augmentent tant en grosseur qu'en nombre, jusques au huitiéme ou au neuviéme jour, pendant quoy elles meurissent & blanchissent peu à peu; la teste & le visage s'enflent, les yeux se ferment par la grande fluxion d'humeurs qui s'y fait, le nez se bouche par les excrémens qui s'y desséchent, les malades ont la voix enroüée, une toux séche, douleur de gorge, & grande difficulté de respirer; & pour lors toutes les parties du corps sont tellement tumefiées par la quantité de pustules, qu'il en paroist tout bouffi, & en est rendu tout monstrueux.

On peut faire de deux especes de petite verole, selon qu'elle est plus ou moins maligne; la premiere est celle qui n'est accompagnée que d'une simple émotion de fiévre, excitée de la seule ébulition du sang & des humeurs, qui cesse dés les premiers jours sans aucuns fâcheux accidens, laquelle meurit, suppure, & guerit facilement, & promptement: les pustules de celle-là sont élevées en pointe, & leur matiere est blanche, égale, & bien cuite, & les enfans en réchapent aisément, s'ils en sont bien traitez. Mais l'autre espece de verole qui est totalement maligne, est celle qui est causée de quelque humeur contagieuse, & pestilentieuse, dont les pustules sont plates, brunes, obscures, ou livides, ayant de petites taches noires en leur milieu; elles sortent plus lentement, & ne sont suivies d'aucune suppuration, ou s'il s'en fait, elle est mauvaise, sanieuse, sereuse, & accompagnée de pernicieux accidens, comme de fiévre maligne, frenesie, grande difficulté de respirer, syncope, dysenterie, & d'autres qui causent tres-souvent la mort, ou à tout le moins des ulceres malins, carie des os, perte de la veuë, défigurement & grande difformité du visage, ou estropiement de quelque membre, selon les lieux où ces humeurs vicieuses sont portées & retenuës. Ces ravages sont causez par ce que toutes les femmes appellent vulgairement le maître grain de la verole; lequel n'est autre chose que plusieurs pustules, qui par leur proximité, & par leur grosseur se joignent toutes ensemble, & font un mélange de leur matiere; laquelle estant amassée en grande quantité en un mesme lieu, ronge, & corrode bien plus profondement la partie, que si elle avoit esté épanduë & dispersée en plusieurs pustules separées; pour raison dequoy les cavitez en demeurent beaucoup plus creuses, & les cicatrices plus difformes, à cause de la grande perte de substance qui s'y fait ordinairement; & se faisant un dépost, ou transport de cette vilaine matiere sur les os, ou sur d'autres parties, elles les carie, & y cause d'autres accidens, comme nous avons dit.

Le prognostic de la petite verole se tire selon sa nature differente que nous venons d'expliquer; car si la fiévre est legere, & qu'elle cesse à proportion que les pustules sortent, si ces pustules ne sont pas en trop grande quantité, & qu'elles meurissent & blanchissent en peu de temps, c'est un bon signe; mais si la fiévre est forte au commencement, & qu'elle s'augmente de jour en jour, avec la difficulté de respirer, & autres accidens à mesure que les pustules sortent, si elles sont en grand nombre, noires, plates, séches, & sans suppuration, c'est signe de mort. Mais les enfans ne sont pas en un si grand danger dans cette maladie que les personnes âgées, dautant qu'elle est convenable à leur âge, & à leur nature, & qu'ils ont aussi le cuir plus rare, & plus mol, au travers duquel cette matiere est plus facilement expulsée, qu'aux autres qui l'ont plus dur, & ses pores moins ouverts.

Quant à la rougeole, elle n'est jamais si dangereuse que la verole; à cause que sa matiere pour sa subtilité s'évapore plus facilement & plus promptement; elle se termine ordinairement en trois ou quatre jours, à la fin desquels la verole survient quelquefois; c'est ce qui fait que souvent on prend, comme nous avons dit, l'une pour l'autre dans le commencement, auquel tems elles paroissent presque semblables.

La guerison de la petite verole, depend principalement de la force & vertu de nature, qui tâche à faire expulsion de ces humeurs malignes; c'est pourquoy il faut luy aider à les dompter le plus qu'on pourra, & la fortifier, afin qu'elle puisse venir à bout de l'ouvrage qu'elle entreprend; se donnant bien garde de ne la pas détourner de son operation, par aucune saignée faite hors de tems, ou par medecine donnée mal à propos. Pour remedier à cette maladie on fera premierement observer à l'enfant un bon regime de vivre, qui doit estre tel qu'il n'use d'aucuns alimens solides durant ce tems, mais qu'il en prenne seulement de liquides, comme sont les boüillons faits avec chair de veau & volaille; on luy pourra aussi donner un peu de bonne gelée; son boire sera de ptisanne faite avec orge mondé, racine de chiendent, & reguelisse, dans laquelle on peut mettre boüillir quelques raisins de damas. Si l'enfant est à la mammelle, on ne luy doit donner aucune boüillie, jusques à ce qu'il soit entierement guéri; & comme pour lors, à cause de son jeune âge, il ne peut assez souvent prendre aucun remede, ny autre aliment par la bouche, que le lait de sa nourrice, elle observera elle-même un bon regime, afin de le rafraîchir & temperer le plus qu'elle pourra; elle ne portera point l'enfant à l'air, mais le tiendra dans une chambre bien close, en laquelle il n'ait ny trop chaud, ny trop froid; car l'air trop chaud affoiblit extrémement, en faisant grande resolution, & dissipation des esprits; & l'air froid repousse les humeurs au dedans du corps, & empêche la sortie de la verole. On recommande qu'il soit couché dans un lit entouré de rideaux rouges, à cause que cette couleur émeut ordinairement les humeurs du dedans au dehors; mais elle nuit souvent aux yeux, & les enflamme par sa vivacité, ausquels il survient toujours une grande fluxion dans cette maladie; c'est pourquoy je crois qu'une couleur un peu plus douce, telle qu'elle puisse estre, devroit estre préferée; mais l'usage le veut ainsi. Le dormir de l'enfant doit estre moderé, afin que par son moyen les humeurs estant mieux cuites & digerées, la sortie des pustules se fasse plus aisément; il ne doit pas aller jusques à un trop profond assoupissement, qui seroit un signe d'une nature accablée; le ventre luy sera tenu médiocrement libre avec petits clysteres afin d'en évacuer les excrémens, s'ils y étoient trop long-tems retenus.

Mais lorsque la verole est accompagnée au commencement de grande fiévre, avec difficulté de respirer, & d'autres accidens, le principal remede est la saignée, bien que la plusspart des femmes, qui ne se connoissent pas à la chose, la blâment, & ne veulent pas souffrir qu'on la fasse à leurs enfans, s'imaginant qu'elle empêcheroit la verole de sortir; & quand il arrive que les enfans ausquels on s'en est servi, meurent, quoy que ce soit pour la grandeur & malignité de la maladie, elles ne manquent pas d'en attribuer la cause à la saignée; mais il est tres-certain que ce remede est tres-profitable dans les premiers jours de cette maladie; car par son moyen toutes les humeurs sont rafraîchies; & la plenitude en étant évacuée, la nature regit & domine mieux le reste. Pour ce qui est de la purgation, on ne s'en doit pas servir au commencement, de peur que par l'agitation qu'elle cause aux humeurs, la nature ne soit détournée & empêchée de faire son operation; mais on en usera fort à propos sur la fin, pour évacuer ce qui pourroit estre demeuré d'impur, de peur que ce reliqua se jettant sur quelque partie, n'y causât du dégat.

Or pendant tout cela, on doit se servir de fois à autre de choses qui puissent fortifier le cœur, comme sont les cardiaques, non pas du genre de ces eaux Theriacales, dont on se sert ordinairement, qui sont plutost propres à faire vomir, qu'à fortifier le cœur, ny de ces poudres de Perles, & de Bezoard, & autres pareilles fadaises, qu'on croit superstitieusement, & sans aucune raison, avoir des facultez specifiques à ce sujet, L'exemple d'un jeune Prince de tres-grande esperance, decedé il y a quelques années à la premiere fleur de son âge, nous prouve bien cette verité; lequel mourut de la petite verole, aprés avoir pris quantité de ces sortes de drogues, appellées sans raison *remedes specifiques*, en quoy on avoit inutilement une telle confiance, qu'on negligea de luy faire les remedes qui luy auroient esté vray-semblablement salutaires, & principalement la saignée. Mais les veritables & les plus salutaires cardiaques, sont premierement la respiration d'un air sain & pur, & les bons alimens, avec l'usage moderé des choses qui sont agreables à l'estomac, & qui le réjoüissent & le confortent, en resistant à la pourriture des humeurs, comme sont les syrops de Limon

& de Grenade, mèlez avec la ptisanne de l'enfant, ou avec un peu de vin bien trempé, qui est le meilleur de tous les cardiaques, si la fiévre n'est pas grande; & si c'est un enfant à la mammelle, le seul lait luy doit suffire pour tout.

Quant à ce qui concerne les remedes appliquez au dehors, c'est-à-dire au traitement des pustules, afin qu'elles se puissent meurir plus facilement, aussi-tost qu'elles commencent à paroître, qui est vers le troisiéme ou quatriéme jour, on les oindra toutes, & principalement celles du visage, avec huile d'amandes douces, les frotant avec une plume trempée dedans; quelques-uns y mêlent un peu de cresme, d'autres ne se servent que de beurre frais, & aucuns de vieux lard fondu & lavé par plusieurs fois en eau de rose, & bien battu en un mortier de marbre, dequoy ils les graissent jusques à parfaite guerison; & quand les pustules sont bien meures, ce qu'on reconnoît par leur blancheur, & par la demangeaison qui y survient, qui arrive ordinairement environ vers le neuviéme jour, on peut alors percer les plus grosses, pour en faire sortir la matiere, de peur que par son trop long sejour, elle ne vint à ulcerer & corroder trop profondement les parties. Cela se fera avec une aiguille d'or ou d'argent, ou en les coupant avec la pointe des ciseaux; aprés quoy pour les dessécher, on frotera le visage d'un liniment fait de cresme recente, mêlée avec la craye blanche, continuant ce remede jusques à ce que les croûtes soient tout-à-fait tombées, le renouvellant chaque jour au matin & au soir; ou on le fera avec onguent rosat, dans lequel on mêlera un peu de ceruse bien pulverisée.

Pour empêcher que la verole ne fasse venir trop grande fluxion sur les yeux, il est bon d'user au commencement de quelque remede rafraîchissant, qui en repoussant moderement, la puisse empêcher. On se sert ordinairement d'eau rose, & de celle de plantin mêlées ensemble, avec quoy on les bassine de temps en temps; la plusspart des femmes y ajoûtent un peu de safran qu'elles font détremper dedans; mais à cause de sa forte odeur, j'aimerois mieux me servir des eaux toutes seules; le lait de la nourrice est pareillement fort bon pour en appaiser la douleur. On aura soin aussi de temps-en-temps de déboucher le nez de l'enfant, afin qu'il puisse plus facilement respirer; ce qu'on fera avec de petites tentes de linge; & pour adoucir sa gorge, qu'il a toûjours enroüée, il pourra user d'un peu de syrop violat mêlé avec sa ptisanne; & pour inciser les phlegmes qui s'y attachent, on luy donnera un peu de celuy de Limon ou de Grenade, mais le seul lait suffira pour le petit enfant.

Faisons voir maintenant la maniere avec laquelle il doit estre traité de la maladie venerienne, vulgairement appellée *la grosse-verole*, pendant qu'il est encore à la mammelle.

CHAPITRE XLI.

De la curation de la maladie venerienne des petits enfans.

SI la petite verole dont nous venons de parler, est une maladie contagieuse, elle ne l'est ordinairement qu'à l'égard des enfans; car difficilement vient-elle aux grandes personnes par frequentation; mais il n'en est pas de mesme de la grosse verole, dont le venin est si pernicieux & si susceptible, qu'un seul enfant qui a ce mal, est capable de le communiquer (comme il s'est vû bien des fois) à des familles entieres, & aussi-bien aux vieux qu'aux jeunes. C'est une chose digne de grande compassion, de voir de pauvres petits innocens à la mammelle affligez d'une si fâcheuse maladie, laquelle outre qu'elle leur fait porter la peine d'un peché dont ils ne sont pas coupables, elle les fait encore assez souvent abandonner d'un chacun, & delaisser mesme de leur propre mere dans un état si déplorable.

Ceux qui ont ce mal dans un si jeune âge, ou ils l'ont apporté en naissant, l'ayant dés le ventre de leur mere; ce qu'on reconnoît si elle en étoit infectée, & si en venant au monde ils avoient des pustules, & des ulceres en plusieurs parties de leur corps, & principalement au ventre & vers le fondement, & au dedans des cuisses, comme aussi à la teste; ou bien ils l'ont gagné depuis, & l'ont pris de leur nourrice qui en est pareillement gâtée; pour lors les premieres impressions paroîtront vers la bouche de l'enfant, à laquelle il viendra des ulceres, à cause de l'acrimonie du mauvais lait qu'il tette, lequel luy servant de nourriture, ne manquera pas de communiquer ensuite ce venin à toutes les autres parties de son corps. On doit neantmoins observer que l'on voit souvent des enfans qui tettent le lait d'une nourrice fort échauffée, avoir pour cette seule cause, quantité de pustules aux fesses, & au dedans des cuisses, qui donnent quelquefois lieu de les soupçonner d'estre infectez de la maladie venerienne : mais on peut juger que ces pustules, quoyque grosses & élevées, sont simples & sans malignité, si elles ne sont accompagnées d'aucun autre accident : auquel cas il faut seulement pour leur guerison donner à l'enfant une autre nourrice, dont le lait soit bien temperé, & qu'elle ait soin de tenir toujours l'enfant bien nettement.

Il est tres-difficile que les enfans qui sont nés avec la maladie venerienne en puissent guerir ; & ils meurent presque toujours tres-peu de tems aprés ; parce que toute leur substance ne peut pas se rétablir, ayant eu pour fondement un si mauvais principe, qu'est le sang de la mere infecté d'un tel venin, dont ils ont esté engendrez, formez & nourris : mais à l'égard de ceux qui l'ont prise de leur nourrice seulement, il y a beaucoup plus d'esperance & de facilité à leur guerison ; parce que le venin du mauvais lait ne se communiquant pas d'abord avec toute la substance du lait dans les vaisseaux du corps de l'enfant, n'y fait pas tant de degât qu'en l'autre occasion, où le sang dont il est seulement nourri pendant qu'il est au ventre de la mere, luy est porté, & s'épanche tel qu'il est dans toutes les parties de son corps ; car il n'y a seulement que le plus pur de ce lait verolé, ou pour mieux dire le moins impur, qui ayant esté changé en chyle dans l'estomac, & repurgé par les intestins de la plus grande partie de ses excrémens, peut en se mêlant aprés avec le sang, l'alterer, & le corrompre, par la mauvaise qualité qui luy reste toujours, nonobstant les differentes preparations qu'il a reçuës : neanmoins l'enfant qui a pris le mal de sa nourrice, n'en guerira jamais tant qu'il la tettera ; dautant que son lait est toujours infecté de cette qualité veneneuse ; & le pire est que luy en donnant une autre, comme on est obligé de faire pour le guerir, c'est un grand hazard s'il ne luy communique cette contagieuse maladie.

On peut dire en general, que la curation de la grosse Verole est tres-difficile à tous les petits enfans qui sont à la mammelle, à cause que pour la foiblesse de leur âge, ils ne peuvent prendre pour lors, ny supporter, qu'avec grand danger de leur vie, les remedes qui y conviennent ; c'est pourquoy il seroit à souhaiter, que par une cure palliative on put differer à les traiter tout-à-fait, jusques à ce qu'ils eussent trois ou quatre ans ; mais comme il s'en rencontre beaucoup, qui periroient avant que de pouvoir seulement atteindre la premiere, ou la deuxiéme année, dautant que cette méchante maladie va toujours en augmentant, & que ses accidens font bien plus facilement impression sur leur corps, à cause de sa delicatesse & mollesse, que sur celuy de ceux qui sont plus avancez en âge, on est obligé quelquefois dans ce tems d'en entreprendre la curation, quoy que l'enfant soit encore à la mammelle. Cette entreprise est à la verité bien perilleuse pour lors ; mais on est contraint de s'y resoudre, quand il n'y a aucune apparence, ny esperance qu'il puisse réchapper autrement. Or voicy le moyen qu'il faut tenir pour ce sujet.

On doit premierement changer la nourrice de l'enfant, si elle estoit infectée de pareil venin, pour luy en donner une dont le lait soit bien purifié ; & s'il n'étoit ainsi, elle seroit saignée & purgée pour ce faire, selon qu'il seroit requis. La pluspart veulent, afin qu'il soit medicamenteux, qu'elle use durant tout le traitement de l'enfant, d'une eau theriacale, & d'une décoction sudorifique ; mais outre que je crois que telles choses auroient peu d'effet, je craindrois que luy échauffant le lait, elles ne portassent préjudice à l'enfant au lieu de luy profiter ; c'est pourquoy j'aimerois mieux qu'elle observast seulement de sa part un regime de vivre, qui le pût temperer & rafraîchir ; & de peur qu'elle ne prenne le mal elle-mesme, il sera bon qu'elle lave le bout de sa mammelle avec du vin, chaque fois qu'elle aura donné à tetter à l'enfant, & qu'elle se purge de tems en tems, afin d'avoir le corps plus net, & moins disposé à recevoir cette infection.

Mais souvent ces pauvres petits enfans ainsi affligez, sont si malheureux qu'il ne se trouve aucune nourrice, qui veüille en leur donnant la mammelle s'exposer au risque de gagner la maladie : en ce cas, il faudroit en choisir une qui eût du lait en abondance, & dont les mammelles rayassent facilement, afin qu'en les pressant seulement, il en tombât suffisamment dans la bouche de l'enfant pour sa nourriture, ou en ayant tiré dans un verre, elle luy en fera prendre & avaller avec une petite cuilliere, ou en ayant mis dans un entonnoir, à l'extremité duquel il y ait un petit morceau de linge roulé qu'elle luy mettra dans la bouche ; ou bien elle luy donnera souvent un petit linge trempé dedans, qu'elle luy fera succer ensuite : mais pour le plus seur, afin que l'enfant ne puisse gâter aucune nourrice, & pour s'exempter d'une telle sujettion, il sera mieux de luy faire tetter une jeune chevre, nourrie exprés de bonnes herbes, & d'autres choses convenables, afin que son lait en soit meilleur.

Pour ce qui est de l'enfant, il est certain qu'il ne guerira jamais de la verole qui est confirmée, que par l'usage des remedes dans la composition desquels entre le mercure, qui jusques à present a esté reconnu pour le vray antidote du venin de cette maladie :

c'est pourquoy aprés l'avoir saigné, & purgé avec syrop de Roses où de Chicorée, on luy fera (si ses forces le permettent) de petites onctions d'onguent de mercure, dont on luy frottera seulement les pustules, & les ulceres; quoy faisant peu à peu, en reïterant ces onctions, on luy provoquera un petit flux de bouche, qui doit estre presque insensible, de peur que les humeurs émuës & portées en trop grande abondance vers elle, ne la fissent trop enfler, & n'y causassent de fâcheux ulceres, qui l'empescheroient de pouvoir tetter : il faut pour ce sujet que l'onguent ne soit que legerement chargé de mercure; car il vaut mieux estre plus long-tems à la cure, que de rien précipiter. Pour ce faire, aprés avoir usé d'une petite friction, ou de deux tout au plus, on s'en abstiendra durant cinq ou six jours, pour reconnoistre jusques à quel degré l'enfant en pourra estre émeu; aprés quoy on jugera par l'effet des premieres, s'il est necessaire de les reïterer, & avec quelle doze, laquelle ne se peut veritablement décrire; parce que toutes les habitudes des enfans sont aussi differentes, que celles des hommes, entre lesquels aucuns cracheront plutost pour une simple friction, que d'autres pour six consecutives; mais en ce cas il n'y a pas si grand danger à pecher au moins qu'au plus; car on reïtere & on augmente bien plus facilement la doze, quand elle n'a pas esté assez forte la premiere fois, qu'on ne retient son effet quand il excede.

On peut encore au lieu de frictions, ou avec elles, envelopper l'enfant dans une couche parfumée legerement de mercure; & quant à ce qui est des ulceres qui luy viendront à la bouche, sa nourrice luy lavera avec eau d'orge & d'aigremoine, y mélant un peu de miel rosat, ou du syrop d'absynthe avec vin blanc, luy nettoyant souvent par ce moyen la bave qui s'y amasse : pour la luy faire vuider plus facilement, il doit estre couché sur le costé, & non sur le dos, de peur que ces glaires luy tombant dans l'estomac, ou sur la poitrine, ne vinssent à le suffoquer. Il sera aussi tenu bien chaudement, sans le porter à l'air, veillant au surplus à l'effet du remede, qui ne doit estre conduit en cette occasion, que par le prudent & expert Chirurgien, & non pas laissé à la discretion d'un chacun.

La commune maniere de faire l'onguent, est de prendre demy once de mercure, qu'on nettoyera bien de sa crasse, en le faisant passer plusieurs fois au travers d'un linge double, ou d'un morceau de chamois; aprés quoy on l'agitera dans un mortier avec quatre onces d'axonge de porc, tant & si longuement qu'il y soit tout-à-fait bien incorporé ; ce qu'estant fait, on prendra deux dragmes de cét onguent pour chaque friction, & plus ou moins selon que l'enfant paroist fort, & disposé à estre émeu, dont on oindra principalement les pustules & les ulceres, comme il a esté dit. *Pigray* assure mesme qu'il a vû des enfans guerir, pour avoir esté frotez de la seule axonge agitée & battuë en mortier de plomb ; mais c'est toujours à raison du mercure, dont le plomb a toute la qualité.

CHAPITRE XLII.

Le moyen d'empêcher que les petits enfans ne deviennent loûches, tortus, bossus, où boiteux.

LE corps des petits enfans, pour raison de sa tendresse, est comme la cire molle, ou comme les jeunes arbres, ausquels on peut facilement donner telle figure qu'on veut dans le commencement ; c'est pourquoy on doit soigneusement prendre garde en ce tems, que la bonne conformation de leurs petits membres ne soit viciée, faute de prudente conduite, ou même que l'estant, elle puisse estre reduite en l'estat naturel par le soin qu'on en prendra : or entre autres choses on tâchera que l'enfant ne devienne louche, tortu, bossu, ou boiteux, & de redresser au mieux qu'il sera possible celuy qui le sera.

On empêchera qu'il ne devienne louche, si on luy donne une nourrice qui ait la veuë stable & droite, afin qu'il ne prenne pas cette mauvaise habitude par son exemple, si elle l'estoit ; & comme nous avons déja dit autre part, il faut toujours que son berceau soit situé en telle sorte qu'estant couché il puisse voir directement le jour, ou la lumiere de la chandelle, ou du feu ; de peur qu'estant de costé, il ne vînt à tourner continuellement les yeux vers ce lieu, quoy faisant, il y auroit grand danger qu'il ne devînt louche. *Paul Æginete*, & *Paré*, veulent qu'on redresse & affermisse la veuë de l'enfant louche, en luy mettant au visage un masque, où soient seulement deux petits trous au droit des yeux, par lesquels il puisse voir ; ce qui fera que n'appercevant aucune clarté qu'à travers ces trous, il sera obligé de la tenir toujours vers ce lieu, par le moyen de quoy les yeux s'affermiront en une situation directe, & quitteront peu-à-peu la mauvaise habitude qu'ils avoient prise de regarder de costé. Ce conseil semble estre bon en apparence ; mais je crois que l'usage de ce masque seroit bien incommode à l'enfant ; outre que pour le peu qu'il seroit remué, ou vacilleroit de quelque costé que ce fût, les petits trous ne correspondans pas tout-à-fait en ligne droite au milieu des yeux, la veuë en seroit encore plus pervertie.

Pour empêcher que l'enfant ne devienne tortu, & bossu, ou boiteux, la nourrice luy doit emmailloter le corps en une situation bien droite, luy estendant également les bras & les jambes, & tournant ses bandes tantôt d'un costé, tantost de l'autre, de peur que le bandant toujours d'une mesme maniere, les parties ne prennent un mauvais contour. Quand il sera couché dans son berceau, il doit estre situé directement sur le dos, sans estre courbé, ny porter à faux ; & sur tout quand la nourrice le tiendra entre ses bras, elle le portera tantost sur l'un & tantost sur l'autre ; car luy serrant toujours les jambes contre elle d'un même costé, ce seroit un grand hazard, si elle ne les rendoit à la fin tortuës ; & c'est souvent le seul sujet, pour lequel nous voyons beaucoup d'enfans avoir quelque jambe de travers, & l'une plus en dedans que l'autre, principalement au droit du genoüil, à quoy la pluspart des nourrices ne prennent pas garde, ce qui est neanmoins de tres-grande consequence.

Quand ces parties auront quelque mauvaise conformation dans leur figure, elles seront raccommodées avec bandes & compresses, mises aux endroits necessaires pour les tenir en état pendant que l'enfant est au maillot ; aprés quoy étant un peu plus grand, on se servira de petites botines d'un cuir un peu fort, ou d'autres machines propres à cét usage, avec lesquelles on luy redressera les jambes, si leur defaut estoit bien considerable, à moins dequoy on ne doit pas s'en mettre fort en peine ; car j'ay tres-souvent vû qu'à des petits enfans qui paroissoient avoir les jambes toutes courbées en dedans au droit du genouïl, lors qu'ils commençoient à marcher à l'âge de deux ans, ces parties se sont redressées d'elles-mesmes naturellement, à proportion qu'elles se fortifioient avec l'âge, sans aucun usage de botines, ny d'autres machines, qui sont souvent plus incommodes en ces occasions qu'elles ne sont utiles : & si ce n'estoit que le pied qui fût tourné plus d'un costé que de l'autre, on se contentera de souliers, qui soient plus hauts de semelles vers les endroits necessaires, afin de le faire pancher & retourner du costé opposite: quand la poitrine, ou l'épine du dos seront contrefaites, le vice sera racommodé, si faire se peut, ou à tout le moins on empêchera qu'il ne s'augmente, & le défaut sera caché, en garnissant les vêtemens de l'enfant, avec cartons, bâtons de baleine, & fer blanc, aux lieux que le Chirurgien le jugera à propos, pour redresser les parties mal conformées, & pour leur donner une meilleure figure.

Ayant jusques icy fait mention des maladies les plus ordinaires des petits enfans, il n'est pas necessaire d'en faire en ce lieu une plus ample description; car pour les autres dont nous n'avons pas parlé, comme elles peuvent arriver indifferemment à toutes sortes d'ages, elles n'ont rien de particulier à leur égard, tant pour leur connoissance, que pour leur curation, si ce n'est à raison de la tendresse & delicatesse de leur corps: C'est pourquoi il nous reste seulement, pour mettre fin à nostre entreprise, de faire connoistre les conditions necessaires au choix d'une bonne nourrice.

CHAPITRE XLIII.

Les conditions requises au choix d'une bonne nourrice.

C'Est avec grande raison qu'*Aulus Gellius* au 1. Chap. de son 12. Livre, invective ce genre de meres, qu'il appelle demymeres, lesquelles contre les loix de la nature, rejettent loin d'elles leur enfant aussi-tost qu'elles l'ont mis au monde, luy déniant le lait de leurs mammelles lorsqu'elles le voyent vivant en implorer amoureusement l'assistance, par ses larmes dignes de compassion, aprés avoir nourri de leur propre sang dans leur ventre un je ne sçay quoy, qu'elles ne voyoient ny ne connoissoient pas. Disons donc que la premiere & principale de toutes les qualitez requises à une bonne nourrice, est d'être la mere propre de l'enfant, tant à cause du rapport du temperament de l'un à l'autre, que parce qu'ayant beaucoup plus d'amour pour luy, elle prend un bien plus grand soin que la nourrice empruntée, qui n'aime ordinairement son nourrisson, que d'un amour feint & simulé, lequel n'a pour but & pour tout fondement, que l'esperance de la récompence qu'elle attend de ses peines par un loyer mercenaire: C'est pourquoy la veritable mere, quoy qu'un peu moins bonne, ſera toujours préferée à l'étrangere. Mais comme il ſe rencontre ſouvent qu'elle ne veut, ou ne peut elle-même nourrir ſon enfant, ſoit pour ſe conſerver en ſon embonpoint, comme font toutes les femmes de qualité, & la plupart des bourgeoiſes, ſoit auſſi parce que ſon mari ne voudra pas luy-même ſouffrir, ny voir un tel embarras, ou bien pour eſtre ſi incommodée & indiſpoſée qu'elle n'en eſt pas capable ; pour lors on ſera obligé de luy ſubſtituer une autre nourrice, pour ſupléer à ſon défaut, laquelle on choiſira la plus convenable à l'enfant qu'il ſera poſſible.

Or ainſi que nous voyons que des arbres, quoy que de même eſpece, & nés en meſme lieu, eſtant aprés tranſplantez en differentes terres, produiſent des fruits de tres-different goût, à raiſon de la nourriture qu'ils en tirent, de meſme la ſanté des enfans, & ſouvent meſme leurs mœurs, dépendent de la nourriture qu'ils prennent dans ces commencemens, car chacun ſçait que la ſanté du corps, correſpond aux humeurs dont toutes les parties ſont nourries & entretenuës, & que les humeurs tiennent toujours de la nature des alimens, dont elles ont eſté engendrées : pour ce qui eſt des mœurs, elles ſuivent ordinairement le temperament, lequel procede auſſi de la qualité des humeurs : par cette conſequence, telle que ſera la nourrice, tel pourra devenir l'enfant, par le moyen de la nourriture qu'il tire d'elle ; & en la tettant il ſuccera avec le lait les vices de ſon corps & de ſon eſprit. Cela ſe reconnoiſt tres-facilement aux animaux qu'on fait nourrir par une mere eſtrangere ; car ils participent toujours quelque choſe de celle qui les allaite, tant du naturel plus ou moins farouche, que de la force ou foibleſſe du corps ; ce qui ſe remarque par l'exemple des jeunes lions, qu'on apprivoiſe en les faiſant tetter quelque animal domeſtique, comme une vache, ou une âneſſe, ou quelque chevre, & au contraire le chien ſera bien plus furieux & farouche, s'il eſt nourri par une louve.

Les conditions neceſſaires à une bonne nourrice ſe tirent ordinairement de ſon âge, du tems & de la maniere qu'elle eſt accouchée, de la bonne conſtitution de toutes les parties de ſon corps, & particulierement des mammelles, de la nature de ſon lait, & enfin de ſes bonnes mœurs.

Quant à ce qui eſt de ſon âge, le plus convenable eſt depuis vingt-cinq ans, juſques à trente-cinq ; dautant que durant cét eſpace de tems, la femme eſt plus ſaine & plus forte & vigoureuſe ; elle n'y eſt pas ſi propre au deſſous de vingt-cinq ans ; parce que son corps n'ayant pas encore alors acquis toutes ses dimensions, ne peut estre si robuste; & au dessus de trente-cinq, n'ayant pas du sang en si grande abondance, elle ne peut aussi avoir assez de lait pour la nourriture de l'enfant : toutefois aucunes femmes sont passablement bonnes nourrices dés leur vingtiéme année, & d'autres jusques à la quarantiéme, mais plus rarement au dessus, & au dessous de ces deux âges.

Pour le tems & la maniere en laquelle elle est accouchée, il faut qu'il y ait pour le moins un mois ou six semaines, afin que son lait soit tout-à-fait purifié; dautant que pour lors son corps est repurgé des vuidanges qui suivent l'accouchement, & les humeurs ne se ressentent plus de l'émotion qu'il leur avoit causée; qu'il n'y ait pas aussi plus de trois ou quatre mois, afin qu'elle puisse achever de nourrir l'enfant, sans qu'on soit obligé aprés quelque tems de luy en donner une autre; elle ne doit pas avoir avorté, mais elle doit estre accouchée à terme d'un enfant mâle, vivant & bien sain; car c'est un indice d'une bonne constitution; & que ce soit son deuxiéme, ou son troisiéme enfant, afin qu'elle soit mieux stilée à gouverner son nourrisson, par l'experience qu'elle a de la chose.

A l'égard de la bonne constitution de son corps, c'est d'elle que dépend le principal, & presque tout le reste. Il faut en general, qu'elle soit bien saine, & de bonne habitude, sans estre sujette à aucune maladie; qu'elle soit née de parens qui n'ayent jamais eu la pierre aux reins, ou en la vessie, point sujets aux gouttes, aux écroüelles, à l'épilepsie, ou à quelqu'autre maladie hereditaire; qu'il n'y ait en elle aucune tache, ny mesme le moindre soupçon de maladie venerienne; qu'elle n'ait aucune galle, rogne, tigne, ny autre vilainie de cette nature; qu'elle soit robuste, afin de veiller & solliciter l'enfant en tout ce qui luy sera necessaire, qu'elle soit de stature mediocre; c'est à dire, ny grande ny petite, ny trop grasse, ny trop maigre; parce que le corps qui est d'une telle symmetrie naturelle, fait & exerce bien plus parfaitement toutes ses fonctions, & comme on dit ordinairement, *in medio consistit virtus.* Mais sur tout elle ne doit point estre grosse d'enfant; elle sera d'un temperament sanguin, ce qu'on connoistra par sa couleur vermeille, non si rouge, mais tirant à blancheur, d'une chair ferme non mollasse; elle n'aura point aussi ses menstruës; parce que ce seroit un signe que son sang seroit trop échauffé, soit à cause de son temperament qui est ainsi, ou par quelque passion amoureuse,

ou

ou autrement ; elle ne sera pareillement sujette aux fleurs blanches; dautant que telles superfluitez sont indice d'une mauvaise habitude ; elle ne sera point rousse, ny marquée de taches de pareille couleur ; mais elle doit estre de poil noir ou châtain ; elle sera bien faite de corps, propre en ses vestemens, & belle de visage, ayant l'œil gay & riant, la veuë droite, les dents saines, & blanches, sans en avoir aucune gâtée ny pourrie, de peur que sa bouche ne soit de mauvaise odeur ; son ton de voix doit estre agreable, afin de réjouïr l'enfant, elle doit aussi parler d'une prononciation bien nette & franche, afin de ne luy donner aucun mauvais accent. On doit bien prendre garde qu'elle ne sente point mauvais, comme font ordinairement celles qui sont rousses, & parfois mesme quelques-unes qui sont tres-noires de poil & fort blanches de peau ; car leur lait est chaud, acre, & puant, comme aussi de tres-méchant goust ; elle n'aura point l'haleine forte, comme celle qui a le nez punais, ou quelques dents gâtées, ainsi que nous avons dit ; parce que la nourrice qui baise continuellement l'enfant luy infecteroit les poulmons, en luy faisant souvent respirer son haleine corrompuë ; elle doit avoir les mammelles assez amples, pour y pouvoir contenir & cuire une suffisante quantité de lait, sans estre toutefois grosses avec excés ; elles doivent estre entieres, & sans cicatrices provenant de quelques apostemes qu'elle y auroit eus ; il faut qu'elles soient mediocrement fermes & charnuës, & non mollasses & pendantes, afin que leur chaleur naturelle en soit plus forte. La poitrine de la nourrice doit estre large, à cause qu'estant ainsi, le lait a plus d'espace pour estre bien preparé & digeré, & que la poitrine large témoigne abondance de chaleur vitale ; pour ce qui est des bouts des mammelles, elles les doit avoir bien faits, c'est à dire point trop gros, ny durs, ny calleux, ny trop enfoncez ; mais qu'ils soient un peu élevez, & de grosseur & fermeté mediocre, bien perforez de plusieurs petits trous, pour estre de facile trait, afin que l'enfant n'ait pas trop de peine pour en faire sortir le lait, en les succant & les pressant avec sa bouche.

Si la nourrice a toutes les bonnes qualitez que nous venons de reciter, en ce qui concerne toutes les parties de son corps, il y a tout sujet de préjuger que son lait doit estre bien conditionné ; ce qu'on connoîtra premierement à sa quantité, qui doit estre telle qu'elle puisse suffire pour la nourriture de l'enfant ; elle n'en doit pas aussi avoir par excés, de peur que ne pouvant pas tout tirer, il ne vienne à se grumeler, ou à s'enflâmer aux mammelles y sejournant trop long-tems ; mais toutefois il vaut mieux qu'elle en ait plus que moins ; car elle pourra bien faire tetter le surplus à un autre enfant : Il doit estre de substance & consistance mediocre, c'est à dire, ny trop aqueux, ny trop épais ; on en jugera facilement, la nourrice en ayant fait rayer quelques gouttes sur la main, si en la panchant tant soit peu il s'écoule aussi-tost ; c'est signe qu'il est trop aqueux, & qu'il n'est pas assez cuit ; mais si les gouttes demeurent attachées sans couler par le panchement de la main, c'est indice qu'il est trop grossier, & trop visqueux : Le bon est celuy qui est entre deux consistances, lequel s'épanche tout doucement, à proportion qu'on incline la main, laissant la place d'où il s'écoule un peu teinte : quant à sa couleur, la plus blanche est la meilleure, & il est d'autant plus mauvais qu'il en est éloigné ; il doit estre d'une odeur douce & agreable ; car c'est un témoignage de sa bonne temperature ; le contraire se reconnoît aux rousses, qui ont leur lait d'une odeur aigre, puante, & mauvaise ; & pour estre parfait en toutes bonnes qualitez, il doit estre de bon goût, c'est à dire, de saveur douce & sucrée, sans aucune acrimonie, ny aucun goût étrange, & qu'il ne soit pas trop chaud.

Il ne faut pas aussi oublier une des principales & meilleures conditions de la nourrice, qui consiste aux bonnes mœurs, c'est pourquoy elle sera vigilante & soigneuse à nettoyer l'enfant aussi-tost qu'il en aura besoin ; elle sera sage, & prudente, & ne sera point sujette à la colere, ny querelleuse ; tant de peur de donner dans ces commencemens de mauvaises impressions à l'enfant, que parce que cette passion échauffe extraordinairement le lait ; elle ne sera point mélancolique, mais joyeuse, & gaillarde, riant souvent & moderément, afin de le divertir ; elle sera sobre, nullement sujette au vin, & encore moins à l'excez de Venus ; mais elle pourra user avec mediocrité du premier, & ne s'abstiendra pas tout-à-fait du second, si son naturel le requiert, pourveu que ce soit avec son mari ; laquelle permission luy est volontiers octroyée par *Ioubert*, au Chapitre septiéme du cinquiéme Livre de ses Erreurs populaires, fondé sur l'experience de toutes les pauvres femmes, qui ne laissent pas de bien élever leurs enfans, encore qu'elles couchent journellement avec leur mari, & sur la sienne propre, alleguant que sa femme avoit fort bien nourri tous ses enfans, quoy qu'il n'ait pas laissé pour cela de coucher toujours avec elle, & de luy faire l'amour (à ce qu'il dit) comme un bon & fidel mari : car en effet la semence trop long-tems retenuë (principalement aux femmes qui avoient coûtume d'user ordinairement du coït) s'échauffant trop faute d'évacuation, leur cause une telle demangeaison, & une si grande envie de s'en décharger, que s'en abstenant par force, elle ne manqueroit pas de se corrompre dans ses vaisseaux ; aprés quoy elle causeroit une grande agitation tant des humeurs du corps, que des passions de l'ame ; dautant qu'il n'y a point (comme chacun sçait) de plus violente, ny de pire rage que celle de l'amour : c'est pourquoy il n'y aura aucun danger que la nourrice use moderément du coït avec son mari, & que ce soit seulement pour décharger & vuider la trop grande plenitude, & non pour autre cause ; quoy faisant, elle observera seulement de ne pas donner à tetter à l'enfant incontinent aprés cét exercice ; mais elle attendra au moins une ou deux heures, afin de laisser reposer pendant ce tems, toutes les humeurs de son corps, qui ont esté agitées & échauffées par cette action.

Si la nourrice a toutes, ou la plus grande partie des conditions que nous venons de specifier, tant à l'égard de sa personne, qu'en ce qui concerne ses mœurs, & qu'elle se maintienne en cét estat, par un regime de vivre accommodé au temperament de l'enfant, & qui ne soit pas contraire au sien, il y a pour lors tout sujet d'esperer qu'elle est capable de faire une tres-bonne nourriture, & d'élever en parfaite santé le fils d'un Prince.

Enfin, mon cher Lecteur, je crois maintenant m'estre acquité de mon devoir envers le public, en vous communiquant les connoissances que Dieu m'a fait la grace de me donner touchant les maladies des femmes grosses & accouchées ; Ie le prie, luy qui est l'unique source de toute science, qu'il vous vueille enseigner les veritables moyens pour les bien secourir, & leurs enfans en ces rencontres, vous faisant encore mieux concevoir les choses que je ne vous les ay exprimées, & que le tout soit à jamais pour sa plus grande gloire.

.... Si quid novisti rectius istis,
Candidus imperti, si non, his utere mecum.

Fin du troisiéme, & dernier Livre.

TABLE

DES PRINCIPALES MATIERES contenuës en tout ce Livre.

A

D

F

I

XXx

N

Fin de la Table des Matieres.

FAUTES DE L'IMPRESSION.

PAge 7. ligne 18. coupée, *lisez* coupé. Pag. 39. lig. 16. appyüe, *lis.* appuyé. p. 45. l. 14. l'gnore, *lis.* l'ignore. p. 52. l. 33. ses choses, *lis.* les choses. p. 60. l. 34. successit, *lis.* sicceßit. p. 67. l. 28. aphorismes du 51. & 54. Liv. *l.* aphorismes 51. & 54. du 5. Liv. p. 71. l. 1. pntes, *lis.* pintes. p. 73. l. 15. en so, *l.* en soy. p. 95. l. 40. ort sains, *lis.* fort sains. p. 129. l. 11. perdre, *lis.* prendre. p. 151. l. 27. de fond, *l.* du fond. p. 177. l. 39. communiqué, *lis.* communiqua. p. 182. l. 18. dans elle, *l.* d'avec elle. p. 197. l. 8. trompent, *lis.* trompe. p. 204. l. 9. couche, *lis.* coucher. p. 219. l. 37. marice, *lis.* matrice. p. 232. l. 40. fare, *lis.* faire. p. 343. l. 36. qu'il ait, *lis.* qu'il l'ait. p. 357. l. 28. en l'imprimant, *lis.* en s'imprimant. p. 358. l. 1. attachées, *lis.* attaché. p. 389. l. 12. une, *lis.* un. p. 417. l. 9. seroit, *lis.* feroit. p. 421. l. 24. resoudre, *lis.* resoudra. p. 439. l. 29. & de tous, *lis.* & tous. p. 446. l. 19. entrainent, *l.* l'entrainent. p. 459. l. 21. un changement, *lis.* qu'un changement. p. 461. l. 10. ce sera, *l.* ce soit. p. 464. l. 17. ou moins, *lis.* ou au moins. p. 497. l. 13. tenuë, *lis.* retenuë. p. 503. l. 16. environ vers, *lis.* vers.

www.ingramcontent.com/pod-product-compliance
Ingram Content Group UK Ltd.
Pitfield, Milton Keynes, MK11 3LW, UK
UKHW020307200726
13857UKWH00001B/110